协和医考

2024

全国临床执业医师资格考试实践技能应试指导

（含执业助理医师）

临床执业医师资格考试专家组　编

中国协和医科大学出版社
北　京

图书在版编目（CIP）数据

2024全国临床执业医师资格考试实践技能应试指导：含执业助理医师／临床执业医师资格考试专家组编. —北京：中国协和医科大学出版社，2024. 1

（协和医考）

ISBN 978-7-5679-2289-1

Ⅰ. ①2…　Ⅱ. ①临…　Ⅲ. ①临床医学-资格考试-自学参考资料　Ⅳ. ①R4

中国国家版本馆CIP数据核字（2023）第193063号

协和医考

2024全国临床执业医师资格考试实践技能应试指导

（含执业助理医师）

编　　者：临床执业医师资格考试专家组
策划编辑：沈紫薇
责任编辑：刘　婷　沈紫薇
封面设计：邱晓俐
责任校对：张　麓
责任印制：张　岱

出版发行：中国协和医科大学出版社
（北京市东城区东单三条9号　邮编100730　电话010-65260431）
网　　址：www.pumcp.com
经　　销：新华书店总店北京发行所
印　　刷：三河市龙大印装有限公司

开　　本：850mm×1168mm　1/16
印　　张：19
字　　数：640千字
版　　次：2024年1月第1版
印　　次：2024年1月第1次印刷
定　　价：63.00元

ISBN 978-7-5679-2289-1

出版说明

我国执业医师资格考试已经进入第25个年头，这项政策对于加强我国医师队伍建设，提高执业医师的综合素质，保护医师合法权益，规范医师管理制度，完善医师培养制度，发挥了积极的作用。

为帮助考生在繁忙的临床实践期间更有效地复习，更方便地了解与掌握执业医师资格考试的要求，提高考生分析问题、解决问题的能力，从而顺利通过考试，中国协和医科大学出版社推出了“协和医考”系列丛书。25年来，中国协和医科大学出版社在本套丛书的出版过程中，以及每年与广大考生读者反馈交流的工作中，摸索出了我国执业医师资格考试的基本规律，积累了丰富的出版应试丛书的经验，为考生提供了不同层次、不同阶段和不同需求的应试参考书。

本套丛书由中国协和医科大学出版社组织相关专业专家编写，并邀请了专职从事执业医师资格考试研究的培训专家进行审定。内容紧扣最新版《医师资格考试大纲》，以规划教材为基础，以临床能力为重点，侧重于理论与实践的综合运用。本套丛书品类齐全，从应试指导、核心考点精讲，到各类习题集和模拟试卷等，能够满足广大考生复习考试的需要。

“当医生就当好医生，当好医生就读协和医书”，拥有25年执业医师资格考试用书出版经验的中国协和医科大学出版社为全国争当好医生的读者，提供这套全面、准确、实用的应试丛书。我们期望能够对广大考生顺利通过执业医师资格考试有所助益，为我国医学教育及医学事业的发展作出积极的贡献。丛书内容如有不当之处，欢迎各位考生和同仁批评指正。如有关于丛书内容及考试的相关问题，请扫描下方二维码，有专属微信客服为你解答。

前　　言

临床执业医师（执业助理医师）资格考试分为实践技能考试和医学综合笔试两部分。实践技能考试合格者，才能参加医学综合笔试。一般情况下，实践技能全国考试时间为6月，医学综合笔试的考试时间为8月，一年两试的试点地区第二次笔试的时间为11月，具体安排由各省（自治区、直辖市）医师资格考试领导小组组织实施。

本书按照2024年新大纲的要求进行编写，内容主要更新如下：对第一考站“临床思维”的疾病种类作出修订，例如，病史采集中新增了“苍白、乏力，皮疹，淋巴结肿大”等；病例分析新增了对疾病的考查，例如，临床执业医师新增“急性呼吸窘迫综合征、肝脓肿、骨关节炎”等，临床执业助理医师新增“支气管扩张症、良性前列腺增生症、甲状腺功能减退症、艾滋病”等。

实践技能考试考查内容包括临床思维、体格检查和基本操作，重点考查应试者的实际操作能力、综合运用所学知识分析及解决问题的能力。考试形式为三站式，即考生依次通过考站，接受相应实践技能的测试（表1）。

表1　实践技能考试内容

考站	考试内容		分值/分	时间/分钟	说　明
第一考站	临床思维	心肺听诊	8	40	试题用计算机呈现，考生在计算机上作答
		影像诊断	6		
		心电图诊断	7		
		医德医风	2		
		病史采集	15		试题用计算机呈现，考生纸笔作答
		病例分析	22		
第二考站	体格检查		20	15	考生在标准体检者身体（直肠指检和乳房检查在医用模具）上进行检查
第三考站	基本操作		20	10	考生在医用模拟人或医用模具上进行操作
合计	—		100	65	—

注：1. 对医学人文素养的考核融入各考站进行。

2. 考试时间包括考生阅读题卡、物品准备和操作作答所用时间。

下面简要介绍各部分考查的侧重点，以便帮助大家更好地理解考试的结构安排。

（一）临床思维——侧重诊断的思维与技巧

1. 心肺听诊、影像诊断、心电图诊断　主要考查考生对基础知识的掌握。试题用计算机呈现，考生在计算机上作答。所有考题均为选择题。

2. 病史采集

（1）全面、系统、准确地采集病史是每一名合格执业医师的必修课。病史采集即医师向患者和/或家属获取疾病相关资料的过程，是诊治疾病的重要一步。它对于疾病的诊断、鉴别诊断和处理起着关键性作用。重点考查考生作为医师应具备的基本素质。

（2）一般给出简要病史，要求考生围绕所给病史，将病史采集的过程写在答题纸上。例如：男孩，8岁，发热、皮疹6天。考生可围绕发热及皮疹这一主诉写出自己的问诊内容（现病史及相关病史）。病史采集考查的重点是采集内容和技巧。病史采集的技巧在于条理清晰、能够抓住重点、围绕病情询问等。此外，答题时也应注意保证字迹清楚。

3. 病例分析

（1）一般给出一个病历摘要，包括主诉、现病史、查体、实验室检查及辅助检查等，要求考生根据所给信息作出初步诊断，并写出诊断依据、鉴别诊断、进一步检查及治疗原则。

（2）主要考查考生的逻辑思维及对所学临床知识的综合应用能力。考查的知识面广，是考生较易失分的地方，应注意复习。

（二）体格检查——侧重检查的定位与准确性

体格检查是临床医师能够正确诊治疾病的又一关键步骤。系统、规范的体格检查不仅有助于对疾病进行迅速、准确诊断，而且利于判断病情变化，为进一步采取处理措施打下基础。

考试时，考官会随机给出一组考试项目。考题形式举例如下。①测量血压：间接测量法，需报告测量结果。②肺部听诊：需报告检查结果。③肱二头肌反射：坐位、仰卧位两种检查方法任选一种，报告检查结果和正常表现。考生可在志愿者或模拟人身上进行操作，操作完成后报告考官操作结束。进行体格检查时，应注意做到检查内容全面、手法规范、检查结果准确及对体格检查的有关正常值和病态体征的临床意义等完全掌握。这就要求考生严格进行全面、规范化训练，扎实地练好临床医师必须具备的基本功。

（三）基本操作——侧重操作的严谨与规范

基本操作的考查重点是考生的动手能力。考试主要在模拟场景、医用模拟人或医用模具上进行，试题一般是给出临床情景，考生根据要求进行操作。考题举例：【临床情景】杨先生，65岁。因“心前区压榨样疼痛伴出汗半小时”急诊就诊。查体时，患者突然四肢抽搐，意识丧失，心音听不到。要求：请为患者（医学模拟人）行心肺复苏抢救，至少做2个循环。在考试过程中，个别操作因限于考试条件而不能施行，此时应经考官允许而以口述或手势比划替代，否则扣分或不得分。

临床医师的职责是为患者解除痛苦，动手能力是履行这项职责的重要手段。通过它，医师可提供诊治疾病、进行急救处理和预防疾病等医疗服务。需要指出的是，医师对患者做的每一种操作都应该严谨、规范，以免给患者带来不必要的伤害。

（四）职业素质——侧重医师的医德医风

医者仁心，职业素质是一名合格临床执业医师必须具备的基本素质。对职业素质的考查贯穿了体格检查和基本操作技能考试，主要是要求考生具备良好的沟通能力、爱伤意识和医德医风等职业素质。

为帮助广大考生提高备考效率和考试通过率，我们根据新版考试大纲，研究近年考题规律，精心编写本书，最大的亮点是重点突出，模拟真实考试场景，评分标准参照真实考试，尽力消除考生对考试的紧张感。最后希望考生充分利用本书，认真阅读，加强练习，顺利通过实践技能考试。

编　者

2023年12月

目录

第一考站 临床思维

第二考站 体格检查

第三考站 基本操作

第一考站

临床思维

第一章　医学人文素养

一、医德医风

（一）概述

医学道德修养是医务人员自觉遵守医学道德规范，将医学道德规范的要求转化为自己内在医德品质的活动。它是医学道德实践的一种重要形式。

（二）要求

执业医师应自觉接受医学道德教育和进行自我道德修养，并做到以下几点。

1. 提高对医学道德的基本原则（不伤害原则、有利原则、尊重原则和公正原则）的认识和理解，并以此指导自己的职业活动；同时注意在工作中把医疗技术和医学伦理统一起来。

2. 履行医学道德规范

（1）救死扶伤，施行社会主义的人道主义。时刻为患者着想，千方百计为患者解除病痛。

（2）尊重患者的人格和权利，对待患者一视同仁。

（3）文明礼貌服务。举止端庄，语言文明，态度和蔼，同情、关心和体贴患者。

（4）廉洁奉公。自觉遵纪守法，不以医谋私。

（5）为患者保守医密，施行保护性医疗，不泄露患者的隐私与秘密。

（6）互学互尊，团结协作。正确处理同行、同事间的关系。

（7）严谨求实，奋发进取，钻研医术，精益求精。不断更新知识，提高技术水平。

3. 在执业活动中，注意不断提高履行上述医学道德基本原则和规范的自觉性和责任感。同时结合自己的专业，增强对本专业中出现的医学道德难题的敏感性，分析和研究解决的办法，以保障或促进医学科学的发展。

（三）意义

医学道德修养对医务人员医学伦理素质的养成有重要的意义。医务人员自觉地进行医学道德修养，将有助于良好医德医风的形成，进而才能不断地提高医疗卫生服务水平和形成和谐的医患关系。

二、沟通能力

医患沟通是指在医疗卫生活动中，医患双方围绕疾病、诊疗、康复、保健等相关问题所进行的专业性信息交流过程，其最终目的是增进患者健康、提高医疗服务水平。

（一）基本理念

在医患沟通过程中，医生应遵循以人为本的服务理念、理解与尊重的理念、同情与换位的理念、主动与共同参与的理念。

（二）基本原则

在医患沟通过程中，医生应遵循平等、共同参与和知情同意、诚信和公正、保密和反馈的原则。

（三）基本方法

医患沟通分语言沟通、非语言沟通：前者分为口头和书面沟通；后者分为肢体语言和行为沟通等。医患沟通应建立在平等、尊重、诚实和互信的基础上。

1. 语言沟通要点　①使用科学、**通俗易懂**、亲切、温暖、有礼貌的语言。对有疑惑的患者使用解释性语言；对有不良心理因素的患者使用安慰性语言；对长期住院、治疗效果不显著而信心不足的患者，使用鼓励性语言；对病情危重而预后不良的患者，使用保护性语言等。②切忌使用简单、生硬、粗俗、模棱两可的语言及令患者难以理解的医学术语等。③医师要耐心倾听患者的诉说，不要轻易打断患者，注意不与患者发生争执。

2. 非语言沟通要点　要善于观察患者的非语言信息并消除患者的顾虑，鼓励其用语言表达出来，以便更准确地了解患者的真实想法。另外，也要注意自己的仪表、仪态、手势、手姿、眼神、情绪、声音等对患者的影响。

三、人文关怀

（一）概述

人文是医学的灵魂。重视人文，即要求医师学习掌握人文医学知识，提高人文素养，对患者实行人文关怀，真诚、耐心地与患者沟通，具备人文医学执业能力。

（二）要求

医师在临床工作中，不但要拥有高超的医疗技能，更应具备人文意识；不仅要关注治疗疾病过程，更应关注患者体验，耐心地与患者沟通，增强患者战胜疾病的信心。主要需注意以下几点。

1. 具备一定的医学人文素质　在此基础上逐渐培养医学人文精神的理念和开展医学人文关怀的实践。加强学习和丰富自己的医学人文知识。

2. 保持对患者健康和生命权利的敬畏　关爱患者的生命价值，尊重患者的人格和尊严，维护患者的自主性。

3. 树立**生物-心理-社会**的整体医学模式　在医疗卫生保健服务活动中，以患者为中心，时刻把患者的健康和生命利益放在首位，在当时的医学科学发展水平和客观条件下采用对患者痛苦最小、耗费最少、效果最好和安全度最高的方案。

总之，医务人员应顺应生物-心理-社会医学模式的系统观和整体观，强化“以患者为中心”的服务理念；注重自身人文素质的培养、人文精神的确立，学习和掌握医患沟通的理论与技巧，并在医疗活动中身体力行。

踩点演练

例题1

某省医院的一位主治医师为锻炼实习生的实践操作能力，指派实习生单独去给患者进行骨髓穿刺。虽然操作顺利，但家属意见很大。对于下列看法，你认为正确的是

A. 医院就是培养医学生的地方，不愿让实习生操作，就不该来医院

B. 实习生有权独立操作

C. 操作过程一切顺利，患者家属是无理取闹

D. 实习生没有执业医师资格，单独进行医疗操作属于非法行医

答案：D

例题2

一名年轻的住院医师建议一位高血压患者注意清淡饮食。这位患者认为自己的生活经验比这位医生多得多，故而没有听从。出现这种情况的最根本原因是

A. 患者常常自以为是

B. 医生没有丰富的经验

C. 没有建立良好的医患关系

D. 医生太年轻，说话没分量

答案：C

第二章 病史采集

病史采集的答题思路如下。

（一）问诊内容

1. 现病史

（1）根据主诉及相关鉴别询问

1）发病诱因。

2）主诉症状的特点。

3）伴随症状的特点（围绕可能诊断及鉴别诊断展开）。

（2）诊疗过程

1）是否曾到医院就诊，做过哪些检查（……），检查结果如何。

2）治疗情况：是否用过药物或其他治疗，疗效如何。

（3）患病以来精神、饮食、睡眠、大小便和体重变化情况。

2. 相关病史

（1）有无药物和食物过敏史。

（2）既往确诊疾病的诊治情况。

（3）与该病有关的其他病史：与主诉症状相关的疾病、有无类似发作史、个人史、家族史、女性的月经及婚育史、小儿的生长发育史和预防接种史等。

（二）问诊技巧

条理性强，能抓住重点；能围绕病情询问。

一、发热

（一）发热问诊要点

可能**诱因**、起病**缓急**、病程长短、**加重或缓解**的因素。

急性发热，主要由感染引起；长期发热，常由感染、肿瘤和结缔组织病引起，但仍以感染为主；慢性低热，可能是器质性低热或功能性低热。

（二）热度和发热的特点

如稽留热见于伤寒等，弛张热见于败血症等，不规则热见于结核病、风湿热等。抗生素、糖皮质激素和解热药的应用及个体差异等，有时使热型变得不典型，问诊时需注意。

（三）相关鉴别问诊要点（表1-2-1）

表1-2-1 发热相关鉴别问诊要点

鉴别情况	常见疾病
伴寒战	大叶性肺炎、败血症、急性肾盂肾炎、急性溶血或输血反应等
伴结膜充血	麻疹、流行性出血热等
伴单纯疱疹	口唇单纯疱疹多出现于急性发热性疾病，见于大叶性肺炎、流行性脑脊髓膜炎、间日疟、流行性感冒等
伴淋巴结肿大	风疹、淋巴结结核、白血病、淋巴瘤等
伴肝脾大	传染性单核细胞增多症、病毒性肝炎、疟疾、白血病、淋巴瘤等
伴皮肤黏膜出血	流行性出血热、病毒性肝炎、败血症、急性白血病等
伴关节肿痛	败血症、猩红热、风湿热、痛风等
伴皮疹	麻疹、猩红热、风疹、水痘、斑疹伤寒、结缔组织病、药物热等
伴昏迷	①先发热后昏迷：见于流行性乙型脑炎、斑疹伤寒、流行性脑脊髓膜炎、中毒性菌痢、中暑等。②先昏迷后发热：见于脑出血、巴比妥类药物中毒等

踩点演练

例题1

【简要病史】 男性，35岁。“发热伴双侧颈部和腹股沟淋巴结肿大10天”门诊就诊。

【答题思路】

（一）问诊内容

1. 现病史

（1）根据主诉及相关鉴别询问

1）发病诱因：有无劳累、外伤和感染。

2）发热：程度、热型，有无畏寒或寒战。

3）淋巴结肿大：肿大淋巴结发现过程，大小和数量，有无疼痛，是否呈进行性肿大。其他部位淋巴结有无肿大。

4）伴随症状：有无盗汗、消瘦，有无皮肤瘙痒、苍白和皮疹。

（2）诊疗经过

1）是否曾到医院就诊，做过哪些检查：血常规、胸部X线或CT、腹部和浅表淋巴结B型超声、淋巴结活检、骨髓细胞学检查等，检查结果如何。

2）治疗情况：是否用过抗菌药物，疗效如何。

（3）患病以来精神、饮食、睡眠、大小便和体重变化情况。

2. 相关病史

（1）有无药物和食物过敏史。

（2）与该病有关的其他病史，如有无血液病、结缔组织病和结核病。有无相关疾病家族史。

（二）问诊技巧

条理性强，能抓住重点；能围绕病情询问（注：下述题目要求均同此题，不再赘述）。

例题2

【简要病史】男性，20岁。"发热伴皮肤黄染5天"门诊就诊。

【答题思路】

（一）问诊内容

1. 现病史

（1）根据主诉及相关鉴别询问

1）发病诱因：有无进食不洁饮食、油腻食物、饮酒、劳累、服用药物。

2）发热：程度、规律，有无畏寒或寒战。

3）皮肤黄染：程度及变化情况，有无皮肤瘙痒。粪便颜色，尿液颜色。

4）伴随症状：有无恶心、呕吐、食欲缺乏、腹痛、腹泻，有无乏力、皮肤黏膜出血。

（2）诊疗过程

1）是否曾到医院就诊，做过哪些检查：血常规、尿常规、粪常规、肝肾功能、肝炎病毒标志物等，检查结果如何。

2）治疗情况：是否用过保肝药物或其他药物治疗，疗效如何。

（3）患病以来精神、饮食、睡眠、大小便和体重变化情况。

2. 相关病史

（1）有无药物和食物过敏史。

（2）与该病有关的其他病史，如有无急、慢性肝炎，胆、胰腺疾病，寄生虫病病史；有无手术、输血史；有无疫区居住史，有无烟酒嗜好；有无肝炎、肿瘤及遗传性疾病家族史。

（二）问诊技巧

例题3

【简要病史】男性，56岁。"发热伴右下肢皮肤红肿、疼痛1天"门诊就诊。

【答题思路】

（一）问诊内容

1. 现病史

（1）根据主诉及相关鉴别询问

1）发病诱因：有无足癣、皮肤破损等。

2）发热：程度、规律，有无畏寒或寒战。

3）下肢皮肤红、痛的特点：如范围、边界是否清楚，有无肿胀、流液，疼痛性质，对步行有无影响。

4）伴随症状：有无全身中毒症状。

（2）诊疗过程

1）是否曾到医院就诊，做过哪些检查：血常规等，检查结果如何。

2）治疗情况：是否用过抗菌药物等治疗，疗效如何。

（3）患病以来精神、饮食、睡眠、大小便和体重变化情况。

2. 相关病史

（1）有无药物和食物过敏史。

（2）与该病有关的其他病史，如有无类似发作史，有无糖尿病、肝病、丝虫病病史。

（二）问诊技巧

例题4

【简要病史】女孩，6岁。"发热5天，咳嗽3天"门诊就诊。

【答题思路】

（一）问诊内容

1. 现病史

（1）根据主诉及相关鉴别询问

1）发病诱因：有无受凉。

2）发热：程度、热型，有无畏寒或寒战。

3）咳嗽：性质、程度，加重或缓解因素。有无咳痰，痰的性状。

4）伴随症状：有无流涕、咽痛、呕吐，有无喘息、胸痛，有无皮疹，有无惊厥。

（2）诊疗过程

1）是否曾到医院就诊，做过哪些检查：血常规、胸部X线等，检查结果如何。

2）治疗情况：是否用过抗菌药物、退热药物、镇咳化痰药物治疗，疗效如何。

（3）患病以来精神、饮食、睡眠、大小便和体重变化情况。

2. 相关病史

（1）生长发育情况。

（2）有无药物和食物过敏史、预防接种史。

（3）与该病有关的其他病史，如有无反复发热、咳嗽病史，有无传染病患者接触史。

（二）问诊技巧

例题5

【简要病史】男性，17岁。“发热3天，咽痛1天”门诊就诊。

【答题思路】

（一）问诊内容

1. 现病史

（1）根据主诉及相关鉴别询问

1）发病诱因：有无受凉、劳累。

2）发热：程度和热型，有无畏寒或寒战。

3）咽痛：性质、程度，加重或缓解因素（与吞咽的关系）。

4）伴随症状：有无鼻塞、流涕、喷嚏，有无咳嗽、咳痰、咯血、呼吸困难，有无心悸、头痛。

（2）诊疗过程

1）是否曾到医院就诊，做过哪些检查：血常规等，检查结果如何。

2）治疗情况：是否用过抗菌药物治疗，疗效如何。

（3）近期精神、饮食、睡眠、大小便及体重变化情况。

2. 相关病史

（1）有无药物和食物过敏史。

（2）与该病有关的其他病史，如有无鼻炎、鼻窦炎及慢性肺部疾病病史，有无传染病患者接触史，有无烟酒嗜好。

（二）问诊技巧

二、苍白、乏力

（一）苍白、乏力问诊要点

苍白、乏力发生可能的**诱因**、起病**缓急**、病程长短、加重或缓解因素。

（二）相关鉴别问诊要点（表1-2-2）

表1-2-2 苍白、乏力的相关鉴别问诊要点

鉴别情况	常见疾病
伴舌乳头萎缩	营养性贫血
伴皮肤、黏膜出血、紫癜和瘀斑	再生障碍性贫血、急性白血病、骨髓增生异常综合征等
伴黄疸	溶血性贫血、巨幼细胞贫血等
伴脾大	溶血性贫血、急性白血病、淋巴瘤等；伴巨脾可见于慢性粒细胞白血病和原发性骨髓纤维化症
伴低热、盗汗	结核病等
伴腹泻、血便	溃疡性结肠炎、克罗恩病等
伴心悸、胸痛	心绞痛、急性心肌梗死等

踩点演练

例题

【简要病史】男孩，10岁。面色苍白、乏力，皮肤黄染2天，门诊就诊。

【答题思路】

（一）问诊内容

1. 现病史

（1）根据主诉及相关鉴别询问

1）发病诱因：有无劳累、感染、服用药物。

2）苍白、乏力：起病缓急、程度，加重或缓解因素。

3）皮肤黄染：起病缓急，首发部位、程度，进展情况，有无巩膜黄染，有无尿液及粪便颜色改变。

4）伴随症状：有无发热、寒战，有无腹痛、腹部包块，有无烦躁、易怒、肢端麻木，有无心悸、呼吸困难、胸痛。

（2）诊疗过程

1）是否曾到医院就诊，做过哪些检查：如血常规、尿常规、粪常规和隐血试验、心电图、胆红素测定，检查结果如何。

2）治疗情况：是否用过药物治疗，疗效如何。

（3）患病以来精神、饮食、睡眠、体重变化情况。

2. 相关病史

（1）有无药物和食物过敏史。

（2）与该病有关的其他病史，如有无血液系统疾病、肝病、寄生虫病、肿瘤病史，有无手术、外伤史，有无输血史，有无相关遗传性疾病家族史。

（二）问诊技巧

三、皮肤黏膜出血

（一）出血问诊要点

出血发生的**时间**、**部位**、缓急、自发抑或损伤后、有无**诱因**及伴发其他脏器的出血。

（二）相关鉴别问诊要点（表1-2-3）

表1-2-3 皮肤黏膜出血的相关鉴别问诊要点

鉴别情况	常见疾病
四肢对称性紫癜伴关节痛及腹痛、血尿	过敏性紫癜
紫癜伴有广泛性出血	如鼻出血、牙龈出血、血尿、黑便等，见于血小板减少性紫癜、弥散性血管内凝血等
紫癜伴黄疸	肝脏疾病
皮肤黏膜出血伴贫血和/或发热	白血病、再生障碍性贫血等
自幼有轻伤后出血不止，且有关节肿痛或畸形	血友病

踩点演练

例题 1

【简要病史】 男性，28岁。“发现双下肢皮肤紫癜4天”门诊就诊。

【答题思路】

（一）问诊内容

1. 现病史

（1）根据主诉及相关鉴别询问

1）发病诱因：有无进食鱼、虾、鸡蛋等异种蛋白食物和服用药物，有无感染，有无虫咬、受凉、外伤。

2）皮肤紫癜：起病缓急，具体颜色及其变化、数量、大小，是否高出皮面，有无瘙痒。其他部位皮肤有无类似情况。

3）伴随症状：有无腹痛、便血、血尿、骨关节痛，有无发热、鼻出血、牙龈出血。

（2）诊疗过程

1）是否曾到医院就诊，做过哪些检查：血常规、尿常规、粪常规及隐血试验、凝血功能等，检查结果如何。

2）治疗情况：是否用过止血药物，疗效如何。

（3）患病以来精神、饮食、睡眠、大小便和体重变化情况。

2. 相关病史

（1）有无药物和食物过敏史。

（2）与该病有关的其他病史，如有无类似发作史，有无出血性疾病、过敏性疾病及肝肾疾病病史。职业特点，有无出血性疾病家族史。

（二）问诊技巧

例题 2

【简要病史】 男性，38岁。“皮肤出血点、瘀斑伴乏力、胸骨压痛1周”门诊就诊。

【答题思路】

（一）问诊内容

1. 现病史

（1）根据主诉及相关鉴别询问

1）发病诱因：有无劳累、皮肤外伤和服用药物。

2）出血情况：皮肤出血点和瘀斑的颜色、部位、数量，是否高出皮面，有无瘙痒。有无其他部位出血，如便血、尿血、鼻出血、牙龈出血等。

3）全身症状：乏力、胸骨压痛情况，有无头晕、面色苍白。

4）伴随症状：有无发热、骨骼疼痛、关节痛。

（2）诊疗过程

1）是否曾到医院就诊，做过哪些检查：血常规、尿常规、粪常规及隐血试验、骨髓检查等，检查结果如何。

2）治疗情况：是否用过止血药物及其他治疗，疗效如何。

（3）患病以来精神、饮食、睡眠、大小便和体重变化情况。

2. 相关病史

（1）有无药物和食物过敏史。

（2）与该病有关的其他病史，如有无心脏病、肝病、肾病和出血性疾病及肿瘤病史。职业和生活、工作环境情况，有无相关疾病家族史。

（二）问诊技巧

四、皮疹

（一）皮疹问诊要点

可能的**诱因**，起病**缓急**，皮疹**始发部位**，皮疹**形态**、**色泽**、**大小**、**界限**、**分布**及出疹**顺序**，皮疹是否高于或低于皮表，有无渗液等，病程长短，加重或缓解因素。

（二）常见皮疹

1. 斑疹　见于斑疹伤寒、丹毒、风湿性多形性红斑等。

2. **玫瑰疹**　是**伤寒**和副伤寒的特征性皮疹。

3. 丘疹　见于药物疹、麻疹及湿疹等。

4. 斑丘疹　见于风疹、猩红热和药物疹等。

5. **荨麻疹**　见于各种**过敏**反应。

6. 疱疹　见于单纯疱疹、水痘、糖尿病足、烫伤等。

（三）相关鉴别问诊要点（表1-2-4）

表1-2-4　皮疹的相关鉴别问诊要点

鉴别情况	常见疾病
发热	麻疹、猩红热、风疹、水痘、斑疹伤寒、风湿热、结缔组织病、药物热等
腹泻	败血症、伤寒或副伤寒、麻疹、过敏性紫癜、糙皮病等
瘙痒	荨麻疹、特应性皮炎、疥疮、水痘、丘疹性棘层松解性皮病、银屑病、药疹、玫瑰糠疹、念珠菌病、单纯性苔藓等

踩点演练

例题

【简要病史】 男性，20岁。发热3天，皮疹1天，门诊就诊。

【答题思路】

（一）问诊内容

1. 现病史

（1）根据主诉及相关鉴别询问

1）发病诱因：有无劳累、外伤、感染、服用药物。

2）发热：程度、热型，有无畏寒或寒战。

3）皮疹：起病缓急，始发部位、进展情况，特点，加重或缓解因素。

4）伴随症状：有无皮肤瘙痒，有无流涕、咳嗽、结膜充血，有无头痛、呕吐、皮肤黏膜出血，有无关节痛。

（2）诊疗过程

1）是否曾到医院就诊，做过哪些检查：如血常规、病原学检查、显微镜检查，检查结果如何。

2）治疗情况：是否用过药物治疗，疗效如何。

（3）患病以来精神、饮食、睡眠、大小便及体重变化情况。

2. 相关病史

（1）有无药物和食物过敏史。

（2）与该病有关的其他病史，如有无全身系统性疾病史，有无湿疹、哮喘病史或过敏倾向。周围有无类似疾病流行及接触情况。有无相关疾病家族史。

（二）问诊技巧

五、水肿

（一）水肿问诊要点

诱因，水肿发生**部位**和发生顺序、发生速度、**持续时间**和体位的关系，水肿的性质（是否**双侧对称**、是否为**可凹陷性**）、加重和缓解因素。

（二）水肿的开始部位和进展特点

肾源性水肿首先从眼睑、颜面开始而延及全身，发展迅速；心源性水肿多从足部开始、向上延及全身，发展缓慢。

（三）相关鉴别问诊要点（表 1-2-5）

表 1-2-5 水肿的相关鉴别问诊要点

鉴别情况	常见疾病
伴肝大	心源性、肝源性与营养不良性水肿
伴重度蛋白尿	肾源性水肿，轻度蛋白尿可见于心源性水肿
伴呼吸困难与发绀	由于心脏病、上腔静脉阻塞综合征等所致
伴心搏缓慢、血压偏低	甲状腺功能减退症
伴消瘦、体重减轻	营养不良
与月经周期有明显关系	经前期紧张综合征

踩点演练

例题 1

【简要病史】男性，65 岁。“双下肢水肿半年，气短 1 周”门诊就诊。

【答题思路】

（一）问诊内容

1. 现病史

（1）根据主诉与相关鉴别询问

1）发病诱因：有无劳累、情绪激动、感染、服用药物。

2）水肿：发生的缓急、程度，开始水肿部位，是否为凹陷性或对称性，有无其他部位水肿，加重和缓解因素（与活动及体位的关系）。

3）呼吸困难（气短）：发生的缓急，出现及持续的时间和程度，有无夜间发作，加重和缓解因素（与活动及体位的关系）。

4）伴随症状：有无发热、咳嗽、咳痰、咯血，有无胸痛、胸闷、心悸、晕厥，有无腹胀、腹痛，有无尿量减少、尿中有无泡沫，有无关节肿痛、皮肤红斑及皮下结节。

（2）诊疗过程

1）是否曾到医院就诊，做过哪些检查：胸部 X 线，心电图、超声心动图等，检查结果如何。

2）治疗情况：是否用过利尿药治疗，疗效如何。

（3）患病以来精神、饮食、睡眠、大便及体重变化情况。

2. 相关病史

（1）有无药物和食物过敏史。

（2）与该病有关的其他病史，如有无高血压、冠状动脉粥样硬化性心脏病、风湿性心脏病、心律失常、糖尿病病史，有无反复上呼吸道感染史，有无肝病、肾病、营养不良史。有无烟酒嗜好。

（二）问诊技巧

例题 2

【简要病史】男性，75 岁。“双下肢水肿 6 个月，突发心悸 2 小时”急诊就诊。既往高血压、冠状动脉粥样硬化性心脏病病史 15 年。

【答题思路】

（一）问诊内容

1. 现病史

（1）根据主诉及相关鉴别询问

1）发病诱因：有无剧烈运动、劳累、精神紧张、感染。

2）水肿：发生的缓急、程度、开始水肿部位，是否为凹陷性及对称性，有无面部水肿，加重或缓解因素（与体位及活动的关系）。

3）心悸：发作方式，是阵发性还是持续性，加重或缓解因素。

4）伴随症状：有无咳嗽、咳泡沫痰，有无胸痛，有无头痛，有无腹胀、少尿，有无消瘦、多汗、易饥。

（2）诊疗过程

1）是否曾到医院就诊，做过哪些检查：胸部X线、心电图、动态心电图、超声心动图等，检查结果如何。

2）治疗情况：是否用过利尿药治疗，疗效如何。

（3）患病以来精神、饮食、睡眠、大小便及体重变化情况。

2. 相关病史

（1）有无药物和食物过敏史。

（2）高血压、冠状动脉粥样硬化性心脏病的诊治情况。

（3）与该病有关的其他病史，如有无糖尿病、慢性肾病、肝病病史，有无肺部疾病、营养不良性疾病病史。有无烟酒嗜好。有无心脏病家族史。

（二）问诊技巧

例题3

【简要病史】男性，15岁。“颜面水肿2天”门诊就诊。

【答题思路】

（一）问诊内容

1. 现病史

（1）根据主诉及相关鉴别询问

1）发病诱因：有无剧烈运动、劳累、精神紧张、感染。

2）颜面部水肿发生的时间（晨起时），有无下肢或全身水肿。

3）伴随症状：有无腰痛、心悸、气短等。有无尿液的变化，包括少尿、血尿等。

（2）诊疗过程

1）是否曾到医院就诊，做过哪些检查：尿常规、肾功能等，检查结果如何。

2）治疗情况。

（3）近期精神、饮食、睡眠、大便及体重变化情况。

2. 相关病史

（1）有无药物和食物过敏史。

（2）与该病有关的其他病史，如有无心脏病、肝病、肾病、内分泌疾病和咽部疾病病史，有无营养不良病史。

（二）问诊技巧

例题4

【简要病史】男性，68岁。“全身进行性水肿1个月”门诊就诊。

【答题思路】

（一）问诊内容

1. 现病史

（1）根据主诉及相关鉴别询问

1）发病诱因：有无劳累、感染、服用药物。

2）水肿：首发部位、发展顺序、发展速度，是否为凹陷性及对称性，加重或缓解因素（与体位及活动的关系）。

3）伴随症状：有无尿量、尿色改变，有无泡沫尿，有无尿频、尿急、尿痛、排尿困难，有无咳嗽、咳痰、心悸、呼吸困难，有无恶心、食欲缺乏、皮肤黄染、腹胀，有无怕冷、反应迟钝。

（2）诊疗过程

1）是否曾到医院就诊，做过哪些检查：尿常规、肝肾功能、腹部B型超声等，检查结果如何。

2）治疗情况：是否用过利尿药治疗，疗效如何。

（3）患病以来精神、饮食、睡眠、大便及体重变化情况。

2. 相关病史

（1）有无药物和食物过敏史。

（2）与该病有关的其他病史，如有无心脏病、肺病、肝病、肾病、甲状腺疾病病史，有无糖尿病、肿瘤、营养不良病史。

（二）问诊技巧

六、淋巴结肿大

（一）淋巴结肿大问诊要点

可能的**诱因**，起病**缓急**，淋巴结肿大的**部位**、**数量**、**大小**，是**局部**肿大还是**全身性**肿大，进展情况，有无**疼痛**，有无**粘连**，加重或缓解因素。

（二）淋巴结肿大的分布

1. 局限性淋巴结肿大　常见于非特异性淋巴结炎、单纯性淋巴结炎、淋巴结结核、恶性肿瘤淋巴结转移。

2. 全身性淋巴结肿大 常见于感染性疾病、结缔组织病、血液系统疾病。

（三）相关鉴别问诊要点（表 1-2-6）

表 1-2-6 淋巴结肿大的相关鉴别问诊要点

鉴别情况	常见疾病
伴发热	传染性单核细胞增多症、风疹、淋巴结结核、局灶性化脓性感染、丝虫病、白血病、淋巴瘤、转移癌等
伴皮疹	系统性红斑狼疮、川崎病、药物过敏等
伴关节疼痛	类风湿关节炎、系统性红斑狼疮等

踩点演练

例题

【简要病史】 男性，68 岁。全身淋巴结肿大 1 个月，门诊就诊。

【答题思路】

（一）问诊内容

1. 现病史

（1）根据主诉及相关鉴别询问

1）发病诱因：有无受凉、劳累、感染。

2）淋巴结肿大：起病缓急，部位、大小、数量，有无疼痛，有无粘连，是否呈进行性，加重或缓解因素。

3）伴随症状：有无发热、盗汗、瘙痒，有无皮肤黏膜瘀点、瘀斑，有无皮疹、关节痛，有无消瘦。

（2）诊疗过程

1）是否曾到医院就诊，做过哪些检查：如血常规、骨髓细胞学检查、淋巴结活检，检查结果如何。

2）治疗情况：是否用过药物治疗，疗效如何。

（3）患病以来精神、饮食、睡眠、大小便情况。

2. 相关病史

（1）有无药物和食物过敏史。

（2）与该病有关的其他病史，如有无结核病、肝炎、自身免疫病、白血病、淋巴瘤等病史，有无长期疫区居住史或传染病接触史，有无外伤、手术史，有无烟酒嗜好，有无性病和冶游史，有无相关遗传性疾病家族史。

（二）问诊技巧

七、颈肩痛

（一）颈肩痛问诊要点

疼痛的起病时间、**缓急**，**诱因**及**缓解因素**，疼痛的**部位**、**性质**和程度、演变过程。

（二）颈肩痛的性质特点

骨折和急性扭伤多为锐痛，化脓性炎症呈跳痛，颈部软组织慢性劳损为胀痛，颈椎间盘突出压迫神经根的疼痛为放电样疼痛。

（三）相关鉴别问诊要点（表 1-2-7）

表 1-2-7 颈肩痛的相关鉴别问诊要点

鉴别情况	常见疾病
伴上肢放射痛	神经根型颈椎病
伴四肢无力、行走踩棉花感	脊髓型颈椎病
伴活动颈椎时头晕	椎动脉型颈椎病
伴交感神经兴奋或抑制症状	交感型颈椎病
伴肩关节活动明显受限	粘连性肩关节囊炎
伴头痛	枕大神经炎

踩点演练

例题

【简要病史】 男性，55 岁。“左侧颈肩痛半年，加重半个月”门诊就诊。

【答题思路】

（一）问诊内容

1. 现病史

（1）根据主诉及相关鉴别询问

1）发病诱因：有无劳累、剧烈运动、外伤、感染。

2）颈肩痛：起病缓急，具体部位、性质、程度，有无放射，呈持续性或阵发性，加重或缓解因素（与体位及活动的关系）。

3）伴随症状：有无发热、活动受限，有无头痛、头晕、视物模糊、手部麻木感。

（2）诊疗过程

1）是否曾到医院就诊，做过哪些检查：颈椎 X 线、颈部 CT、脑血管造影等，检查结果如何。

2）治疗情况：是否用过镇痛药物治疗，疗效如何。

（3）患病以来精神、饮食、睡眠、大小便及体重变化情况。

2. 相关病史

（1）有无药物和食物过敏史。

（2）与该病有关的其他病史，如有无颈椎和肩部外伤史，有无椎体结核病史。职业特点及生活习惯。

（二）问诊技巧

八、颈静脉怒张

（一）颈静脉怒张问诊要点

可能的**诱因**，起病**缓急**，颈静脉怒张的**持续时间**、进展情况，有无颈部血管扩张、**搏动**，加重或缓解因素。

（二）相关鉴别问诊要点（表1-2-8）

表1-2-8 颈静脉怒张的相关鉴别问诊要点

鉴别情况	常见疾病
伴呼吸困难	心力衰竭、肺源性心脏病、心脏压塞、心包炎、心肌病等
伴咳嗽	肺癌、肺栓塞、肺源性心脏病等
伴胸痛	肺栓塞、纵隔肿瘤等

九、甲状腺肿大

（一）甲状腺肿大问诊要点

可能的**诱因**，起病**缓急**，**病程**，甲状腺肿大的**质地**，是**弥漫**性还是**局限**性，进展情况，是否**对称**，有无**触痛**，加重或缓解因素。

（二）相关鉴别问诊要点（表1-2-9）

表1-2-9 甲状腺肿大的相关鉴别问诊要点

鉴别情况	常见疾病
伴心悸、乏力、多汗、颤抖、食量增大等	提示甲状腺功能亢进
伴疲劳、畏寒、水肿等	提示甲状腺功能减退
伴甲状腺区域疼痛	亚急性甲状腺炎等
伴声音嘶哑、吞咽或呼吸困难等	甲状腺结节、甲状腺癌等

踩点演练

例题

【简要病史】女性，60岁。右颈前肿物（甲状腺肿大）2年，自觉较前增大1个月，门诊就诊。

【答题思路】

（一）问诊内容

1. 现病史

（1）根据主诉及相关鉴别询问

1）发病诱因：有无受凉、劳累、感染。

2）颈前肿物（甲状腺肿大）：质地，是弥漫性还是局限性，进展情况，是否对称，有无触痛，加重或缓解因素。

3）伴随症状：有无心悸、乏力、颤抖、食欲亢进、突眼，有无畏寒、水肿，有无声音嘶哑、吞咽困难，有无胸闷、呼吸困难。

（2）诊疗过程

1）是否曾到医院就诊，做过哪些检查：如甲状腺功能检查、B超检查、细针穿刺细胞学检查，检查结果如何。

2）治疗情况：是否用过药物治疗，疗效如何。

（3）患病以来精神、饮食、睡眠、大小便及体重变化情况。

2. 相关病史

（1）有无药物和食物过敏史。

（2）与该病有关的其他病史，如有无甲状腺功能亢进症、甲状腺结节等甲状腺疾病史，有无外伤、手术史，有无烟酒嗜好，有无肿瘤家族史。

（二）问诊技巧

十、咳嗽与咳痰

（一）咳嗽与咳痰的问诊要点

可能**诱因**，咳嗽的发病急缓及**时间**，咳嗽的**性质**、音色、加重及缓解因素；咳痰的**性质**、**颜色**、气味、痰量。

（二）痰的性状特点

铁锈色痰为典型肺炎链球菌肺炎的特征；黄绿色或翠绿色痰提示铜绿假单胞菌感染；金黄色痰提示金黄色葡萄球菌感染；粉红色泡沫痰是肺水肿的特征；恶臭痰提示有厌氧菌感染。

（三）相关鉴别问诊要点（表1-2-10）

表1-2-10 咳嗽与咳痰的相关鉴别问诊要点

鉴别情况	常见疾病
伴发热	急性上、下呼吸道感染，肺结核，胸膜炎等
伴胸痛	肺炎、胸膜炎、支气管肺癌、肺栓塞、自发性气胸等
伴呼吸困难	喉水肿、支气管哮喘、慢性阻塞性肺疾病、重症肺炎、肺结核、大量胸腔积液、气管或支气管异物等
伴咯血	支气管扩张症、肺结核、肺脓肿、支气管肺癌、二尖瓣狭窄、肺出血肾炎综合征等
伴哮鸣音	支气管哮喘、心源性哮喘、慢性阻塞性肺疾病、气管与支气管异物等
伴杵状指（趾）	支气管扩张症、慢性肺脓肿、支气管肺癌、脓胸等

踩点演练

例题 1

【简要病史】 男性，30 岁。“发热、咳嗽、咳痰伴咽痛 5 天”门诊就诊。

【答题思路】

（一）问诊内容

1. 现病史

（1）根据主诉与相关鉴别询问

1）发病诱因：是否着凉，饮食如何，是否劳累等。

2）发热：程度和热型。

3）咳嗽：性质、音色、程度，发生的时间和规律，加重或缓解因素。

4）咳痰：痰的性状和量、颜色、气味。

5）咽痛：性质、程度，加重或缓解因素（与吞咽的关系）。

6）伴随症状：有无寒战，有无咯血、胸痛、呼吸困难，有无头痛和肌肉酸痛。

（2）诊疗过程

1）是否曾到医院就诊，做过哪些检查：心电图，胸部 X 线，心肌损伤标志物等，检查结果如何。

2）治疗情况：是否自行服用过药物，疗效如何。

（3）患病以来精神、饮食、睡眠、大小便及体重变化情况。

2. 相关病史

（1）有无药物过敏史、手术史、传染病史、冶游史、外伤史。

（2）有无烟酒等不良嗜好。

（3）既往有无类似发作史。

（二）问诊技巧

例题 2

【简要病史】 男性，30 岁。“间断咳嗽、咳痰 9 年，再发伴发热 1 周”门诊就诊。

【答题思路】

（一）问诊内容

1. 现病史

（1）根据主诉与相关鉴别询问

1）发病诱因：有无受凉、劳累。

2）咳嗽：性质、音色、程度，咳嗽出现的时间与节律，加重或缓解因素。

3）咳痰：痰的性状和量，有无异味。有无季节性，加重或缓解因素。

4）发热：程度和热型，有无寒战。

5）伴随症状：有无胸痛、咯血、呼吸困难，有无乏力、盗汗，有无心悸、下肢水肿。

（2）诊疗过程

1）是否曾到医院就诊，做过哪些检查：血常规、胸部 X 线或 CT、肺功能、病原学检查等，检查结果如何。

2）治疗情况：是否用过抗菌药物及止咳、祛痰药物治疗，疗效如何。

（3）患病以来精神、饮食、睡眠、大小便及体重变化情况。

2. 相关病史

（1）有无药物和食物过敏史。

（2）与该病有关的其他病史，如有无幼年呼吸道感染病史（如麻疹、肺炎、百日咳等），有无肺结核、慢性鼻炎病史，有无心脏病、肝肾疾病病史。有无烟酒嗜好。

（二）问诊技巧

例题 3

【简要病史】 男性，22 岁。“间断咳嗽、喘息 5 年，加重 4 天”门诊就诊。

【答题思路】

（一）问诊内容

1. 现病史

（1）根据主诉及相关鉴别询问

1）发病诱因：有无受凉、劳累、上呼吸道感染，有无服用药物。

2）咳嗽：性质、音色，咳嗽出现的时间与节律（有无晨起或改变体位时加剧）。有无咳痰，痰的性状和量。

3）喘息：程度，有无夜间呼吸困难，加重或缓解因素（与活动和体位的关系）。

4）伴随症状：有无声音嘶哑，有无胸痛、咯血，有无头晕、头痛等。

（2）诊疗过程

1）是否曾到医院就诊，做过哪些检查：胸部 X 线、胸部 CT，病原学检查，支气管镜等，检查结果如何。

2）治疗情况：是否用过抗菌药物、镇咳药，疗效如何。

（3）患病以来精神、饮食、睡眠、大小便及体重变化情况。

2. 相关病史

（1）有无药物和食物过敏史。

（2）与该病有关的其他病史，如有无百日咳、支气管肺炎、结核病、咯血史，工作性质及环境，有无烟酒嗜好。

（二）问诊技巧

例题 4

【简要病史】男性，66 岁。“咳嗽、发热 10 天，突发右侧胸痛 1 天”门诊就诊。

【答题思路】

（一）问诊内容

1. 现病史

（1）根据主诉及相关鉴别询问

1）发病诱因：有无受凉、劳累、误吸。

2）咳嗽的性质，咳嗽出现的时间与节律（有无晨起或改变体位时加剧），咳嗽的音色，加重或缓解因素。有无咳痰，痰的颜色、性状等。

3）发热：程度和热型，有无寒战。

4）胸痛：具体部位、性质、程度，有无放射痛，加重或缓解因素。

5）伴随症状：有无咯血、呼吸困难，有无盗汗、乏力。

（2）诊疗过程

1）是否曾到医院就诊，做过哪些检查：血常规、痰病原学检查、胸部 X 线等，检查结果如何。

2）治疗情况：是否用过抗菌药物治疗，疗效如何。

（3）患病以来精神、饮食、睡眠、大小便及体重变化情况。

2. 相关病史

（1）有无药物和食物过敏史。

（2）与该病有关的其他病史，如有无鼻窦炎、牙周脓肿等感染灶，有无支气管扩张症、肺结核病史，有无长期卧床史，有无皮肤化脓性感染。有无烟酒嗜好。

（二）问诊技巧

例题 5

【简要病史】男性，20 岁。“反复咳嗽、咳痰 1 年，咳大量脓痰 1 周”门诊就诊。

【答题思路】

（一）问诊内容

1. 现病史

（1）根据主诉及相关鉴别询问

1）发病诱因：有无受凉、劳累。

2）咳嗽：性质，出现的时间与节律（有无晨起或改变体位时加剧），音色。

3）咳痰：痰的颜色、性状、痰量、气味及与体位的关系。

4）伴随症状：有无声音嘶哑，有无胸痛、咯血，有无头晕、头痛等。

（2）诊疗过程

1）是否曾到医院就诊，做过哪些检查：血常规、胸部 X 线等，检查结果如何。

2）治疗情况：是否用过抗菌药物、镇咳药及祛痰药治疗，疗效如何。

（3）患病以来精神、饮食、睡眠、大小便及体重变化情况。

2. 相关病史

（1）有无药物和食物过敏史。

（2）与该病有关的其他病史，如百日咳、支气管肺炎、结核病、咯血史，吸烟史。

（二）问诊技巧

例题 6

【简要病史】男性，22 岁。“间断咳嗽、咳痰、痰中带血 1 周”门诊就诊。

【答题思路】

（一）问诊内容

1. 现病史

（1）根据主诉及相关鉴别询问

1）发病诱因：有无受凉、劳累。

2）咳嗽：性质、音色、程度，发生的时间和规律，加重或缓解因素。

3）咳痰：痰的性状和量，加重或缓解因素。

4）痰中带血：性状和量。

5）伴随症状：有无发热、乏力、盗汗，有无胸痛、呼吸困难。

（2）诊疗过程

1）是否曾到医院就诊，做过哪些检查：血常规、胸部 X 线等，检查结果如何。

2）治疗情况：是否用过抗菌药物、镇咳药及祛痰药治疗，疗效如何。

（3）患病以来精神、饮食、睡眠、大小便及体重变化情况。

2. 相关病史

（1）有无药物和食物过敏史。

（2）与该病有关的其他病史，如有无肺结核病史，有无心脏病、糖尿病、肝病、肾病病史。有无与肺结核患者接触史。工作性质及环境，有无吸烟嗜好。

（二）问诊技巧

十一、咯血

（一）咯血问诊要点

可能**诱因**，咯血**量**、**颜色**及**性状**。

（二）咯血的性状特点

大咯血主要见于空洞性肺结核、支气管扩张症和慢性肺脓肿；支气管肺癌主要表现为痰中带血。肺结核、支气管扩张症、肺脓肿和出血性疾病所致的咯血为鲜红色；二尖瓣狭窄所致咯血多为暗红色；左心衰竭所致咯血为浆液性粉红色泡沫痰；肺栓塞所致咯血为黏稠暗红色血痰。

（三）相关鉴别问诊要点（表1-2-11）

表1-2-11　咯血的相关鉴别问诊要点

鉴别情况	常见疾病
伴发热	肺结核、肺炎、肺脓肿、流行性出血热、支气管肺癌等
伴胸痛	肺炎链球菌肺炎、肺结核、肺栓塞（梗死）、支气管肺癌等
伴呛咳	支气管肺癌、支原体肺炎等
伴脓痰	支气管扩张症、肺脓肿、空洞性肺结核继发细菌感染等
伴皮肤黏膜出血	血液病、风湿病、肺出血型钩端螺旋体病、流行性出血热等
伴杵状指（趾）	支气管扩张症、肺脓肿、支气管肺癌等
伴黄疸	钩端螺旋体病、肺炎链球菌肺炎、肺栓塞等

踩点演练

例题1

【简要病史】男性，45岁。“干咳、胸痛2周，咯血4天”门诊就诊。

【答题思路】

（一）问诊内容

1. 现病史

（1）根据主诉及相关鉴别询问

1）发病诱因：有无劳累、受凉、上呼吸道感染。

2）咳嗽：性质、音色和程度，加重或缓解因素。

3）咯血：性状和量。

4）胸痛：具体部位、性质、程度，有无放射，加重和缓解因素（与呼吸、体位和活动的关系）。

5）伴随症状：有无呼吸困难，有无发热、乏力、盗汗，有无关节痛，有无其他部位出血。

（2）诊疗过程

1）是否曾到医院就诊，做过哪些检查：胸部X线（或胸部CT）、肿瘤标志物、支气管镜等，检查结果如何。

2）治疗情况：是否用过抗感染、祛痰、止血药物治疗，疗效如何。

（3）患病以来精神、饮食、睡眠、大小便及体重变化情况。

2. 相关病史

（1）有无药物和食物过敏史。

（2）与该病有关的其他病史，如有无肺结核、支气管扩张症等慢性呼吸系统疾病病史，有无高血压、心脏病、糖尿病及血液病病史。工作性质及环境，有无烟酒嗜好。

（二）问诊技巧

例题2

【简要病史】男性，28岁。“反复咳嗽、咳痰5年，咯血1天”门诊就诊。

【答题思路】

（一）问诊内容

1. 现病史

（1）根据主诉及相关鉴别询问

1）发病诱因：有无劳累、受凉、酗酒。

2）咳嗽：性质、音色和程度，发生的时间和规律，加重和缓解因素。

3）咳痰：痰的颜色、性状、痰量、气味及与体位的关系，加重和缓解因素。

4）咯血：间断还是持续出现，出血量及颜色。

5）伴随症状：有无心悸、晕厥、呼吸困难，有无发热、乏力、盗汗，有无其他部位出血，有无下肢水肿。

（2）诊疗过程

1）是否曾到医院就诊，做过哪些检查：胸部X线（或胸部CT）、肿瘤标志物等，检查结果如何。

2）治疗情况：是否用过抗感染、祛痰、止血药物治疗，疗效如何。

（3）患病以来精神、饮食、睡眠、大小便及体重变化情况。

2. 相关病史

（1）有无药物和食物过敏史。

（2）与该病有关的其他病史，如有无肺结核、支气管扩张症等慢性呼吸系统疾病病史，有无糖尿病及血液病病史。工作性质及环境，有无烟酒嗜好。

（二）问诊技巧

十二、发绀

（一）发绀问诊要点

可能的**诱因**，发病**年龄**，起病**缓急**，发绀的**持续时间**、**程度**，是**全身**性还是**局限**性，加重或缓解因素。

（二）相关鉴别问诊要点（表1-2-12）

表1-2-12　发绀的相关鉴别问诊要点

鉴别情况	常见疾病
伴呼吸困难	重症肺心疾病、急性呼吸道梗阻、大量气胸等
伴杵状指（趾）	发绀型先天性心脏病、慢性肺部疾病等
伴间歇性跛行	动脉硬化性闭塞症、血栓闭塞性脉管炎等
伴意识障碍	肺性脑病、药物或化学物质中毒、休克、急性肺部感染、急性心力衰竭等

踩点演练

例题

【简要病史】男孩，10岁。突发口唇发绀1小时，急诊就诊。

【答题思路】

（一）问诊内容

1. 现病史

（1）根据主诉及相关鉴别询问

1）发病诱因：有无劳累、感染、剧烈运动、服用药物、饮食不当。

2）发绀：持续时间、程度，是全身性还是局限性，加重或缓解因素。

3）伴随症状：有无面色苍白、乏力，有无发热、呼吸困难，有无咳嗽、咳痰、胸痛，有无腹痛，有无意识障碍。

（2）诊疗过程

1）是否曾到医院就诊，做过哪些检查：如血常规、血气分析、肝肾功能、心电图、胸部X线，检查结果如何。

2）治疗情况：是否用过氧疗，疗效如何。

（3）患病以来精神、饮食、睡眠、大小便及体重变化情况。

2. 相关病史

（1）有无药物和食物过敏史。

（2）与该病有关的其他病史，如有无重症肺炎、支气管哮喘、心力衰竭等病史，有无药物、化学物质、变质蔬菜等中毒史，有无手术、外伤史，有无相关疾病家族史。

（二）问诊技巧

十三、呼吸困难

（一）呼吸困难问诊要点

可能**诱因**，呼吸困难起病的快慢、**发作时间**、程度，呼吸困难的**形式**，加重和缓解因素（**与体位的关系**）。

（二）肺源性呼吸困难的表现特点

1. 吸气性呼吸困难　表现为吸气显著费力、三凹征，常见于喉部、气管、大支气管的狭窄与阻塞。

2. 呼气性呼吸困难　表现为呼气费力、呼气缓慢、呼吸时间明显延长，常伴有呼气期哮鸣音，常见于慢性支气管炎（喘息型）、慢性阻塞性肺疾病、支气管哮喘、弥漫性泛细支气管炎等。

3. 混合性呼吸困难　常见于重症肺炎、重症肺结核等。

（三）相关鉴别问诊要点（表1-2-13）

表1-2-13　呼吸困难的相关鉴别问诊要点

鉴别情况	常见疾病
发作性呼吸困难伴哮鸣音	支气管哮喘、心源性哮喘
伴发热	肺炎、肺脓肿、肺结核、胸膜炎、急性心包炎等
伴一侧胸痛	大叶性肺炎、急性渗出性胸膜炎、肺栓塞、自发性气胸、急性心肌梗死、支气管肺癌等
伴咳嗽、咳痰	慢性阻塞性肺疾病、肺炎、支气管扩张症、肺脓肿等
伴大量泡沫痰	有机磷农药中毒
伴意识障碍	脑出血、脑膜炎、糖尿病酮症酸中毒、尿毒症、肺性脑病、急性中毒、休克型肺炎等

踩点演练

例题1

【简要病史】女性，40岁。间断发作喘息5年，加重伴发热1天急诊就诊。

【答题思路】

（一）问诊内容

1. 现病史

（1）根据主诉与相关鉴别询问

1）发病诱因：有无接触过敏原、受凉、劳累。

2）呼吸困难（喘息）：程度、持续时间和发作频率，是否与季节有关，有无夜间发作，有无喘鸣，加重和缓解因素（与体位及活动的关系）；本次加重情况。

3）发热：程度和规律，有无畏寒和寒战。

4）伴随症状：有无咳嗽、咳痰、咯血、胸痛，有无心悸、下肢水肿，有无大汗、意识障碍。

（2）诊疗过程

1）是否曾到医院就诊，做过哪些检查：血常规、支气管舒张试验、胸部X线、心电图、过敏原试验，检查结果如何。

2）治疗情况：是否用过抗菌药、支气管舒张药和糖皮质激素治疗，疗效如何。

（3）患病以来精神、饮食、睡眠、大小便及体重变化情况。

2. 相关病史

（1）有无药物和食物过敏史。

（2）与该病有关的其他病史，如有无过敏性疾病、慢性呼吸系统疾病、心脏病及肝肾疾病病史。有无烟酒嗜好。月经与婚育史。有无过敏性疾病家族史。

（二）问诊技巧

例题2

【简要病史】男性，75岁。"活动后气短2个月"门诊就诊。既往有高血压病史10年。

【答题思路】

（一）问诊内容

1. 现病史

（1）根据主诉与相关鉴别询问

1）发病诱因：有无感染、情绪激动、过度劳累。

2）呼吸困难（气短）：程度，阵发性还是持续性，有无夜间发作，加重或缓解因素（与体位及活动的关系）。

3）伴随症状：有无胸痛，有无心悸、晕厥，有无双下肢水肿，有无发热、咳嗽、咳痰、咯血。

（2）诊疗经过

1）是否曾到医院就诊，做过哪些检查：血常规、胸部X线、支气管镜、心脏彩超等，检查结果如何。

2）治疗情况：是否用过洋地黄、利尿药治疗，疗效如何。

（3）患病以来精神、饮食、睡眠、大小便及体重变化情况。

2. 相关病史

（1）有无药物和食物过敏史。

（2）既往高血压的诊治情况。

（3）与该病有关的其他病史，如有无慢性肺部疾病、心脏病、血脂异常、肾病、糖尿病病史。有无烟酒嗜好。有无冠心病家族史。

（二）问诊技巧

例题3

【简要病史】男性，55岁。"反复心前区疼痛1年，加重伴呼吸困难1天"门诊就诊。

【答题思路】

（一）问诊内容

1. 现病史

（1）根据主诉及相关鉴别询问

1）发病诱因：有无运动、劳累、精神紧张、感染。

2）胸痛：性质、程度、持续时间、发作频率，有无放射痛，加重或缓解因素（与活动和呼吸的关系）。

3）呼吸困难：发生的缓急、持续时间，是吸气性还是呼气性，加重或缓解因素（与体位的关系）。

4）伴随症状：有无心悸，有无头晕、头痛，有无咳嗽、咳痰、咯血，有无反酸、嗳气、腹胀。有无少尿、双下肢水肿。

（2）诊疗过程

1）是否曾到医院就诊，做过哪些检查：胸部X线、心电图、心肌坏死标志物等，检查结果如何。

2）治疗情况：是否含服过硝酸甘油治疗，疗效如何。

（3）患病以来精神、饮食、睡眠、大小便及体重变化情况。

2. 相关病史

（1）有无药物和食物过敏史。

（2）与该病有关的其他病史，如有无高血压、血脂异常、糖尿病病史，有无贫血史，有无慢性阻塞性肺疾病或支气管哮喘病史。有无烟酒嗜好。有无冠状动脉粥样硬化性心脏病家族史。

（二）问诊技巧

例题4

【简要病史】男性，68岁。"气短1周"门诊就诊。10年前曾患急性前壁心肌梗死。

【答题思路】

（一）问诊内容

1. 现病史

（1）根据主诉及相关鉴别询问

1）发病诱因：有无劳累、感染、情绪激动。

2）呼吸困难（气短）：程度，阵发性还是持续性，有无夜间发作，加重或缓解因素（与体位及活动的关系）。

3）伴随症状：有无心悸、胸痛、出汗；有无发热、咳嗽、咳痰、咯血；有无腹胀、双下肢水肿。

（2）诊疗过程

1）是否曾到医院就诊，做过哪些检查：胸部X线、心电图等，检查结果如何。

2）治疗情况：是否用过利尿药治疗，疗效如何。

（3）近期精神、饮食、睡眠、大小便及体重变化情况。

2. 相关病史

（1）有无药物和食物过敏史。

（2）既往心肌梗死的诊治情况。

（3）与该病有关的其他病史，如有无高血压病史，有无慢性肺部疾病、肝病、肾病史。有无烟酒嗜好。有无心脏病家族史。

（二）问诊技巧

十四、胸痛

（一）胸痛问诊要点

诱因，胸痛的发病年龄、起病缓急、胸痛**部位**、**性质**、**持续时间**和加重与缓解因素。

（二）胸痛的性质

带状疱疹呈刀割样或灼热样剧痛；食管炎多呈烧灼痛；肋间神经痛为阵发性灼痛或刺痛；心绞痛呈绞榨样痛并有重压窒息感；气胸在发病初期有撕裂样疼痛；胸膜炎常呈隐痛、钝痛和刺痛。

（三）相关鉴别问诊要点（表1-2-14）

表1-2-14　胸痛的相关鉴别问诊要点

鉴别情况	常见疾病
伴咳嗽、咳痰和/或发热	气管、支气管和肺部疾病
伴呼吸困难	提示病变累及范围较大，如大叶性肺炎、自发性气胸、渗出性胸膜炎和肺栓塞等
伴咯血	肺栓塞、支气管肺癌
伴苍白、大汗、血压下降或休克	心肌梗死、夹层动脉瘤、主动脉窦瘤破裂和大块肺栓塞
伴吞咽困难	提示食管疾病，如反流性食管炎等

踩点演练

例题1

【简要病史】男性，63岁。“胸痛反复发作1年，加重伴呼吸困难1天”门诊就诊。

【答题思路】

（一）问诊内容

1. 现病史

（1）根据主诉与相关鉴别询问

1）发病诱因：有无劳累、情绪激动、饱餐、剧烈运动、进食刺激性食物、感染等。

2）胸痛：部位、性质、程度，有无放射，发作频率及持续时间，加重和缓解因素（与活动、体位及呼吸的关系）。

3）呼吸困难：发生的缓急，阵发性还是持续性，有无夜间发作，加重和缓解因素（与活动及体位的关系）。

4）伴随症状：有无心悸，有无发热、咳嗽、咳痰、咯血，有无反酸、烧心、腹胀，有无头晕、晕厥，有无少尿、双下肢水肿。

（2）诊疗过程

1）是否曾到医院就诊，做过哪些检查：心电图、胸部X线、心肌损伤标志物等，检查结果如何。

2）治疗情况：是否接受过服用硝酸甘油等治疗，疗效如何。

（3）近期精神、饮食、睡眠、大小便及体重变化情况。

2. 相关病史

（1）有无药物和食物过敏史。

（2）与该病有关的其他病史，如有无高血压、心律失常、血脂异常、糖尿病病史，有无慢性阻塞性肺疾病病史。有无烟酒嗜好。有无冠心病家族史。

（二）问诊技巧

例题2

【简要病史】女性，65岁。“发热、胸痛2个月”门诊就诊。胸部X线片示“左侧少量胸腔积液”。

【答题思路】

（一）问诊内容

1. 现病史

（1）根据主诉与相关鉴别询问

1）发病诱因：有无劳累、受凉、外伤、感染。

2）发热：程度和热型，有无畏寒或寒战。

3）胸痛：具体部位、程度、性质，有无放射，加重或缓解因素（与活动、体位和呼吸的关系）。

4）伴随症状：有无咳嗽、咳痰，有无咯血、呼吸困难，有无盗汗，有无心悸、下肢水肿。

（2）诊疗过程

1）是否曾到医院就诊，做过哪些检查：血常规、红细胞沉降率、结核菌素试验（PPD试验）、胸腔积液检查、心电图等，检查结果如何。

2）治疗情况：是否行胸腔穿刺抽液，抽液次数及量；是否用过抗感染或抗结核药物治疗，疗效如何。

（3）近期精神、饮食、睡眠、大小便及体重变化情况。

2. 相关病史

（1）有无药物和食物过敏史。

（2）与该病有关的其他病史，如有无慢性呼吸系统疾病、心脏病、高血压、糖尿病病史，有无肺结核患者接触史。工作性质及环境，有无烟酒嗜好。月经与婚育史。有无肿瘤家族史。

（二）问诊技巧

例题3

【简要病史】女性，56岁。“间断胸痛2年，活动后气短2个月”门诊就诊。

【答题思路】

（一）问诊内容

1. 现病史

（1）根据主诉及相关鉴别询问

1）发病诱因：有无劳累、饱餐、情绪激动、外伤。

2）胸痛：具体部位、程度、性质、有无放射、发作频率、持续时间，加重或缓解因素（与活动、体位和呼吸的关系）。

3）呼吸困难：出现的时间及程度，是吸气性还是呼气性，与胸痛的关系，有无夜间发作，加重或缓解因素。

4）伴随症状：有无发热、咳嗽、咳痰、咯血，有无心悸、大汗，有无反酸、嗳气。

（2）诊疗过程

1）是否曾到医院就诊，做过哪些检查：心电图、胸部X线、心肌坏死标志物等，检查结果如何。

2）治疗情况：是否用过硝酸甘油等药物治疗，疗效如何。

（3）近期精神、饮食、睡眠、大小便及体重变化情况。

2. 相关病史

（1）有无药物和食物过敏史。

（2）与该病有关的其他病史，如有无高血压、血脂异常、糖尿病病史，有无胃食管疾病、慢性呼吸系统疾病病史。有无烟酒嗜好。月经与婚育史。有无冠状动脉粥样硬化性心脏病家族史。

（二）问诊技巧

例题4

【简要病史】女性，26岁。“高处坠落后，右胸痛伴呼吸困难2小时”急诊抬入院。

【答题思路】

（一）问诊内容

1. 现病史

（1）根据主诉及相关鉴别询问

1）受伤机制：具体受伤部位和受伤经过（如坠落高度，以及发生坠落的原因、着地部位及身体姿势）。

2）胸痛：具体部位、性质、程度，有无放射，加重或缓解因素（与呼吸、体位和活动的关系），有无皮肤瘀斑或破损。

3）呼吸困难：程度、性质，加重或缓解因素（与体位及活动的关系）。

4）伴随症状：有无心悸，有无头晕、头痛、意识障碍，有无咳嗽、咯血，有无腹痛或其他部位疼痛，有无肢体感觉、运动障碍。

（2）诊疗过程

1）是否曾到医院就诊，做过哪些检查：血常规、胸部X线或CT、心电图等，检查结果如何。

2）治疗情况：是否接受过吸氧及胸部固定治疗，疗效如何。

（3）近期精神、饮食、睡眠、大小便及体重变化情况。

2. 相关病史

（1）有无药物和食物过敏史。

（2）与该病有关的其他病史，如有无慢性肺部疾病病史，有无心血管病病史，有无烟酒嗜好。

（二）问诊技巧

例题5

【简要病史】男性，64岁。“突发胸骨后疼痛2小时”急诊就诊。

【答题思路】

（一）问诊内容

1. 现病史

（1）根据主诉及相关鉴别询问

1）发病诱因：有无外伤、劳累、饱餐、情绪激动、用力排便。

2）胸痛：性质、程度，是否为持续性，有无放射，加重或缓解因素（与活动、体位和呼吸的关系）。

3）伴随症状：有无胸闷、心悸、出汗、头晕、晕厥，有无发热、咳嗽、咳痰、咯血、呼吸困难，有无反酸、胃灼热感。

（2）诊疗过程

1）是否曾到医院就诊，做过哪些检查：血常规、胸部X线或CT等，检查结果如何。

2）治疗情况：是否接受过吸氧及硝酸甘油等治疗，疗效如何。

（3）近期精神、饮食、睡眠、大小便及体重变化情况。

2. 相关病史

（1）有无药物和食物过敏史。

（2）与该病有关的其他病史，如有无高血压、心脏病、肺部疾病、消化系统疾病、糖尿病、血脂异常病史。有无烟酒嗜好。有无高血压、冠状动脉粥样硬化性心脏病家族史。

（二）问诊技巧

十五、心悸

（一）心悸问诊要点

诱因，心悸发生的**时间**、心悸的性质、**持续时间**、加重和缓解方式。

（二）相关鉴别问诊要点（表1-2-15）

表1-2-15　心悸的相关鉴别问诊要点

鉴别情况	常见疾病
伴心前区疼痛	心绞痛、心肌梗死、心肌炎、心包炎、心脏神经症等
伴发热	急性传染病、风湿热、心肌炎、心包炎、感染性心内膜炎等
伴晕厥或抽搐	窦性停搏、高度房室传导阻滞、室性心动过速、病态窦房结综合征等
伴贫血	各种原因引起的急性失血
伴呼吸困难	急性心肌梗死、心肌炎、心包炎、心力衰竭、重症贫血等
伴消瘦及出汗	甲状腺功能亢进症
伴发绀	先天性心脏病、右心功能不全和休克

踩点演练

例题1

【简要病史】女性，40岁。发作性心悸半年，双下肢水肿2周门诊就诊。

【答题思路】

（一）问诊内容

1. 现病史

（1）根据主诉与相关鉴别询问

1）发病诱因：有无劳累、情绪激动、剧烈运动、感染，饮用刺激性饮品（如浓茶、咖啡）及服用药物。

2）心悸：是否突发突止，持续时间，频率变化，发作时的脉率和节律，加重或缓解因素（与体位和活动的关系）。

3）水肿：发生的缓急、程度，开始水肿部位，水肿是否为凹陷性及对称性，有无其他部位水肿，加重或缓解因素（与体位和活动的关系）。

4）伴随症状：有无发热、咳嗽、咳痰、胸痛、呼吸困难，有无头晕、晕厥，有无怕热、乏力、消瘦，有无腹胀、少尿。

（2）诊疗过程

1）是否曾到医院就诊，做过哪些检查：心电图、超声心动图、甲状腺功能测定等，检查结果如何。

2）治疗情况：是否用过抗心律失常药、利尿药治疗，疗效如何。

（3）患病以来精神、饮食、睡眠、大便及体重变化情况。

2. 相关病史

（1）有无药物和食物过敏史。

（2）与该病有关的其他病史，如有无高血压、心脏病、贫血、甲状腺功能亢进症病史，有无肺部疾病、慢性肝病、肾病、营养不良病史。月经与婚育史。有无冠状动脉粥样硬化性心脏病家族史。

（二）问诊技巧

例题2

【简要病史】男性，68岁。“发作性心悸伴活动后气短1年”门诊就诊。既往患陈旧性前壁心肌梗死。

【答题思路】

（一）问诊内容

1. 现病史

（1）根据主诉与相关鉴别询问

1）发病诱因：有无劳累、情绪激动、剧烈运动、刺激性饮食、感染等。

2）心悸：是否突发突止，持续时间，频率变化，发作时的脉率和节律，加重或缓解因素（与体位和活动的关系）。

3）呼吸困难（气短）：发生的缓急，是吸气性还是呼气性，是阵发性还是持续性，加重或缓解因素（与体位的关系）。

4）伴随症状：有无头晕、晕厥，有无胸痛、胸闷，有无易饥、消瘦、多汗。

（2）诊疗过程

1）是否曾到医院就诊，做过哪些检查：心电图、动态心电图、甲状腺功能测定等，检查结果如何。

2）治疗情况：是否使用抗心律失常药物等治疗，疗效如何。

（3）患病以来精神、饮食、睡眠、大小便及体重变化情况。

2. 相关病史

（1）有无药物和食物过敏史。

（2）与该病有关的其他病史，如有无高血压、贫血、甲状腺功能亢进症病史。有无烟酒嗜好。有无心血管疾病家族史。

（二）问诊技巧

例题 3

【简要病史】 男性，35 岁。“自述发作性心悸伴心搏骤停感 2 年，加重 1 天”急诊就诊。

【答题思路】

（一）问诊内容

1. 现病史

（1）根据主诉及相关鉴别询问

1）发病诱因：有无劳累、情绪激动、感染，服用药物或饮用刺激性饮品。

2）心悸：是否突发突止，持续时间，频率变化，发作时的脉率和节律，加重或缓解因素。

3）心脏停搏：发作频率及持续时间，与心悸的关系，发作时呼吸是否困难、意识是否清醒。

4）伴随症状：有无头晕、晕厥，有无胸痛、胸闷、呼吸困难、咳嗽咳痰，有无发热、易饥、消瘦、多汗。

（2）诊疗过程

1）是否曾到医院就诊，做过哪些检查：胸部 X 线、心电图、超声心动图及动态心电图等，检查结果如何。

2）治疗情况：是否用过抗心律失常药物治疗，疗效如何。

（3）患病以来精神、饮食、睡眠、大小便及体重变化情况。

2. 相关病史

（1）有无药物和食物过敏史。

（2）与该病有关的其他病史，如有无类似发作史，有无高血压、糖尿病、血脂异常、甲状腺功能亢进症、慢性肺部疾病病史。有无烟酒嗜好。有无冠状动脉粥样硬化性心脏病家族史。

（二）问诊技巧

例题 4

【简要病史】 男性，63 岁。“心悸、气促 2 年，加重 1 天”急诊就诊。既往“冠状动脉粥样硬化性心脏病、冠状动脉支架置入术后”3 年。

【答题思路】

（一）问诊内容

1. 现病史

（1）根据主诉及相关鉴别询问

1）发病诱因：有无劳累、情绪激动、感染及睡眠障碍。

2）心悸：是否突发突止，持续时间，频率变化，发作时的脉率和节律，加重或缓解因素。

3）呼吸困难：出现的时间及程度，是吸气性还是呼气性，与心悸的关系，加重或缓解因素，有无夜间发作。

4）伴随症状：有无头晕、晕厥，有无胸痛、胸闷，有无发热、咳嗽、咯血，有无双下肢水肿，有无易饥、消瘦、多汗。

（2）诊疗过程

1）是否曾到医院就诊，做过哪些检查：胸部 X 线、心电图、超声心动图及动态心电图等，检查结果如何。

2）治疗情况：是否用过抗心律失常药物治疗，疗效如何。

（3）患病以来精神、饮食、睡眠、大小便及体重变化情况。

2. 相关病史

（1）有无药物和食物过敏史。

（2）冠状动脉粥样硬化性心脏病的治疗情况。

（3）与该病有关的其他病史，如有无高血压、糖尿病、血脂异常、甲状腺功能亢进症、慢性肺部疾病病史。有无烟酒嗜好。有无冠状动脉粥样硬化性心脏病家族史。

（二）问诊技巧

十六、心脏杂音

（一）心脏杂音问诊要点

可能的**诱因**，杂音出现在心动周期中的**时期**、**部位**，杂音的音色与音调、**持续时间**、**强度**、**形态**，是否有传导、伴震颤，加重或缓解因素。

（二）相关鉴别问诊要点（表 1-2-16）

表 1-2-16 心脏杂音的相关鉴别问诊要点

鉴别情况	常见疾病
伴发热	风湿热、感染性心内膜炎等
伴胸痛	心绞痛、急性心肌梗死、心包炎等
伴呼吸困难	心肌病、心脏瓣膜病等
伴关节痛	类风湿关节炎、系统性红斑狼疮等

十七、恶心、呕吐

（一）恶心、呕吐的问诊要点

可能的**诱因**，呕吐的特点、发病时间、**与进食的关系**，**呕吐物的性质**，加重与缓解因素。

（二）呕吐物的性质

呕吐物带发酵、腐败气味提示胃潴留；带粪臭味提示低位小肠梗阻；含有大量酸性液体者多有胃泌素瘤或十二指肠溃疡，无酸味者可能为贲门狭窄或贲门失弛缓症。上消化道出血常呈咖啡色样呕吐物。

（三）相关鉴别问诊要点（表1-2-17）

表1-2-17　恶心、呕吐的相关鉴别问诊要点

鉴别情况	常见疾病
伴腹痛、腹泻	急性胃肠炎、霍乱、副霍乱、细菌性食物中毒及其他原因引起的急性食物中毒
伴右上腹痛及发热、寒战或有黄疸	急性胆囊炎或胆石症
伴头痛及喷射性呕吐	颅内高压症或青光眼
伴眩晕、眼球震颤	前庭器官疾病
应用阿司匹林、某些抗生素及抗癌药物	呕吐可能与药物副作用有关
已婚育龄女性早晨呕吐	注意早孕

踩点演练

例题1

【简要病史】女性，30岁。呕吐伴上腹痛12小时门诊就诊。

【答题思路】

（一）问诊内容

1. 现病史

（1）根据主诉与相关鉴别询问

1）发病诱因：有无饮食不当（不洁饮食、进食刺激性食物）、饮酒、服药、劳累及精神因素。

2）呕吐：次数，是否为喷射性，呕吐时间，呕吐物的性状和量，与进食的关系。有无呕血，呕血量，有无宿食。

3）腹痛：具体部位、性质、程度及持续时间，有无放射痛，加重或缓解因素（呕吐后腹痛是否缓解）。

4）伴随症状：有无寒战、发热、恶心、乏力，有无头痛、头晕、尿色变化，有无腹泻、便血等大便性状改变。

（2）诊疗过程

1）是否曾到医院就诊，做过哪些检查：血常规、尿常规、血尿淀粉酶、腹部B型超声等，检查结果如何。

2）治疗情况：是否经过药物治疗，疗效如何。

（3）患病以来精神、饮食、睡眠及体重变化情况。

2. 相关病史

（1）有无药物和食物过敏史。

（2）与该病有关的其他病史，如有无高血压、心脏病、胃炎、消化性溃疡、肝胆胰疾病及糖尿病病史，有无相关手术史，月经与婚育史。

（二）问诊技巧

例题2

【简要病史】男性，72岁。“全腹胀满3天，间歇呕吐1天”急诊就诊。

【答题思路】

（一）问诊内容

1. 现病史

（1）根据主诉与相关鉴别询问

1）发病诱因：有无饮食不当（不洁饮食、进食刺激性食物），有无体位突然改变。

2）腹胀：程度，加重或缓解因素，是否停止排气、排便。

3）呕吐：次数，是否呈喷射性，呕吐物的性状和量，与进食的关系，呕吐物中有无胆汁，有无粪臭味。

4）伴随症状：有无发热、头晕、乏力，有无腹痛、腹泻、黏液血便，有无大便习惯改变。

（2）诊疗经过

1）是否曾到医院就诊，做过哪些检查：腹部X线、腹部B型超声或CT、粪常规及大便隐血试验、肿瘤标志物等，检查结果如何。

2）治疗情况：是否行胃肠减压和输液治疗，疗效如何。

（3）近期精神、饮食、睡眠、小便及体重变化情况。

2. 相关病史

（1）有无药物和食物过敏史。

（2）与该病有关的其他病史，如既往有无类似发作史，有无肿瘤、胃肠道疾病、慢性肝病、腹外疝病史，有无腹部手术史。有无肿瘤家族史。

（二）问诊技巧

例题3

【简要病史】女性，35岁，农民。“昏迷伴呕吐4小时，呕吐物呈大蒜味”急诊就诊。

【答题思路】

（一）问诊内容

1. 现病史

（1）根据主诉及相关鉴别询问

1）发病诱因：有无情绪波动、生活事件、精神受刺激，有无接触毒物及服用药物。

2）周围环境情况：有无药物、农药、空药瓶、遗书。

3）意识障碍：发生急缓、程度、持续时间、进展经过。

4）呕吐：次数、量，是否呈喷射性，呕吐物的性状。

5）伴随症状：有无流涎、多汗、呼吸困难，有无肌肉震颤，有无大小便失禁。

（2）诊疗过程

1）是否曾到医院就诊，做过哪些检查：血常规、肝肾功能、血糖、留取血或呕吐物送毒理学检查等，检查结果如何。

2）治疗情况：是否应用抗胆碱药、胆碱酯酶复活剂等，疗效如何。

（3）近期饮食、睡眠、大小便及体重变化情况。

2. 相关病史

（1）有无药物和食物过敏史。

（2）与该病有关的其他病史，如既往有无类似情况，有无精神异常。

（二）问诊技巧

例题 4

【简要病史】女性，28 岁。"停经 50 天，恶心、呕吐 10 天"门诊就诊。

【答题思路】

（一）问诊内容

1. 现病史

（1）根据主诉及相关鉴别询问

1）发病诱因：有无饮食不当（不洁饮食、进食刺激性食物）、精神因素。

2）停经与恶心、呕吐发生的关系。月经周期、量，有无痛经。

3）呕吐：起病缓急，发生的时间、频率，是否呈喷射性，呕吐物气味、性状和量，加重或缓解因素。

4）伴随症状：有无咽痛、发热，有无乏力、头晕、头痛、心悸，有无腹痛、腹泻。

（2）诊疗过程

1）是否曾到医院就诊，做过哪些检查：尿妊娠试验、腹部及妇科 B 型超声等，检查结果如何。

2）治疗情况：是否用过镇吐药治疗，疗效如何。

（3）近期精神、饮食、睡眠、大小便及体重变化情况。

2. 相关病史

（1）有无药物和食物过敏史。

（2）与该病有关的其他病史，如有无胃肠道疾病病史。有无精神神经系统疾病病史。

（3）婚育史、性生活史。

（二）问诊技巧

十八、进食哽噎、疼痛、吞咽困难

（一）进食哽噎、疼痛、吞咽困难问诊要点

可能的**诱因**，起病**缓急**、**病程**，进食哽噎、疼痛的**程度**，吞咽困难是**进行**性、**持续**性还是**间歇**性，吞咽固体还是液体食物困难，加重或缓解因素。

（二）相关鉴别问诊要点（表 1-2-18）

表 1-2-18 进食哽噎、疼痛、吞咽困难的相关鉴别问诊要点

鉴别情况	常见疾病
伴声嘶	食管癌纵隔浸润、主动脉瘤、淋巴结肿大、肿瘤压迫喉返神经等
伴呛咳	脑神经疾病、食管憩室、贲门失弛缓症、食管癌、重症肌无力等
伴呃逆	贲门失弛缓症、膈疝等
伴吞咽疼痛	急性扁桃体炎、咽后壁脓肿、急性咽炎、白喉及口腔溃疡等
伴胸骨后疼痛	食管炎、食管溃疡、食管异物、晚期食管癌、纵隔炎等
伴反酸、烧心	胃食管反流病等
伴哮喘和呼吸困难	纵隔肿物、大量心包积液压迫食管及大气管等

踩点演练

例题

【简要病史】女性，55 岁。胸痛伴吞咽困难 2 天，门诊就诊。

【答题思路】

（一）问诊内容

1. 现病史

（1）根据主诉及相关鉴别询问

1）发病诱因：有无受凉、劳累、情绪激动、饮酒、饮食不当或进食特殊食物。

2）胸痛：部位、性质、程度，有无放射，发作频率及持续时间，加重或缓解因素。

3）吞咽困难：起病缓急、病程，是进行性、持续性，还是间歇性，吞咽固体还是液体食物困难，加重或缓解因素。

4）伴随症状：有无反流、烧心、呃逆、嗳气，有无呛咳、声音嘶哑，有无呕吐及其呕吐物性状，有无呼吸困难，有无黑便。

（2）诊疗过程

1）是否曾到医院就诊，做过哪些检查：如胸部 X

线、食管钡剂造影、食管镜检查，检查结果如何。

2）治疗情况：是否用过抑酸药、胃肠促动药治疗，疗效如何。

（3）患病以来精神、饮食、睡眠、小便及体重变化情况。

2. 相关病史

（1）有无药物和食物过敏史。

（2）与该病有关的其他病史，如有无胃食管反流病、食管癌等病史，有无心脑血管病、甲状腺疾病、血液病及风湿性疾病等病史。有无烟酒嗜好、喜进热烫食物及特殊饮食习惯。有无外伤、手术史。有无肿瘤家族史。

（二）问诊技巧

十九、呕血

（一）呕血问诊要点

是否为呕血，可能的**诱因**，呕血**颜色**、**呕血量**，有无黑便。

（二）呕血的颜色特点

出血量多、在胃内停留时间短、出血位于食管则血色鲜红或为暗红色，常混有凝血块；当出血量较少或在胃内停留时间长，则呕吐物可呈棕褐色或咖啡渣样。

（三）相关鉴别问诊要点（表1-2-19）

表1-2-19 呕血的相关鉴别问诊要点

鉴别情况	常见疾病
伴上腹痛	消化性溃疡（周期性、节律性的慢性上腹痛）、胃癌（疼痛无明显规律性）
伴肝脾大	肝硬化、肝癌
伴黄疸	胆道疾病；某些感染性疾病，如败血症
伴皮肤黏膜出血	与血液疾病及凝血功能障碍性疾病有关
伴头晕、黑蒙、口渴、冷汗	血容量不足
剧烈呕吐后呕血	食管贲门黏膜撕裂综合征

踩点演练

例题1

【简要病史】男性，75岁。“腹胀2年，呕血1次”急诊就诊。既往慢性乙型病毒性肝炎病史20年。

【答题思路】

（一）问诊内容

1. 现病史

（1）根据主诉与相关鉴别询问

1）发病诱因：有无饮酒、进食粗糙或刺激性食物、服用药物、劳累、剧烈呕吐、用力排便。

2）腹胀：具体部位、程度，与进食、排便的关系。

3）呕血：量、颜色，其中是否混有食物。

4）伴随症状：有无便血、腹痛、反酸，有无发热、皮肤黄染及双下肢水肿，有无其他出血倾向。有无心悸、头晕、黑矇及意识障碍。

（2）诊疗过程

1）是否曾到医院就诊，做过哪些检查：血常规、粪常规及大便隐血试验、肝肾功能、凝血功能、肝炎病毒标志物、腹部B型超声、胃镜等，检查结果如何。

2）治疗情况：是否补液、使用止血药，疗效如何。

（3）近期精神、饮食、睡眠、大小便及体重变化情况。

2. 相关病史

（1）有无药物和食物过敏史。

（2）与该病有关的其他病史，有无消化性溃疡、肿瘤病史，有无手术、输血史。有无疫区居住史、烟酒等嗜好，有无肿瘤家族史。

（二）问诊技巧

例题2

【简要病史】男性，38岁。“剑突下疼痛1个月伴呕血、黑便1天”急诊就诊。

【答题思路】

（一）问诊内容

1. 现病史

（1）根据主诉及相关鉴别询问

1）发病诱因：有无受凉、饮食不当（不洁饮食、进食刺激性食物）、饮酒、劳累、精神因素及服用药物。

2）腹痛：性质、程度、规律、持续时间，有无放射及转移，加重或缓解因素。

3）呕血：次数及量，呕吐物的颜色，是否混有食物。

4）黑便：次数，粪便性状及量。

5）伴随症状：有无发热、头晕、心悸、出汗、反酸。

（2）诊疗过程

1）是否曾到医院就诊，做过哪些检查：血常规、粪常规及隐血试验、胃镜检查等，检查结果如何。

2）治疗情况：是否用过抑酸药、抗酸药、胃黏膜保护药治疗，疗效如何。

（3）患病以来精神、饮食、睡眠、小便及体重变化情况。

2. 相关病史

（1）有无药物和食物过敏史。

（2）与该病有关的其他病史，如有无类似发作史，有无消化性溃疡、肿瘤、慢性肝病病史。有无肿瘤家族史。

（二）问诊技巧

二十、便血

（一）便血问诊要点

可能的**诱因**，便血的**颜色**、**便血量**。

（二）便血的颜色特点

便血颜色可因出血部位不同、出血量的多少以及血液在肠腔内停留时间的长短而异。如出血量多、速度快则呈鲜红色；若出血量小、速度慢，血液在肠道内停留时间较长，可为暗红色。

（三）相关鉴别问诊要点（表 1-2-20）

表 1-2-20 便血的相关鉴别问诊要点

鉴别情况	常见疾病
伴腹痛	消化性溃疡、胆道出血、细菌性痢疾、溃疡性结肠炎等
伴里急后重	痢疾、直肠炎及直肠癌等
伴发热	传染性疾病，如败血症、流行性出血热、钩端螺旋体病
伴皮肤黏膜出血	急性传染性疾病及血液疾病，如白血病、过敏性紫癜等
伴腹部肿块	结肠癌、肠结核、肠道恶性淋巴瘤等
伴皮肤蜘蛛痣及肝掌	肝硬化门静脉高压症

踩点演练

例题 1

【简要病史】男性，77 岁。“反复便血 2 月余”门诊就诊。

【答题思路】

（一）问诊内容

1. 现病史

（1）根据主诉及相关鉴别询问

1）发病诱因：有无受凉、劳累、精神紧张，有无进食不洁或刺激性食物，有无饮酒、服用药物。

2）便血：发作频率及持续时间，粪便的颜色、量，血中是否混有黏液、脓液和粪便，加重或缓解因素。

3）伴随症状：有无腹痛、腹胀、腹泻，有无恶心、呕吐，有无里急后重。有无发热、头晕、心悸。有无关节痛、皮疹及眼部症状。

（2）诊疗过程

1）是否曾到医院就诊，做过哪些检查：血常规、粪常规及隐血试验，粪病原学检查、结肠镜检查等，检查结果如何。

2）治疗情况：是否用过抗菌药物等治疗，疗效如何。

（3）患病以来精神、饮食、睡眠、小便及体重变化情况。

2. 相关病史

（1）有无药物和食物过敏史。

（2）与该病有关的其他病史，如有无细菌性痢疾、结核病、炎性肠病、痔、肠息肉病史。有无与传染病患者接触史，有无疫区接触史。有无结肠癌家族史。

（二）问诊技巧

例题 2

【简要病史】女性，26 岁。“间断便血 1 年，加重 2 周”门诊就诊。

【答题思路】

（一）问诊内容

1. 现病史

（1）根据主诉及相关鉴别询问

1）发病诱因：有无劳累、精神紧张，有无进食不洁或刺激性食物，有无饮酒、服用药物。

2）便血：发作频率及持续时间、颜色和量，血中是否混有黏液、脓液和粪便。

3）伴随症状：有无腹痛及其程度、部位，有无腹胀、腹泻、便秘，有无里急后重。有无发热、头晕、心悸、恶心、呕吐。

（2）诊疗过程

1）是否曾到医院就诊，做过哪些检查：血常规、粪常规及培养，粪找病原体、结肠镜检查等，检查结果如何。

2）治疗情况：是否用过抗菌药物等治疗，疗效如何。

（3）患病以来精神、饮食、睡眠、小便及体重变化情况。

2. 相关病史

（1）有无药物和食物过敏史。

（2）与该病有关的其他病史，如有无细菌性痢疾或阿米巴痢疾、结核病、炎性肠病、痔、肠息肉病史。月经与婚育史。有无结肠癌家族史。

（二）问诊技巧

二十一、腹痛

（一）腹痛问诊要点

腹痛的起病情况、**诱发因素**，腹痛的**部位**、性质和**程度**，**发作时间**，与体位、进食、活动的关系。

（二）腹痛的性质

突发的中上腹剧烈刀割样痛或烧灼样痛，多为胃、十二指肠溃疡穿孔；中上腹持续性隐痛多为慢性胃炎或胃、十二指肠溃疡；持续性、广泛性剧烈腹痛伴腹壁肌紧张或板样强直，提示急性弥漫性腹膜炎。

（三）相关鉴别问诊要点（表1-2-21）

表1-2-21 腹痛的相关鉴别问诊要点

鉴别情况	常见疾病
伴发热、寒战	急性胆道感染、胆囊炎、肝脓肿、腹腔脓肿，也可见于腹腔外感染性疾病
伴黄疸	可能与肝、胆、胰疾病有关。急性溶血性贫血也可出现腹痛与黄疸
伴休克	胃肠穿孔、绞窄性肠梗阻、肠扭转、急性出血坏死性胰腺炎等；同时伴贫血，可能是腹腔脏器破裂（如肝、脾或异位妊娠破裂）
伴呕吐、反酸	提示食管、胃肠病变，呕吐量大提示胃肠道梗阻
伴腹泻	提示消化吸收障碍或肠道炎症、溃疡或肿瘤
伴血尿	可能为泌尿系统疾病，如泌尿系统结石

踩点演练

例题1

【简要病史】女性，36岁。“反复发作性腹痛4年，加重伴呕吐3天”门诊就诊。既往曾患“幽门部溃疡”。

【答题思路】

（一）问诊内容

1. 现病史

（1）根据主诉与相关鉴别询问

1）发病诱因：有无劳累、不适饮食或进食刺激性食物及服用药物，有无精神因素，与季节变化是否有关。

2）腹痛：具体部位，性质、程度，发作频率及规律，有无放射及转移，加重或缓解的因素。此次加重情况。

3）呕吐：发生急缓、次数、性质、呕吐物的性状和量，有无宿食或特殊气味，与进食的关系，加重或缓解因素。

4）伴随症状：有无发热、反酸、烧心、腹胀、黑便。

（2）诊疗过程

1）是否曾到医院就诊，做过哪些检查：肝肾功能、血电解质、胃镜等，检查结果如何。

2）治疗情况：是否用过抑酸药或抗酸药、胃黏膜保护药治疗，疗效如何，本次是否禁食、胃肠减压。

（3）近期精神、饮食、睡眠、大小便及体重变化情况。

2. 相关病史

（1）有无药物和食物过敏史。

（2）与该病有关的其他病史，如有无慢性呼吸系统疾病、心脏病、高血压、糖尿病病史，有无肺结核患者接触史。工作性质及环境，有无烟酒嗜好。月经与婚育史。有无肿瘤家族史。

（二）问诊技巧

例题2

【简要病史】女性，36岁。“突发右下腹痛伴恶心、呕吐2小时”急诊就诊。曾有“妇科良性肿瘤”病史。

【答题思路】

（一）问诊内容

1. 现病史

（1）根据主诉与相关鉴别询问

1）发病诱因：有无剧烈运动，突然体位改变、用力排便。

2）腹痛：性质、程度、持续时间，有无放射痛，与体位的关系，加重或缓解因素。

3）呕吐：次数、量、呕吐物性状、气味、呕吐与恶心的关系。

4）伴随症状：有无寒战、发热、头晕、心悸、大汗、腹泻，有无阴道流血。

（2）诊疗过程

1）是否曾到医院就诊，做过哪些检查：腹部及妇科B型超声、血常规等，检查结果如何。

2）治疗情况：是否用过止痛药、止吐药治疗，疗效如何。

（3）近期精神、饮食、睡眠、大小便及体重变化情况。

2. 相关病史

（1）有无药物和食物过敏史。

（2）与该病有关的其他病史：有无盆腔包块、盆腔炎、胃肠道疾病病史，有无腹部手术史。妇科肿瘤诊治情况。

（3）月经是否规律，有无停经史。

（二）问诊技巧

例题 3

【简要病史】 男性，40 岁。“间断上腹痛 10 年，加重伴呕吐 1 天”门诊就诊。

【答题思路】

（一）问诊内容

1. 现病史

（1）根据主诉及相关鉴别询问

1）发病诱因：有无劳累、季节变化、精神紧张、饮酒、饮食不当（不洁饮食、进食刺激性食物）及服用药物。

2）腹痛：性质、程度、发作频率及持续时间、有无规律性、有无放射痛，加重或缓解因素。

3）呕吐：发生的时间，呕吐物的气味、性状和量，加重或缓解因素。

4）伴随症状：有无反酸、胃灼热感，有无腹泻、腹胀、便血、排气及排便，有无发热，有无头晕、心悸、多汗。

（2）诊疗过程

1）是否曾到医院就诊，做过哪些检查：血常规、立位腹部 X 线、腹部 B 型超声、胃镜或上消化道钡剂造影检查等，检查结果如何。

2）治疗情况：是否用过抑酸药或抗酸药、黏膜保护药治疗，疗效如何。

（3）患病以来精神、饮食、睡眠、大小便及体重变化情况。

2. 相关病史

（1）有无药物和食物过敏史。

（2）与该病有关的其他病史，如有无胃炎、消化性溃疡、慢性肝病病史，有无手术史。有无烟酒嗜好。有无肿瘤家族史。

（二）问诊技巧

例题 4

【简要病史】 男性，32 岁。“间歇性上腹痛 2 年，突发上腹剧痛并迅速波及全腹 3 小时”急诊就诊。

【答题思路】

（一）问诊内容

1. 现病史

（1）根据主诉及相关鉴别询问

1）发病诱因：有无劳累、季节变化、精神紧张、饮食不当（不洁饮食、进食刺激性食物）及服用药物。

2）腹痛：慢性上腹痛的性质、程度、规律性、发作频率，加重或缓解因素。突发腹痛的具体部位及转移、有无放射痛，腹痛性质，与呼吸及体位的关系。

3）伴随症状：有无反酸、胃灼热感、恶心、呕吐，有无腹泻、腹胀、便血、停止排气及排便，有无发热。

（2）诊疗过程

1）是否曾到医院就诊，做过哪些检查：血常规、立位腹部 X 线、腹部 B 型超声，本次发作前是否曾进行胃镜或上消化道钡剂造影检查，检查结果如何。

2）治疗情况：是否用过抑酸药或抗酸药、黏膜保护药治疗，疗效如何。

（3）患病以来精神、饮食、睡眠、大小便及体重变化情况。

2. 相关病史

（1）有无药物和食物过敏史。

（2）与该病有关的其他病史，如有无肠道疾病、胆胰疾病病史。有无手术、外伤史。有无肿瘤家族史。

（二）问诊技巧

例题 5

【简要病史】 女性，48 岁。“上腹部剧痛 12 小时”急诊就诊。既往有胆石症病史半年。

【答题思路】

（一）问诊内容

1. 现病史

（1）根据主诉及相关鉴别询问

1）发病诱因：有无进食油腻食物、暴饮暴食、饮酒、服用药物、劳累及精神因素。

2）腹痛：性质、持续时间、具体部位，有无放射痛，加重或缓解因素。

3）伴随症状：有无发热、寒战、胸痛、胸闷、心悸、头晕、出汗，有无腹胀、呕吐、腹泻或停止排气、排便，有无尿痛，有无尿色及尿量改变。

（2）诊疗过程

1）是否曾到医院就诊，做过哪些检查：血常规、血淀粉酶、尿淀粉酶、腹部 B 型超声、心电图等，检查结果如何。

2）治疗情况：是否用过解痉镇痛药、抑酸药治疗，疗效如何。

（3）患病以来精神、饮食、睡眠、大小便及体重变化情况。

2. 相关病史

（1）有无药物和食物过敏史。

（2）胆石症治疗情况。

（3）与该病有关的其他病史，如有无类似现病史，有无心血管疾病、消化性溃疡、肝病、胰腺疾病、肾病病史。有无手术史。

（二）问诊技巧

二十二、腹泻

（一）腹泻问诊要点

可能的**诱因**，腹泻起病的**急缓**、持续时间、与饮食（禁食）或情绪的关系、严重程度，大便次数、量，**粪便性质**，加重与缓解因素。

（二）粪便性质

稀便，可带黏液、脓血，见于慢性细菌性痢疾、炎性肠病及结肠、直肠癌等；阿米巴痢疾的粪便呈暗红色或果酱样；粪便中带黏液而无异常发现者常见于肠易激综合征。

（三）相关鉴别问诊要点（表1-2-22）

表1-2-22 腹泻的相关鉴别问诊要点

鉴别情况	常见疾病
伴发热	急性细菌性痢疾、伤寒或副伤寒、肠结核、败血症等
伴里急后重	提示病变以直肠、乙状结肠为主，如细菌性痢疾、直肠炎、直肠肿瘤等
伴明显消瘦	提示病变位于小肠，如胃肠道恶性肿瘤、肠结核及吸收不良综合征
伴皮疹或皮下出血	败血症、伤寒或副伤寒、过敏性紫癜等
伴腹部包块	胃肠道恶性肿瘤、肠结核等
伴重度失水	分泌性腹泻，如霍乱、细菌性食物中毒等
伴关节痛或关节肿胀	溃疡性结肠炎、系统性红斑狼疮、肠结核等

踩点演练

例题1

【简要病史】女性，63岁。间断腹泻、黏液血便2年门诊就诊。

【答题思路】

（一）问诊内容

1. 现病史

（1）根据主诉与相关鉴别询问

1）发病诱因：有无饮食不当（不洁饮食、进食刺激性食物）、饮酒、季节及精神因素，近期服药情况。

2）腹泻：每日腹泻及黏液血便次数、量、性状，有无里急后重，发作频次及持续时间。

3）伴随症状：有无恶心、呕吐、腹痛及腹胀，有无发热、盗汗、乏力，有无心悸、关节痛、皮疹及眼部症状。

（2）诊疗过程

1）是否曾到医院就诊，做过哪些检查：血常规、粪常规及隐血试验、粪便培养、结肠镜或钡剂灌肠等，检查结果如何。

2）治疗情况：是否用过抗菌药物等治疗，疗效如何。

（3）患病以来精神、饮食、睡眠、小便及体重变化情况。

2. 相关病史

（1）有无药物和食物过敏史。

（2）与该病有关的其他病史，如有无感染性肠炎、炎性肠病、痔、结核病、心脑血管疾病、肿瘤病史。有无地方病和流行病区居住史。有无肿瘤家族史。

（二）问诊技巧

例题2

【简要病史】女性，36岁。“腹痛、腹泻、发热2天”急诊就诊。

【答题思路】

（一）问诊内容

1. 现病史

（1）根据主诉及相关鉴别询问

1）发病诱因：有无饮食不当（不洁饮食、进食刺激性食物）、劳累及精神因素，近期服药情况。

2）腹痛：性质、程度，与排便的关系，有无放射痛及放射部位，加重或缓解因素。

3）腹泻：每日排便次数、粪便量及性状（有无形状改变、便血及脓液），有无里急后重。

4）发热：程度、热型，有无畏寒或寒战。

5）伴随症状：有无盗汗、头晕、乏力，有无腹胀、恶心、呕吐。

（2）诊疗过程

1）是否曾到医院就诊，做过哪些检查：血常规、粪常规及隐血试验、肿瘤标志物，结肠镜或结肠钡剂造影等，检查结果如何。

2）治疗情况：是否用过抗菌药物治疗，疗效如何。

（3）患病以来精神、饮食、睡眠、小便及体重变化情况。

2. 相关病史

(1) 有无药物和食物过敏史。

(2) 与该病有关的其他病史，如有无结核病、炎性肠病、细菌性痢疾或阿米巴痢疾、肠道肿瘤病史。有无妇科疾病病史。有无疫区居住史。有无手术、外伤史。有无肿瘤家族史。

(二) 问诊技巧

例题 3

【简要病史】 女性，66 岁。“间断左下腹痛、腹泻伴消瘦 2 个月”门诊就诊。

【答题思路】

(一) 问诊内容

1. 现病史

(1) 根据主诉及相关鉴别询问

1) 发病诱因：有无饮食不当（不洁饮食、进食刺激性食物）、劳累及精神因素，近期服药情况。

2) 腹痛：性质、程度，与排便的关系，有无放射痛及放射部位，加重或缓解因素。

3) 腹泻：每日排便次数、粪便量及性状（需询问有无形状改变、便血及脓液），有无里急后重。

4) 消瘦：体重下降的程度。

5) 伴随症状：有无发热、盗汗、头晕、乏力，有无腹胀、恶心、呕吐。

(2) 诊疗过程

1) 是否曾到医院就诊，做过哪些检查：血常规、便常规及隐血试验、肿瘤标志物，结肠镜或结肠钡剂造影等，检查结果如何。

2) 治疗情况：是否用过抗菌药物治疗，疗效如何。

(3) 患病以来精神、饮食、睡眠及小便情况。

2. 相关病史

(1) 有无药物和食物过敏史。

(2) 与该病有关的其他病史，如有无结核病、炎性肠病、细菌性痢疾或阿米巴痢疾、肠道肿瘤病史。有无妇科疾病病史。有无疫区居住史。有无手术、外伤史。有无肿瘤家族史。

(二) 问诊技巧

例题 4

【简要病史】 女性，31 岁。“低热、腹泻 4 个月”门诊就诊。

【答题思路】

(一) 问诊内容

1. 现病史

(1) 根据主诉及相关鉴别询问

1) 发病诱因：有无劳累、营养摄入不足、饮食不当（不洁饮食、进食刺激性食物）、服用药物、精神因素。

2) 发热：程度、热型，有无畏寒或寒战。

3) 腹泻：每日排便次数、量、性状，加重或缓解因素。

4) 伴随症状：有无腹痛、腹胀、里急后重、恶心、呕吐，有无乏力、皮疹、关节痛，有无盗汗、消瘦。

(2) 诊疗过程

1) 是否曾到医院就诊，做过哪些检查：血常规、粪常规及隐血试验、结肠镜或钡剂灌肠等，检查结果如何。

2) 治疗情况：是否用过抗菌药物及抗结核药物治疗，疗效如何。

(3) 患病以来精神、饮食、睡眠、小便及体重变化情况。

2. 相关病史

(1) 有无药物和食物过敏史。

(2) 与该病有关的其他病史，如有无结核病病史，有无肠道病病史。有无与结核病患者接触史，有无疫区居住史。月经与婚育史。有无家族肿瘤史。

(二) 问诊技巧

二十三、便秘

(一) 便秘问诊要点

可能的**诱因**，起病的缓急、**持续时间**，排便的**次数**、性状、排便量、排便是否费力。

(二) 便秘的起病特点

急性便秘者多有腹痛、腹胀，甚至恶心、呕吐，多见于各种原因的肠梗阻；慢性便秘多无特殊表现。

(三) 相关鉴别问诊要点（表 1-2-23）

表 1-2-23 便秘的相关鉴别问诊要点

鉴别情况	常见疾病
伴呕吐、腹胀、肠绞痛	肠梗阻
伴腹部包块	结肠肿瘤、肠结核及克罗恩病
便秘与腹泻交替	肠结核、溃疡性结肠炎、肠易激综合征
伴生活环境改变、精神紧张出现	功能性便秘

踩点演练

例题

【简要病史】女性，35岁。“产后便秘10年，体重无减轻”门诊就诊。

【答题思路】

（一）问诊内容

1. 现病史

（1）根据主诉及相关鉴别询问

1）发病诱因：最早出现便秘前有无感染或较大生活事件，是否分娩后出现，是否顺产，是否行过盆腔手术，是否服用过特殊药物（如抗抑郁药）。

2）排便情况：多久排便1次、量性状，有无费力感、间断或持续性肛周情况。

3）伴随症状：有无恶心、呕吐、腹胀、腹痛，有无腹部包块、肠型、便血、贫血，是否伴发热等。

（2）诊疗过程

1）是否曾到医院就诊，做过哪些检查：粪常规、粪隐血试验、腹部B型超声、钡剂灌肠、结肠镜等，检查结果如何。

2）治疗情况：是否使用过通便药物，疗效如何。

（3）患病以来精神、饮食、睡眠、小便及体重变化情况。

2. 其他相关病史

1）有无药物和食物过敏史。

2）与该病有关的其他病史，如既往有无类似发作史，有无甲状腺功能减退症、糖尿病、肠易激综合征等病史。有无烟酒嗜好，有无肿瘤等遗传性疾病家族史。

（二）问诊技巧

二十四、黄疸

（一）黄疸问诊要点

可能**诱因**，起病的缓急、**首发或复发**，进展情况（黄疸呈进行性加重或波动性），**皮肤**、**巩膜**颜色，黄染程度。

（二）黄疸的表现特点

1. 溶血性黄疸　一般皮肤黏膜呈浅柠檬色，不伴皮肤瘙痒。

2. 肝细胞性黄疸　皮肤、黏膜浅黄至深黄色，可伴有轻度皮肤瘙痒，其他为肝脏原发病的表现。

3. 胆汁淤积性黄疸　一般皮肤黏膜呈暗黄色、深黄色，甚至呈黄绿色，并有皮肤瘙痒及心动过缓，尿色深，粪便颜色变浅或呈白陶土色。

（三）相关鉴别问诊要点（表1-2-24）

表1-2-24　黄疸的相关鉴别问诊要点

鉴别情况	常见疾病
伴发热	急性胆管炎、肝脓肿、钩端螺旋体病、败血症、大叶性肺炎及病毒性肝炎
伴上腹剧烈疼痛	胆道结石、肝脓肿或胆道蛔虫病等
伴肝大	病毒性肝炎、急性胆道感染或胆道阻塞、肝癌、肝硬化
伴胆囊肿大	提示胆总管梗阻，如胰头癌等
伴脾大	病毒性肝炎、钩端螺旋体病、败血症、疟疾、肝硬化、各种原因引起的溶血性贫血及淋巴瘤
伴腹水	重症肝炎、失代偿期肝硬化、肝癌等

踩点演练

例题1

【简要病史】男性，50岁。“皮肤黄染伴食欲缺乏3天”门诊入院。既往发现HBsAg阳性15年。

【答题思路】

（一）问诊内容

1. 现病史

（1）根据主诉与相关鉴别询问

1）发病诱因：有无不洁饮食、服用特殊药物、饮酒。

2）皮肤黄染：开始的部位、速度、程度。

3）大小便：尿色、尿量，粪便颜色、性状（有无白陶土样便）。

4）食欲缺乏：饮食情况及减少程度。

5）伴随症状：有无发热、皮肤瘙痒、恶心、呕吐、厌油腻食物、腹痛。

（2）诊疗经过

1）是否曾到医院就诊，做过哪些检查：血常规、尿常规、粪常规、肝肾功能和腹部B型超声检查等，检查结果如何。

2）治疗情况：曾接受过何种治疗，疗效如何。

（3）患病以来精神、睡眠及体重变化情况。

2. 相关病史

（1）有无药物和食物过敏史。

（2）HBsAg阳性诊治情况。

（3）与该病有关的其他病史，如有无输血史，有无胆道疾病、血吸虫病病史，有无特殊药物服用史、大量饮酒史、疫区旅游与疫水接触史，家族中有无类似疾病史。

（二）问诊技巧

例题 2

【简要病史】女性，20 岁。“皮肤黄染 3 天”门诊就诊。

【答题思路】

（一）问诊内容

1. 现病史

（1）根据主诉及相关鉴别询问

1）发病诱因：有无不洁饮食、饮酒、劳累、服用药物、进食特殊食物。

2）皮肤黄染：发生部位、颜色，有无巩膜黄染、皮肤瘙痒及皮肤黏膜出血。

3）大小便：尿色、尿量，粪便性状（如有无白陶土样便）。

4）伴随症状：有无发热、寒战，有无腹痛、腹胀、腰背痛、食欲缺乏、厌油腻食物，有无恶心、呕吐、腹泻、乏力。

（2）诊疗过程

1）是否曾到医院就诊，做过哪些检查：血常规、肝炎病毒标志物、肝功能、腹部 B 型超声等，检查结果如何。

2）治疗情况：是否用过保肝、利胆类药物治疗，疗效如何。

（3）患病以来精神、饮食、睡眠及体重变化情况。

2. 相关病史

（1）有无药物和食物过敏史。

（2）与该病有关的其他病史，如有无肝胆疾病、胰腺疾病、血液病病史。有无与传染病患者接触史，有无输血史及手术史。有无疫区居住史。有无饮酒嗜好。月经史。有无遗传性疾病家族史。

（二）问诊技巧

例题 3

【简要病史】男性，69 岁。“尿色深伴有皮肤瘙痒 4 周”门诊就诊。

【答题思路】

（一）问诊内容

1. 现病史

（1）根据主诉及相关鉴别询问

1）发病诱因：有无进食油腻食物、饮酒、劳累、服用药物。

2）尿液：颜色、尿量。

3）粪便：性状、颜色（有无变浅或呈白陶土样）。

4）皮肤瘙痒：部位、程度，有无皮肤、巩膜黄染。

5）伴随症状：有无恶心、呕吐、食欲缺乏、腹痛、腹泻，有无发热、畏寒、头晕、心悸，有无皮肤黏膜出血。

（2）诊疗过程

1）是否曾到医院就诊，做过哪些检查：血常规、尿常规、粪常规、肝肾功能、肿瘤标志物、腹部 B 型超声等，检查结果如何。

2）治疗情况：是否用过保肝、利胆类药物，疗效如何。

（3）患病以来精神、饮食、睡眠及体重变化情况。

2. 相关病史

（1）有无药物和食物过敏史。

（2）与该病有关的其他病史，如有无肝胆疾病、胰腺疾病、血液病、寄生虫病、肿瘤及遗传性疾病病史。有无输血史，有无与病毒性肝炎患者接触史。有无肿瘤家族史。

（二）问诊技巧

二十五、肝大

（一）肝大问诊要点

可能的**诱因**，起病**缓急**、**进展**情况、病程，是**弥漫**性还是**局限**性，有无**疼痛**，加重或缓解因素。

（二）相关鉴别问诊要点（表 1-2-25）

表 1-2-25　肝大的相关鉴别问诊要点

鉴别情况	常见疾病
伴发热	细菌性肝脓肿、病毒性肝炎、白血病等
伴肝区疼痛	肝炎、肝脓肿、肝癌等
伴黄疸	病毒性肝炎、肝硬化等
伴呼吸困难	心力衰竭、心包炎等

二十六、脾大

（一）脾大问诊要点

可能的**诱因**，起病**缓急**、**进展**情况、病程，是**弥漫**性还是**局限**性，有无**疼痛**，加重或缓解因素。

（二）相关鉴别问诊要点（表 1-2-26）

表1-2-26 脾大的相关鉴别问诊要点

鉴别情况	常见疾病
伴发热	急慢性感染、急性白血病、淋巴瘤、系统性红斑狼疮等
伴贫血	亚急性、慢性感染，急性溶血性贫血、急性白血病、淋巴瘤等
伴黄疸	肝硬化、溶血性贫血、钩端螺旋体病、疟疾等
伴出血	急性白血病、骨髓增生性疾病等
伴脾区痛	增长迅速的重度脾大或脾栓塞、脾脓肿等

二十七、腹水

（一）腹水问诊要点

可能的**诱因**，起病**缓急**、**进展**情况、病程，与**体位**的关系，加重或缓解因素。

（二）相关鉴别问诊要点（表1-2-27）

表1-2-27 腹水的相关鉴别问诊要点

鉴别情况	常见疾病
伴甲状腺肿大	甲状腺功能减退症、甲状腺功能亢进症等
伴肝大	肝硬化、重症肝炎、肝癌等
伴呼吸困难	慢性右心功能不全、心包炎等
伴大量蛋白尿	慢性肾病等

踩点演练

例题

【简要病史】女性，30岁。发现腹水6个月余，加重1个月，门诊就诊。

【答题思路】

（一）问诊内容

1. 现病史

（1）根据主诉及相关鉴别询问

1）发病诱因：有无受凉、劳累、感染、剧烈运动。

2）腹水：进展情况，与体位的关系，是否伴其他部位水肿，加重或缓解因素。

3）伴随症状：有无发热、乏力、盗汗，有无呕血、黑便，有无腹痛、腹泻，有无黄疸，有无心悸、胸闷、呼吸困难，有无大量蛋白尿。

（2）诊疗过程

1）是否曾到医院就诊，做过哪些检查：如血常规、尿常规、肝肾功能、肿瘤标志物测定、腹水检查，检查结果如何。

2）治疗情况：是否用过利尿药治疗，疗效如何。

（3）患病以来精神、饮食、睡眠、体重变化情况。

2. 相关病史

（1）有无药物和食物过敏史。

（2）与该病有关的其他病史，如有无肝硬化、肝癌、结核病、慢性心功能不全、胰腺炎、肾病综合征、肿瘤等病史，有无长期接触毒物及服用药物史。有无手术、外伤史。有无相关遗传性疾病家族史。

（二）问诊技巧

二十八、腹部肿块

（一）腹部肿块问诊要点

可能的**诱因**，肿块**位置**、**进展情况**，肿块的**数目**、**大小**、**形态**、**质地**、**压痛**、**活动度**，有无搏动、震颤，有无破溃，有无放射痛，加重或缓解因素。

（二）腹部肿块的性状特点

肿块边缘清楚、表面光滑、质地软或韧、无明显压痛、可活动者，多为良性肿瘤、脏器肿大或囊肿。肿块外形不规则、表面呈结节状、质地坚硬、位置较固定者，多为恶性肿瘤。边缘不清的有轻度压痛的肿块，可能为炎性肿块。多个结节，互相粘连，多见于腹腔结核。

（三）相关鉴别问诊要点（表1-2-28）

表1-2-28 腹部肿块的相关鉴别问诊要点

鉴别情况	常见疾病
伴发热	病毒性肝炎、阑尾脓肿、回盲部结核、盆腔结核、肾结核等
伴便血	结肠癌、肠道淋巴瘤、肠结核、肠套叠、克罗恩病等
伴呕吐、腹部绞痛	胃肠道梗阻等
伴黄疸进行性加深，扪及无压痛性肿大的胆囊	提示胰头癌等
伴尿路症状	提示肾、膀胱病变
伴月经周期紊乱	提示卵巢、子宫病变

踩点演练

例题

【简要病史】男性，50岁。发现腹部肿块3年余，门诊就诊。

【答题思路】

（一）问诊内容

1. 现病史

（1）根据主诉及相关鉴别询问

1）发病诱因：有无外伤、感染、剧烈运动。

2）腹部肿块：部位、数目、大小、形态、质地、活动度，进展情况，有无压痛，有无放射痛，加重或缓解因素（与体位的关系）。

3）伴随症状：有无发热、心悸、乏力，有无腹痛、腹胀，有无大便习惯改变、黑便，有无黄疸，有无体重减轻。

（2）诊疗过程

1）是否曾到医院就诊，做过哪些检查：如血常规、粪常规、腹部 X 线检查、腹部 B 超，检查结果如何。

2）治疗情况：是否用过药物治疗，疗效如何。

（3）患病以来精神、饮食、睡眠、小便情况。

2. 相关病史

（1）有无药物和食物过敏史。

（2）与该病有关的其他病史，如有无腹外疝、肠梗阻、消化道肿瘤等病史，有无肝炎、胆囊炎、胰腺炎、结核病、寄生虫病等病史，有无长期饮酒史。有无手术、外伤史。有无肿瘤家族史。

（二）问诊技巧

二十九、停经

（一）停经问诊要点

发病年龄、可能的**诱因**，**平素**月经周期、经期、月经量、有无痛经等，**末次月经**日期、月经期长短、月经量，加重或缓解因素。

（二）相关鉴别问诊要点（表 1-2-29）

表 1-2-29 停经的相关鉴别问诊要点

鉴别情况	常见疾病
伴腹痛	流产、异位妊娠、葡萄胎等
伴阴道流血	流产、异位妊娠、无排卵性异常子宫出血、子宫内膜癌等
伴第二性征缺乏	特纳综合征、体质性青春发育延迟等

踩点演练

例题

【简要病史】女性，25 岁。停经 6 周，剧烈呕吐 1 天，门诊就诊。

【答题思路】

（一）问诊内容

1. 现病史

（1）根据主诉及相关鉴别询问

1）发病诱因：有无情绪激动、感染、服用药物。

2）停经：平素月经周期、经期、月经量，末次月经日期、经期长短、月经量。

3）呕吐：起病缓急、次数、量，呕吐物性状、气味，加重或缓解的因素。

4）伴随症状：有无阴道流血，有无腹痛，有无头晕、乏力，有无烧心、反酸。

（2）诊疗过程

1）是否曾到医院就诊，做过哪些检查：如 hCG 检查、妇科检查、盆腔 B 超，检查结果如何。

2）治疗情况：是否用过止吐药物治疗，疗效如何。

（3）患病以来精神、饮食、睡眠、大小便及体重变化情况。

2. 相关病史

（1）有无药物和食物过敏史。

（2）与该病有关的其他病史，如有无消化系统疾病、内分泌系统疾病病史，有无妇科肿瘤病史，有无外伤、手术史，婚育史，有无遗传性疾病家族史。

（二）问诊技巧

三十、阴道流血

（一）阴道流血问诊要点

可能的**诱因**，阴道流血的**发生时间**、**持续天数**，流血**性状**和**量**等，加重或缓解因素。如在妊娠期，询问妊娠经过，流血发生时的妊娠周数。

（二）阴道流血与年龄的关系

1. 新生女婴出生后数日有少量阴道流血，系离开母体后雌激素水平骤然下降，子宫内膜脱落所致。幼女出现阴道流血，考虑性早熟或生殖道恶性肿瘤可能。

2. 青春期少女出现阴道流血，多为无排卵性异常子宫出血。

3. 生育期妇女出现阴道流血，考虑妊娠相关疾病。

4. 围绝经期妇女出现阴道流血，最多见无排卵性异常子宫出血，但应排除生殖道恶性肿瘤。

（三）相关鉴别问诊要点（表 1-2-30）

表 1-2-30 阴道流血的相关鉴别问诊要点

鉴别情况	常见疾病
接触性出血	宫颈炎、宫颈癌、宫颈息肉、子宫黏膜下肌瘤等
伴停经	流产、异位妊娠、葡萄胎、无排卵性异常子宫出血等
伴腹痛	流产、异位妊娠、子宫内膜异位症等

踩点演练

例题

【简要病史】 女性，35岁。阴道不规则流血10天，下腹痛2天，门诊就诊。

【答题思路】

（一）问诊内容

1. 现病史

（1）根据主诉及相关鉴别询问

1）发病诱因：有无感染、服用药物。

2）阴道流血：发生时间、持续天数，流血颜色、量、有无血块，加重或缓解因素。

3）腹痛：具体部位、性质、程度、持续时间，有无放射痛，加重或缓解因素。

4）伴随症状：有无停经史，有无皮肤黏膜苍白、乏力，有无下腹部包块。

（2）诊疗过程

1）是否曾到医院就诊，做过哪些检查：如hCG检查、妇科B超、诊断性刮宫、宫腔镜检查、肿瘤标志物检查，检查结果如何。

2）治疗情况：是否用过药物治疗，疗效如何。

（3）患病以来精神、饮食、睡眠、大小便及体重变化情况。

2. 相关病史

（1）有无药物和食物过敏史。

（2）与该病有关的其他病史，如有无血液系统疾病史，有无肝肾疾病史。有无子宫内膜癌、宫颈癌等病史。有无异常阴道流血史。月经与婚育史。有无相关遗传性疾病家族史。

（二）问诊技巧

三十一、阴道分泌物异常

（一）阴道分泌物异常问诊要点

可能的**诱因**，起病**缓急**，与月经的关系，阴道分泌物**性状**和**量**，有无异味，加重或缓解因素。

（二）相关鉴别问诊要点（表1-2-31）

表1-2-31　阴道分泌物异常的相关鉴别问诊要点

鉴别情况	常见疾病
阴道分泌物外观正常，但数量显著增多	卵巢功能失调、阴道腺病或宫颈高分化腺癌等
伴外阴瘙痒	滴虫阴道炎、外阴阴道假丝酵母菌病、细菌性阴道病等
伴阴道流血	宫颈癌、子宫内膜癌、子宫肌瘤、宫颈炎等
伴腹痛	子宫肌瘤、子宫内膜癌、盆腔炎性疾病等

踩点演练

例题

【简要病史】 女性，45岁。月经量增多1年，阴道分泌物增多6个月，门诊就诊。

【答题思路】

（一）问诊内容

1. 现病史

（1）根据主诉及相关鉴别询问

1）发病诱因：有无情绪激动、感染、服用药物。

2）月经紊乱：平素月经周期、经期，月经颜色、量，有无血块。

3）阴道分泌物异常：颜色、质地和量，有无异味，与月经的关系，加重或缓解因素。

4）伴随症状：有无苍白、乏力，有无发热、外阴瘙痒或灼痛，有无下腹痛、下腹部包块。

（2）诊疗过程

1）是否曾到医院就诊，做过哪些检查：如血常规、妇科超声、阴道分泌物检查，检查结果如何。

2）治疗情况：是否用过药物治疗，疗效如何。

（3）患病以来精神、饮食、睡眠、大小便及体重变化情况。

2. 相关病史

（1）有无药物和食物过敏史。

（2）与该病有关的其他病史，如有无阴道炎、宫颈炎、宫颈癌、子宫内膜癌、子宫肌瘤、输卵管癌等病史，月经及婚育史，有无肿瘤家族史。

（二）问诊技巧

三十二、腰痛

（一）腰痛问诊要点

可能**诱因**、起病时间、缓急，疼痛的**部位**、**性质**、**程度**、演变过程及**缓解因素**。

（二）腰痛部位的特点

脊椎及其软组织病变引起的腰背痛多在病变部位。脏器放射所致腰背痛具有一定特点，如颈胸背部疼痛应考虑是否因胸膜、肺部病变所致，中腰背部疼痛应考虑胃肠、胰腺及泌尿系统疾病，腰骶部疼痛则应注意前列腺、子宫、附件等病变。

（三）相关鉴别问诊要点（表1-2-32）

表1-2-32　腰痛的相关鉴别问诊要点

鉴别情况	常见疾病
伴脊柱畸形	①外伤后畸形多因脊柱骨折、错位所致。②自幼畸形多为先天性脊柱疾病所致。③缓慢起病者见于脊柱结核和强直性脊柱炎

续 表

鉴别情况	常见疾病
伴活动受限	脊柱外伤、强直性脊柱炎、腰背部软组织急性扭挫伤
伴发热	①长期低热：见于脊柱结核和类风湿关节炎。②高热：见于化脓性脊柱炎和椎旁脓肿
伴尿频、尿急及排尿不尽	尿路感染、前列腺炎或前列腺增生
腰背剧痛伴血尿	肾或输尿管结石
伴嗳气、反酸和上腹胀痛	胃、十二指肠溃疡或胰腺病变
伴腹泻或便秘	溃疡性结肠炎或克罗恩病
下腰痛伴月经异常、痛经、白带过多	宫颈炎、盆腔炎、卵巢及附件炎症或肿瘤

踩点演练

例题 1

【简要病史】女性，57 岁。“间断腰痛半年，突发加重 10 小时”急诊就诊。

【答题思路】

（一）问诊内容

1. 现病史

（1）根据主诉与相关鉴别询问

1）发病诱因：有无剧烈运动、劳累、负重、外伤、感染。

2）腰痛：起病缓急，具体部位、性质、程度，有无放射，呈持续性还是阵发性，加重或缓解因素（与活动和体位的关系）。

3）腰痛突发加重情况：较之前有何变化。

4）伴随症状：有无发热，有无双下肢感觉或活动障碍，有无血尿、尿频、尿急、尿痛、尿量变化，有无腹痛，有无其他关节疼痛。

（2）诊疗过程

1）是否曾到医院就诊，做过哪些检查：尿常规、腹部及泌尿系统 B 型超声、腰椎 X 线、腰椎 CT 或 MRI 等，检查结果如何。

2）治疗情况：是否用过镇痛药物治疗，疗效如何。

（3）患病以来精神、饮食、睡眠、大便及体重变化情况。

2. 相关病史

（1）有无药物和食物过敏史。

（2）与该病有关的其他病史，如有无腹部手术史，有无妇科疾病病史，有无肾脏疾病、尿路结石、腰椎疾病、肿瘤病史。月经与婚育史。

（二）问诊技巧

例题 2

【简要病史】男性，56 岁。“反复腰痛 2 年，加重伴右下肢放射痛 2 个月”门诊就诊。

【答题思路】

（一）问诊内容

1. 现病史

（1）根据主诉及相关鉴别询问

1）发病诱因：有无剧烈运动、外伤、负重、久坐、受凉、咳嗽、用力排便。

2）腰痛：起病缓急，具体部位、性质、程度、持续时间、发作频率及演变过程，加重或缓解因素。

3）下肢放射痛：具体部位、性质、程度、范围，加重和缓解因素。

4）伴随症状：有无发热、盗汗，有无鞍区及下肢麻木无力，有无间歇性跛行。

（2）诊疗过程

1）是否曾到医院就诊，做过哪些检查：腰椎 X 线或 CT、MRI 等，检查结果如何。

2）治疗情况：是否使用过镇痛药或牵引、按摩、封闭治疗，疗效如何。

（3）患病以来精神、饮食、睡眠、大小便及体重变化情况。

2. 相关病史

（1）有无药物和食物过敏史。

（2）与该病有关的其他病史，如有无结核、外伤、肿瘤病史，有无手术史，有无泌尿系统疾病病史。职业特点及生活习惯。

（二）问诊技巧

例题 3

【简要病史】男性，48 岁。“腰痛半个月，加重伴血尿 1 天”急诊就诊。

【答题思路】

（一）问诊内容

1. 现病史

（1）根据主诉及相关鉴别询问

1）发病诱因：有无剧烈运动、外伤、感染。

2）腰痛：具体部位、性质、程度，有无放射，是持续性或阵发性，加重或缓解因素。

3）血尿：具体尿色和量，与腰痛的关系，有无血凝块，是否为全程血尿，呈间歇性或持续性。

4）伴随症状：有无尿频、尿急、尿痛、排尿困难、泡沫尿，有无发热，有无其他部位出血表现。

（2）诊疗过程

1）是否曾到医院就诊，做过哪些检查：血常规、尿常规、肾脏B型超声或CT、泌尿系统造影等，检查结果如何。

2）治疗情况：是否使用过抗菌药物、解痉药物治疗，疗效如何。

（3）患病以来精神、饮食、睡眠、大小便及体重变化情况。

2. 相关病史

（1）有无药物和食物过敏史。

（2）与该病有关的其他病史，如有无类似发作史，有无结核病、尿路结石、出血性疾病、肿瘤病史。

（二）问诊技巧

三十三、关节痛

（一）关节痛问诊要点

诱因、起病方式，疼痛的**部位**、**性质**、出现时间，加重和缓解因素。

（二）关节痛的局部特点

痛风关节炎疼痛以第一跖趾关节、拇指关节多见；风湿性关节炎病变关节出现红、肿、热、痛，呈游走性；类风湿关节炎多见于以近端指间关节、掌指关节或腕关节等上肢关节为主的疼痛。

（三）相关鉴别问诊要点（表1-2-33）

表1-2-33 关节痛的相关鉴别问诊要点

鉴别情况	常见疾病
伴高热、畏寒、局部红肿灼热	化脓性关节炎
伴低热、乏力、盗汗、消瘦、食欲缺乏	结核性关节炎
全身小关节对称性疼痛伴晨僵和关节畸形	类风湿关节炎
关节疼痛呈游走性，伴心肌炎、舞蹈症	风湿热
伴血尿酸升高、局部红肿灼热	痛风
伴皮肤红斑、光过敏、低热和多器官损害	系统性红斑狼疮
伴皮肤紫癜、腹痛、腹泻	关节受累型过敏性紫癜

踩点演练

例题1

【简要病史】男孩，10岁。发热、右膝关节痛1天门诊就诊。

【答题思路】

（一）问诊内容

1. 现病史

（1）根据主诉与相关鉴别询问

1）发病诱因：有无外伤、劳累、受凉、感染。

2）发热：程度、热型，有无畏寒或寒战。

3）关节疼痛：性质、程度，有无肿胀、功能障碍，有无局部皮肤发红和皮温升高，与关节活动的关系，加重和缓解因素，有无其他关节疼痛。

4）伴随症状：有无乏力、咳嗽、咽痛、气促，有无皮疹及出血点。

（2）诊疗过程

1）是否曾到医院就诊，做过哪些检查：血常规、红细胞沉降率、C反应蛋白、膝关节X线，检查结果如何。

2）治疗情况：是否用过退热药或镇痛药，疗效如何。

（3）患病以来精神、饮食、睡眠、大小便及体重变化情况。

2. 相关病史

（1）有无药物和食物过敏史。

（2）与该病有关的其他病史，如有无风湿热、结核病病史，或与结核病患者的接触史。预防接种史。

（二）问诊技巧

例题2

【简要病史】男性，15岁。"游走性双膝关节疼痛1个月"门诊就诊。

【答题思路】

（一）问诊内容

1. 现病史

（1）根据主诉及相关鉴别询问

1）发病诱因：有无外伤、感染、服用药物。

2）关节疼痛：性质、程度、出现时间、加重和缓解因素。

3）伴随症状：是否伴有发热、咽痛、心悸、皮下结节和皮肤环形红斑。

（2）诊疗过程

1）是否曾到医院就诊，做过哪些检查：膝关节X线平片等，检查结果如何。

2）治疗情况：是否用过镇痛药物，疗效如何。

（3）近期精神、饮食、睡眠、大小便及体重变化情况。

2. 相关病史

（1）有无药物和食物过敏史。

（2）与该病有关的其他病史，如既往有无结核病或与结核患者接触史、风湿病病史。

（二）问诊技巧

例题 3

【简要病史】女性，30 岁。“面部红斑、关节肿痛 3 个月”门诊就诊。

【答题思路】

（一）问诊内容

1. 现病史

（1）根据主诉及相关鉴别询问

1）发病诱因：有无外伤、感染、服用药物、长时间日光照射或接触化学制剂。

2）面部红斑：外形、范围、左右是否对称，局部有无不适，与日晒的关系。其他部位有无皮疹。

3）关节疼痛：部位、性质、程度、出现时间、皮温，有无关节变形、皮肤发红，加重和缓解因素。

4）伴随症状：有无发热，有无口腔溃疡、脱发，有无口干、眼干，有无皮肤黏膜出血，有无心悸、水肿。

（2）诊疗过程

1）是否曾到医院就诊，做过哪些检查：如血常规、尿常规、类风湿因子、红细胞沉降率、自身抗体相关检查等，检查结果如何。

2）治疗情况：是否用过非甾体抗炎药或糖皮质激素类药物治疗，疗效如何。

（3）近期精神、饮食、睡眠、大小便及体重变化情况。

2. 相关病史

（1）有无药物和食物过敏史，有无光过敏史。

（2）与该病有关的其他病史，如有无心脏病、肾病和出血性疾病病史，有无皮肤病病史。月经与婚育史。有无遗传性疾病家族史。

（二）问诊技巧

三十四、血尿

（一）血尿问诊要点

诱因，血尿的**颜色**、血尿的**特点**（血尿是间断还是持续出现、是否全程出现、尿中有无血丝或血块）。

（二）分段尿异常

起始段血尿提示病变在尿道。终末段血尿提示出血部位在膀胱颈部，三角区或后尿道的前列腺和精囊腺。全程血尿提示血尿来自肾脏或输尿管。

（三）相关鉴别问诊要点（表 1-2-34）

表 1-2-34 血尿的相关鉴别问诊要点

鉴别情况	常见疾病
伴肾绞痛	肾或输尿管结石
伴尿流中断	膀胱和尿道结石
伴尿流细和排尿困难	前列腺炎、前列腺癌
伴尿频、尿急、尿痛	膀胱炎和尿道炎
伴水肿、高血压、蛋白尿	肾小球肾炎
伴乳糜尿	丝虫病、慢性肾盂肾炎

踩点演练

例题

【简要病史】男性，25 岁。“肉眼血尿伴进行性尿量减少 5 天”门诊就诊。

【答题思路】

（一）问诊内容

1. 现病史

（1）根据主诉及相关鉴别询问

1）发病诱因：有无感染、外伤、剧烈运动、服用药物。

2）血尿：尿色，有无血凝块，是否为全程血尿，呈间歇性或持续性。

3）排尿情况：尿量减少速度及具体尿量，有无泡沫尿，有无尿频、尿急、尿痛、排尿困难。

4）伴随症状：有无发热、咯血、腰痛、皮疹、关节痛，有无其他部位出血，有无恶心、呕吐、水肿、心悸、呼吸困难。

（2）诊疗过程

1）是否曾到医院就诊，做过哪些检查：尿常规、血常规、肝肾功能、腹部 B 型超声等，检查结果如何。

2）治疗情况：是否用过利尿药及止血药治疗，疗效如何。

（3）患病以来精神、饮食、睡眠、大便及体重变化情况。

2. 相关病史

（1）有无药物和食物过敏史。

（2）与该病有关的其他病史，如有无心脏病、肝病、肾病病史，有无出血性疾病及结缔组织病病史。有无肿瘤家族史。

（二）问诊技巧

三十五、尿频、尿急与尿痛

（一）尿频、尿急与尿痛问诊要点

诱因，起病的缓急、病程，排尿的**频率**、**尿量**，有无尿道分泌物，尿痛出现的**时间**、**部位**。

（二）尿痛的特点

尿痛部位多在耻骨上区、会阴部和尿道内，可为灼痛或刺痛。尿道炎多在排尿开始时出现疼痛；后尿道炎、膀胱炎和前列腺炎常出现终末性尿痛。

（三）相关鉴别问诊要点（表1-2-35）

表1-2-35 尿频、尿急与尿痛的相关鉴别问诊要点

鉴别情况	常见疾病
伴会阴部、腹股沟和睾丸胀痛	急性前列腺炎
膀胱刺激征不剧烈伴双侧腰痛	肾盂肾炎
尿频、尿急伴血尿、午后低热、乏力、盗汗	膀胱结核
尿频、尿急伴无痛性血尿	膀胱癌
老年男性尿频伴尿线细，进行性排尿困难	前列腺增生
伴尿流突然中断	膀胱结石堵住出口或后尿道结石嵌顿

踩点演练

例题1

【简要病史】女性，42岁。“尿频、尿急、尿痛1周”门诊就诊。

【答题思路】

（一）问诊内容

1. 现病史

（1）根据主诉与相关鉴别询问

1）发病诱因：有无劳累、受凉、憋尿或饮水减少，有无接受导尿、尿道器械检查。

2）尿频：排尿频率、每次排尿量，夜尿次数。

3）尿急：程度，有无尿失禁。

4）尿痛：部位、性质、程度和出现的时间，有无放射痛，加重或缓解因素。

5）伴随症状：有无尿色改变、排尿困难，有无发热、寒战、盗汗，有无腰痛、腹痛。

（2）诊疗过程

1）是否曾到医院就诊，做过哪些检查：血常规、尿常规、尿细菌培养、肾功能等，检查结果如何。

2）治疗情况：是否用过抗菌药物治疗，疗效如何。

（3）患病以来精神、饮食、睡眠、大便及体重变化情况。

2. 相关病史

（1）有无药物和食物过敏史。

（2）与该病有关的其他病史，如有无尿路感染反复发作史，有无结核病、糖尿病、尿路结石、盆腔疾病病史。有无外伤、手术史。月经与婚育史。

（二）问诊技巧

例题2

【简要病史】女性，38岁。“尿频、尿痛4天，肉眼血尿1天”门诊就诊。

【答题思路】

（一）问诊内容

1. 现病史

（1）根据主诉及相关鉴别询问

1）发病诱因：有无劳累、受凉或憋尿，有无接受导尿、尿道器械检查。

2）尿频：排尿频率、每次排尿量。

3）尿痛：部位、性质、程度和出现的时间，加重或缓解因素。

4）血尿：尿色，有无血凝块，是否为全程血尿，呈间歇性或持续性。

5）伴随症状：有无尿急、排尿困难，有无发热、盗汗，有无腰痛、腹痛及放射痛，有无其他部位出血。

（2）诊疗过程

1）是否曾到医院就诊，做过哪些检查：尿常规、尿培养、腹部及泌尿系统B型超声等，检查结果如何。

2）治疗情况：是否用过抗菌药物治疗，疗效如何。

（3）患病以来精神、饮食、睡眠、大便及体重变化情况。

2. 相关病史

（1）有无药物和食物过敏史。

（2）有无尿路感染反复发作史。

（3）与该病有关的其他病史，如有无结核病、糖尿病、尿路结石、出血性疾病、盆腔疾病病史。有无外伤、手术史。月经与婚育史。

（二）问诊技巧

例题3

【简要病史】女性，28岁。“高热伴尿痛2天”急诊就诊。

【答题思路】

（一）问诊内容

1. 现病史

（1）根据主诉及相关鉴别询问

1）发病诱因：有无劳累、受凉、憋尿或饮水减少，有无接受导尿、尿道器械检查。

2）发热：程度、规律、有无畏寒或寒战。

3）尿痛：部位、性质、程度和出现的时间，每天的排尿次数及尿量、有无放射痛，加重或缓解因素。

4）伴随症状：有无尿频、排尿困难，有无尿潴留或尿失禁，有无腰痛、腹痛，有无其他部位出血。

（2）诊疗过程

1）是否曾到医院就诊，做过哪些检查：尿常规、尿培养、腹部及泌尿系统B型超声等，检查结果如何。

2）治疗情况：是否用过抗菌药物治疗，疗效如何。

（3）患病以来精神、饮食、睡眠、大便及体重变化情况。

2. 相关病史

（1）有无药物和食物过敏史。

（2）有无尿路感染反复发作史。

（3）与该病有关的其他病史，如有无结核病、糖尿病、尿路结石、出血性疾病、盆腔疾病病史。有无外伤、手术史。月经与婚育史。

（二）问诊技巧

三十六、无尿、少尿与多尿

（一）无尿、少尿

1. **无尿与少尿问诊要点**　可能的**诱因**，起病的缓急，排尿的频率，**尿量**，尿的性状、**排尿情况**。

2. **相关鉴别问诊要点**（表1-2-36）

表1-2-36　无尿与少尿的相关鉴别问诊要点

鉴别情况	常见疾病
伴肾绞痛	肾动脉血栓形成或栓塞、肾结石
伴心悸、气促、胸闷、不能平卧	心功能不全
伴大量蛋白尿、水肿、高脂血症和低蛋白血症	肾病综合征
伴乏力、食欲缺乏、腹水和皮肤黄染	肝肾综合征
伴血尿、蛋白尿、高血压和水肿	急性肾炎、急进性肾炎
伴发热、腰痛、尿频、尿急、尿痛	急性肾盂肾炎
伴排尿困难	前列腺增生

（二）多尿

1. **多尿问诊要点**　可能的**诱因**，起病的缓急，排尿的频率，单日**尿量**及饮水量，夜尿量与日尿量的差别，每日尿量波动情况，尿的性状、**颜色**。

2. **相关鉴别问诊要点**（表1-2-37）

表1-2-37　多尿的相关鉴别问诊要点

鉴别情况	常见疾病
伴烦渴、多饮、排低比重尿	尿崩症
伴多饮、多食和消瘦	糖尿病
伴高血压、低血钾和周期性瘫痪	原发性醛固酮增多症
伴酸中毒、骨痛和肌麻痹	肾小管性酸中毒
少尿数天后出现多尿	急性肾小管坏死恢复期
伴神经症状	可能为精神性多饮

踩点演练

例题1

【简要病史】男性，62岁。尿量增加1个月门诊就诊。

【答题思路】

（一）问诊内容

1. 现病史

（1）根据主诉与相关鉴别询问

1）发病诱因：有无使用利尿药，有无精神紧张、劳累、饮食不规律。

2）尿量增加：排尿次数，具体尿量，夜尿量和日尿量的差别。

3）伴随症状：有无尿频、尿急、尿痛、血尿，有无口渴、喜冷饮，有无心悸、怕热、多汗、手颤、颈部增粗、体重下降，有无复视、视野缺损、视物模糊，有无头晕、头痛。

（2）诊疗过程

1）是否曾到医院就诊，做过哪些检查：尿常规、血尿渗透压、血糖、尿糖、尿路B型超声、头颅CT等，检查结果如何。

2）治疗情况：是否用过药物治疗，疗效如何。

（3）患病以来睡眠、大便情况。

2. 相关病史

（1）有无药物和食物过敏史。

（2）与该病有关的其他病史，如有无结核病、肾脏疾病、尿路结石、泌尿系统肿瘤、糖尿病、中枢神经系统疾病、精神疾病病史，有无遗传性疾病病史。

（二）问诊技巧

例题2

【简要病史】男性，45岁。“间断尿量减少2周”门诊就诊。

【答题思路】

（一）问诊内容

1. 现病史

（1）根据主诉与相关鉴别询问

1）发病诱因：有无上呼吸道感染、大出血、休克、剧烈腹泻，有无使用（食用）肾毒性药物（食物）。

2）尿少：排尿频率，是否有排尿困难，尿量、尿色，有无血尿、脓尿，有无尿频、尿急、尿痛，有无下腹憋胀感。

3）伴随症状：有无发热、盗汗，有无水肿，是否口渴，有无腰痛。

（2）诊疗经过

1）是否曾到医院就诊，做过哪些检查：血常规、尿常规、尿微生物学检查、尿路B型超声、腹部CT、膀胱镜检查等，检查结果如何。

2）治疗情况：是否用过利尿药治疗，疗效如何。

（3）患病以来精神、睡眠、饮食、大便及体重变化情况。

2. 相关病史

（1）有无药物和食物过敏史。

（2）与该病有关的其他病史，如有无心脏病、结核病、高血压、溃疡病、肾炎、尿路结石、泌尿系统肿瘤等病史。是否接受血管收缩药的治疗。有无手术外伤史，职业、毒物接触史。

（二）问诊技巧

例题3

【简要病史】女性，48岁。“烦渴多饮、多尿、消瘦1年”门诊就诊。

【答题思路】

（一）问诊内容

1. 现病史

（1）根据主诉及相关鉴别询问

1）发病诱因：有无精神因素、劳累、服用药物。

2）烦渴多饮：口渴情况，饮水量增加情况。

3）多尿：排尿频次与尿量，夜尿次数。

4）消瘦：体重减轻的程度与速度。

5）伴随症状：有无易饥、多食。有无情绪激动、心悸、怕热、多汗，有无排便次数增加，有无发热、咳嗽、盗汗。

（2）诊疗过程

1）是否曾到医院就诊，做过哪些检查：血常规、尿常规、血/尿渗透压、血/尿生化等，检查结果如何。

2）治疗情况：是否用过药物治疗，疗效如何。

（3）患病以来精神、饮食、睡眠、大便及体重变化情况。

2. 相关病史

（1）有无药物和食物过敏史。

（2）与该病有关的其他病史，如有无糖尿病、结核病、消化系统疾病及肿瘤病史。月经与婚育史。有无糖尿病家族史。

（二）问诊技巧

例题4

【简要病史】男性，20岁。“颜面及双下肢水肿1周，尿量减少2天”门诊就诊。

【答题思路】

（一）问诊内容

1. 现病史

（1）根据主诉及相关鉴别询问

1）发病诱因：有无劳累、感染。

2）水肿：首发部位、发展顺序及速度，累及范围和程度，是否对称性，是否凹陷性，加重或缓解因素。

3）排尿情况：尿量减少情况及具体尿量，有无血尿、泡沫尿。

4）伴随症状：有无心悸、呼吸困难，有无食欲缺乏、腹胀、腹痛，有无关节痛、发热、皮疹。

（2）诊疗过程

1）是否曾到医院就诊，做过哪些检查：血常规、尿常规、肝肾功能、血电解质等，检查结果如何。

2）治疗情况：是否用过利尿药，疗效如何。

（3）患病以来精神、饮食、睡眠、大便及体重变化情况。

2. 其他相关病史

（1）有无药物和食物过敏史。

（2）与该病有关的其他病史，如有无心脏病、肝肾疾病、甲状腺疾病、结缔组织病、营养不良。

（二）问诊技巧

三十七、消瘦

（一）消瘦问诊要点

可能诱因，起始的**时间**、**病程**，体重减轻的**程度**（有无衣裤变宽松、皮下脂肪减少和皮肤松弛等），体重测量下降的程度及快慢等。

（二）相关鉴别问诊要点（表1-2-38）

表 1-2-38　消瘦的相关鉴别问诊要点

鉴别情况	常见疾病
伴发热	慢性感染、肺结核及肿瘤等
伴上腹痛、呕血	溃疡病、胃癌等
伴腹泻	慢性肠炎、慢性痢疾、肠结核、短肠综合征、倾倒综合征及乳糖酶缺乏症等
伴吞咽困难	口、咽及食管疾病
伴黄疸	肝、胆、胰等疾病
伴咯血	肺结核、肺癌等
伴多尿、多饮、多食	糖尿病
伴畏热、多汗、心悸、震颤多动	甲状腺功能亢进症

踩点演练

例题 1

【简要病史】 女性，23 岁。“消瘦，怕热、多汗、手颤 3 个月”门诊就诊。

【答题思路】

（一）问诊内容

1. 现病史

（1）根据主诉与相关鉴别询问

1）发病诱因：有无精神紧张、劳累、生活不规律，有无服用药物。

2）消瘦：体重下降的程度与速度。

3）怕热、多汗：程度，多汗的部位及发生时间。

4）手颤：时间、程度及加重因素。

5）伴随症状：有无多食、易饥、心悸、颈部变粗、眼部不适或突眼，有无情绪改变，有无月经量改变。有无口渴、多饮、多尿。

（2）诊疗过程

1）是否曾到医院就诊，做过哪些检查：甲状腺功能、血糖、甲状腺 B 型超声等，检查结果如何。

2）治疗情况：是否用过抗甲状腺药物治疗，疗效如何。

（3）患病以来精神、睡眠及大便情况。

2. 相关病史

（1）有无药物和食物过敏史。

（2）与该病有关的其他病史，如有无结核病、糖尿病、肿瘤、慢性腹泻病史，有无甲状腺功能亢进症家族史。

（二）问诊技巧

例题 2

【简要病史】 男性，16 岁。“消瘦伴多食、心悸 2 个月”门诊就诊。

【答题思路】

（一）问诊内容

1. 现病史

（1）根据主诉及相关鉴别询问

1）发病诱因：有无精神紧张、劳累、生活不规律，有无服用药物。

2）消瘦：体重下降的程度及速度。

3）心悸：发生的时间。脉率快慢，是否规整。加重或缓解因素。

4）多食：食量增加具体情况，有无易饥。

5）伴随症状：有无怕热、多汗、手颤、颈部变粗、眼部不适或突眼。有无情绪改变。有无口渴、多饮、多尿。

（2）诊疗过程

1）是否曾到医院就诊，做过哪些检查：甲状腺功能、血糖、心电图、甲状腺 B 型超声等，检查结果如何。

2）治疗情况：是否用过抗甲状腺药物治疗，疗效如何。

（3）患病以来精神、睡眠及大便情况。

2. 相关病史

（1）有无药物和食物过敏史。

（2）与该病有关的其他病史，如有无结核病、糖尿病、肿瘤、慢性腹泻病史，有无甲状腺功能亢进症家族史。

（二）问诊技巧

三十八、头痛

（一）头痛问诊要点

诱因，头痛起病的快慢、**部位**、**程度与性质**、**出现的时间**与持续时间，以及加重、减轻的因素。

（二）头痛部位的特点

偏头痛及丛集性头痛多在一侧；颅内病变的头痛常为深在性且较弥散；高血压引起的头痛多在额部或整个头部；眼源性头痛为浅在性且局限于眼眶、前额或颞部。

（三）相关鉴别问诊要点（表 1-2-39）

表 1-2-39　头痛的相关鉴别问诊要点

鉴别情况	常见疾病
伴剧烈呕吐	多见于颅内压增高，呕吐后减轻见于偏头痛

续 表

鉴别情况	常见疾病
伴发热	感染性疾病，包括颅内或全身性感染
伴脑膜刺激征	脑膜炎、蛛网膜下腔出血
伴眩晕	小脑肿瘤、椎-基底动脉供血不足等
伴视力障碍	青光眼、脑肿瘤
伴癫痫发作	脑血管畸形、脑内寄生虫病或脑肿瘤等
慢性头痛突然加剧并有意识障碍	可能为脑疝

踩点演练

例题1

【简要病史】女性，26岁。“突发头痛4小时，神志不清3小时”，家属送来急诊就诊。

【答题思路】

（一）问诊内容

1. 现病史

（1）根据主诉及相关鉴别询问

1）发病诱因：有无剧烈运动、咳嗽、用力排便、外伤、情绪激动。

2）头痛：具体部位、性质、持续时间、程度，加重或缓解因素。

3）神志不清：程度及其演变过程。

4）伴随症状：有无发热、恶心、呕吐（是否为喷射性呕吐），有无语言障碍、呼吸困难，有无颈强直、肢体活动障碍。

（2）诊疗过程

1）是否曾到医院就诊，做过哪些检查：头颅CT或MRI、脑脊液检查等，检查结果如何。

2）治疗情况：是否用过镇痛药物治疗，疗效如何。

（3）近期精神、饮食、睡眠、大小便及体重变化情况。

2. 相关病史

（1）有无药物和食物过敏史。

（2）与该病有关的其他病史，如有无类似发作史，有无脑动脉瘤或脑血管畸形、脑外伤、高血压病史，有无烟酒嗜好，有无精神神经系统疾病家族史。

（二）问诊技巧

例题2

【简要病史】女性，48岁。“阵发性头痛3年，右侧头痛6小时”门诊就诊。

【答题思路】

（一）问诊内容

1. 现病史

（1）根据主诉及相关鉴别询问

1）发病诱因：有无劳累、紧张、饮食不当（不洁饮食、进食刺激性食物）或服用药物，是否与月经周期相关。

2）头痛：具体部位、性质、程度、发作频率、每次持续时间，加重或缓解因素。

3）伴随症状：有无畏光和/或畏声、恶心、呕吐，有无视力减退、肢体活动障碍、抽搐、发热。

（2）诊疗过程

1）是否曾到医院就诊，做过哪些检查：血常规、头颅CT或MRI等，检查结果如何。

2）治疗情况：是否用过镇痛药物治疗，疗效如何。

（3）近期精神、饮食、睡眠、大小便及体重变化情况。

2. 相关病史

（1）有无药物和食物过敏史。

（2）与该病有关的其他病史，如有无上呼吸道感染、高血压病史。有无烟酒嗜好。月经与婚育史。有无遗传性疾病家族史。

（二）问诊技巧

例题3

【简要病史】男性，62岁。“间断头痛4个月”门诊就诊。母亲患高血压。

【答题思路】

（一）问诊内容

1. 现病史

（1）根据主诉及相关鉴别询问

1）发病诱因：有无外伤、劳累、情绪激动或剧烈运动，有无感染、受凉、服用药物。

2）头痛：发病缓急、具体部位，发作频率及持续时间，程度、性质，加重或缓解因素。

3）伴随症状：有无发热、呕吐、头晕、意识障碍、肢体活动障碍。

（2）诊疗过程

1）是否曾到医院就诊，做过哪些检查：头颅CT等，检查结果如何。

2）治疗情况，如是否用过镇痛药物治疗，疗效如何。

（3）一般情况：近期精神、饮食、睡眠、大小便及体重变化情况。

2. 相关病史

（1）有无药物和食物过敏史。

（2）与该病有关的其他病史，如有无高血压、心脏病、神经系统疾病病史。有无烟酒嗜好。有无心脑血管疾病家族史。

（二）问诊技巧

例题 4

【简要病史】 女性，16 岁。“上体育课时爆炸样头痛伴呕吐 5 小时”急诊就诊。

【答题思路】

（一）问诊内容

1. 现病史

（1）根据主诉及相关鉴别询问

1）发病诱因：有无剧烈运动、情绪激动、外伤。

2）头痛：具体部位、程度，持续性还是阵发性，持续时间，加重或缓解因素。

3）呕吐：次数，是否喷射性，呕吐物的性状和量，与头痛的关系。

4）伴随症状：有无神志改变，有无发热、视力障碍、肢体活动障碍、语言障碍、抽搐。

（2）诊疗过程

1）是否曾到医院就诊，做过哪些检查：头颅 CT 等，检查结果如何。

2）治疗情况：是否用过镇痛药物治疗，疗效如何。

（3）近期精神、饮食、睡眠、大小便及体重变化情况。

2. 相关病史

（1）有无药物和食物过敏史。

（2）与该病有关的其他病史，如有无类似发作史，有无脑血管畸形或脑动脉瘤、高血压病史、月经史。家族成员有无类似头痛史。

（二）问诊技巧

三十九、眩晕

（一）眩晕问诊要点

诱因，眩晕的性质、程度、**持续时间**、加重与缓解因素。

（二）相关鉴别问诊要点（表 1-2-40）

表 1-2-40 眩晕的相关鉴别问诊要点

鉴别情况	常见疾病
伴耳鸣、听力下降	前庭器官疾病、第Ⅷ脑神经病及肿瘤等
伴恶心、呕吐	梅尼埃病、晕动病等
伴眼球震颤	脑干病变、梅尼埃病等
伴共济失调	小脑、颅后凹或脑干病变等
伴听力下降	药物中毒

踩点演练

例题

【简要病史】 女性，45 岁。“阵发性头晕伴呕吐 10 年，加重 1 小时”急诊就诊。

【答题思路】

（一）问诊内容

1. 现病史

（1）根据主诉及相关鉴别询问

1）发病诱因：有无劳累、精神因素、服用药物及外伤。

2）头晕：发作时间、频率、性质及持续时间，加重或缓解因素。

3）呕吐：次数，呕吐物的性质和量，与头晕的关系。

4）伴随症状：有无耳鸣、听力减退、视物旋转、站立或步态不稳，有无心悸、发热、出汗、口周及四肢麻木、视力改变。

（2）诊疗过程

1）是否曾到医院就诊，做过哪些检查：血常规、血生化、头颅 CT、颈椎 X 线等，检查结果如何。

2）治疗情况：是否用过镇吐药物治疗，疗效如何。

（3）患病以来精神、饮食、睡眠、大小便及体重变化情况。

2. 相关病史

（1）有无药物和食物过敏史。

（2）与该病有关的其他病史，如有无晕车、晕船、中耳炎及高血压、冠状动脉粥样硬化性心脏病、严重肝肾疾病、糖尿病病史。月经与婚育史。

（二）问诊技巧

四十、晕厥

（一）晕厥问诊要点

可能的**诱因**，起病**缓急**，发作与体位的关系、与咳嗽及排尿的关系、与用药的关系，发作**频率**、**持续时间**，发作时面色、血压及脉搏情况，加重或缓解因素。

（二）相关鉴别问诊要点（表 1-2-41）

表 1-2-41 晕厥的相关鉴别问诊要点

鉴别情况	常见疾病
伴明显的自主神经功能障碍（如面色苍白、出冷汗、恶心、乏力等）	血管抑制性晕厥等
伴面色苍白、发绀、呼吸困难	急性左心衰竭

续 表

鉴别情况	常见疾病
伴心率和心律明显改变	心源性晕厥
伴抽搐	中枢神经系统疾病、心源性晕厥等
伴头痛、呕吐、视听障碍	提示中枢神经系统疾病
伴发热、水肿、杵状指	提示心肺疾病
伴呼吸深而快、手足发麻、抽搐	通气过度综合征、癔症等
伴心悸、乏力、出汗、饥饿感	低血糖性晕厥

踩点演练

例题

【简要病史】男性，60岁。突发胸痛2小时，伴晕厥1次，急诊就诊。

【答题思路】

（一）问诊内容

1. 现病史

（1）根据主诉及相关鉴别询问

1）发病诱因：有无情绪激动、剧烈运动、感染。

2）胸痛：具体部位、程度、性质，有无放射，加重或缓解因素。

3）晕厥：起病缓急，持续时间，与体位的关系，加重或缓解因素。

4）伴随症状：有无面色苍白、出冷汗、恶心、乏力，有无呼吸困难、发绀，有无头痛、呕吐、视听障碍，有无呼吸深快、手足发麻、抽搐。

（2）诊疗过程

1）是否曾到医院就诊，做过哪些检查：如血常规、血糖、血电解质、脑电图、心电图，检查结果如何。

2）治疗情况：是否用过药物治疗，疗效如何。

（3）患病以来精神、饮食、睡眠、大小便及体重变化情况。

2. 相关病史

（1）有无药物和食物过敏史。

（2）与该病有关的其他病史，如有无心脏病、脑血管病、糖尿病病史，有无类似发作史及家族史，有无特殊用药史。

（二）问诊技巧

四十一、痫性发作与惊厥

（一）痫性发作与惊厥问诊要点

1. **诱因**，年龄、病程。

2. 发作前有无先兆症状（如特殊感觉的出现）。

3. 发作时**有无意识障碍**、外伤、大小便失禁，发作时的姿态、面色、声音、抽搐部位、抽动次数，发作时刻（清晨、醒时、睡时等）、持续时间、对环境的反应，发作时的环境因素。

4. 发作后的表现（意识、肢体瘫痪、失语等）。

（二）相关鉴别问诊要点（表1-2-42）

表1-2-42 痫性发作与惊厥的相关鉴别问诊要点

鉴别情况	常见疾病
伴发热	儿童急性感染、胃肠功能紊乱、重度失水等；惊厥也可引起发热
伴血压增高	高血压、肾炎、子痫、铅中毒等
伴脑膜刺激征	脑膜炎、脑膜脑炎、假性脑膜炎、蛛网膜下腔出血等
伴瞳孔扩大与舌咬伤	癫痫大发作
伴剧烈头痛	高血压、急性感染、蛛网膜下腔出血、颅脑外伤、颅内占位性病变等
伴意识丧失	癫痫大发作、重症颅脑疾病等

踩点演练

例题1

【简要病史】女性，30岁。全身抽搐伴昏迷1小时急诊就诊。

【答题思路】

（一）问诊内容

1. 现病史

（1）根据主诉与相关鉴别询问

1）发病诱因：癫痫发作时的环境状态和因素。

2）癫痫发作：有无前驱症状（如出现特殊感觉），有无意识障碍、外伤、大小便失禁，发作时状态（清醒时、睡时、饥饿时等）和持续时间，对环境的反应。

3）抽搐发作后表现：有无头痛、意识障碍、失语、遗忘、肢体瘫痪等。

（2）诊疗过程

1）是否曾到医院就诊，做过哪些检查：血钙、血糖、脑电图、头颅CT等，检查结果如何。

2）治疗情况：是否用过抗癫痫药物治疗，疗效如何。

（3）患病以来精神、饮食、睡眠、大小便及体重变化情况。

2. 相关病史

（1）有无药物和食物过敏史。

（2）与该病有关的其他病史，既往有无类似发作史，有无脑外伤、脑炎、脑膜炎病史。职业、饮食习惯。有无寄生虫感染及毒物接触史。有无长期疫区居住史。有无热性惊厥家族史。月经与婚育史。

（二）问诊技巧

例题 2

【简要病史】 男婴，10 个月。“发热 1 天伴惊厥 1 次”急诊就诊。

【答题思路】

（一）问诊内容

1. 现病史

（1）根据主诉及相关鉴别询问

1）发病诱因：有无外伤、受凉、上呼吸道感染。

2）发热：程度，体温变化情况，有无寒战。

3）惊厥：肢体抽动部位和抽动次数，持续时间，发作时有无意识障碍、大小便失禁、发绀。

4）发热与惊厥的关系，惊厥出现时间，惊厥时体温，发作后意识状态。

5）伴随症状：有无咳嗽、流涕，有无腹泻、呕吐，有无皮疹。

（2）诊疗过程

1）是否曾到医院就诊，做过哪些检查：血常规、粪常规等，检查结果如何。

2）治疗情况：是否用过止惊及退热药物治疗，疗效如何。

（3）近期精神、饮食、睡眠、大小便情况。

2. 相关病史

（1）出生时有无窒息，喂养史，生长发育情况。

（2）有无药物和食物过敏史。预防接种史。

（3）与该病有关的其他病史，如有无类似发作史，有无与传染病患者接触史。有无热性惊厥家族史。

（二）问诊技巧

四十二、意识障碍

（一）意识障碍问诊要点

诱因，起病的缓急、发生过程（是首次发生还是反复多次）、病程长短、**演化过程**（是首发症状还是在某些疾病基础上转化）。

（二）相关鉴别问诊要点（表 1-2-43）

表 1-2-43 意识障碍的相关鉴别问诊要点

鉴别情况	常见疾病
伴呼吸缓慢	吗啡、巴比妥类、有机磷农药等中毒，银环蛇咬伤等
伴瞳孔散大	颠茄类、乙醇、氰化物等中毒以及癫痫、低血糖状态等
伴瞳孔缩小	吗啡类、巴比妥类、有机磷农药等中毒
伴心动过缓	颅内高压症、房室传导阻滞以及吗啡类、毒蕈等中毒
伴高血压	高血压脑病、脑血管意外、肾炎、尿毒症等
伴脑膜刺激征	脑膜炎、蛛网膜下腔出血等
伴瘫痪	脑出血、脑梗死等

踩点演练

例题 1

【简要病史】 男性，40 岁。头颅外伤后 1 天来诊。伤后有短暂神志不清，3 小时后意识恢复。

【答题思路】

（一）问诊内容

1. 现病史

（1）根据主诉与相关鉴别询问

1）受伤情况：受伤过程及具体部位、程度。

2）意识障碍：发生时间、程度、具体演变过程，是否伴有失忆。

3）伴随症状：有无抽搐、大小便失禁，有无头痛、恶心、呕吐（是否为喷射性），有无言语障碍，有无肢体麻木和活动障碍。

（2）诊疗过程

1）是否曾到医院就诊，做过哪些检查：头颅 CT、头部 X 线或 MRI 等，检查结果如何。

2）治疗情况：是否进行治疗，具体治疗方案及疗效如何。

（3）近期饮食、睡眠、大小便及体重变化情况。

2. 相关病史

（1）有无药物和食物过敏史。

（2）与该病有关的其他病史，如有无癫痫、高血压、心脏病、糖尿病病史，有无精神神经系统疾病家族史。

（二）问诊技巧

例题 2

【简要病史】 女性，30 岁，农民。“晨起被发现昏迷伴口唇樱桃红色 2 小时”急诊就诊。

【答题思路】

（一）问诊内容

1. 现病史

（1）根据主诉及相关鉴别询问

1）发病诱因：有无情绪波动、生活事件，有无接触毒物或服用药物。

2）周围环境情况：室内通风状态及煤炉燃烧情况。现场有无药瓶和药物、有无呕吐物及其性状。有无同时发病者。

3）意识障碍：发生急缓、程度、持续时间、进展经过。

4）伴随症状：有无发热、多汗、流涎，有无肢体抽搐，有无大小便失禁。

（2）诊疗过程

1）是否曾到医院就诊，做过哪些检查：血常规、肝肾功能、血糖、血气分析，碳氧血红蛋白（COHb）等，检查结果如何。

2）治疗情况：是否给予氧疗，疗效如何。

（3）近期饮食、睡眠、大小便及体重变化情况。

2. 相关病史

（1）有无药物和食物过敏史。

（2）与该病有关的其他病史，如既往有无类似发作情况，有无肝病、肾病、糖尿病、高血压等病史，有无外伤史。

（二）问诊技巧

例题3

【简要病史】男性，50岁。“头部受撞击后短暂神志不清、失忆3小时”急诊就诊。

【答题思路】

（一）问诊内容

1. 现病史

（1）根据主诉及相关鉴别询问

1）受伤情况：受伤过程、具体部位及程度。

2）意识障碍：发生时间、程度和持续时间。

3）失忆：是顺行性遗忘还是逆行性遗忘。

4）伴随症状：有无头痛、恶心、呕吐（是否为喷射性呕吐），有无肢体麻木和活动障碍。

（2）诊疗过程

1）是否曾到医院就诊，做过哪些检查：头颅CT或头颅X线等，检查结果如何。

2）治疗情况：是否接受过治疗，疗效如何。

（3）近期饮食、睡眠、大小便及体重变化情况。

2. 相关病史

（1）有无药物和食物过敏史。

（2）与该病有关的其他病史，如有无癫痫、高血压及心脏病病史，有无精神神经系统疾病家族史。

（二）问诊技巧

例题4

【简要病史】女性，50岁。因“神志不清伴全身出汗半小时”，家人送来急诊就诊，既往有糖尿病病史8年。

【答题思路】

（一）问诊内容

1. 现病史

（1）根据主诉及相关鉴别询问

1）发病诱因：降糖药物使用变化情况，有无服用镇静催眠药、饮食不当（进食不洁饮食、刺激性食物）、过度运动、受凉。

2）意识障碍：发生急缓、程度、持续时间、进展情况。

3）出汗：部位、程度，发生前有无饥饿感。

4）伴随症状：有无头痛、头晕、呼吸困难、胸闷、心悸。呼气时有无烂苹果味或大蒜味，有无恶心、呕吐。

（2）诊疗过程

1）是否曾到医院就诊，做过哪些检查：如血糖、尿糖、心电图等，检查结果如何。

2）治疗情况：是否补液治疗，疗效如何。

（3）近期饮食、睡眠、大小便及体重变化情况。

2. 相关病史

（1）有无药物和食物过敏史。

（2）糖尿病治疗、血糖监测情况。

（3）与该病有关的其他病史，如有无心脏病、高血压、脑血管疾病、肝病、甲状腺功能亢进症等病史。月经与婚育史。

（二）问诊技巧

例题5

【简要病史】男性，34岁。“昏迷1小时”急诊就诊，既往患风湿性心脏病。

【答题思路】

（一）问诊内容

1. 现病史

（1）根据主诉及相关鉴别询问

1）发病诱因：有无劳累、情绪波动、精神刺激，有无接触毒物及服用药物。

2）意识障碍（昏迷）：发生急缓、程度、持续时间、进展情况。

3）伴随症状：有无头痛、头晕，有无呼吸困难、胸闷、胸痛、心悸，有无恶心、呕吐、腹泻，是否伴肢体抽动或肌力变化，有无瞳孔变化。

（2）诊疗过程

1）是否曾到医院就诊，做过哪些检查：血常规、血糖、头颅CT、心电图、脑脊液检查等，检查结果如何。

2）治疗情况：是否给予治疗，疗效如何。

（3）近期饮食、睡眠、大小便及体重变化情况。

2. 相关病史

（1）有无药物和食物过敏史。

（2）风湿性心脏病治疗情况，有无合并心房颤动等心律失常。

（3）与该病有关的其他病史，如有无类似发作史，有无高血压、糖尿病、脑血管疾病、肾病及其他内分泌系统疾病病史。有无精神神经系统疾病家族史。

（二）问诊技巧

四十三、瘫痪

（一）瘫痪问诊要点

可能的**诱因**，起病**缓急**，瘫痪**部位**、范围、程度、演化过程，加重或缓解因素。

（二）瘫痪部位

1. 单瘫　单一肢体瘫痪，多见于脊髓灰质炎。

2. 偏瘫　为一侧肢体（上、下肢）瘫痪，常伴同侧脑神经损害，多见于颅内病变或脑卒中。

3. 交叉性偏瘫　为一侧肢体瘫痪及对侧脑神经损害，多见于脑干病变。

4. 截瘫　为双侧下肢瘫痪，是脊髓横贯性损伤的结果，见于脊髓外伤、炎症等。

（三）相关鉴别问诊要点（表1-2-44）

表1-2-44　瘫痪的相关鉴别问诊要点

鉴别情况	常见疾病
伴尿失禁、肌张力增高、腱反射亢进	提示上运动神经元病变
伴肌张力降低、腱反射减弱、肌萎缩	提示下运动神经元病变
伴意识障碍	脑出血、脑梗死等

踩点演练

例题

【简要病史】 男性，60岁，农民。右侧肢体瘫痪、吞咽困难2个月，门诊就诊。

【答题思路】

（一）问诊内容

1. 现病史

（1）根据主诉及相关鉴别询问

1）发病诱因：有无情绪激动、感染、外伤等。

2）瘫痪：程度，有无脑神经损害，加重或缓解因素。

3）吞咽困难：起病情况，是进行性、持续性还是间歇性，吞咽固体还是液体食物困难，加重或缓解因素。

4）伴随症状：有无发热、头痛，有无多饮、多食、多尿，有无肌力改变，有无体重变化。

（2）诊疗过程

1）是否曾到医院就诊，做过哪些检查：如胸部X线、脑电图、MRI、脑脊液检查，检查结果如何。

2）治疗情况：是否用过药物治疗，疗效如何。

（3）患病以来精神、饮食、睡眠、大便情况。

2. 相关病史

（1）有无药物和食物过敏史。

（2）与该病有关的其他病史，如有无糖尿病、高血压病史，有无脑卒中病史，有无毒物和药物接触史、外伤史，预防接种史，有无相关遗传性疾病家族史。

（二）问诊技巧

第三章　病例分析

一、呼吸系统

（一）慢性阻塞性肺疾病

1. 临床表现

（1）症状：①长期大量**吸烟史**，40岁后多见。②**咳嗽**、**咳痰**，秋冬寒冷季节常见，可有反复呼吸道感染及急性加重。③可并发慢性肺源性心脏病，出现呼吸衰竭和右心衰竭。

（2）体征：①**桶状胸**、叩诊呈过清音等。②急性加重时：肺部干湿啰音、胸腹矛盾运动、口唇发绀、球结膜水肿。③肺源性心脏病体征，如 P_2 亢进、剑突下心脏搏动增强，以及颈静脉怒张、肝大、肝颈静脉回流征阳性和下肢水肿等右心衰竭体征。

2. 辅助检查　血常规、胸部X线检查。

3. 鉴别诊断　支气管哮喘、支气管扩张症、肺结核、弥漫性泛细支气管炎和特发性肺纤维化。

4. 进一步检查　①**肺功能**、动脉血气、痰涂片革兰染色、痰培养+药敏试验。②胸部CT、心电图和超声心动图。

5. 治疗原则

（1）稳定期：①**戒烟**。②支气管扩张药、吸入糖皮质激素。③接种肺炎球菌疫苗和流感疫苗。④康复治疗、**氧疗**。

（2）急性加重期：①通畅气道、吸氧，必要时无创通气或机械通气。②支气管扩张药、糖皮质激素。③抗感染治疗。④镇咳、祛痰药。⑤利尿药、血管扩张剂（合并肺源性心脏病、右心衰竭时）。

踩点演练

例题1

【病历摘要】男性，69岁。间断咳嗽、咳痰15年，活动后气促3年，呼吸困难加重1天。

患者15年前开始多于冬春季出现咳嗽、咳白色黏痰，有时可出现发热、咳黄脓痰。一般经门诊口服“头孢菌素”及止咳化痰中成药后，症状可逐渐好转，每年持续1个月余。3年前开始逐渐出现活动后气短。1个月前，于门诊行胸部X线片示“双下肺纹理增粗紊乱”，肺功能检查示“中度阻塞性通气功能障碍，FEV_1 改善率6%（120ml）”。口服“茶碱缓释片”症状可改善。1天前无明显诱因出现呼吸困难加重，伴左侧胸部不适，无咳嗽、咳痰、咯血，无发热。既往体健，否认高血压、心脏病病史。吸烟30余年，每天21支。子女身体健康，无遗传性疾病家族史。

体格检查：体温36.4℃，脉搏98次/分，呼吸22次/分，血压135/85mmHg。皮肤未见出血点和皮疹，浅表淋巴结未触及肿大。口唇略发绀，颈静脉无怒张。左肺叩诊呈鼓音，右肺叩诊呈清音，左肺呼吸音低，双肺未闻及干、湿啰音和胸膜摩擦音。心率98次/分，心律整齐，各瓣膜听诊区未闻及杂音。腹平软，无压痛，肝脾肋下未触及。双下肢无水肿。

实验室检查：血常规示血红蛋白132g/L，白细胞计数 8.4×10^9/L，中性粒细胞占比0.71，血小板计数 200×10^9/L。

【答题思路】

（一）初步诊断

1. 慢性阻塞性肺疾病。

2. 左侧自发性气胸。

（二）诊断依据

1. 慢性阻塞性肺疾病

（1）69岁男性，长期大量吸烟史。

（2）慢性咳嗽、咳痰，于冬春季明显，活动后气促。

（3）肺功能检查示阻塞性通气功能障碍，支气管舒张试验阴性。

（4）1个月前胸部X线片示双下肺纹理增粗紊乱。

2. 左侧自发性气胸

（1）无明显诱因突发呼吸困难加重，伴左侧胸部不适。

（2）体格检查见口唇略发绀，左肺叩诊呈鼓音，呼吸音低。

（三）鉴别诊断

1. 支气管扩张症。

2. 支气管哮喘。

3. 肺大疱。

4. 肺栓塞。

（四）进一步检查

1. 胸部高分辨CT检查。
2. 动脉血气分析。
3. 心电图、超声心动图。

（五）治疗原则

1. 休息、鼻导管低流量吸氧。
2. 胸腔穿刺抽气，必要时行闭式引流。
3. 应用支气管扩张药。
4. 祛痰、营养支持等治疗。
5. 戒烟，避免烟雾刺激，健康教育。

例题2

【病历摘要】 男性，72岁。反复咳嗽、咳痰、喘息16年，再发伴发热1周。

患者16年前无明显诱因出现咳嗽、咳白色泡沫痰、喘息，无发热、心悸。此后上述症状反复发作，多以受凉、季节变化为诱因，每年累计发病时间约3个月，经抗感染、镇咳、平喘等治疗，病情可逐渐转好。1周前患者因受凉再发咳嗽，咳少量黄脓痰，轻微活动后即感喘息，伴发热，体温最高39.2℃。外院血常规示白细胞计数$9.4\times10^9/L$，中性粒细胞占比0.92。经抗感染治疗后，体温降至37.0~38.0℃，但其他症状缓解不明显。本次发病以来，精神、食欲、睡眠差，需高枕卧位，大小便未见异常，体重无明显变化。平素体健，否认传染病接触史。吸烟50余年，每天20支，饮白酒约40年，每天100g。无遗传性疾病家族史。

体格检查：体温37.5℃，脉搏99次/分，呼吸24次/分，血压135/80mmHg。急性病容，呼吸急促，精神差。口唇轻度发绀。全身浅表淋巴结未触及肿大。桶状胸，叩诊呈过清音，呼吸音稍低，双下肺可闻及散在细湿啰音，偶闻及哮鸣音，未闻及胸膜摩擦音。心界无扩大，心率99次/分，心律整齐，各瓣膜区听诊区未闻及杂音。腹部平软，无压痛，肝脾肋下未触及。双下肢无水肿。

实验室检查：血常规示血红蛋白163g/L，白细胞计数$5.32\times10^9/L$，中性粒细胞占比0.82，血小板计数$291\times10^9/L$。肝肾功能及电解质未见异常。动脉血气分析（未吸氧）示pH 7.35，氧分压（PaO_2）55mmHg，二氧化碳分压（$PaCO_2$）51mmHg，碳酸氢根（HCO_3^-）27.4mmol/L，动脉血氧饱和度（SaO_2）84%。

【答题思路】

（一）初步诊断

1. 慢性阻塞性肺疾病急性加重期。
2. Ⅱ型呼吸衰竭。

（二）诊断依据

1. 慢性阻塞性肺疾病急性加重期

（1）老年男性，长期大量吸烟史。

（2）临床表现为长期反复咳嗽、咳痰、喘息，多以受凉、季节变化为诱因，每年累计发作至少3个月。此次受凉后再发作，并伴发热。

（3）体格检查可见肺气肿体征，双肺可闻及细湿啰音及哮鸣音。

（4）血常规提示中性粒细胞比例增高。

2. Ⅱ型呼吸衰竭

（1）慢性阻塞性肺疾病病史，此次因受凉再次急性发作。

（2）有缺氧、呼吸困难的表现，如活动后气促、口唇发绀、呼吸急促、夜间不能平卧位休息等。

（3）动脉血气分析提示$PaO_2 < 60mmHg$，$PaCO_2 > 50mmHg$。

（三）鉴别诊断

1. 支气管哮喘。
2. 支气管扩张症。
3. 左心衰竭。

（四）进一步检查

1. 胸部X线，必要时行胸部CT检查。
2. 痰、血病原学检查，细菌培养+药敏试验。
3. 心电图、超声心动图。
4. 症状缓解后行肺功能检查，并复查血气分析。

（五）治疗原则

1. 戒烟，避免烟雾刺激。
2. 持续低流量氧疗。
3. 静脉使用广谱抗感染药物。
4. 联合使用支气管舒张药和糖皮质激素。
5. 必要时使用无创通气或机械通气治疗。
6. 祛痰、镇咳、营养支持等对症治疗。

（二）支气管哮喘

1. 临床表现

（1）症状：①以青少年多见，常合并变应性鼻炎、湿疹等，常有过敏性疾病家族史。②**发作性**伴有**哮鸣音**的**呼气性呼吸困难**，发作性胸闷、气短或咳嗽。③部分表现为运动性哮喘。④部分表现为咳嗽变异性哮喘。

（2）体征：①广泛的以呼气相为主的哮鸣音，**呼气相延长**。②重症，心率增快、奇脉、胸腹矛盾运动、发绀、**寂静肺**（呼吸音显著减弱而无明显哮鸣音）。

2. 辅助检查　血常规、胸部X线检查。

3. 鉴别诊断　心源性哮喘、慢性阻塞性肺疾病、变态反应性支气管肺曲霉病和大气道狭窄。

4. 进一步检查　**肺功能检查**、动脉血气分析、**皮肤变应原试验**、血清特异性 IgE 检查、呼出气一氧化氮检测（FeNO 检测）和痰嗜酸性粒细胞计数。

5. 治疗原则

（1）慢性持续期：①**脱离变应原**。②支气管扩张药和/或吸入糖皮质激素。③连续监测。

（2）急性发作期：①氧疗，联合支气管扩张药，使用全身糖皮质激素。②严重时机械通气。③维持水、电解质平衡，预防呼吸道感染。

（3）特异性免疫治疗。

踩点演练

例题

【病历摘要】女性，27岁。反复喘息伴咳嗽、咳痰1年，再发1天。

患者1年来反复发作喘息，多与气候变化、接触油烟等刺激性气味有关。伴咳嗽，咳少许白痰。无胸闷、胸痛、心悸，无发热、盗汗。在脱离刺激性气味后症状可自行缓解。喘息持续发作时，曾在当地诊所按“上呼吸道感染”治疗，症状可逐渐缓解。缓解期间无不适症状。1天前患者逛宠物市场后喘息再次发作，轻微活动即感胸闷、气促，夜间症状严重，需高枕卧位。发病以来，精神、食欲、睡眠差，大小便正常。否认过敏史。无烟酒嗜好。月经正常。否认遗传性疾病家族史。

体格检查：体温36.7℃，脉搏95次/分，血压120/76mmHg。坐位，喘息状，表情焦虑，精神差。口唇无明显发绀。皮肤湿润。全身浅表淋巴结未触及肿大。胸廓外形正常，双侧触诊震颤减弱，双肺叩诊呈过清音，可闻及中量呼气相哮鸣音，未闻及湿啰音和胸膜摩擦音。心界不大，心率95次/分，心律整齐，未闻及心脏杂音。双下肢无水肿。

实验室检查：动脉血气分析示 pH 7.43，PaO_2 70mmHg，$PaCO_2$ 37mmHg，HCO_3^- 23mmol/L，SaO_2 92%。

【答题思路】

（一）初步诊断

支气管哮喘急性发作期。

（二）诊断依据

1. 青年女性，反复发作哮喘伴咳嗽，1天来再发伴胸闷、气促。

2. 与气候变化、接触刺激性气味等有关，可自行缓解。缓解期无不适症状。

3. 体格检查，坐位，喘息状，双肺触诊震颤减弱，叩诊呈过清音，可闻及中量哮鸣音。

（三）鉴别诊断

1. 急性左心衰竭。

2. 慢性阻塞性肺疾病。

3. 慢性支气管炎。

4. 气道阻塞。

（四）进一步检查

1. 血常规（嗜酸性粒细胞计数+百分比）。

2. 胸部X线。

3. 心电图，必要时行超声心动图检查。

4. 肺功能检查（支气管舒张试验）。

5. 皮肤变应原检测（病情控制后）。

（五）治疗原则

1. 休息、吸氧，脱离变应原。

2. 联合使用支气管舒张药，静脉或口服糖皮质激素缓解症状。

3. 吸入糖皮质激素+支气管舒张药预防发作。

4. 必要时机械通气治疗。

5. 支气管哮喘的健康教育与管理。

（三）支气管扩张症

1. 临床表现

（1）症状：①慢性**咳嗽**伴大量**脓性痰**和反复**咯血**，痰液静置后可分层。②部分患者仅有反复咯血（干性支气管扩张）。③部分有明确的幼年时期下呼吸道感染，部分可合并鼻窦炎。④重症可出现进行性呼吸困难，呼吸衰竭、肺源性心脏病。

（2）体征：①**固定性湿啰音**，长期存在，以中下肺多见。②轻症或干性支气管扩张可无体征。③慢性可有杵状指。

2. 辅助检查　血常规。

3. 鉴别诊断　慢性支气管炎、慢性肺脓肿、肺结核和先天性肺囊肿。

4. 进一步检查　血、痰培养+药敏试验，胸部X线，**胸部高分辨CT**，气管镜检查和肺功能检查。

5. 治疗原则

（1）一般治疗：①保持呼吸道通畅，祛痰、体位引流。②**控制感染**，选用以革兰阴性杆菌为主的广谱抗生素。

（2）**大咯血处理**：①止血，首选垂体后叶素静脉滴注。②有高血压、冠状动脉粥样硬化性心脏病等可用α受体阻断药。③效果欠佳者，可手术或支气管动脉栓塞。

(3) 反复感染者：①提高免疫力，可注射肺炎球菌疫苗、流感疫苗，或口服菌苗。②病变相对局限者，可手术。

(4) 治疗基础疾病。

踩点演练

例题 1

【病历摘要】 男性，37 岁。间断咳嗽、咳痰、痰中带血 5 年，咯血 2 小时。

患者 2 年前开始间断出现咳嗽、咳痰，痰量不多，为黏痰或脓痰，有时痰中带血。3 年前曾行胸部 X 线检查，示“右上肺尖纤维索条影及硬结灶，可见透亮区”。多次查痰，抗酸杆菌呈阴性。给予抗感染及止血治疗，症状可好转。2 小时前突然咯鲜红色血液，量约 200ml。无发热、胸痛及呼吸困难，急诊就诊。发病以来食欲、大小便及睡眠正常，体重无明显变化。10 年前患右上肺结核，抗结核治疗 1 年后痊愈。否认高血压、心脏病、糖尿病病史。无烟酒嗜好。否认遗传性疾病家族史。

体格检查：体温 36.4℃，脉搏 82 次/分，血压 136/80mmHg。睑结膜无苍白，浅表淋巴结未触及肿大，颈静脉无怒张。右上肺可闻及湿啰音。心界不大，心率 82 次/分，心律整齐，未闻及心脏杂音。腹平软，无压痛，肝脾肋下未触及。未见杵状指。

实验室检查：血常规示血红蛋白 123g/L，红细胞计数 $4.11\times10^{12}/L$，白细胞计数 $8.5\times10^{9}/L$，中性粒细胞占比 0.78，血小板计数 $125\times10^{9}/L$。

胸部 X 线片：右上肺尖纤维索条影及硬结灶，可见数个囊状阴影，与 3 年前胸部 X 线片比较无明显变化。

【答题思路】

(一) 初步诊断

1. 支气管扩张症。
2. 右上肺陈旧性肺结核。

(二) 诊断依据

1. 支气管扩张症

(1) 间断咳嗽、咳痰，伴痰中带血。

(2) 本次大咯血。

(3) 体格检查，右上肺湿啰音。

(4) 胸部 X 线片示右上肺尖纤维索条影及硬结灶，可见数个囊状阴影。

2. 右上肺陈旧性肺结核

(1) 胸部 X 线片示右上肺尖纤维索条影及硬结灶，较 3 年前无明显变化。

(2) 肺结核病史，多次痰查找抗酸杆菌呈阴性。

(三) 鉴别诊断

1. 支气管肺癌。
2. 肺脓肿（或特殊型肺部感染）。

(四) 进一步检查

1. 肝肾功能、血糖、电解质、肿瘤标志物、血型。
2. 胸部高分辨率 CT。
3. 病原学检查（痰培养+药敏试验、痰涂片抗酸染色）。
4. 必要时支气管镜检查。

(五) 治疗原则

1. 休息、吸氧、营养支持，必要时输血。
2. 应用广谱抗生素+抗厌氧菌药物。
3. 体位引流，应用祛痰药、支气管舒张药。
4. 应用垂体后叶素、氨基己酸等止血药物治疗。
5. 必要时手术或支气管动脉栓塞。

例题 2

【病历摘要】 男性，67 岁。反复咳嗽、咳痰、痰中带血 20 年，加重伴发热 5 天。

患者 20 年前“感冒”后出现发热、咳嗽、咳黄痰，每天痰量 30～50ml，伴痰中带血，无胸闷、胸痛。胸部 X 线片提示“肺部感染”，按“肺炎”治疗后好转。此后，多次出现上述症状，经“抗感染、止血”等治疗后可缓解。5 天前受凉后咳嗽、咳痰再次加重，痰量增多，每天痰量 80～100ml，黄脓痰，有臭味，伴发热、气喘，体温 38.4℃。无痰中带血。自行口服“青霉素 V 钾片、复方甘草片”，疗效欠佳。本次发病以来精神状态差，食欲、睡眠尚可，大小便正常，体重无明显变化。否认肺结核、心脏病病史。无药物过敏史。吸烟 40 年，每天 15～20 支，已戒烟 10 年，饮少量白酒。无遗传性疾病家族史。

体格检查：体温 38.1℃，脉搏 87 次/分，血压 128/84mmHg。消瘦，精神差。口唇无发绀。双肺叩诊呈清音，双下肺可闻及散在湿啰音及干啰音，未闻及胸膜摩擦音。心界不大，心率 87 次/分，心律整齐，未闻及心脏杂音。双手可见杵状指。

实验室检查：血常规示血红蛋白 153g/L，红细胞计数 $4.71\times10^{12}/L$，白细胞计数 $12.3\times10^{9}/L$，中性粒细胞占比 0.85，血小板计数 $255\times10^{9}/L$。

胸部 CT：右肺中叶及双肺下叶多发囊状阴影，可见“双轨征”，双下肺散在斑片状模糊影。

【答题思路】

（一）初步诊断

1. 支气管扩张症。

2. 双下肺肺炎。

（二）诊断依据

1. 支气管扩张症

（1）老年男性，慢性病程，反复咳嗽、咳脓痰，伴痰中带血。

（2）体格检查，双下肺湿啰音，杵状指。

（3）胸部CT，双肺多发囊状，可见“双轨征”。

2. 双下肺肺炎

（1）一般情况：发热，痰量增加、脓痰。

（2）体格检查：双下肺湿啰音。

（3）血常规：白细胞总数增多及中性粒细胞比例明显增高。

（4）胸部CT：双下肺斑片状阴影。

（三）鉴别诊断

1. 慢性阻塞性肺疾病。

2. 肺结核。

3. 支气管肺癌。

（四）进一步检查

1. 肝肾功能、肿瘤标志物。

2. 痰病原学检查（细菌培养+药敏试验、痰涂片抗酸染色）。

3. 动脉血气分析。

4. 肺功能检查（病情控制后）。

5. 必要时支气管镜检查。

（五）治疗原则

1. 休息、吸氧、营养支持。

2. 应用广谱抗生素+抗厌氧菌药物。

3. 应用支气管舒张药、祛痰药物。

4. 病情缓解后行肺炎球菌疫苗、流感疫苗接种。

（四）肺炎

1. 临床表现（以肺炎链球菌肺炎为例）

（1）症状：①发病前常有受凉、疲劳、醉酒、病毒感染史。②起病多急骤，咳嗽、**咳铁锈色痰**，**高热**、寒战，多呈稽留热型，伴全身肌肉酸痛。③患侧胸痛。

（2）体征：①急性热病容。②肺实变时叩诊呈浊音，**触觉语颤增强**，可闻及支气管呼吸音，消散期可闻及湿啰音。③可伴休克的体征，出现意识障碍。

2. 辅助检查　血常规、痰涂片和胸部X线检查。

3. 鉴别诊断　金黄色葡萄球菌肺炎、肺炎克雷伯菌肺炎、肺结核、肺炎支原体肺炎、肺血栓栓塞症和肺癌等。

4. 进一步检查　①痰、血、胸腔积液培养+药敏试验，血清学检查，痰找抗酸杆菌。②胸部CT检查。③血气分析、血电解质、肝肾功能检查，胸腔积液常规及生化检查。④纤维支气管镜和病理检查。

5. 治疗原则　①一般治疗：休息；退热、镇咳、祛痰、吸氧等对症治疗；抗感染治疗。②重症：抗休克、机械通气等。

踩点演练

例题

【病历摘要】男性，37岁。发热伴咳嗽、咳痰3天，加重伴左侧胸痛1天。

患者3天前冲凉水澡后出现发热，体温最高达38.5℃。伴咳嗽，咳少量脓痰，口服“感冒药”效果欠佳。1天前上述症状加重，伴畏寒，左侧胸痛，胸痛于咳嗽和深吸气时加剧。自发病以来，精神、食欲稍差，睡眠可，大小便正常。平素体健。否认传染病接触史。吸烟17年（每天3～5支），少量饮酒。否认遗传性疾病家族史。

体格检查：体温39.3℃，脉搏96次/分，呼吸25次/分，血压118/82mmHg，急性热病容，口唇无发绀，左侧呼吸动度差，左下肺触诊震颤减弱，叩诊呈浊音，呼吸音减弱，余肺呼吸音清晰。双肺未闻及干、湿啰音和胸膜摩擦音。心界不大，心率96次/分，心律整齐，未闻及杂音。肝脾肋下未触及，双下肢无水肿。

实验室检查：血常规示血红蛋白147g/L，红细胞计数5.3×10^{12}/L，白细胞计数15.8×10^{9}/L，中性粒细胞占比0.91，血小板计数269×10^{9}/L。动脉血气分析（鼻导管吸氧1L/min）示pH 7.32，$PaCO_2$ 56mmHg，PaO_2 60mmHg，HCO_3^- 28mmol/L。

胸部X线片：左下肺斑片状密度增高影，左侧肋膈角消失，上缘呈外高内低弧形影。

【答题思路】

（一）初步诊断

1. 左下肺肺炎。

2. 左侧类肺炎性胸腔积液。

（二）诊断依据

1. 左下肺肺炎

（1）青年男性，急性起病，咳嗽、咳脓痰，伴发热。

（2）白细胞总数增多及中性粒细胞比例增高。

（3）胸部X线片示左下肺斑片状密度增高影。

2. 左侧类肺炎性胸腔积液

（1）左侧肺炎，伴胸痛（胸膜性胸痛）。

（2）体格检查，左下胸腔积液体征（左侧呼吸动度差，左下肺触诊震颤减弱，叩诊呈浊音，呼吸音减弱）。

（3）胸部X线片示左侧胸腔积液。

（三）鉴别诊断

1. 肺结核。

2. 肺脓肿。

3. 脓胸。

（四）进一步检查

1. 病原学检查（痰培养+药敏试验、痰涂片抗酸染色、血培养）。

2. 动脉血气分析。

3. 胸腔积液常规、生化、病原学检查，PPD试验。

4. 肝肾功能、血电解质、血糖。

5. 必要时胸部CT、支气管镜检查。

（五）治疗原则

1. 休息，退热，镇咳，营养支持。

2. 静脉滴注广谱抗生素。

3. 胸腔穿刺抽液（必要时闭式引流）。

4. 防止并发症。

（五）肺结核

1. 临床表现

（1）症状：①可有肺结核病接触史，糖尿病、糖皮质激素或免疫抑制剂治疗为易患因素。②多起病隐匿，病程迁延，主要为**咳嗽**，可有咳痰、咯血。③**结核中毒症状**，如低热、盗汗、乏力、食欲缺乏、体重减轻等。④抗生素治疗常无效或效果不显著。

（2）体征：①**肺部体征**，常出现于上肺，叩诊浊音，可闻及支气管呼吸音或湿啰音。②胸膜炎时可闻及胸膜摩擦音或出现胸腔积液体征。

2. 辅助检查　胸部X线检查、血常规、PPD试验、胸腔积液检查和必要时肺活检。

3. 鉴别诊断　细菌性肺炎、肺脓肿、支气管扩张症、肺癌、淋巴瘤和恶性胸腔积液。

4. 进一步检查　①**痰涂片抗酸染色、痰结核分枝杆菌培养**、血结核抗体。②胸部CT检查、支气管镜检查。③肝肾功能。

5. 治疗原则

（1）一般治疗：①加强营养支持。②**抗结核化学治疗**：早期、联合、适量、规律和全程用药，常用一线药物有异烟肼、利福平、乙胺丁醇、吡嗪酰胺、链霉素。

（2）大咯血：①药物治疗，如垂体后叶素或酚妥拉明等。②必要时行支气管动脉栓塞。

（3）胸腔积液：反复穿刺抽液。

（4）小剂量糖皮质激素短期治疗：用于结核中毒症状明显、大量胸腔积液者。

（5）手术治疗：适用于多重耐药的厚壁空洞、结核性脓胸、支气管胸膜瘘或大咯血保守治疗无效者。

踩点演练

例题

【病历摘要】男性，37岁。咳嗽、咳痰3周。

患者3周前受凉后出现咳嗽，咳少量白黏痰，无发热、盗汗，无胸痛、咯血、呼吸困难。口服“头孢呋辛、克拉霉素”等药物抗感染治疗，无明显效果。行胸部X线片示右肺下叶背段见不规则斑片状阴影，其内可见空洞，无气液平面。发病以来，大小便正常，体重下降约3kg。既往糖尿病病史5年，口服降血糖药治疗，空腹血糖波动于7～8mmol/L。否认高血压、心脏病病史。无药物过敏史。无烟酒嗜好。否认遗传性疾病家族史。

体格检查：体温36.6℃，脉搏86次/分，呼吸22次/分，血压120/70mmHg，体形消瘦，皮肤、巩膜无黄染，浅表淋巴结未触及肿大。双肺呼吸音稍粗，未闻及干、湿啰音和胸膜摩擦音。心率86次/分，心律整齐，未闻及杂音。腹软，肝脾肋下未触及，双下肢无水肿。

实验室检查：血常规示血红蛋白126g/L，白细胞计数7.5×10^9/L，中性粒细胞占比0.70，淋巴细胞占比0.26，红细胞沉降率75mm/h。

【答题思路】

（一）初步诊断

1. 右下肺浸润性肺结核。

2. 2型糖尿病。

（二）诊断依据

1. 右下肺浸润性肺结核

（1）青年男性，亚急性起病。

（2）咳嗽、咳痰3周，抗生素治疗无效。体重下降。

（3）糖尿病血糖控制不理想，为结核好发因素。

（4）血常规正常，红细胞沉降率增快。

（5）胸部X线片示右肺下叶背段（结核好发部

位）见不规则斑片状阴影，其内可见空洞，无气液平面。

2. 2型糖尿病

糖尿病病史，口服降血糖药治疗，空腹血糖水平高。

（三）鉴别诊断

1. 肺炎。

2. 肺脓肿。

（四）进一步检查

1. 痰病原学检查（痰涂片抗酸染色、细菌培养+药敏试验）。

2. PPD试验、结核抗体。

3. 肝肾功能、血糖、糖化血红蛋白。

4. 胸部CT，必要时支气管镜检查。

（五）治疗原则

1. 休息，加强营养支持治疗。

2. 按“早期、规律、全程、适量、联合”的原则行抗结核治疗。

3. 积极治疗糖尿病。

4. 防止并发症。

（六）肺栓塞

1. 临床表现

（1）症状：①深静脉血栓形成（DVT）时，患肢肿胀、疼痛或压痛、皮肤色素沉着，行走后患肢易疲劳或肿胀加重。②肺血栓栓塞症（PTE）时，可有**呼吸困难**、**胸痛**、**晕厥**（可为唯一或首发症状）、**咯血**、咳嗽、心悸、烦躁不安、惊恐，甚至濒死感等。

（2）体征：①**呼吸急促**（最常见）、发绀，肺部可闻及哮鸣音和/或细湿啰音，偶可闻及血管杂音。②心率增快、血压下降、休克、颈静脉充盈或异常搏动、P_2亢进或分裂、三尖瓣区收缩期杂音。③低热等。

2. 辅助检查　血浆D-二聚体检测、动脉血气分析、心电图、胸部X线、超声心动图和下肢深静脉超声。

3. 进一步检查　**CT肺动脉造影**、放射性核素肺通气/灌注扫描、磁共振显像肺动脉造影和肺动脉造影。

4. 鉴别诊断　冠状动脉粥样硬化性心脏病，肺炎，原发性肺动脉高压，主动脉夹层，其他原因所致的晕厥、休克和胸腔积液。

5. 治疗原则

（1）急救措施：①重症监护。②卧床，酌情用镇痛药、镇静药。③吸氧或无创面罩通气，必要时气管插管。

（2）溶栓治疗：常用尿激酶、链激酶和重组组织型纤溶酶原激活剂。

（3）抗凝治疗：常用肝素、低分子肝素和华法林。

（4）其他治疗：肺动脉血栓摘除术、肺动脉导管碎解和抽吸血栓、放置腔静脉滤器。

（5）慢性血栓栓塞性肺动脉高压治疗：①肺动脉血栓内膜剥脱术。②口服华法林。③放置下腔静脉滤器。

（6）预防：①机械预防，如加压弹力袜、腔静脉滤器。②药物预防，如皮下注射小剂量肝素等。

踩点演练

例题

【病历摘要】男性，56岁。突发右侧胸痛伴咳嗽、憋气3小时。

患者3小时前突发右侧胸痛伴咳嗽、憋气，为持续性胸痛，于吸气时稍加重。咳嗽，无痰，感呼吸困难。发病后含化硝酸甘油无缓解。无畏寒、发热。发病以来精神、饮食、睡眠无异常，大小便未解。结肠癌术后化疗中，否认传染病接触史。吸烟10余年，10支/日，饮酒15年，每日饮白酒约100g。父亲5年前因“慢性肺源性心脏病”去世，母亲健在。

体格检查：体温37.2℃，脉搏82次/分，呼吸20次/分，血压136/84mmHg。推入病房，神志清楚，皮肤黏膜无黄染，口唇无发绀。浅表淋巴结未触及，胸廓外形正常，右下肺可闻及少许细湿啰音，未闻及胸膜摩擦音。心界不大，心率82次/分，心律整齐，肺动脉瓣区第二心音亢进。腹平软，肝脾肋下未触及，无杵状指，双下肢无水肿。

实验室检查：血常规示血红蛋白120g/L，红细胞计数4.5×10^{12}/L，白细胞计数8.5×10^{9}/L，中性粒细胞占比0.76，血小板计数280×10^{9}/L。动脉血气分析示pH 7.45，PaO_2 45mmHg，$PaCO_2$ 30mmHg。

CT肺动脉造影（CTPA）：右下肺动脉低密度充盈缺损。

【答题思路】

（一）初步诊断

肺血栓栓塞症。

（二）诊断依据

1. 老年人，结肠癌术后。

2. 突发胸痛、咳嗽、呼吸困难，使用硝酸甘油无缓解。

3. 肺动脉压增高，右下肺可闻及少许细湿啰音。

4. CT 肺动脉造影（CTPA）示肺动脉充盈缺损。

5. 动脉血气分析示低氧血症、低碳酸血症。

（三）鉴别诊断

1. 急性心肌梗死。

2. 急性左心衰竭。

3. 心绞痛。

4. 主动脉夹层。

5. 结肠癌肺转移。

（四）进一步检查

1. 血电解质、血糖、肝肾功能、凝血全套。

2. 血清肌钙蛋白。

3. 血浆 D-二聚体。

4. 心电图。

（五）治疗原则

1. 抗凝治疗（肝素、华法林）。

2. 溶栓治疗（重组组织型纤溶酶原激活剂、尿激酶）。

3. 必要时行肺动脉导管碎解和抽吸血栓。

4. 必要时行肺动脉血栓摘除术。

（七）肺癌

1. 临床表现

（1）40 岁以上者出现下列症状，要警惕肺癌的存在：①刺激性咳嗽 2 ~ 3 周，经抗感染、镇咳治疗无效。②持续痰中带血而无其他原因可解释。③原有呼吸系统疾病而近来咳嗽性质改变。④同一部位反复发生的肺炎。⑤原因不明的肺脓肿且抗感染治疗效果不佳。⑥原因不明的胸腔积液。

（2）原发肿瘤引起的表现：咳嗽、痰中带血或咯血、气短或喘鸣、胸痛、发热、消瘦。

（3）肿瘤局部扩展引起的表现：胸痛、声音嘶哑、吞咽困难、胸腔积液、心包积液、上腔静脉阻塞综合征、Horner 综合征。

（4）脑转移、骨转移、淋巴结转移、腹腔转移等肿瘤远处转移的相应症状。

（5）肺癌的非转移性胸外表现：包括内分泌综合征、骨骼-结缔组织综合征、血液学异常及其他。

2. 辅助检查　**胸部 X 线**。

3. 鉴别诊断　肺结核、肺炎、肺脓肿和结核性胸膜炎。

4. 进一步检查　**胸部 CT**，必要时可做磁共振显像、PET-CT 等，**痰脱落法细胞学检查**、组织病理学检查、肿瘤标志物检查、胸腔积液检查、腹部 B 型超声和头颅 CT 等。

5. 治疗原则

（1）非小细胞肺癌（NSCLC）：①Ⅰ ~ Ⅱ期**以手术为主**，可切除的ⅢA 期可辅助治疗后手术切除，Ⅲ ~ Ⅳ期可采取化疗和/或放疗。②靶向治疗。

（2）小细胞肺癌（SCLC）：**化疗为主**，辅以手术和/或放疗。

（3）恶性胸腔积液：①注射化疗药物。②胸膜固定术。

踩点演练

例题

【病历摘要】男性，65 岁。咳嗽、痰中偶带血丝 3 个月。

患者 3 个月前无明显诱因出现剧烈咳嗽，痰中偶带血丝。曾口服抗生素治疗，效果不佳。既往无特殊病史。吸烟 40 年，每天 20 支。

体格检查：体温 37.2℃，脉搏 80 次/分，呼吸 18 次/分，血压 110/70mmHg。无发绀，浅表淋巴结未触及肿大，颈软，无颈静脉怒张。右下肺叩诊呈浊音，触诊语颤减弱，听诊未闻及啰音。心脏未见异常。

胸部 X 线片见右肺门有一局限性阴影。

【答题思路】

（一）初步诊断

支气管肺癌。

（二）诊断依据

1. 咳嗽、痰中偶带血丝 3 个月，口服抗生素治疗效果不佳。

2. 右下肺叩诊呈浊音，触诊语颤减弱。

3. 胸部 X 线片见右肺门有一局限性阴影。

4. 吸烟史 40 年，每天 20 支。

（三）鉴别诊断

1. 肺结核。

2. 支气管肺炎、肺脓肿、支气管扩张症。

3. 肺部其他肿瘤，如良性肿瘤、支气管腺瘤等。

（四）进一步检查

1. 痰液脱落法细胞学检查。

2. 胸部 CT。

3. 支气管镜检查。

（五）治疗原则

1. 外科治疗　肺叶切除、全肺切除。

2. 放射治疗　中等敏感。

3. 化学治疗　小细胞肺癌化学治疗效果较好。

4. 其他　免疫治疗、中医中药治疗。

（八）呼吸衰竭（执业助理医师不考）

1. 临床表现

（1）症状：①**呼吸困难**，伴有呼吸频率、节律和幅度的改变。②智力或定向功能障碍。③兴奋症状，包括失眠、烦躁、夜间失眠而白天嗜睡现象；后可出现抑制症状。

（2）体征：①**发绀**、心动过速。②CO_2潴留可见体表静脉充盈、皮肤充血、湿暖多汗，可有球结膜水肿。

2. 辅助检查　**血气分析**。

3. 鉴别诊断　引起呼吸衰竭的各种原发病的鉴别，如慢性阻塞性肺疾病（COPD）、支气管哮喘。

4. 进一步检查　原发病相关检查，病原学检查，心、肝、肾等脏器功能评价，电解质及酸碱平衡检查。

5. 治疗原则

（1）**保持气道通畅**：抗感染、祛痰，必要时建立人工气道。

（2）**氧疗**：Ⅱ型呼吸衰竭需**持续低浓度给氧**。

（3）**改善通气**：①支气管扩张药、糖皮质激素。②呼吸兴奋剂。③机械通气（包括无创通气）等。

（4）对症治疗：纠正酸碱平衡失调和电解质紊乱，营养支持。

（5）防治并发症。

踩点演练

例题

【病历摘要】男性，44岁。咳嗽、咳痰伴发热1周。

患者1周前受凉后出现阵发性咳嗽，咳黄色脓痰，伴畏寒、发热、胸闷，体温最高达39.5℃，无咯血。院外自行口服“复方对乙酰氨基酚片、阿莫西林”，症状无明显缓解，且逐渐出现气短。自发病以来，精神、食欲差，睡眠可，大小便未见异常，体重无明显变化。平素体健，否认传染病接触史。吸烟20余年，20支/日。偶有饮酒，无遗传性疾病家族史。

体格检查：体温38.8℃，脉搏99次/分，呼吸30次/分，血压118/70mmHg。急性热病容，精神差。口唇轻度发绀，全身浅表淋巴结未触及肿大。扁桃体无肿大。双下肺叩诊稍浊，双肺呼吸音粗，双下肺可闻及细湿啰音，未闻及哮鸣音及胸膜摩擦音。叩诊心界不大，心率99次/分，心律整齐，心音有力，各瓣膜听诊区未闻及杂音。腹平软，无压痛及反跳痛，肝脾肋下未触及。双下肢无水肿。

实验室检查：血常规示血红蛋白128g/L，红细胞计数$4.68\times10^{12}/L$，白细胞计数$10.0\times10^{9}/L$，中性粒细胞占比0.89，血小板计数$291\times10^{9}/L$。肝肾功能无异常。

胸部X线片：双肺纹理增多，双下肺可见斑片状阴影。

【答题思路】

（一）初步诊断

1. 双下肺重症（细菌性）肺炎。

2. 呼吸衰竭。

（二）诊断依据

1. 双下肺重症（细菌性）肺炎

（1）中年男性，受凉后急性起病，以咳嗽、咳黄痰伴畏寒、发热为主要表现，体温≥38℃。

（2）呼吸频率显著增快，口唇发绀，急性热病容，双肺呼吸音粗，双下肺可闻及细湿啰音。

（3）血常规提示白细胞总数增多及中性粒细胞比例增高。

（4）胸部X线片示双肺纹理增多，双下肺可见斑片状阴影。

2. 呼吸衰竭

（1）患者拟诊“双下肺重症（细菌性）肺炎”。

（2）呼吸频率显著增快，口唇发绀。

（三）鉴别诊断

1. 其他病原体所致肺部感染。

2. 慢性阻塞性肺疾病急性加重期。

3. 非感染性肺部疾病。

（四）进一步检查

1. 病原学检查，痰涂片革兰染色、抗酸染色、找真菌，痰培养+药敏试验。

2. 血细菌培养。

3. 动脉血气分析。

4. 胸部高分辨率CT（HRCT）检查。

5. 必要时行支气管镜检查。

6. 必要时行肺功能检查。

（五）治疗原则

1. 卧床休息，吸氧，加强支持治疗。

2. 经验性抗感染治疗，根据疗效以及病原学药敏试验结果及时调整治疗方案。

3. 对症治疗，包括退热、镇咳、祛痰等。

4. 必要时无创通气或机械通气。

（九）急性呼吸窘迫综合征（ARDS）（执业助理医师不考）

1. 临床表现

（1）急性呼吸窘迫综合征多于起病后 72 小时内发生，几乎不超过 7 天。

（2）**原发病**的相应症状和体征。

（3）症状：最早出现的症状是**呼吸加快**，并呈**进行性加重的呼吸困难**、发绀，常伴烦躁、焦虑、出汗等。呼吸深快、费力，患者常感到胸廓紧束、严重憋气，即**呼吸窘迫**，**不能**用通常的**吸氧**疗法**改善**，亦**不能用**其他**原发**心肺疾**病解释**。

（4）体征：早期可无异常，或仅在双肺闻及少量**细湿啰音**；后期多可闻及**水泡音**，可有**管状**呼吸音。

2. 辅助检查　**胸部 X 线**。

3. 鉴别诊断　大片肺不张、自发性气胸、上气道阻塞、急性肺栓塞和心源性肺水肿。

4. 进一步检查　动脉血气分析、床旁肺功能监测、心脏超声和 Swan-Ganz 导管检查。

5. 治疗原则

（1）原发病的治疗：治疗 ARDS 的首要原则和基础是**积极寻找原发病灶**并予以彻底治疗。**感染**是导致 ARDS 的常见原因，也是 ARDS 的首位高危因素。

（2）纠正缺氧：采取有效措施，**尽快提高 PaO_2**，使 $PaO_2 \geq 60mmHg$ 或 $SaO_2 \geq 90\%$。

（3）机械通气：一旦诊断为 ARDS，应尽早进行机械通气。轻度患者可试用无创正压通气，无效或病情加重时尽快气管插管或切开行有创机械通气。机械通气的目的是提供充分的通气和氧合，以支持器官功能。目前，ARDS 的机械通气推荐采用肺保护性通气策略，主要措施包括给予合适水平的呼气末正压（PEEP）通气和小潮气量通气。

（十）胸腔积液（恶性、结核性、血胸、脓胸）（执业助理医师不考脓胸）

1. 一般特点

（1）临床表现

1）症状：①少量积液，可有刺激性干咳，患侧胸痛，吸气时加重。②积液增多，胸痛可减轻或消失，出现**呼吸困难**（积液量> 500ml）。③恶性胸腔积液，可有胸痛、消瘦和呼吸道或原发部位肿瘤的症状。④基础疾病症状。

2）体征：①少量积液，仅见患侧胸廓呼吸动度减弱。②中至大量积液，可见呼吸浅快，患侧呼吸运动受限，肋间隙饱满，心尖搏动及气管移向健侧，语音震颤和语音共振减弱或消失，在积液区可叩得浊音或实音，积液区上方有时可听到支气管呼吸音。③肺外基础疾病体征。

（2）鉴别诊断　确定胸腔积液是渗出液还是漏出液；胸腔积液的病因（如结核性胸膜炎、类肺炎性胸腔积液）；良、恶性胸腔积液的鉴别。

（3）进一步检查　**胸腔积液检查**；胸部 X 线检查、超声检查、支气管镜检查；胸膜活检、胸腔镜活检。

（4）治疗原则

1）一般治疗：休息、营养支持。

2）病因治疗。

3）抽液治疗：**渗出性胸腔积液**常需进行。

2. 血胸

（1）临床表现

1）症状：①一般有**外伤史**。②局部伤口或胸壁畸形，固定部位疼痛，活动及变动体位时加剧。

2）体征：①面色苍白、呼吸急促、心率快、血压低。②肋间隙饱满、**气管向健侧移位**、患侧叩诊浊音和呼吸音减低。

（2）辅助检查：血常规、胸部 X 线、胸部 CT。

（3）鉴别诊断：结核性胸膜炎、恶性胸腔积液。

（4）进一步检查：胸腔穿刺或闭式引流、开胸探查。

（5）治疗原则

1）非进行性血气胸：①胸腔穿刺或胸腔闭式引流术。②抗感染。

2）进行性血胸：**开胸探查**手术。

3. 脓胸（执业助理医师不考）

（1）临床表现　多有原发病的症状和体征，伴或不伴胸腔积液的症状和体征。

（2）辅助检查　胸部 X 线、超声、CT、胸腔穿刺。

（3）鉴别诊断　肺脓肿、类肺炎胸腔积液。

（4）进一步检查　细菌培养+药敏试验。

（5）治疗原则

1）**控制原发感染**。

2）排脓：①胸腔穿刺抽脓。②胸腔闭式引流术。

踩点演练

例题 1

【病历摘要】女性，65 岁。发现肺部阴影 2 年，胸闷 2 周。

患者 2 年前体检摄胸部 X 线片时发现左下肺直径约 1.5cm 的结节影，边缘清晰，未按照医嘱行胸部 CT 检查及定期复查。2 周前自觉左侧胸闷，无发热、咳嗽、咯血、胸痛。于当地医院行胸部X线检查示中等量胸腔积液，胸腔穿刺抽出约600ml血性液体。发病以来，大小便正常，体重无下降。无烟酒嗜好。子女身体健康，无遗传性疾病家族史。

体格检查：体温37.6℃，脉搏85次/分，呼吸21次/分，血压120/70mmHg。皮肤未见出血点和皮疹，浅表淋巴结未触及肿大，巩膜无黄染，口唇无发绀。左侧肩胛线第8肋间以下叩诊呈实音，呼吸音明显减弱，未闻及干、湿啰音。心界不大，心率85次/分，心律整齐，各瓣膜听诊区未闻及杂音。腹平软，无压痛，肝脾肋下未触及，移动性浊音（-）。双手未见杵状指，双下肢无水肿。

实验室检查：胸腔积液常规示比重1.026，细胞总数12 000×10^6/L，有核细胞数1700×10^6/L，多核细胞占比0.24，单核细胞占比0.76，胸腔积液总蛋白35g/L，乳酸脱氢酶（LDH）214U/L，腺苷脱氨酶（ADA）14U/L。

【答题思路】

（一）初步诊断

1. 左肺肺癌。
2. 左侧恶性胸腔积液（胸膜转移癌）。

（二）诊断依据

1. 左肺肺癌

（1）老年女性，慢性病程。

（2）发现左下肺结节2年，胸闷2周，无发热。

（3）胸部X线片示左下肺结节影、左侧胸腔积液。

（4）血性胸腔积液，胸腔积液单核细胞比例升高，ADA水平低。

2. 左侧恶性胸腔积液

（1）左侧胸腔积液体征（左侧肩胛线第8肋间以下叩诊呈实音，呼吸音明显减弱）。

（2）胸部X线片示左侧胸腔积液。

（3）血性胸腔积液，胸腔积液单核细胞比例升高，ADA水平低。

（三）鉴别诊断

1. 结核性胸膜炎。
2. 胸膜间皮瘤。
3. 其他原因所致胸腔积液。

（四）进一步检查

1. 胸部超声、CT。
2. 胸腔积液细胞学检查。
3. 血清及胸腔积液肿瘤标志物。
4. 胸膜活检。
5. 必要时行肺部结节穿刺、支气管镜检查。

（五）治疗原则

1. 休息、支持治疗。
2. 胸腔穿刺抽液。
3. 诊断明确后行胸膜固定术。
4. 化疗。

例题2

【病历摘要】女性，45岁。发热、咳嗽、咳黄痰、胸闷、胸痛2周。

2周前患者淋雨后突发寒战、高热，最高体温39.2℃。1天后咳嗽、咳痰，初为白色黏液痰，后转为脓性黄痰。伴胸闷、胸痛。在门诊查外周血“白细胞增多”，给予“头孢噻肟钠”静脉滴注3天后体温降低，咳嗽减轻，但仍感胸闷。2天前开始再次高热，咳嗽无痰，感胸闷。发病以来，精神差，睡眠不佳，食欲缺乏，大便正常，尿量减少。既往体健，无高血压、糖尿病、心脏病病史及呼吸系统疾病病史，无出、凝血障碍。无烟酒嗜好。无遗传性疾病家族史。

体格检查：体温39.5℃，脉搏115次/分，呼吸25次/分，血压130/80mmHg。神志清楚，精神差，气管明显左移，右肺语颤减弱，叩诊呈实音，呼吸音消失。心界不大，心率120次/分，心律整齐，心脏各瓣膜听诊区未闻及杂音。腹平软，无压痛，肝脾肋下未触及，移动性浊音（-），双下肢无水肿。

实验室检查：血常规示血红蛋白110g/L，红细胞计数4.6×10^{12}/L，白细胞计数18.6×10^9/L，中性粒细胞占比0.89，血小板计数250×10^9/L。肝肾功能正常。

胸部B型超声：右侧胸腔大量液性暗区。

【答题思路】

（一）初步诊断

右侧脓胸。

（二）诊断依据

1. 2周前淋雨后寒战高热，咳嗽咳痰，抗生素治疗有效。
2. 2天前再次高热，咳嗽。
3. 体温39.5℃，右肺语颤减弱，叩诊呈实音，呼吸音消失。
4. 外周血白细胞计数增多及中性粒细胞比例增高。
5. 胸部B型超声示右侧胸腔液性暗区。

（三）鉴别诊断

1. 肺脓肿。

2. 细菌性肺炎。

（四）进一步检查

1. 超声定位及诊断性穿刺。

2. 若抽出脓液，应行细菌培养+药敏试验。

3. 血培养，肝肾功能，电解质。

4. 血C反应蛋白（CRP）测定。

5. 必要时胸部CT检查。

（五）治疗原则

1. 应用广谱抗生素，必要时根据药敏试验结果更换抗生素。

2. 行右侧胸腔穿刺引流或胸腔闭式引流术。

3. 对症治疗　降温、吸氧、镇咳、祛痰。

（十一）气胸

1. 临床表现

（1）症状：①可有持重物、屏气、剧烈体力活动等诱因，多在正常活动或安静休息时发生。②多起病急骤，突感一侧**胸痛**，针刺样或刀割样，继之胸闷和呼吸困难，可伴刺激性咳嗽。③症状与肺内原有疾病、气胸发生的速度、胸膜腔内积气引起的压力大小有关。

（2）体征：①大量气胸。**气管、纵隔向健侧移位**，患侧胸部隆起；呼吸运动与触觉语颤减弱；叩诊呈过清音或鼓音，心、肝浊音界缩小或消失；听诊呼吸音减弱或消失。②左侧少量气胸或纵隔气肿，可在左心缘处听到与心搏一致的气泡破裂音，称Hamman征。液气胸时，胸内有振水声。③张力性气胸。气管、纵隔向健侧**显著移位**，心率快、血压低、颈静脉怒张，患侧胸廓饱满，肋间隙增宽，叩诊呈鼓音，呼吸运动幅度减低，呼吸音消失。④开放性气胸：胸壁伤口**可闻及气体进出胸腔发出声音**，气管向健侧移位，患侧胸部叩诊鼓音，呼吸音消失，严重者伴休克。

2. 辅助检查　胸部X线。

3. 鉴别诊断　支气管哮喘、慢性阻塞性肺疾病、急性心肌梗死、肺血栓栓塞症、肺大疱。

4. 进一步检查　胸部CT检查、检查凝血机制。

5. 治疗原则

（1）少量气胸：镇静、镇痛。

（2）大量气胸：胸腔穿刺或胸腔闭式引流术。

（3）开放性气胸：①院前急救，封盖伤口，加压包扎。②给氧、补充血容量，纠正休克。③清创，缝合胸壁伤口。④胸腔闭式引流。⑤开胸探查手术（怀疑脏器损伤或进行性出血时）。⑥抗感染，鼓励咳嗽排痰，早期活动。

（4）张力性气胸：立即胸腔穿刺排气。

（5）手术治疗：适用于开放性气胸、血气胸、双侧气胸、复发性气胸、张力性气胸引流失败者、胸膜增厚致肺膨胀不全或影像学有多发性肺大疱者。

（6）处理气胸并发症。

踩点演练

例题1

【病历摘要】男性，18岁。右前胸刀刺伤1小时。

患者1小时前右前胸被刀刺伤后即出现呼吸困难、头晕伴心悸，伤口少许活动性出血并有气泡冒出。在现场进行简单包扎后急诊抬送入院。既往体健，无手术外科史及药物过敏史。

体格检查：体温36.5℃，脉搏136次/分，血压76/50mmHg。神志清楚，躁动不安。面色苍白，口唇轻度发绀，四肢皮肤湿冷，颈静脉无怒张。气管向左侧移位，胸廓对称，伤口位于右锁骨中线第5肋间，长2.5cm，边缘平整，伤口有溢血并随呼吸有气体进出。右胸上部叩诊为鼓音，下部叩诊为实音，呼吸音减低，左肺呼吸音增粗，心界不大，心率136次/分，心律整齐，心音减弱，心脏各瓣膜听诊区未闻及杂音。腹软，无压痛，肝脾肋下未触及。

【答题思路】

（一）初步诊断

1. 右侧开放性气胸。

2. 右侧血胸。

3. 失血性休克。

（二）诊断依据

1. 右侧开放性气胸

右前胸刀刺伤，伤处有气泡冒出。气管向左侧移位，伤口有溢血并随呼吸有气体进出。右胸上部叩诊为鼓音。

2. 右侧血胸

（1）患者有右胸部开放性外伤史。

（2）右胸下部叩诊为实音，呼吸音减低。

3. 失血性休克

有胸部外伤史，躁动不安，面色苍白，口唇轻度发绀，四肢皮肤湿冷，血压降低、脉搏增快。

（三）鉴别诊断

1. 张力性气胸。

2. 闭合性气胸。

3. 多根多处肋骨骨折伴反常呼吸（连枷胸）。

4. 支气管断裂。

（四）进一步检查

1. 诊断性胸腔穿刺。

2. 病情允许时，行床旁胸部X线或胸部超声或胸部CT检查。

3. 超声心动图。

4. 血常规、血生化检查。

（五）治疗原则

1. 抗休克治疗。

2. 立即行胸腔穿刺减压和/或胸腔闭式引流。

3. 固定胸廓、镇痛。

4. 保持呼吸道通畅，鼓励患者咳嗽排痰，预防并发症。

5. 使用抗生素预防感染。

6. 必要时开胸探查。

例题2

【病历摘要】女性，33岁。车祸后胸痛、呼吸困难、咯血2小时。

患者2小时前在乘坐高速行驶的汽车时，因紧急刹车，右胸撞击在汽车的铁杆上，当即感到右前胸疼痛难忍，呼吸困难，咯血数口，后呼吸困难逐渐加重，随即送来医院。既往体健。无手术、外伤史及药物过敏史。无传染病患者接触史。

体格检查：体温37.1℃，脉搏125次/分，呼吸30次/分，血压90/60mmHg。神志清楚，口唇发绀。气管明显向左侧偏移，右胸廓膨隆，皮肤瘀斑，触痛明显，颈、胸部可触及广泛皮下气肿，无骨擦感，叩诊呈鼓音，呼吸音消失。心界不大，心率125次/分，心律整齐，未闻及杂音。腹部平软，无压痛及反跳痛，肝脾肋下未触及，肠鸣音正常。四肢活动正常，巴宾斯基征（Babinski sign）阴性。

胸部X线片：胸部皮下气肿明显，右肺被压缩于肺门并呈“坠落征”，纵隔明显左移，肋骨未见骨折。

【答题思路】

（一）初步诊断

1. 右侧张力性气胸。

2. 右侧主支气管断裂。

（二）诊断依据

1. 右侧张力性气胸

（1）患者女性，右胸外伤史，胸痛，严重呼吸困难。

（2）口唇发绀，气管明显向左侧偏移，广泛皮下气肿，右胸叩诊呈鼓音，呼吸音消失。

（3）胸部X线片示右肺被压缩于肺门。

2. 右肺主支气管断裂

（1）中年女性，胸部外伤史，咯血。

（2）胸部X线片示右肺被压缩于肺门并呈“坠落征”，纵隔明显左移。

（三）鉴别诊断

1. 开放性气胸。

2. 血胸。

3. 肋骨骨折。

（四）进一步检查

1. 诊断性胸腔穿刺。

2. 病情平稳后行支气管镜和胸部CT检查。

（五）治疗原则

1. 立即行右侧胸腔穿刺减压或闭式引流。

2. 使用抗生素防止感染。

3. 镇痛。

4. 保持呼吸道通畅、吸氧。

5. 开胸探查，支气管修补术。

（十二）肋骨骨折

1. 临床表现

（1）症状：①**局部疼痛**，在深呼吸、咳嗽或变动体位时加剧，局部明显压痛、肿胀，局部皮下瘀斑。②多根多处肋骨骨折，胸壁可有畸形。③肺不张、肺部感染、血胸、气胸、皮下气肿或咯血。

（2）体征：①**胸廓挤压征阳性**，骨擦音。②多根多处肋骨骨折，可见患侧胸壁反常呼吸运动。

2. 辅助检查　血常规、胸部X线。

3. 鉴别诊断　单纯软组织损伤。

4. 进一步检查　中心静脉压、CT胸廓成像。

5. 治疗原则

（1）闭合性单处肋骨骨折：镇痛，鼓励咳嗽排痰，清理呼吸道分泌物，早期活动。

（2）多根单处肋骨骨折伴明显移位或血胸、血气胸：肋骨钉、肋骨爪固定。

（3）闭合性多根多处肋骨骨折：①固定。②支气管镜吸痰和肺部物理治疗（连枷胸）。③气管插管或气管切开（呼吸功能不全时）。

（4）开放性肋骨骨折：①清创，固定断端，缝合。②胸膜穿破者行胸腔闭式引流术。

踩点演练

例题1

【病历摘要】男性，47岁。跌倒后右胸痛2小时，心悸、乏力1小时。

2 小时前患者洗澡时滑倒，右侧季肋部撞在浴缸边缘，撞伤时感觉局部有“咔嚓”声，疼痛剧烈，严重影响呼吸。休息 1 小时疼痛不缓解，逐渐出现心悸、乏力、头晕，眼前发黑，憋气，由他人搀扶步行入急诊室就诊。患者受伤后无晕厥，无意识不清，伤后未进食，未排大小便，身体其他部位没有受伤。既往无高血压、糖尿病、心脏病病史及呼吸系统疾病史，无凝血障碍。无烟酒嗜好。无遗传病家族史。

体格检查：体温 37.2℃，脉搏 120 次/分，呼吸 25 次/分，血压 100/60mmHg。右侧弯腰前屈被动体位。气管居中。右侧季肋部皮肤轻度挫伤，局部可见腋前线至腋后线第 7～8 肋骨区域面积 3cm×3cm 皮下淤血。胸廓挤压试验阳性，可闻及骨摩擦音，无皮下气肿，右下胸部叩诊呈实音，听诊呼吸音减弱，其他区域叩诊呈清音，听诊呼吸音清晰，未闻及干湿啰音，心界不大，心率 120 次/分，律齐，心脏各瓣膜听诊区未闻及杂音。腹平软，无压痛，肝脾肋下未触及，移动性浊音(-)，无双下肢水肿。

实验室检查：血常规示血红蛋白 120g/L，红细胞计数 4.0×10^{12}/L，白细胞计数 11.6×10^{9}/L，白细胞分类正常，血小板计数 287×10^{9}/L。肝肾功能正常，出凝血功能正常。

胸部正位 X 线片：右侧第 8 肋骨骨折伴错位，右下肺外高内低致密影。胸部 CT 平扫：右侧第 8 肋骨骨折伴错位，胸腔下部可见弧形致密影。

【答题思路】

（一）初步诊断

1. 右侧肋骨骨折。

2. 右侧血胸。

3. 右胸壁软组织挫伤。

（二）诊断依据

1. 右侧肋骨骨折

（1）明确右胸外伤史。

（2）局部有骨摩擦音。

（3）胸部 X 线片及 CT 示肋骨骨折。

2. 右侧血胸

（1）右胸外伤后出现进行性心悸、乏力、头晕、心率增快等低血容量症状。

（2）右下肺叩诊呈实音，呼吸音低（胸腔积液体征）。

（3）胸部 X 线片及 CT 均提示右侧胸腔积液。

3. 右胸壁软组织挫伤

（1）右胸外伤史。

（2）局部皮肤挫伤，皮下淤血。

（3）肺挫伤。

（三）鉴别诊断

1. 腹部闭合性损伤。

2. 右侧气胸。

（四）进一步检查

1. 右侧胸腔积液超声定位及诊断性穿刺。

2. 腹部 B 型超声。

（五）治疗原则

1. 胸部包扎固定。

2. 对症治疗：吸氧、镇痛。

3. 行右侧胸腔穿刺，闭式引流。

4. 必要时开胸手术探查。

5. 应用抗生素预防感染。

例题 2

【病历摘要】男性，18 岁。外伤后胸痛、呼吸困难 2 小时。

患者 2 小时前骑自行车与逆行的货车迎面相撞，左胸与货车左前侧发生碰撞后倒地。当时即感左侧胸痛，以呼吸和活动时加重，伴有呼吸困难和少量血痰；无昏迷、无呕吐。遂被送入医院。既往体健，无烟酒嗜好。

体格检查：血压 80/50mmHg，脉搏 148 次/分，呼吸 40 次/分。神志清楚、对答合理、呼吸急促、痛苦表情。吸氧下呼吸急促反而加重，伴口唇发绀，颈静脉怒张不明显。气管移向右侧，左胸廓饱满，呼吸运动较右胸弱；左胸壁有骨擦音（第 4～6 肋骨），局部压痛明显。上自颈部、胸部直至上腹部均可触及皮下气肿。左胸叩诊鼓音，呼吸音消失，未闻及啰音，右肺呼吸者较粗，未闻及啰音。左心界叩诊不清，心率 148 次/分，心律整齐，心音较弱，未闻及杂音。腹部平软，无压痛或肌紧张，肠鸣音正常，肝脾肋下未触及。下肢无水肿，四肢活动正常，病理反射未引出。

【答题思路】

（一）初步诊断

1. 张力性气胸。

2. 休克。

3. 左侧多根肋骨骨折。

（二）诊断依据

1. 张力性气胸

（1）青年男性，外伤史伴呼吸困难。

（2）口唇发绀，广泛皮下气肿，气管移向右侧，左胸叩诊鼓音，呼吸音消失。

2. 休克　有外伤史，呼吸、脉搏偏快，血压显著下降。

3. 左侧多根肋骨骨折　有外伤史，左胸壁有骨擦音（第4~6肋骨），局部压痛明显。

（三）鉴别诊断

1. 闭合性气胸。

2. 心脏压塞（心包积血）。

3. 血胸。

（四）进一步检查

1. 立即胸腔穿刺，闭式引流。

2. 摄胸部正、侧位X线片。

3. 心电图（ECG），血压持续监测，血常规，血气分析。

（五）治疗原则

1. 纠正休克，输血补液，保持呼吸道通畅，吸氧。

2. 胸腔穿刺，闭式引流，密切观察病情，必要时开胸探查。

3. 应用抗生素防治感染，同时行对症处理，包括镇痛、固定胸廓等。

二、心血管系统

（一）心力衰竭

1. 慢性心力衰竭

（1）临床表现

1）症状：①左心衰竭，**呼吸困难**（劳力性呼吸困难、端坐呼吸、夜间阵发性呼吸困难、急性肺水肿），咳嗽、咳痰、咯血、乏力、疲倦、头晕、心悸，少尿及肾功能损害。②右心衰竭，劳力性呼吸困难，腹胀、恶心、呕吐等**消化道症状**。③全心衰竭，呼吸困难等肺淤血症状减轻，可有胸腔积液。

2）体征：①左心衰竭，**肺部湿啰音**、心脏扩大、心率增快、P_2亢进、**舒张期奔马律**。②右心衰竭，身体低垂部位的**对称可压陷性水肿**，颈静脉怒张、肝颈静脉回流征阳性，肝大，常伴压痛，晚期可见黄疸、大量腹水和心源性肝硬化，可闻及三尖瓣关闭不全的反流性杂音。

（2）辅助检查：血常规、血生化、脑钠肽检查、心电图和胸部X线。

（3）鉴别诊断：支气管哮喘、心包积液和肝硬化腹水。

（4）进一步检查：超声心动图、放射性核素检查、心-肺吸氧运动试验和有创性血流动力学检查。

（5）治疗原则

1）病因治疗和消除诱因。

2）一般治疗：休息，限制体力活动，限制钠盐摄入。

3）药物治疗：①利尿药。②肾素-血管紧张素-醛固酮系统抑制药。③β受体阻断药。④正性肌力药。

4）心脏再同步化治疗及植入型心律转复除颤器。

5）心脏移植。

2. 急性心力衰竭

（1）临床表现

1）症状：①突发**严重的呼吸困难**、**端坐呼吸**、恐惧、濒死感、大汗。②面色灰白或发绀。③**咳粉红色泡沫痰**。④极重者可神志模糊。

2）体征：①呼吸频率加快。②一过性血压升高，病情如不缓解，血压可持续下降直至休克。③**两肺满布湿啰音和哮鸣音**。④第一心音减弱，心率快，同时可闻室性奔马律，P_2亢进。

（2）辅助检查：脑钠肽、血常规、尿常规、血生化、血气分析、肝肾功能检查、心肌坏死标志物检测。

（3）鉴别诊断：支气管哮喘、心包积液、肺水肿并存的心源性休克。

（4）进一步检查：胸部X线、超声心动图、冠状动脉造影。

（5）治疗原则

1）体位：取坐位，双腿下垂。

2）氧疗：**高流量鼻管给氧**，病情严重者应呼吸机给氧或双水平气道正压给氧。

3）药物治疗：①**吗啡**，静脉注射。②**利尿药**，如呋塞米。③血管扩张药。④正性肌力药物，如多巴胺等。⑤洋地黄类药物。

4）机械辅助治疗。

踩点演练

例题

【病历摘要】男性，67岁。突发心悸伴气促5小时。

患者5小时前用力大便时突发心悸、气促，无胸痛，无咳嗽、咯血，紧急送往医院。既往有急性广泛前壁心肌梗死2年，保守治疗。否认糖尿病病史。吸烟40年，每天30支。无遗传性疾病家族史。

体格检查：体温36.1℃，脉搏96次/分，呼吸24次/分，血压110/60mmHg。神志清楚，半卧位，口唇发绀，颈静脉未见充盈，甲状腺无肿大。双肺可闻及大量湿啰音。心尖搏动位于左侧第5肋间锁骨中线外2cm处，心率136次/分，心律绝对不齐，未闻及心脏杂音。腹平坦，无压痛，肝脾肋下未触及，移动性浊音（-）。双下肢无水肿。

实验室检查：入院后急查肌酸激酶（CK）250 U/L，肌酸激酶同工酶（CK-MB）18U/L。

【答题思路】

（一）初步诊断

1. 急性左心衰竭。

2. 冠状动脉粥样硬化性心脏病，陈旧性广泛前壁心肌梗死，心脏扩大。

3. 心房颤动伴快速心室率。

（二）诊断依据

1. 急性左心衰竭

（1）陈旧性心肌梗死病史。

（2）用力排便后突发呼吸困难。

（3）半卧位，口唇发绀，双肺大量湿啰音。

2. 冠状动脉粥样硬化性心脏病，陈旧性广泛前壁心肌梗死，心脏扩大

（1）老年男性，有吸烟史。

（2）广泛前壁心肌梗死病史2年，心脏扩大。

3. 心房颤动伴快速心室率

脉搏96次/分，心率136次/分，短绌脉，心律绝对不齐。

（三）鉴别诊断

1. 心绞痛。

2. 主动脉夹层。

3. 急性肺栓塞。

4. 支气管哮喘。

（四）进一步检查

1. 心电图，胸部X线，超声心动图。

2. 脑钠肽。

3. 血常规、动脉血气分析、肝肾功能、血糖、血脂检查。

（五）治疗原则

1. 坐位，双腿下垂，吸氧，控制液体入量。

2. 应用吗啡。

3. 应用快速利尿药。

4. 应用血管扩张药。

5. 应用洋地黄类药物。

6. 冠状动脉粥样硬化性心脏病二级预防。

（二）心律失常（执业助理医师不考）

1. 临床表现

（1）窦性心动过速：无症状或感心悸，听诊心率快。

（2）窦性心动过缓：无症状或感心悸，听诊心率慢。

（3）窦性停搏：①眩晕、黑蒙、短暂意识障碍，甚至阿斯综合征，严重时可致死亡。②听诊可有心律不齐或原发病体征。

（4）房性期前收缩：无症状或感心悸等。

（5）房性心动过速：①心悸、胸闷、多汗、腹泻、呕吐以及多尿等，晕厥少见。②间歇性或持续性心悸，出现房室传导比率变动时可闻及心律不齐，第一心音强弱变化。

（6）心房扑动：①心房扑动伴有快速的心室率时，可诱发心绞痛与充血性心力衰竭。②除原发病的体征外，可见快速颈静脉扑动，有时能听到心房音。

（7）心房颤动：①心悸，有心前区压迫感、恐惧，偶可发生晕厥，心室率快时可引发心绞痛、充血性心力衰竭甚至心源性休克。②心脏听诊**第一心音强弱不等，节律不齐，脉短绌**。

（8）阵发性室上性心动过速：①**突发突止的心悸**，可伴胸闷、胸痛、恶心，甚至晕厥。②心尖区第一心音强度恒定，心律绝对规则。

（9）室性期前收缩：①发作频繁时心悸、心绞痛、头晕等，重者可晕厥。②心律不齐，室性期前收缩时第二心音强度减弱。

（10）室性心动过速：①持续性室速常见心悸、气短、低血压、心绞痛、少尿、晕厥及休克等。②心律轻度不规则，第一、二心音分裂，收缩期血压可随心搏变化。

2. 辅助检查　**心电图**、**动态心电图**、运动负荷试验、食管心电图、腔内电生理检查。

3. 鉴别诊断　心力衰竭、冠状动脉粥样硬化性心脏病、肺栓塞。

4. 进一步检查　血常规、血生化、头颅CT、腹部超声、肝功能、血糖检查。

5. 治疗原则

（1）一般治疗：①**病因治疗**和纠正诱因。②吸氧、镇静。

（2）药物治疗：①阻断快速钠通道，如奎尼丁。②阻断β肾上腺素受体，如美托洛尔。③阻断钾通道与延长复极，如胺碘酮。④阻断慢钙通道，如维拉帕米。

（3）**介入治疗**：①**心脏电复律与电除颤**。②植入型心律转变除颤器。③心脏起搏治疗。④导管射频消融治疗快速性心律失常。

（4）手术治疗：①室壁瘤切除术。②冠状动脉旁路移植术。③矫正瓣膜关闭不全或狭窄的手术。

④左颈胸交感神经切断术。

踩点演练

例题 1

【病历摘要】男性，58岁。间断心悸2年，再发伴胸闷1小时。

患者2年来间断发作心悸，伴咽部不适，每次持续2~5分钟，可突然自行好转。曾于外院就诊，常规心电图检查正常，未曾服药。半年前因“感冒”曾有1次心悸发作，无黑蒙、胸闷，持续约10分钟亦自行好转。再次于外院行胸部X线检查、心电图检查均未见异常。今天晨练中再发心悸，伴咽部异物感、胸闷、头晕、恶心，无呕吐，无黑蒙和晕厥，随即来院就诊。自发病来饮食、睡眠、大小便正常，体重无变化。既往有2型糖尿病病史2年，口服二甲双胍、阿卡波糖治疗，1个月前测空腹血糖6.8mmol/L，糖化血红蛋白6.6%。吸烟20年，每天30支，偶尔饮酒。否认遗传性疾病家族史。

体格检查：体温36.5℃，脉搏187次/分，呼吸24次/分，血压100/70mmHg。颈部可见快速动脉搏动，双侧颈动脉未闻及血管杂音，甲状腺无肿大。双肺呼吸音清，未闻及干、湿啰音。心界不大，心率187次/分，心律整齐，S_1强度一定，未闻及心脏杂音。腹平软，无压痛，肝脾肋下未触及。双下肢无水肿。

实验室检查：血常规示血红蛋白137g/L，红细胞计数$4.55\times10^{12}/L$，白细胞计数$9.5\times10^9/L$，中性粒细胞占比0.75，血小板计数$174\times10^9/L$。

心电图如下。

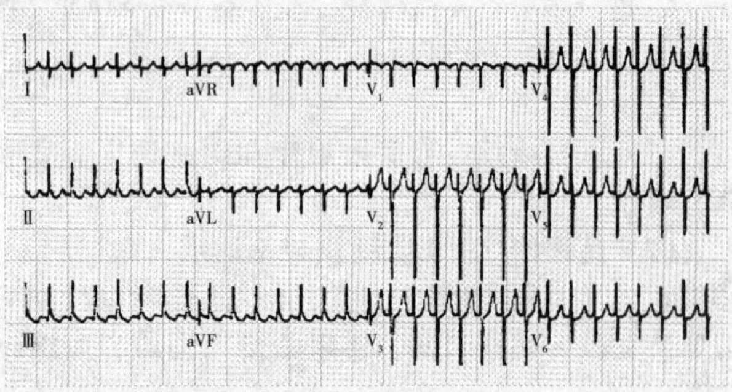

【答题思路】

（一）初步诊断

1. 阵发性室上性心动过速。

2. 2型糖尿病。

（二）诊断依据

1. 阵发性室上性心动过速

（1）老年男性，吸烟史，间断心悸2年。

（2）突然发作、突然终止，发作时伴咽部异物感、胸闷、头晕、恶心。

（3）心电图提示阵发性室上性心动过速。

2. 2型糖尿病

2型糖尿病病史2年，口服二甲双胍、阿卡波糖治疗。

（三）鉴别诊断

1. 窦性心动过速。
2. 阵发性心房颤动。
3. 慢性心力衰竭。
4. 冠状动脉粥样硬化性心脏病。

（四）进一步检查

1. 24小时动态心电图。
2. 超声心动图。
3. 血电解质、肝肾功能、血糖、血脂检查。
4. 心脏电生理检查。

（五）治疗原则

1. 急性发作时可尝试刺激迷走神经方法，纠正心律失常等。
2. 药物终止发作。
3. 必要时行射频消融术。
4. 控制血糖。
5. 戒烟酒，注意休息，改善生活方式。

例题 2

【病历摘要】男性，46岁。突发胸痛1小时。

患者1小时前无明显诱因突发前胸骨后疼痛，伴大汗、恶心，紧急送往医院。途中突然意识丧失，无四肢抽搐，送诊医师立即给予胸外按压后意识恢复，胸痛持续未缓解。起病前精神尚可，饮食正常，睡眠稍差，大小便正常。3年前体检发现血压升高，最高为166/98mmHg，未诊治。否认高血压家族史及猝死家族史。吸烟20年，每天10~15支。

体格检查：体温36.3℃，脉搏96次/分，呼吸18次/分，血压120/70mmHg。神志清楚，口唇无发绀。颈静脉无怒张，甲状腺无肿大。双肺呼吸音清晰。心界无扩大，心率96次/分，律不齐，心音低钝，未闻及心脏杂音，无心包摩擦音。腹平软，无压痛，肝脾肋下未触及。双下肢无水肿。

心电图：V_1~V_6导联ST段弓背向上抬高0.5mV，并可见提前出现的宽大畸形的QRS波群，其前未见P波，时有连续4个。

【答题思路】

（一）初步诊断

1. 冠状动脉粥样硬化性心脏病，急性广泛前壁心肌梗死。

2. 心功能Ⅰ级（Killip 分级）。

3. 短暂性阵发性室性心动过速。

4. 高血压2级（很高危）。

（二）诊断依据

1. 冠状动脉粥样硬化性心脏病，急性广泛前壁心肌梗死

（1）中年男性，有高血压、吸烟史。

（2）突发胸痛，持续不缓解，心音低钝。

（3）心电图示 $V_1 \sim V_6$ 导联 ST 段弓背向上抬高0.5mV。

2. 心功能Ⅰ级（Killip 分级）

双肺呼吸音清晰。

3. 短暂性阵发性室性心动过速

听诊心律不齐，心电图提示提前出现的宽大畸形的 QRS 波群，其前未见 P 波，时有连续4个。

4. 高血压2级（很高危）

（1）高血压史，血压最高为166/98mmHg。

（2）吸烟史，合并急性心肌梗死。

（三）鉴别诊断

1. 急性肺栓塞。

2. 主动脉夹层。

3. 不稳定型心绞痛。

4. 急性脑血管病。

（四）进一步检查

1. 监测心肌坏死标志物及心电图变化。

2. 超声心动图、动态心动图。

3. 头颅 CT。

4. 胸部 X 线。

5. 肝肾功能、电解质、血糖、血脂、动脉血气分析、血常规检查。

（五）治疗原则

1. 卧床休息、吸氧、心电监护、低脂饮食、戒烟。

2. 解除疼痛（如使用硝酸酯类药物等）。

3. 抗凝及抗血小板药物治疗。

4. 心肌再灌注治疗（静脉溶栓或冠状动脉介入治疗）。

5. 纠正心律失常。

6. 长期降压治疗。

7. 冠状动脉粥样硬化性心脏病二级预防。

例题3

【病历摘要】男性，75岁。头晕6年，反复心悸3个月。

患者6年前间断于劳累后出现头晕，测血压增高，最高为190/80mmHg，不规律服用降压药物，血压不平稳。3个月前无诱因反复出现心悸，伴胸闷，无晕厥及胸痛。患病以来饮食正常，入睡困难，大小便正常。否认冠状动脉粥样硬化性心脏病、肝炎、肾病和肺部疾病病史。无高血压家族史。吸烟45年，每天20支，少量饮酒。体格检查：体温37℃，脉搏66次/分，呼吸18次/分，血压186/76mmHg。神志清楚。口唇无发绀，甲状腺无肿大。双肺呼吸音清晰。心界不大，心率66次/分，心律不整齐，可闻及期前收缩，时呈二联律，心音正常，未闻及心脏杂音，无心包摩擦音。腹平软，无压痛，肝脾肋下未触及。双下肢无水肿。

心电图：可见提前出现的宽大畸形的 QRS 波，其前未见 P 波，时呈二联律。

【答题思路】

（一）初步诊断

1. 单纯收缩期高血压。

2. 室性期前收缩。

（二）诊断依据

1. 单纯收缩期高血压

（1）老年男性，吸烟史。

（2）有头晕。

（3）仅收缩压增高。

2. 室性期前收缩

（1）高血压病史，心悸伴胸闷。

（2）听诊心律不整齐，可闻及期前收缩，时呈二联律。

（3）心电图可见提前出现的宽大畸形的 QRS 波，其前未见 P 波，时呈二联律。

（三）鉴别诊断

1. 冠状动脉粥样硬化性心脏病。

2. 脑血管病。

3. 慢性心力衰竭。

4. 继发性高血压。

（四）进一步检查

1. 动态心电图。

2. 超声心动图。

3. 胸部 X 线，腹部 B 型超声。

4. 血糖、血电解质、肝肾功能、血脂、尿常规。

5. 头颅 CT。

（五）治疗原则

1. 戒烟酒、限钠盐饮食。

2. 长期降压治疗。

3. 纠正心律失常。

4. 调整睡眠。

（三）冠状动脉粥样硬化性心脏病

1. 稳定型心绞痛

（1）临床表现

1）症状：①发作性的**心前区压榨性疼痛**或憋闷。②主要位于胸骨后部，常放射至左肩、左臂内侧达环指和小指，或至颈、咽及下颌部。③**持续数分钟**，通常小于半小时。④活动后加重，休息或用含服硝酸甘油片后迅速缓解。⑤伴恶心、出汗、乏力等。

2）体征：①颈动脉杂音。②心率增快、血压升高、表情焦虑、皮肤冷或出汗，有时出现第四或第三心音奔马律。③可有暂时性心尖部收缩期杂音。

（2）辅助检查：血红蛋白、血糖、血脂、电解质、肝肾功能、**心电图**。

（3）鉴别诊断：其他心脏性疾病引起的心绞痛、X综合征、心肌桥、肋间神经痛和肋软骨炎、心脏神经症、食管疾病、膈疝、消化性溃疡、肠道疾病和颈椎病等。

（4）进一步检查：心肌坏死标志物、**运动负荷试验**、动态心电图、胸部X线、超声心动图、放射性核素检查、冠状动脉造影、磁共振显像、腹部超声、胃镜等。

（5）治疗原则

1）发作期：①休息。②药物治疗：硝酸甘油（舌下含化）、镇静药。

2）缓解期：①解除病因，去除诱因。②清淡饮食，禁烟酒，适当体力活动。③硝酸酯制剂。④抑制脂肪酸氧化和增加葡萄糖代谢药物。⑤钙通道阻滞药。⑥介入治疗。⑦外科手术治疗。

2. 心肌梗死

（1）临床表现

1）症状：①乏力，胸部不适，活动时心悸、烦躁、心绞痛等前驱症状。②**胸痛**最先出现，程度较重，**持续时间较长**，休息和舌下含服硝酸甘油片**多不能缓解**。③常伴胃肠道症状、心律失常、低血压、心力衰竭等。

2）体征：①心脏浊音界可正常、轻中度增大，心率增快或减慢，心尖区第一心音减弱，可出现第四心音奔马律或第三心音奔马律，可出现心包摩擦音、心尖区粗糙的收缩期杂音或伴收缩中、晚期喀喇音。②极早期血压可增高，此后血压降低。③并发症的相关体征。

（2）辅助检查：**心电图**、血常规、**血心肌坏死标志物**。

（3）鉴别诊断：心绞痛、主动脉夹层、急性肺动脉栓塞、急腹症和急性心包炎。

（4）进一步检查：超声心动图、放射性核素检查、正电子发射体层显像、血气分析及D-二聚体、血生化、腹部B型超声、胸部X线和**冠状动脉造影**等。

（5）治疗原则

1）ST段抬高型急性心肌梗死：①卧床休息，吸氧，监测心律、血压等，观察心功能、心电图变化。②解除疼痛。③**抗栓、抗凝**治疗。④**再灌注心肌治疗（如介入治疗、溶栓治疗）**。⑤消除心律失常，控制休克，处理并发症。

2）非ST段抬高型急性心肌梗死：①低危险组（无并发症、血流动力学稳定、不伴反复胸痛者）以阿司匹林、氯吡格雷和肝素（或低分子量肝素）治疗为主。②中危险组（伴持续或反复胸痛，心电图无变化或ST段压低1mm上下者）和高危险组（并发心源性休克、肺水肿或持续低血压、严重心律失常）则**以介入治疗为首选**。

3）右心室心肌梗死：①右心衰竭伴低血压，无左心衰竭时，扩张血容量。②伴房室传导阻滞，临时起搏。

踩点演练

例题1

【病历摘要】女性，56岁。反复发作性胸痛2年。

患者2年来反复出现发作性胸骨后疼痛，呈压迫感，多因情绪激动或劳累诱发，每次发作3～5分钟，休息后症状可自行缓解，无头晕、头痛，偶有腹胀、反酸，曾到当地医院就诊，多次做心电图大致正常。患病以来，生活和活动如常，睡眠可，大小便正常，体重无变化。既往有糖尿病病史，口服降血糖药及控制饮食治疗。无药物过敏史。

体格检查：体温36.5℃，脉搏80次/分，呼吸18次/分，血压130/70mmHg。神志清楚。无颈静脉怒张，双侧颈部未闻及血管杂音。双肺呼吸音清晰。心界不大，心率80次/分，心律整齐，未闻及心脏杂音。腹平软，无压痛，肝脾肋下未触及。双下肢无水肿。双侧足背动脉搏动对称。

实验室检查：肌酸激酶（CK）175U/L，肌酸激酶同工酶（CK-MB）8U/L，肌钙蛋白T 0.02μg/L。空腹血糖7.8mmol/L。

【答题思路】

（一）初步诊断

1. 冠状动脉粥样硬化性心脏病。

2. 稳定型心绞痛。

3. 心功能Ⅰ级（NYHA 分级）。

4. 2 型糖尿病。

（二）诊断依据

1. 冠状动脉粥样硬化性心脏病、稳定型心绞痛、心功能Ⅰ级（NYHA 分级）

（1）中年女性，有糖尿病病史。

（2）胸痛发作频率、程度、时限、诱发因素稳定。

（3）心电图及心肌坏死标志物正常。

（4）心功能Ⅰ级，活动量不受限。

2. 2 型糖尿病

有糖尿病病史，空腹血糖值高。

（三）鉴别诊断

1. 急性心肌梗死。

2. 不稳定型心绞痛。

3. 胃食管反流。

（四）进一步检查

1. 心电图负荷试验。

2. 超声心动图。

3. 血常规、血电解质、肝肾功能、血脂检查。

4. 必要时行冠状动脉 CTA 或动脉造影检查。

5. 胃镜。

（五）治疗原则

1. 去除诱因，糖尿病饮食，适度运动。

2. 使用长效硝酸酯制剂、β 受体阻断药、钙通道阻滞药缓解疼痛。

3. 抗血小板药物治疗。

4. 必要时行冠状动脉介入治疗。

5. 控制血糖。

6. 冠状动脉粥样硬化性心脑病二级预防。

例题 2

【病历摘要】男性，66 岁。突发胸痛伴大汗、呕吐 2 小时。

患者 2 小时前与邻居发生口角，情绪激动时突发前胸闷痛，持续 30 分钟，并向左肩部放射，自行含服硝酸甘油片未能缓解。既往有高血压 10 年，长期服用降血压药物治疗，血压波动在（140～180）/(86～110）mmHg。无胃病、肝病病史。吸烟 30 年，每天 20～30 支，少量饮酒。否认高血压家族史。

体格检查：体温 37℃，脉搏 98 次/分，呼吸18 次/分，血压159/96mmHg。痛苦面容，口唇无发绀，浅表淋巴结未触及，甲状腺无肿大。双肺呼吸音清晰。心界不大，心率 98 次/分，心律整齐，$A_2 > P_2$，心音稍低，未闻及心脏杂音。腹平软，无压痛，肝脾肋下未触及。双下肢无水肿。

实验室检查：入院即刻采血，肌钙蛋白测定阴性。

心电图：$V_3 \sim V_5$ 导联 ST 段弓背向上抬高 0.5mV。

【答题思路】

（一）初步诊断

1. 冠状动脉粥样硬化性心脏病，急性前壁心肌梗死，心功能Ⅰ级（Killip 分级）。

2. 高血压 3 级（很高危）。

（二）诊断依据

1. 冠状动脉粥样硬化性心脏病，急性前壁心肌梗死，心功能Ⅰ级（Killip 分级）

（1）老年男性，急性发病，有高血压病史及吸烟史。

（2）情绪激动时发作胸痛，持续时间长，有放射痛，含服硝酸甘油后不缓解，伴恶心、呕吐及大汗。

（3）体格检查，痛苦面容，心音稍低。

（4）心电图，$V_3 \sim V_5$ 导联 ST 段抬高。

（5）心功能Ⅰ级（Killip 分级），双肺呼吸音清晰。

2. 高血压 3 级（很高危）

（1）高血压病史 10 年，最高血压 180/110mmHg，为 3 级。

（2）吸烟史，合并急性心肌梗死。

（三）鉴别诊断

1. 心绞痛。

2. 急性肺栓塞。

3. 主动脉夹层。

4. 急性胆道疾病。

（四）进一步检查

1. 监测心肌坏死标志物及心电图变化。

2. 肝肾功能、电解质、血糖、血脂、动脉血气分析、凝血功能。

3. 超声心动图。

4. 胸部 X 线，腹部 B 型超声。

5. 必要时行冠状动脉造影。

（五）治疗原则

1. 卧床休息、吸氧、心电监护、低脂饮食、戒烟。

2. 解除疼痛（如哌替啶、吗啡、硝酸酯类药物等）。

3. 抗凝及抗血小板药物治疗。

4. 心肌再灌注治疗（静脉溶栓或冠状动脉介入治疗）。

5. 长期降压治疗。

6. 对症治疗。

7. 冠状动脉粥样硬化性心脏病二级预防。

例题3

【病历摘要】 男性，65岁。发作性胸痛3天，加重4小时。

患者3天前劳累后出现发作性心前区钝痛，放射至颈部和左上臂，持续5~10分钟，舌下含化硝酸甘油后可自行缓解，未就诊。4小时前上述症状加重，呈压榨样剧痛，伴胸闷、心悸、恶心，无呕吐，含硝酸甘油2片后无缓解，遂送来急诊。患病以来无发热及咯血，大小便正常。既往无高血压及糖尿病病史。吸烟史40年，约20支/天。

体格检查：体温36.7℃，脉搏58次/分，呼吸18次/分，血压120/70mmHg。神志清楚，口唇无发绀，颈静脉无怒张，双肺呼吸音清晰，未闻及干、湿啰音。心界不大，心率58次/分，心律不齐，心音减弱，未闻及杂音。腹平软，肝脾肋下未触及，双下肢无水肿。

实验室检查：肌钙蛋白T（cTnT）1.0μg/L（正常值0.02~0.13μg/L）。高密度脂蛋白胆固醇（HDL-C）0.53mmol/L，低密度脂蛋白胆固醇（LDL-C）1.9mmol/L。

心电图：窦性心律，PR间期固定，部分P波后无QRS波群，Ⅱ、Ⅲ、aVF导联可见病理性Q波及ST段呈弓背向上抬高。

【答题思路】

（一）初步诊断

1. 冠状动脉粥样硬化性心脏病，急性下壁心肌梗死。

2. 二度房室传导阻滞。

3. 心功能Ⅰ级（Killip分级）。

4. 血脂代谢异常。

（二）诊断依据

1. 冠状动脉粥样硬化性心脏病，急性下壁心肌梗死

（1）老年男性，急性起病，血脂异常及吸烟史。

（2）和劳累有关的胸痛并逐渐加重，疼痛放射至颈部和左上肢，舌下含服硝酸甘油后症状不能缓解。

（3）心电图，Ⅱ、Ⅲ、aVF导联可见病理性Q波及ST段呈弓背向上抬高。

（4）辅助检查，肌钙蛋白增高。

2. 二度房室传导阻滞

心电图示窦性心律，PR间期固定，部分P波后无QRS波群。

3. 心功能Ⅰ级（Killip分级）

双肺呼吸音清晰，未闻及干、湿啰音。

4. 血脂代谢异常

高密度脂蛋白降低。

（三）鉴别诊断

1. 不稳定型心绞痛。

2. 急性肺栓塞。

3. 主动脉夹层。

4. 急性心包炎。

（四）进一步检查

1. 动态监测心电图、心肌坏死标志物。

2. 血常规、凝血功能、血生化检查。

3. 血气分析及胸部X线。

4. 超声心动图及动态心电图。

5. 腹部B型超声。

（五）治疗原则

1. 绝对卧床、吸氧、心电监护、低脂饮食。

2. 应用吗啡、哌替啶等药物解除疼痛。

3. 使用抗凝及抗血小板药物。

4. 再灌注治疗。

5. 处理并发症，冠状动脉粥样硬化性心脏病二级预防。

（四）高血压

1. 临床表现

（1）症状：①多数起病缓慢、渐进。②**头晕**、头痛、疲劳、心悸及颈部发硬等，且不与血压水平相关联，严重者有视物模糊、鼻出血等。③靶器官损害的症状。

（2）体征：①早期体征较少。②重点有**周围血管搏动**、**血管杂音**（颈部、背部两侧肋脊角、上腹部脐两侧、腰部肋脊处）、心脏杂音等。③靶器官损害的相应体征。

（3）分级（表1-3-1）

表1-3-1 高血压分级

分类	收缩压（mmHg）		舒张压（mmHg）
正常血压	< 120	和	< 80
正常高值	120~139	和/或	80~89

续 表

分 类	收缩压（mmHg）		舒张压（mmHg）
高血压	≥140	和/或	≥90
1 级（轻度）	140 ~ 159	和/或	90 ~ 99
2 级（中度）	160 ~ 179	和/或	100 ~ 109
3 级（重度）	≥180	和/或	≥110
单纯收缩期高血压	≥140	和	< 90

（4）心血管危险分层标准（表 1-3-2）

表 1-3-2 心血管危险分层标准

其他危险因素和病史	高血压		
	1 级	2 级	3 级
无	低危	中危	高危
1 ~ 2 个其他危险因素	中危	中危	很高危
≥3 个危险因素或靶器官损害	高危	高危	很高危
临床并发症或合并糖尿病	很高危	很高危	很高危

2. 辅助检查 尿常规、血电解质、**血糖**、**血脂**、**肝肾功能**、血尿酸、**眼底**，心电图，胸部 X 线。

3. 鉴别诊断 肾实质性高血压、肾血管性高血压、嗜铬细胞瘤、皮质醇增多症和主动脉缩窄。

4. 进一步检查 ①超声心动图，**24 小时动态血压监测**、踝/臂血压比值。②血浆肾素、血管紧张素、醛固酮、皮质醇、儿茶酚胺测定。③静脉肾盂造影、肾穿刺组织学检查。④主动脉造影，脑、肾及肾上腺 B 型超声，CT、MRI 等。

5. 治疗原则

（1）非药物治疗：①控制可改变的危险因素，如血脂、糖尿病。②改善生活行为，戒烟、限制饮酒、减轻体重、减少钠盐摄入、增加运动等。

（2）药物治疗

1）**降压治疗方案**：①小剂量开始，逐步递增剂量，长期用药。②联合使用降压药，合理搭配药物。③平稳降压，尽量选用长效降压药。④结合临床实际情况，个体化治疗。

2）降压药物种类：①利尿药。②β 受体阻断药。③钙通道阻滞药。④血管紧张素转换酶抑制药。⑤血管紧张素Ⅱ受体阻断药。

踩点演练

例题 1

【病历摘要】男性，57 岁。发现血压增高 10 年，劳累后胸闷 1 年，加重 2 天。

患者 10 年前因发作性头晕就诊当地医院，查体测血压 170/100mmHg，无颜面水肿，无多尿、乏力，无心悸，无体重增加。间断服用左旋氨氯地平治疗。血压波动在（140 ~ 170）/（76 ~ 100）mmHg，能胜任日常工作。1 年来常因工作繁忙而感胸闷，休息后能缓解，2 天来胸闷加重。吸烟 30 年，每天 20 支，偶饮少量红酒。其母亲及大姐患高血压。

体格检查：体温 36.4℃，脉搏 96 次/分，呼吸 18 次/分，血压 160/90mmHg，神志清楚，浅表淋巴结未触及肿大，口唇无发绀，双肺叩诊呈清音，双肺呼吸音清晰，未闻及干、湿啰音。心尖搏动点位于第 6 肋间左锁骨中线外侧 1.0cm，心率 96 次/分，心律整齐，各瓣膜听诊区未闻及杂音，腹平软，无压痛，肝脾肋下未触及，双下肢无水肿。

心电图检查：窦性心律，RV_5 3.0mV，$RV_5+SV_1=4.5$mV，伴有 ST-T 改变。

【答题思路】

（一）初步诊断

1. 高血压 2 级，高危。

2. 心脏扩大。

3. 心功能Ⅱ级（NYHA 分级）。

（二）诊断依据

1. 中年男性，慢性病程，急性加重。

2. 血压增高 10 年，服用降血压药物治疗，血压未达标。

3. 高血压分级，血压≥160/100mmHg，为 2 级。

4. 危险分层，包括男性年龄> 55 岁，有高血压家族史，长期吸烟。

5. 心脏扩大，心界向左下扩大。心电图提示左心室肥厚劳损。

6. 心功能Ⅱ级，表现为劳累性胸闷，休息后能缓解。

（三）鉴别诊断

1. 冠状动脉粥样硬化性心脏病。

2. 脑血管病。

3. 继发性高血压。

（四）进一步检查

1. 脑钠肽（BNP）、血脂、血电解质、肝肾功能。
2. 头颅CT。
3. 胸部X线。
4. 超声心动图，颈动脉超声。
5. 尿常规，血和尿醛固酮，血和尿皮质醇。
6. 肾及肾上腺B型超声。

（五）治疗原则

1. 减少钠盐和脂肪摄入，戒烟。
2. 长期降压治疗。
3. 酌情利尿、扩血管、强心治疗。

例题2

【病历摘要】 男性，55岁。反复头痛、头晕5年，加重2天。

患者5年前开始常在劳累或情绪波动时出现头痛、头晕，休息后能缓解，未诊治。2年前体格检查时发现血压200/120mmHg，自行购“复方降压片”间断服用，血压控制不理想。近2天无诱因出现头痛，伴有恶心，无呕吐，无意识改变及肢体活动障碍。发病以来睡眠差，食欲及大小便正常。既往有糖尿病3年，长期口服降血糖药，空腹血糖控制在7mmol/L左右。吸烟35年，每天20～30支，饮少量黄酒。母亲有糖尿病。

体格检查：体温36℃，脉搏86次/分，呼吸18次/分，血压170/100mmHg。体型肥胖，神志清楚，浅表淋巴结未触及，甲状腺无肿大。双肺呼吸音清晰。心界不大，心率86次/分，心律整齐，$A_2>P_2$，未闻及心脏杂音。腹平软，无压痛，肝脾肋下未触及。双下肢无水肿。

实验室检查：空腹血糖9.5mmol/L，K^+ 3.3mmol/L，Na^+ 135mmol/L。

【答题思路】

（一）初步诊断

1. 高血压3级，很高危。
2. 2型糖尿病。
3. 低钾血症。

（二）诊断依据

1. 高血压3级，很高危

（1）中年男性，病程长。

（2）劳累或情绪波动时出现头痛、头晕。最高血压200/120mmHg，为3级。

（3）$A_2>P_2$。

（4）有糖尿病及吸烟史，分级为很高危。

2. 2型糖尿病

（1）有糖尿病病史，体型肥胖，长期口服降血糖药。

（2）母亲有糖尿病。

（3）空腹血糖9.5mmol/L。

3. 低钾血症

K^+ 3.3mmol/L。

（三）鉴别诊断

1. 原发性醛固酮增多症。
2. 肾实质性高血压。
3. 肾血管性高血压。
4. 皮质醇增多症。

（四）进一步检查

1. 肾上腺及腹部B型超声。
2. 血电解质、肝肾功能、血脂、尿常规、尿钾检查。
3. 血肾素、血管紧张素、醛固酮测定，肾上腺皮质功能检查。
4. 超声心动图。
5. 心电图、胸部X线。

（五）治疗原则

1. 控制体重、戒烟，糖尿病低钠饮食，适度运动。
2. 纠正低血钾。
3. 长期降压治疗。
4. 控制血糖。

（五）心脏瓣膜病（执业助理医师不考）

1. 临床表现

（1）二尖瓣狭窄

1）症状：①**劳力性呼吸困难**（最早出现）、阵发性夜间呼吸困难和端坐呼吸。②发作性大咯血，急性肺水肿时咳大量粉红色泡沫状痰，肺梗死时咳暗红色血痰。③夜间平卧或劳累后常有咳嗽，多为干咳。④声音嘶哑。

2）体征：①“**二尖瓣面容**”，口唇发绀。②心尖搏动正常或不明显，心尖区舒张期震颤，可触及右心室收缩期抬举样搏动，心浊音界可呈梨形，心尖区可闻及第一心音亢进和开瓣音，有低调的隆隆样舒张中晚期递增型杂音。③胸骨左缘第2肋间可闻及P_2亢进或分裂、相对性肺动脉瓣关闭不全时舒张早期递减型吹风样杂音。

（2）二尖瓣关闭不全

1）症状：①急性严重反流可迅速出现左心衰竭、急性肺水肿或心源性休克。②慢性严重反流早期疲乏无力，晚期有呼吸困难、左心衰竭或全心衰竭。

2）体征：①急性者 P_2 亢进，心尖区可闻低调、呈递减型收缩期杂音。②慢性者，可有心尖搏动向左下移位，可触及收缩期震颤，心脏浊音界向左下扩大，心尖区可闻及全收缩期吹风样杂音，向左腋下和左肩胛下区传导。

（3）主动脉瓣狭窄

1）症状：①劳力性呼吸困难。②**心绞痛**，最常发生，且常为首发症状，由运动诱发而经休息后可缓解。③晕厥。

2）体征：①心尖搏动相对局限、持续有力，颈动脉搏动明显延迟，心底可触及收缩期震颤。②第二心音主动脉瓣成分减弱或消失，严重狭窄者第二心音可呈逆分裂。③在胸骨右缘第2肋间或左缘第3肋间可闻收缩期递增-递减型喷射性杂音。

（4）主动脉关闭不全

1）症状：①急性重症可出现急性左心衰竭和低血压。②慢性早期可有心悸、心前区不适、头部强烈搏动感等，晚期出现左心衰竭，常有体位性头晕，罕见晕厥。

2）体征：①急性者可见第一心音减低，第二心音肺动脉瓣成分增强，第三心音常见。②慢性者可见**周围血管征**，心尖搏动向左下移位，心尖呈抬举性搏动，第一心音减弱，第二心音主动脉瓣成分减弱或缺如，心尖区常有第三心音，舒张早期高调、递减型、叹气样杂音，坐位并前倾和深呼气时易听到。

2. 辅助检查　胸部X线、心电图、超声心动图。

3. 鉴别诊断　其他心脏瓣膜病、先天性心脏病、肺栓塞等。

4. 进一步检查　动态心电图、肺部增强CT、肝肾功能、电解质、腹部B型超声、心导管检查和心室造影。

5. 治疗原则

（1）二尖瓣狭窄

1）一般治疗：①避免和控制诱因。②避免剧烈活动，定期复查。③预防风湿热，长效青霉素肌内注射。

2）介入和手术治疗：①经皮球囊二尖瓣成形术。②闭式或直视式分离术。③人工瓣膜置换术。

3）并发症处理。

（2）二尖瓣关闭不全

1）急性者：①人工瓣膜置换术或二尖瓣成形术。②内科过渡性治疗，以血管扩张药、利尿药降低肺静脉压为主。

2）慢性者：①内科治疗，定期随访，监测左心室功能变化。②外科手术治疗。

（3）主动脉瓣狭窄

1）内科治疗：①复查超声心动图，中重度者避免剧烈体力活动。②治疗并发症。③避免过度使用利尿药、血管扩张药。

2）人工瓣膜置换术。

3）经皮主动脉瓣置换术。

（4）主动脉瓣关闭不全

1）急性者：①人工瓣膜置换术或主动脉瓣修复术。②内科过渡性治疗。

2）慢性者：①内科治疗，限制体力活动。②人工瓣膜置换术。

踩点演练

例题1

【病历摘要】女性，43岁。心悸、胸闷、头晕1周，加重3小时。

患者1周前开始出现劳累时心悸、胸闷、头晕，休息片刻能缓解。发作时自扪脉搏不齐，未引起重视。3小时前劳累后感心悸、胸闷、头晕加剧，休息不能缓解，伴有气促、出汗而来门诊就诊。患者患病以来睡眠佳，日常活动正常，大小便正常。自述15岁时曾患风湿性关节炎。否认高血压病史，无多食、易饥饿、消瘦史。无烟酒嗜好，无遗传病家族史。

体格检查：体温36℃，脉搏103次/分，呼吸18次/分，血压120/70mmHg。二尖瓣面容，皮肤未见出血点及皮疹，浅表淋巴结未触及肿大，巩膜无黄染，甲状腺不大。双肺未闻及干湿啰音。心界无明显扩大，心率124次/分，心律绝对不齐，心音强弱不等，心尖部可闻及4/6级收缩期吹风样杂音和舒张期隆隆样杂音。腹平软，无压痛，肝脾肋下未触及，移动性浊音（-）。双下肢无水肿。

【答题思路】

（一）初步诊断

1. 风湿性心脏病，二尖瓣狭窄伴关闭不全。

2. 心房颤动。

3. 心功能Ⅰ级（NYHA分级）。

（二）诊断依据

1. 风湿性心脏病，二尖瓣狭窄伴关闭不全

（1）中年女性，有风湿性关节炎病史。

（2）1周前开始出现劳累时心悸、胸闷、头晕，休息片刻能缓解。

（3）心尖部可闻及4/6级收缩期吹风样杂音和舒张期隆隆样杂音。

2. 心房颤动

（1）心悸、胸闷、头晕。

（2）心率124次/分，心律绝对不齐，第一心音强弱不等，脉搏短绌。

3. 心功能Ⅰ级（NYHA分级）

日常活动不受限制。

（三）鉴别诊断

1. 先天性心脏病。

2. 甲状腺功能亢进症。

3. 心肌病。

4. 冠心病。

（四）进一步检查

1. 心电图及动态心电图。

2. 超声心动图。

3. 胸部X线及心肌核素检查。

4. 红细胞沉降率、抗链球菌溶血素“O”、凝血功能、甲状腺功能检查。

（五）治疗原则

1. 休息，吸氧。

2. 抗凝治疗。

3. 恢复窦性心律，必要时行电复律术。

4. 控制心室率。

5. 对症治疗，必要时行瓣膜置换术。

例题2

【病历摘要】男性，25岁。劳累后胸闷、气促2年，夜间不能平卧1个月。

患者2年前开始劳累后感胸闷、气促，休息片刻能缓解。日常工作和生活不受影响，未重视。近1个月来“感冒”后稍活动感胸闷、气促，伴心悸，夜间不能平卧，时有夜间憋醒，无发热。既往有反复上呼吸道感染史，无烟酒嗜好，无遗传性疾病家族史。

体格检查：体温36.5℃，脉搏110次/分，呼吸20次/分，血压130/60mmHg。皮肤未见出血点和皮疹，巩膜无黄染，口唇轻度发绀，浅表淋巴结未触及，甲状腺无肿大。双肺可闻及少量湿啰音。心界向左下扩大，心率110次/分，可闻及奔马律，A_2减弱，胸骨左缘第3肋间可闻及舒张期高调递减型叹气样杂音，向心尖部传导，心尖部可闻及舒张中期低调的隆隆样杂音，局限。腹软，无压痛，肝脾肋下未触及，移动性浊音阴性，双下肢无水肿，可触及水冲脉。

【答题思路】

（一）初步诊断

1. 风湿性心脏病，主动脉瓣关闭不全。

2. 心脏扩大。

3. 心功能Ⅳ级（NYHA分级）。

（二）诊断依据

1. 风湿性心脏病，主动脉瓣关闭不全

（1）青年男性，起病缓、病程长。

（2）有反复上呼吸道感染史，考虑为风湿性心脏病。

（3）劳累后胸闷、气促。

（4）口唇轻度发绀，触及水冲脉。

（5）主动脉瓣关闭不全特征性杂音：胸骨左缘第3肋间可闻及舒张期高调递减型叹气样杂音，向心尖部传导。

（6）Austin-Flint杂音：心尖部可闻及舒张中期低调的隆隆样杂音。

2. 心脏扩大

心界向左下扩大。

3. 心功能Ⅳ级

稍活动感胸闷、气促伴心悸，夜间呼吸困难。

（三）鉴别诊断

1. 先天性心脏病。

2. 心肌炎。

3. 心肌病。

4. 支气管哮喘。

（四）进一步检查

1. 超声心动图。

2. 心电图、胸部X线。

3. 红细胞沉降率，抗链球菌溶血素“O”，病毒抗体。

4. 血糖、肝肾功能、电解质、血脂。

5. 肺功能检查。

（五）治疗原则

1. 休息，低钠盐饮食，控制液体入量。

2. 纠正心功能不全　利尿药，血管扩张药，必要时使用洋地黄类药物。

3. 必要时行心脏瓣膜外科手术。

4. 预防上呼吸道感染。

（六）结核性心包炎（执业助理医师不考）

1. 临床表现

（1）症状：①**心前区胸痛**，可为尖锐性，常因深呼吸、咳嗽、变换体位或吞咽而加重，可放射至颈部、左肩、左臂及左肩胛区及上腹部。②呼吸困难，面色苍白，大汗淋漓，可有发绀。③低热、乏力、食欲缺乏、消瘦等。④心包积液、心脏压塞、心包缩窄等引起的症状。

（2）体征：①**心包摩擦音**，在胸骨左缘第3、4肋间最显著，似皮革摩擦，呈搔刮样。②心尖搏动弱，心脏浊音界向两侧增大，心率快、心音低钝而遥远，少数人可闻及舒张早期额外音（心包叩击音）；大量积液时可在左肩胛下角区语颤音增强，出现浊音及左肺受压迫所引起的支气管呼吸音，称**心包积液征**。③心脏压塞征，可有颈静脉怒张、肝大、腹水、下肢水肿及奇脉等。④**Kussmaul征**，静脉压增高，吸气时颈静脉更明显扩张。

2. 辅助检查　血常规、红细胞沉降率（血沉）、结核菌素试验、胸部X线、心电图。

3. 鉴别诊断　急性非特异性心包炎、化脓性心包炎、肿瘤性心包炎、心脏损伤后综合征和心包缩窄。

4. 进一步检查　磁共振显像、超声心动图、**心包穿刺**、右心导管、心包镜及**心包活检**。

5. 治疗原则

（1）一般治疗：①卧床休息至体温消退。②缓解胸痛：镇静药、镇痛药等。

（2）**心包穿刺**。

（3）**病因治疗**。

（4）手术治疗：心包切除术。

踩点演练

例题

【病历摘要】男性，66岁。低热及双下肢水肿6个月，加重1个月。

患者于6个月前无明显诱因出现低热，体温波动在36.8～37.8℃，伴乏力、双下肢水肿。曾自服“消炎药、利尿药”症状略有改善。1个月前患者出现声嘶、心前区疼痛、活动后气喘。患者发病以来，睡眠差，无咳嗽、咯血，大小便正常。既往糖尿病10余年，有多饮、消瘦症状。无高血压，否认肝炎等病史。无烟酒嗜好。

体格检查：体温37.5℃，脉搏90次/分，呼吸22次/分，血压110/75mmHg。神志清楚，体形消瘦，半坐位，颈静脉怒张，气管居中。双肺呼吸音粗糙，未闻及干、湿啰音。心界向两侧扩大，心率90次/分，心律整齐，心音遥远，未闻及病理性杂音及心包摩擦音。腹软，无压痛，肝肋下3cm，质软，无压痛，脾未触及，移动性浊音可疑。双下肢凹陷性水肿。无奇脉。

辅助检查：超声心动图示中等量心包积液。心脏X线检查示左、右心缘变直，可见心包钙化。

【答题思路】

（一）初步诊断

1. 结核性心包炎。

2. 心包积液（中等量）。

3. 2型糖尿病。

（二）诊断依据

1. 结核性心包炎

（1）老年男性，病程较长。

（2）低热及双下肢水肿6个月，加重1个月，伴乏力、心前区疼痛。

（3）X线检查见心包钙化。

2. 心包积液（中等量）

（1）活动后气喘，伴声嘶，双下肢水肿。

（2）心界向两侧扩大，心率增快，心音遥远，肝大，移动性浊音可疑。

（3）B型超声示中等量心包积液。

3. 2型糖尿病

（1）既往有糖尿病病史。

（2）有多饮、消瘦等症状。

（三）鉴别诊断

1. 恶性心包积液。

2. 肝病。

3. 慢性肺源性心脏病。

4. 慢性肾功能不全或肾病综合征。

（四）进一步检查

1. 心电图，除外急性心肌梗死。

2. 血常规、红细胞沉降率、电解质、结核菌素试验。

3. 尿常规、肝肾功能检查。

4. CT检查以除外肿瘤等占位性病变。

5. 心包穿刺液检查。

（五）治疗原则

1. 一般治疗，控制液体入量，吸氧，休息，加强营养，支持治疗。

2. 抗结核药物治疗。

3. 如有心脏压塞，可行心包穿刺抽液以缓解症状。

4. 如有心包缩窄，可行心包切开术。

三、消化系统

（一）胃食管反流病

1. 临床表现　典型症状为**胃灼热（烧心）**和**反流**。

2. 辅助检查　内镜检查、质子泵抑制药试验治疗。

3. 鉴别诊断　①引起胸痛的其他疾病，如冠状动脉硬化性心脏病。②引起吞咽困难的疾病，如食管肿瘤。③引起慢性咳喘的疾病，如慢性咽喉炎、支气管哮喘。④其他有反酸、胃灼热（烧心）症状的疾病，如胃炎、胃溃疡。

4. 进一步检查　内镜检查、**24小时食管pH监测**、食管X线钡剂造影检查和食管测压。

5. 治疗原则

（1）一般治疗：①餐后不宜立即卧床。②减少引起腹压增高的因素。③尽量避免使用能降低食管下括约肌（LES）压力的食物和药物。

（2）药物治疗：①抑酸药，包括**质子泵抑制药**、H_2受体阻断药。②抗酸药。③促胃肠动力剂。

（3）维持治疗：①持续用药。②按需治疗。

（4）抗反流手术治疗。

（5）内镜下治疗。

（6）并发症治疗：①食管狭窄，行内镜下食管扩张术加用药物治疗。②Barrett食管，加强随访，及时手术治疗。

踩点演练

例题

【病历摘要】女性，65岁。间断反酸、胃灼热感8年。

患者8年前开始间断出现反酸、胃灼热感，饱餐后加重，未诊治。近6个月上述症状加重伴吞咽食物时胸骨后疼痛，自服“奥美拉唑”后症状可缓解。发病以来食欲良好，睡眠及大小便正常，体重无减轻。既往无特殊用药史。

体格检查：体温36℃，脉搏72次/分，呼吸16次/分，血压130/80mmHg。身高155cm，体重67kg，浅表淋巴结未触及肿大。双肺未闻及干、湿啰音。心界不大，心律整齐，各瓣膜区未闻及杂音。腹平软，无压痛，肝脾肋下未触及，双下肢无水肿。

实验室检查：血常规示血红蛋白125g/L，白细胞计数4.9×10^9/L，分类正常，血小板计数150×10^9/L。粪镜检（-），粪隐血试验（-）。

心电图、胸部X线检查无异常。

【答题思路】

（一）初步诊断

胃食管反流病。

（二）诊断依据

1. 老年女性，肥胖，慢性病程，近期加重。

2. 长期反酸、胃灼热感，饱餐后加重，近来伴吞咽食物时胸骨后疼痛，应用奥美拉唑治疗有效。

3. 心电图、胸部X线检查无异常。

（三）鉴别诊断

1. 冠状动脉粥样硬化性心脏病。

2. 食管癌。

3. 贲门失弛缓症。

4. 消化性溃疡。

（四）进一步检查

1. 胃镜（必要时黏膜活检病理检查）或上消化道X线钡剂造影检查。

2. 必要时行食管pH（或阻抗）监测。

3. 复查心电图，酌情查血糖、超声心动图。

（五）治疗原则

1. 改善生活方式，减轻体重。

2. 药物治疗　合理应用抑酸药，首选质子泵抑制药，可酌情加用促胃肠动力药或胃黏膜保护药。

3. 若有适应证，可考虑行内镜或手术治疗。

（二）食管癌

1. 临床表现　①早期常在吞咽固体食物时有不适感觉，如哽噎感、异物感等。②**进行性吞咽困难**是进展期的典型症状，可有消瘦、脱水、无力，持续胸痛，恶病质状态，侵犯周围组织及转移症状等。

2. 辅助检查　**内镜检查**、食管X线钡剂造影检查。

3. 鉴别诊断　胃食管反流病、贲门失弛缓症、食管良性狭窄、癔球症、食管平滑肌瘤、食管裂孔疝、食管静脉曲张、纵隔肿瘤等。

4. 进一步检查　胸部CT、骨扫描、头颅MRI、PET-CT。

5. 治疗原则　早期食管癌在内镜下切除常可达到根治效果；中晚期食管癌可采取手术、放疗、化疗及内镜治疗或多种方式联合应用。

踩点演练

例题

【病历摘要】男性，65岁。胸骨后不适、吞咽哽噎感6个月，加重1个月。

患者6个月前无明显诱因出现胸骨后不适、吞咽干硬食物时有轻度哽噎停滞感，偶有反酸，胸骨后刺痛，自服“铝碳酸镁”后症状可缓解。近1个月上述症状逐渐加重，上述药物治疗无效，来院就诊。发病以来睡眠可，小便正常，偶有“黑色”粪便，体重下降4kg。既往体健，否认传染病接触史。平时喜食滚烫食物，无遗传性疾病家族史。

体格检查：体温36.3℃，脉搏80次/分，呼吸18次/分，血压132/74mmHg，神志清楚，睑结膜苍白，巩膜无黄染。浅表淋巴结未触及肿大。双肺呼吸音清，未闻及干、湿啰音。心率80次/分，心律整齐，各瓣膜听诊区未闻及杂音。腹平软，无压痛，肝脾肋下未触及，未触及包块，移动性浊音（-）。双下肢无水肿。

实验室检查：血常规示血红蛋白96g/L，红细胞计数3.3×10^{12}/L，白细胞计数5.9×10^{9}/L，中性粒细胞占比0.63，血小板计数205×10^{9}/L，肝肾功能正常。粪常规示镜检（-），隐血试验（+）。

【答题思路】

（一）初步诊断

食管癌。

（二）诊断依据

1. 老年男性，慢性病程，喜食滚烫食物。
2. 胸骨后不适，进行性吞咽困难伴体重下降。
3. 睑结膜苍白，实验室检查提示贫血，粪隐血试验（+）。

（三）鉴别诊断

1. 贲门失弛缓症。
2. 胃食管反流病。
3. 食管良性肿瘤。
4. 其他原因引起的食管良性狭窄。

（四）进一步检查

1. 胃镜+活组织病理学检查。
2. 食管X线钡剂造影。
3. 胸部CT。
4. 肿瘤标志物检查。

（五）治疗原则

1. 手术治疗。
2. 放射治疗。
3. 化学治疗。
4. 内镜介入治疗。
5. 对症、支持治疗。

（三）胃炎

1. 急性胃炎

（1）临床表现：①常见**上腹痛**、恶心、呕吐和食欲缺乏，腹痛可用解痉药物缓解。②烧伤或中枢神经系统变所致胃炎，主要表现为呕血或黑便。

（2）辅助检查：血常规、**胃镜检查**。

（3）鉴别诊断：急性胆囊炎、急性胰腺炎、急性阑尾炎。

（4）进一步检查：腹部B型超声、黏膜组织活检。

（5）治疗原则：①去除病因，合理饮食，针对性抗感染。②H_2受体阻断药或质子泵抑制药，胃黏膜保护剂。③解痉镇痛药。④必要时补充血容量，纠正休克。

2. 慢性胃炎

（1）临床表现：①上腹痛或不适、上腹胀、早饱、嗳气、恶心等消化不良症状。②自身免疫性胃炎可伴**贫血**及其他维生素B_{12}缺乏的表现（如舌炎）。

（2）辅助检查：**胃镜**、胃黏膜活组织病理学检查。

（3）鉴别诊断：消化性溃疡，早期胃癌，肝、胆、胰等疾病。

（4）进一步检查：幽门螺杆菌检测、壁细胞抗体和内因子抗体检测。

（5）治疗原则：①戒除烟酒，避免服用对胃有刺激性的食物及药物。②根除幽门螺杆菌。③抑酸或抗酸药、促胃肠动力药、胃黏膜保护药。④有恶性贫血者需注射维生素B_{12}。⑤定期随访。

踩点演练

例题1

【病历摘要】男性，25岁。黑便2天。

患者1周前开始感上腹部隐痛，进餐后明显，自服胃药（具体不详）后症状有所改善。近2天排黑便，每天1次，成形，量不多，无呕吐、头晕、心悸。发病以来进食稍差，睡眠及尿量均正常，近期体重无明显变化。1个月前诊断为“高血压”，2周前开始口服阿司匹林及降压药治疗。否认胃肠道疾病和慢性肝病病史。无烟酒嗜好。其父患高血压。

体格检查：体温36.2℃，脉搏82次/分，呼吸18次/分，血压145/90mmHg。浅表淋巴结未触及肿大，结膜无苍白，巩膜无黄染。双肺未闻及干、湿啰音，心界不大，心率82次/分，律齐。腹部平软，剑突下轻度压痛，无反跳痛，肝脾肋下未触及，腹部未触及包块。双下肢无水肿。

实验室检查：血常规示血红蛋白120g/L，红细胞计数4.0×10^{12}/L，白细胞计数8.2×10^{9}/L，分类正常，血小板计数105×10^{9}/L。粪常规示黑色成形便，镜检（-），隐血试验（+）。

【答题思路】

（一）初步诊断

1. 急性糜烂出血性胃炎。

2. 高血压1级，中危。

（二）诊断依据

1. 急性糜烂出血性胃炎

（1）患者男性，急性病程，服用阿司匹林后发病。

（2）以上腹痛、黑便为主要表现。

（3）剑突下轻度压痛。

（4）粪隐血试验阳性。

2. 高血压1级，中危

（1）有高血压病史，BP 145/90mmHg。

（2）其父患高血压。

（三）鉴别诊断

1. 消化性溃疡。

2. 胃癌。

（四）进一步检查

1. 肝肾功能检查。

2. 复查血常规、粪常规及隐血试验。

3. 胃镜检查，酌情行活组织病理检查。

（五）治疗原则

1. 去除病因，休息、支持治疗。

2. 限制饮食，避免刺激性食物及药物。

3. 药物治疗　应用质子泵抑制药或H_2受体阻断药，以及胃黏膜保护药。

4. 降压治疗。

例题2

【病历摘要】男性，68岁。黑粪2天。

患者2天前始排黑色成形便，共2次，每次量约100g。近1天排黑色糊状便2次，总量约200g。感乏力、活动后心悸，由卧位站起后头晕。无明显上腹痛。近期体重无明显变化。既往血脂异常病史5年，1周前遵医嘱开始口服“阿司匹林”，每日100mg。否认胃肠道疾病及肝病病史。

体格检查：体温36.9℃，脉搏88次/分，呼吸22次/分，血压100/70mmHg。未见肝掌及蜘蛛痣，浅表淋巴结未触及。睑结膜苍白，巩膜无黄染。双肺呼吸音清，未闻及干、湿啰音。心率88次/分，心律整齐。腹部平坦，上腹深压痛，无反跳痛及肌紧张，肝脾未触及，未触及包块，肠鸣音活跃。双下肢无水肿。

实验室检查：血常规示血红蛋白108g/L，红细胞计数3.7×10^{12}/L，白细胞计数9.8×10^{9}/L，中性粒细胞比例为0.80，血小板计数116×10^{9}/L。粪常规示黑色糊状便，镜检（-），隐血试验（+）。总胆固醇6.2mmol/L，甘油三酯2.7mmol/L。

【答题思路】

（一）初步诊断

1. 急性糜烂出血性胃炎。

2. 血脂升高。

3. 失血性贫血。

（二）诊断依据

1. 急性糜烂出血性胃炎

（1）老年男性，急性病程，无胃肠及肝病病史。

（2）近期有口服“阿司匹林”史。排黑粪2天，为黑色成形便。

（3）腹平坦，上腹深压痛。

（4）睑结膜苍白，血红蛋白降低，粪隐血试验阳性。

2. 血脂升高

（1）既往血脂异常病史5年。

（2）总胆固醇、甘油三酯均升高。

3. 失血性贫血

睑结膜苍白，血常规示血红蛋白、红细胞降低。

（三）鉴别诊断

1. 消化性溃疡。

2. 胃癌。

3. 结肠、直肠肿瘤。

4. 冠状动脉粥样硬化性心脏病。

（四）进一步检查

1. 腹部B型超声、胃镜检查。

2. 尿常规、肝肾功能，直肠指检，必要时结肠镜检查。

3. 心电图检查，必要时行超声心动图检查。

（五）治疗原则

1. 去除病因，改善生活方式。

2. 药物治疗　合理应用抑酸药、胃黏膜保护药，适当应用调脂药。

3. 休息，对症治疗。

例题3

【病历摘要】男性，35岁。发作性上腹胀痛不适5年。

患者于5年前过量进食后出现上腹部隐痛，伴恶心，无发热、呕吐及腹泻，自服硫糖铝、法莫替丁后疼痛症状缓解。此后每当饮食不当即感上腹隐痛、胀满，症状时轻时重，可伴嗳气，偶有胃灼热、反酸。患病以来，食欲正常，无剧烈腹痛发作，也无呕血、黑便及体重下降等症状。既往体健，否认慢性肝炎、糖尿病和高血压病史，无手术史，吸烟15年，每天20支。

体格检查：体温36.5℃，脉搏72次/分，呼吸15次/分，血压125/80mmHg。一般情况好，浅表淋巴结无肿大，睑结膜无苍白，巩膜无黄染。心肺未见异常。腹部平坦，无胃型及蠕动波，腹壁柔软，剑突下偏左轻压痛，无反跳痛，胆囊区无压痛，肝脾肋下未触及，移动性浊音（-），肝浊音界存在，肠鸣音正常。

辅助检查：胃镜检查示胃窦黏膜充血，色泽红白相间，以红相为主，可见散在出血点和少量糜烂。腹部B型超声检查示肝、胆、胰、脾、肾大致正常。胸部X线、心电图检查未见异常。

【答题思路】

（一）初步诊断

慢性浅表性胃炎。

（二）诊断依据

1. 中、青年男性，慢性发病。
2. 发作性上腹胀痛不适5年。
3. 心、肺未见异常，剑突下偏左轻压痛。
4. 胃镜检查示胃窦黏膜充血，红白相间。

（三）鉴别诊断

1. 慢性胆囊炎、胆石症。
2. 胃溃疡。
3. 慢性活动性肝炎。

（四）进一步检查

1. 幽门螺杆菌（Hp）检测。
2. 肝炎病毒标志物检测、肝功能。
3. 血清学检测，促胃液素、抗壁细胞抗体、抗内因子抗体、维生素B_{12}检测。

（五）治疗原则

1. 一般治疗，戒除不良生活习惯。
2. 消除病因，解除症状，防止复发。
3. 明确反复发作的原因，若Hp阳性，则应进行幽门螺杆菌根除治疗。

（四）消化性溃疡

1. 临床表现

（1）症状：①慢性病程。②**周期性发作**，多在秋冬或冬春之交发病，可因精神情绪不良或过劳而诱发。③**节律性上腹痛**，十二指肠溃疡为饥饿痛，进食后缓解。胃溃疡为餐后痛，经1～2小时缓解。④反酸、嗳气、上腹胀、恶心、呕吐等。

（2）体征：上腹部局限性压痛。

2. 辅助检查　**胃镜检查**及胃黏膜活检、X线钡剂造影检查。

3. 鉴别诊断　慢性肝、胆、胰腺疾病，慢性胃炎，胃癌，功能性消化不良等。

4. 进一步检查　幽门螺杆菌检测、胃液分析和血清促胃液素测定。

5. 治疗原则

（1）一般治疗：①避免过劳和精神紧张。②调整饮食，戒烟、戒酒。③尽可能停用非甾体抗炎药（NSAIDs）。

（2）药物治疗：①根除幽门螺杆菌，**质子泵抑制药（PPI）+胶体铋剂+两种抗生素**。②抑制胃酸分泌，PPI、H_2受体阻断药。③保护胃黏膜药物。

（3）手术治疗：①穿孔缝合术。②胃大部切除术。

踩点演练

例题

【病历摘要】女性，35岁。间断上腹痛6年，伴呕吐1周。

患者6年前间断出现上腹痛，多发生于夜间，进食后缓解，近1周间断性上腹痛，进食后腹胀，反复呕吐，呕吐物为大量酸臭宿食。排便量减少。发病以来，体重无明显变化。

体格检查：体温36.0℃，脉搏70次/分，呼吸16次/分，血压120/60mmHg。皮肤、巩膜无黄染，心、肺查体无异常。上腹膨隆，腹软，剑突下压痛，无反跳痛，未触及包块。肝脾肋下未触及，墨菲（Murphy）征（-）。移动性浊音（-），肠鸣音3次/分。

实验室检查：血常规示血红蛋白120g/L，白细胞计数6.7×10^9/L，中性粒细胞占比0.78，血小板计数120×10^9/L。粪常规检查未见异常。

【答题思路】

（一）初步诊断

1. 幽门梗阻。
2. 十二指肠溃疡。

（二）诊断依据

1. 幽门梗阻

（1）长期间断上腹痛，近期症状再发。

（2）餐后腹胀并呕吐大量酸臭宿食。

2. 十二指肠溃疡

（1）青年女性，慢性病程。

（2）规律性疼痛（以夜间痛为主，进食可缓解），体重无变化。

（3）剑突下压痛。

（三）鉴别诊断

1. 肠梗阻。

2. 胆石症、胆囊炎。

3. 胃癌。

（四）进一步检查

1. 胃镜及活组织病理检查。

2. 肝肾功能、血电解质及动脉血气分析、肿瘤标志物。

3. 腹部B型超声或CT，立位腹部X线。

4. 择期行幽门螺杆菌病原检测。

（五）治疗原则

1. 禁食水，胃肠减压。

2. 休息，支持疗法，维持水、电解质及酸碱平衡。

3. 静脉应用抑酸药（H_2受体阻断药、质子泵抑制药）。

4. 必要时手术治疗。

5. 若有幽门螺杆菌感染，择期行根除幽门螺杆菌治疗（质子泵抑制药、铋剂+2种抗菌药物）。

（五）消化道穿孔

1. 临床表现

（1）症状：①**突发剧烈腹痛**，初起时多位于上腹部，随后蔓延至全腹。②常伴轻度休克症状，可伴恶心、呕吐、发热等。

（2）体征：①腹膜刺激征，呈“**板状腹**”。②肝浊音界消失或缩小，移动性浊音阳性，肠鸣音减弱或消失。

2. 辅助检查　**立位腹部X线**。

3. 鉴别诊断　急性胰腺炎、急性胆囊炎、急性阑尾炎。

4. 进一步检查　诊断性腹腔穿刺、腹部B型超声。

5. 治疗原则

（1）非手术治疗：①持续胃肠减压。②抗感染、抗休克、纠正水及电解质紊乱、抑制胃酸分泌。

（2）手术治疗：①穿孔修补术。②胃大部切除术。

踩点演练

例题1

【病历摘要】男性，30岁。突发上腹部疼痛10小时。

患者10小时前饱餐后突然出现上腹部“刀割”样剧痛，伴恶心、呕吐，腹痛很快波及右下腹，伴心悸及全身出冷汗，在社区门诊输液治疗2小时后疼痛略减轻，4小时后腹痛加重，呈全腹痛，伴发热。既往有饥饿时上腹痛2年，进食后腹痛缓解，未就诊。无药物过敏史，无手术、外伤史。无烟酒嗜好。

体格检查：体温38.5℃，脉搏120次/分，呼吸26次/分，血压135/80mmHg。神志清楚，痛苦面容，屈曲体位，皮肤巩膜无黄染，浅表淋巴结未触及。肺部检查未见异常。心率120次/分，律齐，腹平坦，腹式呼吸消失，腹肌紧张，全腹压痛、反跳痛阳性，肝脾触诊不满意，肝浊音界消失，移动性浊音（±），听诊肠鸣音减弱。

实验室检查：血常规示血红蛋白140g/L，白细胞计数18.5×10^9/L，中性粒细胞占比0.85，血小板计数280×10^9/L。

【答题思路】

（一）初步诊断

1. 十二指肠溃疡急性穿孔。

2. 弥漫性腹膜炎。

（二）诊断依据

1. 十二指肠溃疡急性穿孔

（1）突然出现上腹部“刀割”样疼痛，伴恶心、呕吐，疼痛波及全腹。

（2）既往有饥饿时上腹痛2年，进食后腹痛缓解。

（3）查体：肝浊音界消失。

2. 弥漫性腹膜炎

（1）腹式呼吸消失，腹肌紧张，全腹压痛、反跳痛阳性，移动性浊音（±），肠鸣音减弱。

（2）血白细胞计数增多及中性粒细胞比例增高。

（三）鉴别诊断

1. 急性阑尾炎。

2. 急性胆囊炎。

3. 重症急性胰腺炎。

4. 急性肠梗阻。

（四）进一步检查

1. 立位腹部X线平片或透视。

2. 腹部CT或B型超声。

3. 血淀粉酶测定。

4. 诊断性腹腔穿刺。

5. 择期行Hp相关检查。

（五）治疗原则

1. 对症及支持治疗（禁食、胃肠减压、输液，维持水、电解质平衡）。

2. 静脉应用抗生素、质子泵抑制剂或 H_2 受体阻断药。

3. 急症手术：穿孔修补术等。

4. 若有 Hp 感染，择期行 Hp 根除治疗。

例题 2

【病历摘要】男性，40 岁，司机。反复发作上腹痛 5 年余，突发剧烈腹痛 3 小时。

患者 5 年来常感上腹痛，寒冷、情绪波动时加重，有时进食后稍能缓解。3 小时前进食并饮少许酒后，突然感到上腹刀割样剧痛，迅速波及全腹，呼吸时加重。家族成员中无类似患者。

体格检查：体温 38℃，脉搏 96 次/分，呼吸 20 次/分，血压 120/80mmHg。急性病容，侧卧屈膝位，不断呻吟，心、肺未见异常，全腹平坦，未见肠型，全腹压痛、反跳痛，呈板状腹，肝浊音界叩诊不满意，肠鸣音弱。

实验室检查：血红蛋白 120g/L，白细胞计数 13×10^9/L，K^+ 4.0mmol/L、Na^+ 135mmol/L、Cl^- 105mmol/L。

立位腹部 X 线片示右膈下可见游离气体。

【答题思路】

（一）初步诊断

1. 消化性溃疡穿孔。

2. 急性弥漫性腹膜炎。

（二）诊断依据

1. 消化性溃疡穿孔

（1）中年男性，慢性病程，餐后突发上腹刀割样剧痛，腹痛很快波及全腹。

（2）急性病容，侧卧屈膝位，腹膜刺激征明显，肝浊音界叩诊不满意，肠鸣音弱。

（3）立位腹部 X 线片：右膈下可见游离气体。

2. 急性弥漫性腹膜炎

（1）体温 38℃，全腹压痛、反跳痛，呈板状腹，肠鸣音弱。

（2）血白细胞总数升高。

（三）鉴别诊断

1. 急性胰腺炎。

2. 急性胆囊炎。

3. 急性阑尾炎。

（四）进一步检查

1. 必要时行诊断性腹腔穿刺。

2. 腹部 B 型超声或 CT 检查。

3. 血、尿淀粉酶测定。

（五）治疗原则

1. 禁食、胃肠减压、抗感染、抗休克治疗。

2. 维持水、电解质及酸碱平衡，静脉应用抑酸药。

3. 做好术前准备，适时行穿孔修补术。

4. 术后正规抗溃疡药物治疗。

（六）消化道出血

1. 临床表现

（1）症状：①呕血和黑便。②便血。③头晕、心悸、乏力、体位变化时晕厥，休克表现。④低热。

（2）体征：①心率加快、血压降低。②可有肠鸣音活跃或亢进。

2. 辅助检查　血常规、粪隐血试验、**内镜检查**、X 线钡剂造影。

3. 鉴别诊断　主要是出血部位、出血原因的鉴别诊断。

4. 进一步检查　胶囊内镜或小肠镜、腹部 CT、血管造影、手术探查。

5. 治疗原则

（1）一般急救措施：①卧位，保持呼吸道通畅，禁食。②监测生命体征，观察出血量变化。

（2）建立静脉通路，补充血容量，必要时输血。

（3）止血：①食管-胃底静脉曲张破裂出血，给予血管活性药物，急性大出血者可采用经颈静脉肝内门体分流术（严重肝功能衰竭慎选），药物无效者可暂用三腔二囊管止血。②非静脉曲张性出血，多用静脉注射质子泵抑制药。可用内镜治疗、血管介入栓塞治疗，必要时手术。③中、下消化道出血，治疗原发病，必要时内镜下治疗、血管介入治疗或手术治疗。

踩点演练

例题

【病历摘要】女性，58 岁。头晕、乏力、活动后心悸 2 个月，加重 1 周。

患者 2 个月前无明显诱因出现头晕、乏力，上 3 层楼时出现心悸，需要中途休息，同时家人发现其面色苍白，无出血表现，一直未予诊治。近 1 周来头晕、乏力加重。发病以来饮食和睡眠正常，无挑食，大小便正常，体重下降 5kg。既往体健，无胃病和肝、肾疾病病史。无烟酒嗜好。5 年前绝经，无阴道流血，育有 1 子，无流产和早产史，无遗传性疾病家族史。

体格检查：体温36.5℃，脉搏105次/分，呼吸22次/分，血压130/80mmHg。贫血貌，皮肤未见出血点和皮疹，浅表淋巴结未触及肿大，睑结膜苍白，巩膜未见黄染，口唇苍白，舌乳头正常。双肺未见异常。心界不大，心率105次/分，心律整齐。腹软，上腹中部轻压痛，肝脾肋下未触及。双下肢无水肿。

实验室检查：血常规示血红蛋白76g/L，红细胞计数3.1×10^{12}/L，MCV 72fl，MCH 24pg，MCHC 28%，白细胞计数7.8×10^{9}/L，中性粒细胞占比0.70，淋巴细胞占比0.25，单核细胞占比0.05，血小板计数325×10^{9}/L，网织红细胞0.013。尿常规（-），粪常规示黄色成形，粪镜检（-），粪隐血试验（+）。血清铁蛋白5μg/L，血清铁6μmol/L，总铁结合力88μmol/L。

【答题思路】

（一）初步诊断

1. 缺铁性贫血。
2. 上消化道出血（胃癌所致可能性大）。

（二）诊断依据

1. 缺铁性贫血

（1）头晕、乏力、活动后心悸、面色苍白等贫血症状。

（2）贫血貌，睑结膜、口唇苍白，心率快。

（3）小细胞低色素性贫血，血小板计数轻度增高，网织红细胞正常；粪隐血试验（+）；血清铁、铁蛋白明显减低，总铁结合力升高。

2. 上消化道出血（胃癌所致可能性大）

（1）上腹中部轻压痛，体重下降，出现缺铁性贫血。

（2）粪镜检（-），隐血试验（+）；血清铁和铁蛋白降低。

（三）鉴别诊断

1. 地中海贫血。
2. 慢性病贫血。
3. 铁粒幼细胞贫血。

（四）进一步检查

1. 复查粪常规+隐血试验。
2. 骨髓细胞学+铁染色。
3. 胃镜、肠镜。
4. 消化道X线钡剂造影。
5. 腹部B型超声。
6. 肝肾功能。
7. 血清癌胚抗原（CEA）。

（五）治疗原则

1. 补充铁剂，口服铁剂不能耐受时选用注射铁剂。
2. 针对病因治疗，应尽快查明病因。
3. 加强营养，症状明显时输注浓缩红细胞。

（七）胃癌

1. 临床表现

（1）症状：①可有胃溃疡、慢性萎缩性胃炎、胃息肉、黑粪或粪隐血试验阳性病史及胃大部切除术史。②上腹疼痛、食欲缺乏、体重下降和头晕、乏力等。

（2）体征：①**上腹部压痛**、包块。②锁骨上淋巴结肿大和腹盆腔转移的体征。

2. 辅助检查 **胃镜检查**、胃黏膜组织活检。

3. 鉴别诊断 胃溃疡、慢性胃炎。

4. 进一步检查 X线钡剂造影检查、超声、CT、肿瘤标志物检查。

5. 治疗原则

（1）手术治疗：①**根治性切除**。②姑息性手术。

（2）化学疗法与放疗、免疫治疗、靶向治疗、中医中药治疗等相结合，可提高疗效。

踩点演练

例题

【病历摘要】男性，55岁。上腹饱胀不适半年，加重伴呕吐半个月。

患者半年前无明显诱因出现上腹饱胀不适，进餐后明显，伴乏力，偶有上腹隐痛、反酸，自服“奥美拉唑”后症状稍缓解。近半个月上述症状明显加重，伴呕吐，呕吐物有酸臭味，呕吐后腹胀有所缓解。发病以来睡眠较差，近期尿量减少，有排便，量少，体重下降5kg。2年前体检查^{14}C呼气试验阳性，无烟酒嗜好。

体格检查：体温36.3℃，脉搏100次/分，呼吸18次/分，血压102/64mmHg。神志清楚，体形消瘦，睑结膜苍白，巩膜无黄染，左锁骨上可触及2枚黄豆大小的淋巴结，质硬，固定。双肺呼吸音清，未闻及干湿啰音。心率100次/分，心律整齐，各瓣膜听诊区未闻及杂音。腹软，上腹轻度压痛，肝脾肋下未触及，未触及包块，移动性浊音（-），肠鸣音4次/分，不亢进。双下肢无水肿。

实验室检查：血常规示血红蛋白88g/L，红细胞计数3.5×10^{12}/L，白细胞计数7.9×10^{9}/L，中性粒细胞占比0.63，血小板计数255×10^{9}/L；肝肾功能正常；粪常规示镜检（-），隐血试验（+）。

【答题思路】

（一）初步诊断

1. 胃癌。

2. 不全幽门梗阻。

（二）诊断依据

1. 胃癌

（1）中年男性，慢性进行性病程。

（2）有幽门螺杆菌感染史。

（3）上腹饱胀伴乏力，体重明显下降。

（4）消瘦体型，贫血貌，左锁骨上淋巴结肿大，肠鸣音正常。

（5）粪隐血试验（+），贫血。

2. 不全幽门梗阻

（1）胃癌患者。

（2）呕吐宿食，呕吐后腹胀缓解。

（三）鉴别诊断

1. 消化性溃疡伴幽门梗阻。

2. 其他胃肿瘤（如胃淋巴瘤、胃间质瘤等）。

3. 肠梗阻。

（四）进一步检查

1. 胃镜+活组织病理学检查。

2. 腹部及淋巴结 B 型超声或 CT 检查。

3. 上消化道 X 线钡剂或泛影葡胺造影检查。

4. 电解质，肿瘤标志物。

5. 胸部 X 线。

6. 必要时肿大淋巴结穿刺、活检病理组织学检查。

（五）治疗原则

1. 手术治疗。

2. 放、化疗。

3. 内镜治疗。

4. 限制饮食、营养支持、补液、对症治疗。

5. 择期根除幽门螺杆菌治疗。

（八）肝硬化

1. 临床表现

（1）症状：①肝功能减退表现，如乏力、出血倾向、贫血等全身表现，恶心、呕吐、食欲缺乏等消化系统症状。②门静脉高压表现，如腹胀、**腹水形成**。

（2）体征：①肝功能减退表现，如慢性病容、**蜘蛛痣**、毛细血管扩张、肝掌、男性乳腺发育。②门静脉高压表现，如脾大、**侧支循环建立**、腹水征阳性。

2. 辅助检查　血常规、尿常规、肝功能检查、**肝穿刺活组织检查**。

3. 鉴别诊断　①引起肝大的疾病：如淤血性肝大等。②引起腹水和腹部膨隆的疾病：如缩窄性心包炎等。③其他有关疾病：消化性溃疡、胃癌、脑卒中、慢性肾炎等鉴别。

4. 进一步检查　肝功能及相关功能检查、肝炎病毒学检查、腹水检查、腹部超声、CT 检查、上消化道 X 线钡剂造影检查、内镜检查、腹腔镜检查。

5. 治疗原则

（1）一般治疗：①休息。②选用高热量、优质蛋白、维生素丰富而易消化的食物，避免烟酒和粗糙食物。③忌用损害肝脏的药物。

（2）药物治疗：①抗病毒药物。②抗纤维化药物。

（3）腹水治疗：①休息、增加营养、加强支持疗法。②限制钠、水的摄入，合理应用利尿药，提高血浆胶体渗透压。③自身腹水浓缩回输。④经颈静脉肝内门腔分流术。

（4）门静脉高压症手术治疗：①分流术。②断流术。③复合手术。④肝移植。

（5）治疗并发症。

踩点演练

例题 1

【病历摘要】女性，42 岁。乏力、腹胀 3 年，加重伴发热 10 天。

患者 3 年前无明显诱因出现乏力、全腹胀满，进食后加重，伴双下肢轻度水肿。无腹痛、呕吐、黑便。尚能坚持工作，未诊治。10 天前腹胀加重，伴腹痛、发热，体温 38.0～38.5℃。发病以来食欲缺乏，睡眠不佳，尿色黄。大便可，体重增加 2kg。

体格检查：体温 38℃，脉搏 104 次/分，呼吸 18 次/分，血压 100/70mmHg。慢性病容，颈部可见蜘蛛痣。浅表淋巴结未触及肿大，巩膜黄染。双肺呼吸音正常。心率 104 次/分，心律整齐，各瓣膜区未闻及杂音。腹部明显膨隆，腹壁静脉显露。全腹压痛（+），轻度反跳痛。肝脾触诊不满意，液波震颤（+）。双下肢水肿（+）。

实验室检查：血常规示血红蛋白 110g/L，红细胞计数 3.5×10^{12}/L，白细胞计数 8.5×10^{9}/L，中性粒细胞占比 0.90，血小板计数 45×10^{9}/L。血总胆红素 48.5μmol/L，直接胆红素 23.2μmol/L。白蛋白（A）27g/L，球蛋白（G）36g/L，谷丙转氨酶（GPT）38U/L，谷草转氨酶（GOT）58U/L，HBsAg（+）。血尿素氮（BUN）10.5mmol/L，肌酐（Cr）76.5μmol/L。甲胎蛋白（AFP）18ng/ml。

【答题思路】

（一）初步诊断

1. 乙型肝炎肝硬化失代偿期。

2. 自发性腹膜炎。

3. 脾功能亢进。

（二）诊断依据

1. 乙型肝炎肝硬化失代偿期

（1）中年女性，慢性病程，乏力、腹胀。

（2）慢性病容，巩膜黄染，蜘蛛痣（+），腹壁静脉显露，液波震颤（+），双下肢水肿。

（3）血小板计数降低，胆红素升高，A/G倒置，GOT升高，HBsAg阳性。

2. 自发性腹膜炎

（1）肝硬化患者继发腹胀加重，出现发热伴腹痛。

（2）体温升高，液波震颤（+），腹部有压痛、反跳痛。

（3）化验示中性粒细胞比例增高。

3. 脾功能亢进

肝硬化患者血小板减少。

（三）鉴别诊断

1. 结核性腹膜炎。

2. 原发性肝癌。

3. 其他原因（如心、肾疾病）所致腹水。

（四）进一步检查

1. 腹部B型超声或CT检查。

2. 腹腔穿刺、腹水常规、生化、腺苷脱氨酶（ADA）、病原学及细胞学检查。

3. 胃镜检查或上消化道X线钡剂造影。

4. 血HBV DNA。

（五）治疗原则

1. 休息，低盐饮食，避免粗糙及刺激性食物。

2. 应用广谱抗菌药物治疗。

3. 护肝，输注白蛋白，酌情抗病毒治疗。

4. 利尿，必要时放腹水。

例题2

【病历摘要】男性，66岁。乏力4年，腹胀、尿少1周。

患者4年前开始感到疲乏无力，食欲缺乏，劳累后加重，未予诊治。近1周来感到腹胀、尿少，每天尿量约300ml。无发热、盗汗、消瘦。既往无高血压、心脏病病史，无肝炎、结核病等传染病病史。饮白酒20余年，每日250ml左右。

体格检查：体温36.8℃，脉搏88次/分，呼吸20次/分，血压130/80mmHg。神志清楚，慢性病容，肝掌（+）。体表淋巴结未触及肿大，巩膜黄染，睑结膜苍白。双肺未闻及干、湿啰音。心界不大，心率88次/分，心律整齐，各瓣膜区未闻及杂音。腹部膨隆，腹壁静脉曲张，全腹无压痛及反跳痛，肝肋下2cm，剑突下4cm，质地硬，脾肋下4cm，移动性浊音（+）。双下肢水肿。

实验室检查：血常规示血红蛋白88g/L，白细胞计数3.0×10^9/L，中性粒细胞占比0.68，淋巴细胞占比0.32，血小板计数40×10^9/L。GOT 72U/L，GPT 48U/L，血清蛋白22g/L，HBsAg阴性，甲胎蛋白（AFP）25μg/L。肾功能正常。

【答题思路】

（一）初步诊断

1. 酒精性肝硬化失代偿期。

2. 腹水。

3. 脾功能亢进。

（二）诊断依据

1. 酒精性肝硬化失代偿期

（1）饮酒20年，每日250ml左右。

（2）慢性病程，乏力、腹胀、尿少。

（3）肝大，腹壁静脉曲张，脾大，移动性浊音（+），双下肢水肿。

（4）肝功能异常：GOT升高，低蛋白血症。

2. 腹水

腹部膨隆，移动性浊音（+）。

3. 脾功能亢进

脾大，白细胞及血小板计数减少。

（三）鉴别诊断

1. 其他类型肝硬化　病毒性肝炎肝硬化、自身免疫性肝硬化等。

2. 结核性腹膜炎。

3. 心源性水肿、肾性水肿。

4. 布-加综合征。

（四）进一步检查

1. 血脂、血电解质、凝血功能、肝炎病毒标志物及自身抗体。

2. 腹部及血管B型超声或CT检查。

3. 腹腔穿刺，腹水常规、生化、ADA、病原学及细胞学检查。

4. 心电图、超声心动图检查。

5. 胃镜检查。

（五）治疗原则

1. 休息，戒酒，饮食疗法，补充白蛋白。

2. 应用保肝及降门静脉压药物。

3. 合理运用利尿药，酌情放腹水，维持水、电解质及酸碱平衡。

（九）非酒精性脂肪性肝病（执业助理医师不考）

1. 临床表现

（1）症状：①乏力、消化不良、肝区隐痛。②体重超重和/或内脏性肥胖、空腹血糖增高、血脂紊乱、高血压等代谢综合征相关表现。

（2）体征：**肝大**，质地韧，表面光滑，一般无触痛。

2. 辅助检查　肝功能、超声、CT检查。

3. 鉴别诊断　①酒精性肝病、慢性病毒性肝炎、自身免疫性肝病。②炎性肠病、甲状腺功能减退症、库欣综合征等。

4. 进一步诊断　电解质、血糖、血脂、自身免疫性肝病指标、甲胎蛋白、肝穿刺活检。

5. 治疗原则

（1）基本治疗：①**纠正原发病及其危险因素**。②调整饮食结构。③纠正不良生活方式和行为。

（2）避免加重肝脏损害。

（3）药物治疗：①合并2型糖尿病、糖耐量损害、空腹血糖增高及内脏性肥胖者，应用胰岛素增敏剂。②伴有血脂高者，可在综合治疗的基础上应用降血脂药物（如贝特类、他汀类或普罗布考等），但需要检测肝功能。③有转氨酶异常等炎症表现时，可适当应用保肝药物。

踩点演练

例题

【病历摘要】男性，45岁。右上腹隐痛1个月。

患者1个月前开始，自觉劳累后出现右上腹隐痛，偶有腹泻，排便1～2次/日，呈糊状，未见脓血便。无畏寒、发热，曾于当地医务室检查粪常规，镜检（-），隐血试验（-），未治疗。今来院检查血清各项病毒学指标及自身免疫抗体均为阴性。发病以来，精神好，食欲、小便正常。无烟酒嗜好。既往无慢性胃肠疾病。无肿瘤家族史。

体格检查：体温36.8℃，脉搏70次/分，呼吸18次/分，血压125/80mmHg。身高170cm，体重90kg。浅表淋巴结未触及肿大，皮肤巩膜无黄染。双肺未闻及干、湿啰音。心界不大，心率70次/分，心律整齐。腹部平软，无压痛、反跳痛，未触及腹部包块，肝脾肋下未触及，移动性浊音（-）。双下肢无水肿。

实验室检查：血常规示血红蛋白120g/L，红细胞计数4.7×10^{12}/L，白细胞计数6.0×10^{9}/L，血小板计数280×10^{9}/L。尿常规正常。

腹部B型超声：肝脏回声增强，后部衰减。

【答题思路】

（一）初步诊断

非酒精性脂肪性肝病。

（二）诊断依据

1. 中年男性，肥胖体型，无烟酒嗜好。
2. 右上腹隐痛，偶有腹泻，无便血。
3. 腹平软，腹部无压痛、反跳痛，未触及腹部包块，移动性浊音（-）。
4. 血清病毒学指标及自身免疫抗体阴性。
5. B型超声示肝脏回声增强，后部衰减。

（三）鉴别诊断

1. 酒精性脂肪性肝病。
2. 肝硬化。
3. 病毒性肝炎。
4. 肠易激综合征。

（四）进一步检查

1. 肝肾功能、电解质、血糖、血脂。
2. 肝脏CT。
3. 肝脏穿刺活组织检查。
4. 复查血清病毒标志物。

（五）治疗原则

1. 病因治疗。
2. 改变生活方式，如健康饮食，体育运动。
3. 对改变生活方式和药物治疗无效者，可行减重手术。
4. 做好患者教育，包括控制饮食、增加运动，禁酒，定期复查肝功能。
5. 药物治疗，单纯性脂肪性肝病一般无须药物治疗。

（十）肝癌（执业助理医师不考）

1. 临床表现

（1）症状：①可有乙型或丙型肝炎、肝硬化病史。②**肝区疼痛**最常见，可放射至右肩或右背部，伴食欲缺乏、乏力、消瘦、低热和腹胀等。③晚期有贫血、发热、黄疸和出血倾向。

（2）体征：①皮肤、巩膜黄染，肝大质硬、表面呈结节状。②腹水体征。

2. 辅助检查　肝功能检查、乙型肝炎五项。

3. 鉴别诊断　肝血管瘤、肝腺瘤、错构瘤等良性肿瘤，转移性肝癌。

4. 进一步检查　**肿瘤标志物测定**、超声、CT、MRI、选择性肝动脉造影、超声或CT引导下肝穿刺活检。

5. 治疗原则

（1）手术切除。

（2）姑息性治疗：选择性经肝动脉化疗栓塞。

（3）综合治疗：区域化疗、放射治疗、靶向治疗、免疫治疗等。

（4）肝移植治疗。

踩点演练

例题

【病历摘要】男性，60岁，工人。右上腹痛6个月，加重伴食欲缺乏3个月。

患者于6个月前无明显诱因开始感右季肋下胀痛不适，疼痛可放射至右肩或右背，与饮食、体位无关。无恶心、呕吐或其他不适。自服“去痛片”可缓解，未予注意。近3个月来，腹痛加重，服镇痛药效果不好，并觉右上腹饱满，似有包块，伴食欲缺乏、消化不良，偶有腹泻和低热（体温最高37.4℃）。曾做腹部B型超声检查显示肝占位。发病以来，精神可，睡眠可，大小便正常，体重减轻3kg。

既往有肝炎病史30年，否认其他病史。嗜烟30年，每天约20支。偶尔饮酒，每天10～20ml。无药物过敏史。已婚，家人体健，家族中无类似疾病或遗传性疾病病史。

体格检查：体温37℃，脉搏85次/分，呼吸20次/分，血压120/70mmHg。发育正常，营养可，查体合作，皮肤无黄染，未触及浅表肿大淋巴结，巩膜轻度黄染，结膜略苍白，无水肿，颈无抵抗，甲状腺不大。双肺叩诊音清，未闻及啰音，心率85次/分，心律整齐，未闻及杂音。腹软，无腹壁静脉曲张，右上腹饱满，轻度压痛，无肌紧张。肝大，肋下5cm，边缘钝、质韧，有触痛，Murphy征（-），脾未触及，腹部叩诊呈鼓音，无移动性浊音，肝上界叩诊在第5肋间，肝区叩痛，听诊可闻及肠鸣音，8次/分，肛门指检未发现异常。

实验室检查：红细胞计数4.5×10^{12}/L，血红蛋白82g/L，白细胞计数6.5×10^{9}/L，GPT 104U/L，总胆红素（TBil）35.0U/L，结合胆红素（DBil）14.0U/L，碱性磷酸酶（ALP）208U/L，谷氨酰转肽酶（GGT）74U/L，甲胎蛋白800ng/ml，癌胚抗原（CEA）30mg/L。

腹部B型超声检查：肝右叶实性占位，直径约6cm，肝内、外胆管不扩张。

【答题思路】

（一）初步诊断

原发性肝癌。

（二）诊断依据

1. 中年男性，既往肝炎病史，慢性病程。进行性腹痛加重，近日出现上腹部包块。

2. 巩膜轻度黄染，右上腹饱满，轻度压痛，肝大，边缘钝、质韧，有触痛，并伴有肝区叩痛。

3. 肝功能明显异常，甲胎蛋白明显升高（> 400 ng/ml），癌胚抗原升高。

4. 腹部B型超声检查示肝右叶实性占位，直径约6cm。

（三）鉴别诊断

1. 转移性肝癌。

2. 肝血管瘤。

3. 肝脓肿。

（四）进一步检查

1. 肝炎病毒标志物检测，监测AFP变化。

2. 腹部增强CT检查或MRI检查。

3. 选择性肝动脉造影。

4. 必要时行肝脏穿刺活组织病理学检查。

（五）治疗原则

1. 手术治疗　目前肝癌仍以手术切除治疗为主。

2. 介入治疗。

3. 靶向药物治疗。

4. 肝移植。

5. 营养支持及对症治疗。

（十一）胆石症、胆道感染

1. 胆囊结石、胆囊炎

（1）临床表现：①症状：**右上腹或剑突下发作性疼痛**，向右肩背部放射，常发生于进食油腻食物后，伴恶心、呕吐、发热。②体征：右上腹肌紧张、压痛，**Murphy征阳性**。如胆囊肿大或被网膜包裹，则可于右上腹触及包块。

（2）鉴别诊断：胃十二指肠溃疡或穿孔；急性胰腺炎；胆总管结石、胆管炎。

（3）进一步检查：血常规；血、尿淀粉酶测定；**超声检查**、腹部X线平片。

（4）治疗原则：①非手术治疗：禁食、抗感染、解痉镇痛、静脉输液等措施。②手术治疗（胆囊切除术）。

2. 胆总管结石、胆管炎

（1）临床表现：①症状，反复发作的腹痛、寒战高热和黄疸［**查科（Charcot）三联征**］。②体征，巩膜及皮肤黄染，右上腹压痛或可触及肿大的胆囊，肝区叩击痛。

（2）鉴别诊断：黄疸型肝炎、壶腹周围癌和急性胰腺炎。

（3）进一步检查：血常规、尿常规；血清胆红素、尿胆红素；血、尿淀粉酶测定；**腹部超声**检查，必要时可选用内镜逆行胰胆管造影（ERCP）、CT、磁共振胆胰管成像（MRCP）。

（4）治疗原则：①非手术治疗，合理应用抗生素、静脉输液等。②急症手术，**胆总管切开引流，解除胆道梗阻**，同时可取出结石，置入"T"形引流管。③ERCP下壶腹括约肌切开取石，待恢复后行胆囊切除术。少数可行经皮经肝胆管引流（PTCD）或经内镜鼻胆管引流术（ENBD）。④经内镜下EST取石、鼻胆管引流，是胆总管结石及感染的首选治疗方法。

踩点演练

例题

【病历摘要】男性，62岁。反复发作性右上腹绞痛2年，腹痛加重伴皮肤黄染、发热1天。

患者2年前出现右上腹绞痛，当地医院诊为"急性胆囊炎，胆囊结石"，行胆囊切除术，术后绞痛症状一度缓解。之后又出现右上腹疼痛，多于进食油腻食物后引起，无发热及黄疸。1天前突感右上腹绞痛，伴寒战、发热，皮肤、巩膜黄染，急诊入院。既往体健。

体格检查：体温39.5℃，脉搏98次/分，呼吸20次/分，血压130/80mmHg。神志清楚，查体合作，皮肤、巩膜黄染，浅表淋巴结未触及肿大。心、肺未见异常。腹平坦，可见右上腹旁正中切口瘢痕，未见肠型及蠕动波，右上腹压痛，无肌紧张、反跳痛，未触及肿物，肝脾肋下未触及，肠鸣音正常。

实验室检查：总胆红素36μmol/L，直接胆红素19.9μmol/L，肝功能、电解质均在正常范围。血常规示血红蛋白150g/L，白细胞计数29.7×10^9/L，中性粒细胞占比0.89。

腹部B型超声检查示胆总管扩张，管内有结石。

【答题思路】

（一）初步诊断

1. 急性梗阻性化脓性胆管炎。

2. 胆总管结石。

3. 胆囊切除术后。

（二）诊断依据

1. 急性梗阻性化脓性胆管炎

（1）反复发作右上腹绞痛，近期出现Charcot三联征（腹痛、黄疸、寒战发热）。

（2）皮肤、巩膜黄染，右上腹压痛。

（3）直接胆红素、白细胞总数及中性粒细胞比例升高。

2. 胆总管结石

（1）有胆囊切除手术史。

（2）腹部B型超声示胆总管扩张，管内有结石。

3. 胆囊切除术后

2年前行胆囊切除术，查体可见右上腹旁正中切口瘢痕。

（三）鉴别诊断

1. 胆道损伤导致的狭窄、梗阻。

2. 胆道下段肿瘤。

3. 胆道蛔虫病。

（四）进一步检查

1. 腹部CT或磁共振胰胆管成像（MRCP）。

2. 尿常规和凝血功能检查。

3. 必要时内镜逆行胰胆管造影（ERCP）检查。

4. 癌胚抗原、CA19-9等血肿瘤标志物检查。

（五）治疗原则

1. 抗感染治疗。

2. 急诊开腹检查，胆总管切开、探查、引流或内镜下行Oddi括约肌切开、引流、取石。

（十二）急性胰腺炎

1. 临床表现　①症状：**腹痛**、恶心、呕吐和腹胀、低血压或休克、发热，水、电解质、酸碱平衡紊乱及代谢紊乱。②体征：轻症患者腹部压痛较轻，可有腹胀和肠鸣音减弱；重症患者可有腹膜刺激征、肠鸣音减弱或消失，移动性浊音阳性，并发脓肿时可触及腹部包块，少数出现Grey-Turner征、Cullen征，黄疸等。

2. 鉴别诊断　消化性溃疡急性穿孔、急性胆囊炎和胆石症、心肌梗死和急性肠梗阻。

3. 进一步检查　**血、尿淀粉酶**，C反应蛋白，血清脂肪酶，腹部X线平片、超声、CT。

4. 治疗原则　①轻症急性胰腺炎：禁食，**胃肠减压**；静脉输液，维持热能供应，维持水、电解质和酸碱平衡；镇痛；抗生素；**抑酸**治疗。②重症急性胰腺炎：除上述措施外，还包括**抑制胰液分泌**、**抑制胰酶活性**，内镜下Oddi括约肌切开术（EST）及鼻胆管引流术，中医中药治疗，外科治疗（最常用坏死组织清除加引流术）。

踩点演练

例题1

【病历摘要】女性，60岁。持续性上腹痛1天，伴发热4小时。

患者1天前进食油腻食物后出现上腹部持续性剧烈疼痛，不能平卧，自行服用“酵母片”及“颠茄片”无效。近4小时感发热，尿色发黄。既往曾患胆石病多年，间断口服药物治疗。

体格检查：体温38.6℃，脉搏108次/分，呼吸26次/分，血压85/60mmHg。神志恍惚，巩膜黄染，浅表淋巴结未触及，四肢皮温低。双肺听诊无异常。心率108次/分，心律整齐。腹部膨隆，腹肌紧张，全腹压痛、反跳痛阳性，Murphy征阳性，肝脾触诊不满意，肝浊音界存在，移动性浊音阳性，肠鸣音减弱。

实验室检查：血常规示血红蛋白123g/L，红细胞计数4.1×10^{12}/L，白细胞计数19.3×10^{9}/L，中性粒细胞占比0.89，血小板计数251×10^{9}/L，肌酸激酶同工酶20U/L，肌钙蛋白T 0.02μg/L（正常值小于0.05ng/ml）。血淀粉酶368U/L。

腹部B型超声：胆囊多发结石，胆管扩张。胰腺肿大，弥漫性低回声改变，腹腔积液。

【答题思路】

（一）初步诊断

1. 重症急性胰腺炎。
2. 胆石病伴胆系感染。

（二）诊断依据

1. 重症急性胰腺炎

（1）60岁女性，急性起病，既往曾患胆石病多年。

（2）进食油腻食物后出现上腹部持续性剧烈疼痛，伴发热。

（3）体温38.5℃，心率增快，呼吸急促，血压下降，神志恍惚，四肢皮温低，腹肌紧张，全腹压痛及反跳痛阳性，移动性浊音阳性，肠鸣音减弱。

（4）血淀粉酶升高，血白细胞计数及中性粒细胞比例升高。

（5）腹部B型超声示胆囊多发结石，胆管扩张。胰腺肿大，弥漫性低回声改变，腹腔积液。

2. 胆石病伴胆系感染（或胆囊炎）

既往有胆石病病史，Murphy征阳性，及腹部B型超声结果。

（三）鉴别诊断

1. 消化性溃疡穿孔。
2. 急性肠梗阻。
3. 急性心肌梗死。

（四）进一步检查

1. 监测血尿淀粉酶，血脂肪酶、腹水淀粉酶测定。
2. 肝肾功能，血胆红素，血电解质（尤其血钙）及动脉血气分析。
3. 腹部CT、MRI或MRCP。
4. 立位腹部X线。
5. 心电图。

（五）治疗原则

1. 重症监护，禁食、胃肠减压。
2. 扩容、补液，营养支持疗法，维持水、电解质及酸碱平衡。
3. 合理应用抗菌药物。
4. 抑制胰腺外分泌及胰酶活性，如抑酸剂、生长抑素等。
5. 酌情内镜治疗。
6. 中医中药治疗及对症治疗（镇痛解痉）。
7. 酌情考虑外科治疗。

例题2

【病历摘要】男性，46岁。持续性上腹痛10小时。

患者10小时前无明显诱因突发上腹痛，为持续性，向背部放射，口服“速效救心丸”症状无缓解。无发热、呕吐。发病后排成形便1次。半年前体检发现血脂异常，未治疗。

体格检查：体温36.5℃，脉搏80次/分，呼吸18次/分，血压110/70mmHg。痛苦面容。皮肤、巩膜无黄染，双肺未闻及干、湿啰音。心率80次/分，心律整齐，各瓣膜区未闻及杂音。腹软，脐上偏左压痛，无反跳痛及肌紧张，未触及包块，肝、脾肋下未触及，Murphy征（-），移动性浊音（-）。肠鸣音正常，未闻及腹部血管杂音。

实验室检查：血常规示血红蛋白140g/L，白细胞计数10.2×10^{9}/L，中性粒细胞占比0.84，血小板计数200×10^{9}/L。血淀粉酶308U/L。

【答题思路】

（一）初步诊断

急性胰腺炎（或轻症急性胰腺炎）。

（二）诊断依据

1. 中年患者，急性起病。既往血脂异常。

2. 持续性上腹痛，向背部放射。

3. 生命体征稳定，腹软，左上腹压痛，无反跳痛，Murphy 征（-），肠鸣音正常。

4. 血淀粉酶升高。

（三）鉴别诊断

1. 消化性溃疡穿孔。

2. 胆石症、胆囊炎。

3. 急性胃炎。

4. 急性肠梗阻。

5. 急性心肌梗死。

（四）进一步检查

1. 监测血、尿淀粉酶、脂肪酶，C 反应蛋白。

2. 电解质（尤其血钙），肝肾功能，血脂，血糖。

3. 腹部 B 型超声或 CT 检查。

4. 立位腹部 X 线检查，必要时行 MRCP 检查。

5. 心电图，心肌坏死标志物。

（五）治疗原则

1. 禁食水，卧床休息，酌情胃肠减压。

2. 营养支持，维持水、电解质及酸碱平衡。

3. 应用抑制胃酸分泌的药物。

4. 抑制胰腺外分泌及胰酶活性，如生长抑素等。

5. 中医中药治疗及对症治疗（镇痛解痉）。

（十三）肝脓肿（执业助理医师不考）

1. 细菌性肝脓肿

（1）临床表现：起病较急，主要表现为**寒战、高热、肝区疼痛和肝大**，伴恶心、呕吐、食欲缺乏和周身乏力。巨大的肝脓肿可使**右季肋部**呈**饱满**状态，局部皮肤可出现凹陷性水肿。

（2）辅助检查：血常规。

（3）鉴别诊断：原发性肝癌、胆道感染、右膈下脓肿、阿米巴性肝脓肿。

（4）进一步检查：血细菌培养、脓液涂片和培养、胸腹部 X 线，腹部 B 型超声，X 线钡剂造影，必要时可做 CT。

（5）治疗原则

1）全身**支持**疗法。

2）**抗生素**治疗：**大剂量、足疗程**。未确定病原菌前，应**经验**性选用**广谱抗生素**。然后根据细菌培养及药敏试验结果选用有效抗生素。

3）**经皮肝穿刺**脓肿置管引流术：适合于**单个较大**的脓肿。

4）**切开引流**：常用的手术途径如下。①**经腹腔**切开引流，适用于多数患者。②**经腹膜外**切开引流，主要适用于肝右叶后侧脓肿。注意事项：①脓肿已穿破胸腔者，应同时行胸腔引流。②胆源性肝脓肿，应同时行胆道引流。③血源性肝脓肿，应处理原发感染灶。病期长的慢性局限性厚壁脓肿，也可行肝叶切除，多发性肝脓肿一般不适合手术治疗。

5）中医中药治疗。

2. 阿米巴性肝脓肿

（1）临床表现：继发于**阿米巴痢疾**后，少见糖尿病病史。起病较**缓慢**，病程**较长**，可有高热，或不规则发热、盗汗，黄疸少见。

（2）辅助检查：血常规、**血清学阿米巴抗体**检测。

（3）鉴别诊断：细菌性肝脓肿。

（4）进一步检查：**粪便涂片**、脓液涂片和培养、腹部 B 型超声、乙状结肠镜检。

（5）治疗原则

1）非手术治疗：首先进行，包括**抗阿米巴药物**（甲硝唑、氯喹、依米丁）治疗，必要时反复穿刺吸脓和全身支持治疗。

2）手术治疗：①经皮肝穿刺置管引流术。②切开引流。

踩点演练

例题

【病历摘要】女性，50 岁。寒战、高热，伴肝区疼痛半个月。

患者半个月前无明显诱因出现寒战、高热，伴肝区疼痛，疼痛向肩背部放射，最高体温达 39.0℃，伴全身乏力，偶有恶心、呕吐，于当地诊所输液治疗（具体不详）3 天后，上述症状未明显缓解。否认高血压、冠心病、糖尿病病史，否认传染病病史，否认外伤、手术史，否认食物、药物过敏史。

体格检查：体温 38.8℃，脉搏 110 次/分，呼吸 20 次/分，血压 130/85mmHg。神志清，精神略差，查体合作，皮肤巩膜无黄染，结膜无苍白，全身浅表淋巴结未触及肿大。心肺未见异常。腹平软，未见腹壁静脉曲张，全腹无肌紧张，肝肋下未触及，肝区叩击痛阳性，墨菲征阴性，双肾区无叩击痛，移动性浊音阴性，肠鸣音 4 次/分，双下肢无水肿。

实验室检查：血常规示血红蛋白 110g/L，白细胞计数 15.7×10^9/L，中性粒细胞占比 0.90。GPT 85U/L，GOT 100U/L。腹部 B 型超声：肝右叶内见一混杂回声灶。

【答题思路】

（一）初步诊断

细菌性肝脓肿。

（二）诊断依据

1. 50岁女性，寒战、高热伴肝区疼痛半个月。

2. 体格检查：体温38.8℃，肝区叩击痛阳性。

3. 实验室检查：血白细胞计数增多，中性粒细胞占比升高，肝功能轻度异常。

4. 腹部B型超声：肝右叶内见一混杂回声灶。

（三）鉴别诊断

1. 阿米巴性肝脓肿。

2. 右膈下脓肿。

3. 原发性肝癌。

4. 胆道感染。

（四）进一步检查

1. 尿常规、电解质、肝肾功能、凝血功能。

2. 血培养及药敏试验。

3. 胸腹部X线检查。

4. 腹部CT检查，必要时行诊断性穿刺。

（五）治疗原则

1. 支持治疗，维持水、电解质和酸碱平衡。

2. 抗生素治疗，大剂量、足疗程，先经验性选用广谱抗生素，后根据细菌培养及药敏试验结果调整。

3. 经皮肝穿刺脓肿置管引流术。

4. 必要时切开引流。

（十四）胰腺癌（执业助理医师不考）

1. 临床表现

（1）症状：最常见的表现为**腹痛、黄疸和消瘦**。胰头癌以**腹痛、黄疸（最主要）和上腹胀**为主，胰体尾癌则以**腹痛、上腹胀和腰背痛**为多见。还可有乏力、食欲缺乏和消化不良、腹泻等，新发糖尿病常是本病的早期征象。

（2）体征：典型胰腺癌可见**消瘦、上腹压痛和黄疸**。可出现肝大，质硬、表面光滑。可扪及无压痛肿大胆囊，称为**库瓦西耶（Courvoisier）征**。晚期肿块呈结节状或硬块，一般较深，不活动。晚期患者可有腹水、**锁骨上淋巴结肿大**，或直肠指检触及盆腔转移结节。

2. 辅助检查　血生化，尿液、粪便检查。

3. 鉴别诊断　慢性胰腺炎、壶腹癌、胆总管癌等。

4. 进一步检查　肿瘤标志物检测（如CA19-9）、**腹部B型超声**、超声内镜、腹部CT、经内镜逆行胆胰管成像（ERCP）、经皮穿刺肝胆道成像（PTC）、**腹部MRI**、腹部磁共振胰胆管造影（MRCP）、选择性动脉造影、经皮细针穿刺细胞学检查。

5. 治疗原则

（1）**手术**治疗：胰头十二指肠切除术、保留幽门的胰头十二指肠切除术、胰体尾切除术（适用于胰体尾部癌）、姑息性手术。

（2）辅助治疗：晚期或手术前后的病例可进行化疗、放疗和对症支持治疗。

（十五）溃疡性结肠炎（执业助理医师不考）

1. 临床表现　①持续或反复发作的**腹泻**和**黏液脓血便**、腹痛、**里急后重**、伴有（或不伴）不同程度全身症状。②轻、中型患者左下腹轻压痛，有时可触及痉挛的降结肠或乙状结肠。重型和暴发型患者常有明显压痛和肠型。

2. 鉴别诊断　**慢性细菌性痢疾**、阿米巴肠炎、血吸虫肠病、克罗恩病、大肠癌、肠易激综合征、其他感染性肠炎、缺血性结肠炎、放射性肠炎等。

3. 进一步检查　血常规、红细胞沉降率、C反应蛋白、粪常规检查、粪病原学检查、**结肠镜检查**、X线钡剂灌肠检查（重度患者不宜行此检查）。

4. 治疗原则　①一般治疗：休息、合理饮食、纠正水、电解质平衡紊乱，必要时输血、输白蛋白、抗感染。②药物治疗：**氨基水杨酸制剂**、**糖皮质激素**、**免疫抑制剂**。③手术治疗。

踩点演练

例题

【病历摘要】女性，20岁。间接腹泻、腹痛2年，伴发热、血便1周。

患者2年前开始，无明显诱因反复腹泻，每天排便3~5次，为黄稀便，时有下腹痛及排便不尽感，未系统诊治。近1周上述症状复发，为黄稀便中混有鲜血或鲜血便，每日排便6~10次，伴发热（体温最高达39℃）、左下腹痛，口服药物（左氧氟沙星及小檗碱）治疗无效。发病以来，食欲缺乏，尿量及尿色正常，体重减轻约5kg。既往有关节炎史。

体格检查：体温38.5℃，脉搏106次/分，呼吸18次/分，血压100/60mmHg。贫血貌，巩膜无黄染，浅表淋巴结未触及。双肺查体无异常，心率106次/分，心律整齐，腹软，左下腹压痛（+），无反跳痛，肝脾肋下未触及，肠鸣音活跃。双下肢无水肿。

实验室检查：血常规示血红蛋白86g/L，红细胞计数2.9×10^{12}/L，白细胞计数12.9×10^{9}/L，中性粒细胞占比0.87，血小板计数380×10^{9}/L。粪常规示镜检白细胞5～15个/HP，红细胞满视野/HP，粪隐血试验（+）。

【答题思路】

（一）初步诊断

溃疡性结肠炎（重度）。

（二）诊断依据

1. 青年女性，慢性病程，反复不愈。

2. 间断腹泻、腹痛，此次发病后症状加重，表现为每天排便超过6次、便血、发热，抗菌药物治疗无效。

3. 体温＞37.8℃，脉搏＞90次/分，血红蛋白<75%正常值，贫血貌，左下腹压痛，肠鸣音活跃。

4. 血常规示中度贫血，白细胞总数增多等。粪常规可见白细胞、红细胞，粪隐血试验（+）。

（三）鉴别诊断

1. 慢性细菌性痢疾。

2. 克罗恩病。

3. 肠阿米巴病。

4. 结肠癌、肠结核或其他感染性疾病。

（四）进一步检查

1. 结肠镜及黏膜活组织病理检查。

2. 粪便病原学检查。

3. 肝肾功能、电解质及肿瘤标志物。

4. 红细胞沉降率、C反应蛋白、自身抗体。

（五）治疗原则

1. 限制饮食，休息。

2. 对症、营养支持治疗。

3. 静脉应用糖皮质激素。

4. 合理应用抗生素治疗。

5. 应用氨基水杨酸制剂。

6. 酌情手术治疗，必要时选生物制剂治疗。

（十六）克罗恩病（执业助理医师不考）

1. 临床表现 ①慢性起病，反复发作性右下腹**腹痛或脐周痛**、腹泻、体重减轻，特别是伴有肠梗阻、腹部压痛、腹部包块、肠瘘、肛周病变、发热等表现。②可伴关节、皮肤、眼、口腔黏膜等**肠外表现**。

2. 鉴别诊断 肠结核、小肠淋巴瘤、溃疡性结肠炎、其他（如急性阑尾炎、白塞综合征等）。

3. 进一步检查 血常规、红细胞沉降率、外周型抗中性粒细胞胞质抗体（p-ANCA）和抗酿酒酵母抗体（ASCA）；**结肠镜检查**、病理检查、钡剂造影检查、腹部CT及CT小肠成像。

4. 治疗原则 ①**控制炎症反应**：5-氨基水杨酸（5-ASA）或柳氮磺吡啶、糖皮质激素、免疫抑制剂、生物制剂（如英夫利昔单抗）、某些抗菌药物（必要时应用）。②**对症**治疗：维持水、电解质平衡，营养支持，必要时胃肠外营养，对症抗感染。③**手术**治疗。

踩点演练

例题

【病历摘要】 女性，33岁。右下腹痛、腹泻1年。

患者1年前开始无明显诱因出现右下腹隐痛，常伴腹泻，排便1～3次/日，呈糊状，未见脓血便。间断低热，口服"头孢类抗生素"效果不佳。发病以来，食欲稍减退，小便正常，体重下降约5kg。既往无慢性胃肠疾病病史，无肿瘤家族史。

体格检查：体温37.2℃，脉搏89次/分，呼吸18次/分，血压125/75mmHg。浅表淋巴结未触及肿大，巩膜无黄染。双肺未闻及干、湿啰音。心界不大，心率89次/分，心律整齐。腹部平软，右下腹深压痛，无反跳痛，未触及腹部包块，肝脾肋下未触及，移动性浊音（-）。双下肢无水肿。

实验室检查：血常规示血红蛋白110g/L，红细胞计数4.2×10^{12}/L，白细胞计数6.0×10^{9}/L，血小板计数260×10^{9}/L。粪常规示镜检（-），粪隐血试验（-）。尿常规正常。

纤维结肠镜检查：升结肠节段性纵行溃疡，卵石样外观，无肠腔狭窄。

【答题思路】

（一）初步诊断

结肠克罗恩病。

（二）诊断依据

1. 中年女性，慢性病程。

2. 右下腹痛，腹泻，口服头孢类抗生素疗效不佳。

3. 腹平软，右下腹深压痛，无反跳痛，未触及腹部包块，肝脾肋下未触及，移动性浊音阴性。

4. 纤维结肠镜检查示升结肠节段性纵行溃疡，卵石样外观。

（三）鉴别诊断

1. 溃疡性结肠炎。

2. 慢性阑尾炎。

3. 结肠癌。
4. 慢性细菌性痢疾。
（四）进一步检查
1. PPD试验。
2. 结肠镜检+病理学检查。
3. 粪便病原学检查。
4. 结核分枝杆菌相关检查。
5. 肿瘤相关检查。
（五）治疗原则
1. 药物治疗（如氨基水杨酸类、糖皮质激素、免疫抑制剂等）。
2. 缓解期给予硫唑嘌呤、英夫利昔单抗。
3. 对症治疗。
4. 有手术指征者，可行手术治疗。

（十七）肠梗阻

1. 临床表现 ①症状：**腹痛**、腹胀、呕吐和**排便排气停止**。②体征：肠型、蠕动波，局限性压痛或包块，以及肠鸣音亢进或消失等；可出现水电解质紊乱、全身中毒症状及休克。
2. 鉴别诊断 急性胰腺炎，胆石症、急性胆囊炎，急性阑尾炎。
3. 进一步检查 血、尿常规，生化检查及血气分析检查，**立位腹部X线平片**、钡剂灌肠，必要时行CT或纤维结肠镜检查。
4. 治疗原则 ①非手术治疗：**胃肠减压**、输液纠正水电解质失衡、抗感染及镇痛等。②手术治疗。

踩点演练

例题

【病历摘要】女性，35岁。腹痛，腹胀，呕吐，停止排便、排气1天。

患者于1天前无明显诱因出现阵发性腹痛，呈绞痛，以右下腹为重，同时腹胀，停止肛门排便、排气。腹痛逐渐加重，伴恶心、呕吐，呕吐物初为胃液及胆汁，以后呕吐物有粪臭味。共呕吐5～6次，量1000～1500ml，每天尿量约500ml，对症治疗未见明显好转。既往大小便正常，2年前曾因化脓性阑尾炎穿孔行阑尾切除术。

体格检查：体温37℃，脉搏102次/分，呼吸20次/分，血压130/80mmHg。急性病容，神志清，全身皮肤未见黄染，皮肤黏膜干燥，弹性稍差。双肺未闻及干、湿啰音。心界不大，心率102次/分，心律整齐。腹膨隆，右下腹有手术瘢痕，可见肠型及蠕动波，全腹柔软，轻压痛，无反跳痛，未触及明确肿块，肝脾肋下未触及，肠鸣音高亢。直肠指检：腔内空虚，未触及明确肿物，指套无血迹。

实验室检查：血红蛋白160g/L，白细胞计数11.5×10^9/L，血K^+ 3.0mmol/L，血Na^+ 135mmol/L，血Cl^- 105mmol/L。

立位腹部X线片如下。

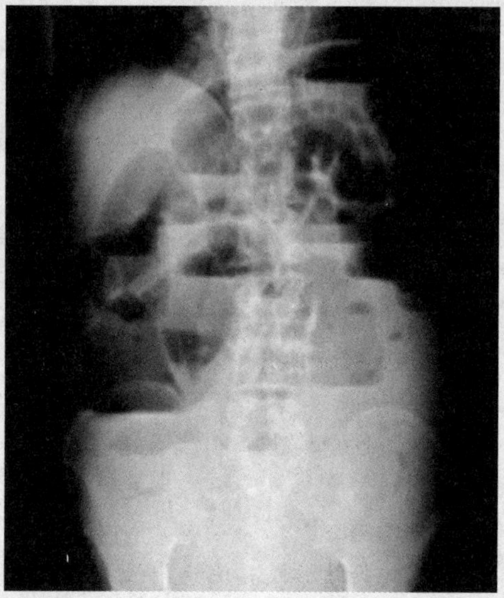

【答题思路】

（一）初步诊断
1. 急性肠梗阻，机械性、完全性、单纯性低位小肠梗阻。
2. 低钾血症。
3. 阑尾切除术后。
（二）诊断依据
1. 急性肠梗阻
（1）腹部手术史。
（2）腹痛、腹胀、呕吐，呕吐物有粪臭味。停止排便、排气1天。
（3）腹部膨隆，肠鸣音亢进。
（4）立位腹部X线片可见多个小肠气液平面。
2. 低钾血症
血K^+ 3.0mmol/L。
3. 阑尾切除术后
曾因化脓性阑尾炎穿孔行阑尾切除术。
（三）鉴别诊断
1. 肠道肿瘤。
2. 输尿管结石。
（四）进一步检查
1. 尿常规。

2. 腹部B型超声。
3. 肿瘤标志物。
4. 肝肾功能，复查血电解质。
（五）治疗原则
1. 禁饮食，留置胃管持续胃肠减压。
2. 维持血容量和水、电解质平衡，适当补钾。
3. 非手术治疗无效则行手术治疗。
4. 预防感染。

（十八）结、直肠癌

1. 临床表现　①可有肠道息肉或腺瘤病史。②近期有**排便习惯改变**或间歇腹痛伴有黏液血便的表现，肠腔狭窄可引起大便变形、变细及肠梗阻。③贫血、**消瘦**、腹部包块等。

2. 辅助检查　血常规、粪隐血试验。

3. 鉴别诊断　细菌性或阿米巴性痢疾、炎症性肠病、肠结核、肠道息肉、内痔。

4. 进一步检查　**结肠镜检查**、结肠X线钡剂造影、超声、CT检查、血清癌胚抗原（CEA）和CA19-9测定。

5. 治疗原则　①**手术治疗为主**。②化疗和放疗，配合靶向治疗、免疫治疗、中西医结合治疗等。

踩点演练

例题1

【病历摘要】女性，38岁。腹胀、乏力、消瘦3个月。

患者3个月前开始出现腹胀、乏力，近2个月偶有右侧腹部隐痛。发病以来食欲缺乏，逐渐消瘦，无鲜血便，但有时粪便色黑，小便正常，体重下降约5kg。既往体健，月经规律，量正常。无烟酒嗜好，无遗传性疾病家族史。

体格检查：体温36.4℃，脉搏88次/分，呼吸22次/分，血压120/70mmHg，贫血貌，睑结膜和口唇略苍白。双肺未闻及干、湿啰音。心界不大，心率88次/分，心律整齐。腹平软，肝脾肋下未触及，右侧腹扪及一5.5cm×3cm纵形肿块，无压痛，活动度小，移动性浊音（-），肠鸣音正常。直肠指检未见异常。

实验室检查：血常规示血红蛋白90g/L，红细胞计数$3.5\times10^{12}/L$，白细胞计数$4.5\times10^{9}/L$，中性粒细胞占比0.68，血小板计数$210\times10^{9}/L$。粪隐血试验（+）。尿常规（-）。

【答题思路】
（一）初步诊断
1. 结肠癌。
2. 失血性贫血。
（二）诊断依据
1. 结肠癌
（1）中年妇女，腹胀伴乏力、右侧腹部隐痛，体重下降。
（2）右侧腹部扪及纵形肿块。
（3）粪隐血试验（+）。
2. 失血性贫血
（1）有上消化道出血的症状：有时粪便色黑。贫血貌，睑结膜和口唇略苍白。
（2）血红蛋白90g/L，红细胞计数$3.5\times10^{12}/L$，粪隐血试验（+）。
（三）鉴别诊断
1. 炎性肠病。
2. 阑尾周围脓肿。
3. 肠结核。
（四）进一步检查
1. 结肠镜及活组织病理检查。
2. 腹部B型超声或CT检查。
3. 血清癌胚抗原（CEA）检查，PPD试验。
4. 胸部X线检查。
（五）治疗原则
1. 结肠癌根治性手术。
2. 化学治疗。
3. 其他治疗，如免疫治疗、靶向治疗。
4. 必要时输血。

例题2

【病历摘要】男性，54岁。粪便带血及黏液3个月。

患者3个月前开始无明显诱因出现大便带少量鲜血，血附于大便表面，并带有黏液，当时未就诊，自行外用（痔疮膏）未见好转。症状逐渐加重，出现排便不尽感。发病以来进食正常，体重下降约2kg。既往体健，无胃病病史，无高血压、肝病和心脏病病史。无烟酒嗜好。无遗传性疾病家族史。

体格检查：体温36.5℃，脉搏88次/分，呼吸20次/分，血压135/85mmHg。睑结膜略苍白。双肺未闻及干、湿啰音，心界不大，心率88次/分，心律整齐。腹平软，无压痛，肝脾肋下未触及，移动性浊音（-），肠鸣音正常。患者膝胸位行直肠指检：齿状线上方2cm直肠后壁可扪及菜花样肿物，指套表面有血和黏液。

实验室检查：血常规示血红蛋白120g/L，白细胞计数7.5×10^9/L，中性粒细胞占比0.68，血小板计数290×10^9/L。粪隐血试验呈强阳性。尿常规（-）。

【答题思路】

（一）初步诊断

直肠癌。

（二）诊断依据

1. 中年男性，粪便带血及黏液，体重下降。

2. 直肠指检时于齿状线上方2cm直肠后壁可扪及菜花样肿物。

3. 粪隐血试验呈强阳性。

（三）鉴别诊断

1. 痔。

2. 炎性肠病。

3. 直肠息肉。

（四）进一步检查

1. 结肠镜检查及活组织病理检查。

2. 血清癌胚抗原（CEA）检查。

3. 腹部B型超声、CT或MRI检查。

（五）治疗原则

1. 术前准备。

2. 根治性手术治疗。

3. 术后辅助化疗。

4. 其他治疗，如免疫治疗等。

（十九）肠结核（执业助理医师不考）

1. 临床表现　①中青年患者伴有肠外结核者常见。②腹泻、腹痛、**右下腹压痛**，也可有腹部包块或原因不明的肠梗阻，伴发热、盗汗等**结核毒血症状**。

2. 鉴别诊断　克罗恩（Crohn）病、阿米巴病或血吸虫病性肉芽肿、右侧结肠癌、恶性淋巴瘤及少见的感染性肠病（性病性淋巴肉芽肿、梅毒侵犯肠道等）。

3. 进一步检查　①红细胞沉降率、粪便检查、腹水、**结核菌素及γ干扰素释放试验**。②腹部影像学检查、**结肠镜及病理检查**，必要时行腹腔镜检查、剖腹探查。

4. 治疗原则　①休息与营养。②**抗结核化学药物治疗**。③对症治疗：如腹痛可用抗胆碱能药物。④手术治疗。

踩点演练

例题

【病历摘要】男性，30岁。发热、腹痛2个月。

患者于2个月前无明显诱因出现咳嗽，咳少量白色泡沫痰，伴乏力、发热，随之出现腹痛、腹泻，每天排黄色稀水样便3～4次，无黏液、脓血，当时给予抗生素治疗，症状无明显缓解，食欲缺乏，并发现右下腹包块。遂来院就诊。发病以来食欲缺乏，小便正常，睡眠稍差，体重减轻4kg。既往无结核、肝炎、糖尿病、冠状动脉粥样硬化性心脏病、高血压、肿瘤病史，无传染病接触史，无药物和食物过敏史，无外伤、手术史。

体格检查：体温37.8℃，脉搏90次/分，呼吸19次/分，血压100/70mmHg，一般情况差，贫血貌，颈软，右锁骨上可触及花生米大小淋巴结，质中，活动度可，无压痛，与周围组织无粘连。双肺呼吸音清，未闻及干、湿啰音。心界不大，心率76次/分，心律整齐，未闻及杂音。腹部柔韧，左下腹及右下腹有压痛，无反跳痛，右下腹可触及包块，边界不清，实性感。肠鸣音略亢进，移动性浊音（-）。生理反射存在，病理反射未引出。

实验室检查：血红蛋白93g/L；红细胞沉降率60mm/h；粪常规镜下可见少量脓细胞与红细胞，粪隐血试验（+）；尿常规正常。

钡剂灌肠检查：升结肠近回盲部呈激惹征象。

【答题思路】

（一）初步诊断

1. 肠结核。

2. 轻度贫血。

（二）诊断依据

1. 肠结核

（1）青年男性，亚急性病程。

（2）低热、腹痛、腹泻，伴乏力、体重下降，抗生素治疗效果不佳。

（3）右锁骨上淋巴结肿大。腹部柔韧，下腹压痛，右下腹可触及包块。

（4）红细胞沉降率加快，粪隐血试验（+），钡剂灌肠检查可见回盲部激惹征。

2. 轻度贫血

贫血貌，血红蛋白降低，便常规见红细胞，粪隐血试验（+）。

（三）鉴别诊断

1. 炎性肠病。

2. 阿米巴病或血吸虫病性肉芽肿。

3. 右侧结肠癌。

4. 慢性阑尾炎。

（四）进一步检查

1. PPD 试验。

2. 结肠镜检+病理学检查。

3. 粪便病原学检查。

4. 结核分枝杆菌相关检查，血 CRP、肿瘤相关检查。

（五）治疗原则

1. 休息、营养。

2. 抗结核药物治疗。

3. 对症治疗，纠正贫血。

4. 必要时手术治疗。

（二十）结核性腹膜炎

1. 临床表现 ①中青年患者，有**结核病史**，伴有其他器官结核病。②长期不明原因发热，伴有腹痛腹胀、**腹水**、腹部包块或**腹壁柔韧感**等。

2. 鉴别诊断 ①以腹水为主：腹腔恶性肿瘤、肝硬化腹水、其他疾病引起的腹水（如结缔组织病）。②以腹部包块为主：腹部肿瘤、克罗恩病。③以发热为主：需与引起长期发热的其他疾病鉴别。④以急性腹痛为主：与其他急腹症鉴别。

3. 进一步检查 ①红细胞沉降率、粪便检查、**腹水检查**、结核菌素及 γ 干扰素释放试验。②腹部影像学检查，必要时行腹腔镜检查。

4. 治疗原则 ①休息和营养，调整全身情况和增强抗病能力。②**抗结核化学药物治疗**。③放腹水。④手术治疗。

踩点演练

例题

【病历摘要】女性，36 岁。腹胀伴低热 2 个月。

患者 2 个月来无明显诱因出现全腹胀，无恶心、呕吐，伴发热，体温波动于 37.3～37.8℃。排便 1～3 次/日，呈糊状，无脓血便，无里急后重，自服“黄连素”治疗无效。发病以来食欲、睡眠可，小便正常，体重减轻 2kg。15 年前曾患“肺结核”。否认传染病接触史，父母体健，无遗传性疾病家族史。

体格检查：体温 37.6℃，脉搏 88 次/分，呼吸 16 次/分，血压 112/66mmHg。神志清楚，浅表淋巴结未触及肿大。双肺呼吸音清，未闻及干、湿啰音。心界不大，心率 88 次/分，心律整齐，各瓣膜听诊区未闻及杂音。腹部膨隆，触诊柔韧感，脐周压痛，无反跳痛，肝脾肋下未触及，移动性浊音（+）。双下肢无水肿。

辅助检查：血红蛋白 120g/L，红细胞计数 4.2×10^{12}/L，白细胞计数 5.2×10^{9}/L，中性粒细胞占比 0.42，淋巴细胞占比 0.55，血小板计数 185×10^{9}/L。红细胞沉降率 38mm/h。

【答题思路】

（一）初步诊断

结核性腹膜炎。

（二）诊断依据

1. 青年女性，亚急性病程，既往有“肺结核”病史。

2. 腹胀伴低热，消瘦。

3. 腹部柔韧感，脐周压痛，移动性浊音（+）。

4. 血淋巴细胞比例增高，红细胞沉降率增快。

（三）鉴别诊断

1. 恶性腹水（或肿瘤性腹水）。

2. 肝硬化腹水。

3. 其他疾病引起的腹水，如结缔组织病等。

（四）进一步检查

1. PPD 试验或 γ 干扰素释放试验。

2. 腹水常规、生化、ADA、抗酸染色及细胞学检查。

3. 肝肾功能，抗核抗体谱，肿瘤标志物。

4. 腹部 B 型超声、CT 检查，胸部 X 线。

5. 必要时行肠镜、腹腔镜检查。

（五）治疗原则

1. 休息，加强营养，维持水、电解质平衡。

2. 按“早期、规律、全程、适量、联合”原则行抗结核化学药物治疗。

3. 可适当放腹水。

4. 对症治疗及健康教育。

（二十一）急性阑尾炎

1. 临床表现 ①典型的**转移性右下腹痛**伴恶心、呕吐。②右下腹**麦氏点**附近固定的压痛、反跳痛、肌紧张。

2. 鉴别诊断 消化性溃疡穿孔及胰腺炎、肠梗阻、右侧输尿管结石、宫外孕或黄体破裂、急性胃肠炎、急性肠系膜淋巴结炎。

3. 进一步检查　血、尿、粪常规检查；**腹部超声**及X线检查；必要时人绒毛膜促性腺激素（hCG）测定、血或尿淀粉酶测定。

4. 治疗原则　①手术治疗：**阑尾切除术**、脓肿切开引流。②非手术治疗：抗生素和补液治疗等。

踩点演练

例题1

【病历摘要】女性，34岁。转移性右下腹痛1天。

患者1天前出现上腹及脐周胀痛，伴恶心、呕吐2次，呕吐物为胃内容物，自服“镇痛药”后症状无明显缓解。后腹痛逐渐转移至右下腹部，伴发热、腹胀。既往体健，月经正常，无痛经史。

体格检查：体温39℃，脉搏100次/分，呼吸20次/分，血压120/70mmHg。巩膜无黄染，口唇无发绀，全身皮肤未见皮疹，浅表淋巴结未触及肿大。心肺未见异常。腹平，肝脾肋下未触及，下腹部有压痛、反跳痛及肌紧张，以右下腹为重，移动性浊音阴性，肠鸣音减弱。

实验室检查：血常规示血红蛋白130g/L，白细胞计数14.5×10^9/L，中性粒细胞占比0.90，血小板计数225×10^9/L。

【答题思路】

（一）初步诊断

1. 急性化脓性阑尾炎。

2. 局限性腹膜炎。

（二）诊断依据

1. 急性化脓性阑尾炎

（1）34岁女性，急性起病，出现转移性右下腹痛。

（2）体温39℃，下腹部有压痛、反跳痛及肌紧张，以右下腹为重。

（3）血白细胞总数增多，中性粒细胞比例增高。

2. 局限性腹膜炎

有转移性右下腹痛，下腹部有压痛、反跳痛及肌紧张。

（三）鉴别诊断

1. 消化性溃疡穿孔。

2. 右侧输尿管结石。

3. 急性胃肠炎。

4. 右侧输卵管异位妊娠破裂或卵巢囊肿蒂扭转。

（四）进一步检查

1. 尿常规、粪常规。

2. 立位腹部X线。

3. 腹部及妇科B型超声。

（五）治疗原则

1. 禁食水，维持水、电解质及酸碱平衡。

2. 急症手术探查。

3. 抗感染治疗，如静脉注射抗生素。

例题2

【病历摘要】男性，26岁。腹痛1天，右下腹痛4小时。

患者1天前进食后出现脐周隐痛，自服“胃药”及卧床休息后略缓解，4小时前无明显诱因出现右下腹持续性疼痛，伴恶心、干呕，症状持续不缓解。发病以来睡眠稍差，未进食，未排便，尿少色深，体重无明显变化。既往体健，否认传染病接触史，无烟酒嗜好。

体格检查：体温37.8℃，脉搏100次/分，呼吸24次/分，血压120/80mmHg。急性病容，浅表淋巴结未触及肿大，口唇无发绀。胸廓无畸形，双侧呼吸动度一致，双肺呼吸音清，未闻及干、湿啰音。心界不大，心率100次/分，心律整齐，各瓣膜听诊区未闻及杂音。腹平，肝脾肋下未触及，右下腹肌紧张、压痛、反跳痛，肠鸣音3次/分。双下肢无水肿。

实验室检查：血常规示血红蛋白134g/L，白细胞计数21.7×10^9/L，中性粒细胞占比0.94，血小板计数220×10^9/L。

【答题思路】

（一）初步诊断

急性阑尾炎。

（二）诊断依据

1. 青年男性，急性起病。

2. 转移性右下腹痛（腹痛1天，右下腹痛4小时）。

3. 发热，右下腹有压痛、反跳痛及肌紧张。

4. 血白细胞总数增多及中性粒细胞比例增高。

（三）鉴别诊断

1. 消化性溃疡穿孔。

2. 泌尿系统结石。

3. 急性胆囊炎。

4. 急性胃肠炎。

（四）进一步检查

1. 尿常规。

2. 立位腹部X线。

3. 腹部B型超声或CT。

（五）治疗原则

1. 禁食水。

2. 急症手术探查。

3. 抗感染治疗，如静脉用抗生素。

（二十二）肛管、直肠良性病变

1. 临床表现

（1）肛裂：多见于青、中年人，肛门疼痛、便秘和出血；**肛裂**、**前哨痔**和**肛乳头肥大**称为肛裂“三联征”。

（2）肛瘘：由内口、外口、瘘管组成；瘘外口位于肛周皮肤，间歇流出少量脓血黏液为主要症状。

（3）痔：内痔主要为**出血和脱出**；外痔发生血栓形成时有剧痛；混合痔脱出后痔块在肛周呈梅花状，称为**环状痔**。

（4）直肠肛管周围脓肿：以肛周脓肿最常见，主要症状为**肛周持续性跳痛**，病变处有红肿、硬结和压痛，脓肿形成后可有波动感。

（5）直肠脱垂：有肿物自肛门脱出；检查可见环形、红色、表面光滑的肿物，直肠指检时可感到括约肌无力。

2. 辅助检查　肛门视诊和**直肠指检**。

3. 鉴别诊断　①良性病变之间的鉴别。②直肠癌、肛管癌等。③肠道炎症性疾病。

4. 进一步检查　局部穿刺检查，酌情行瘘管造影、肿瘤标志物、凝血功能等检查。

5. 治疗原则　一般治疗、手术治疗或注射治疗等。

踩点演练

例题1

【病历摘要】女性，20岁。肛门部疼痛、出血间歇发作2年。

患者2年前开始经常发现便秘，每当排便干燥期间，排便时肛门部疼痛，手纸上常带线状血迹，便后疼痛暂时减轻，数分钟后反而加剧。排便通畅后即好转。既往健康，月经正常。

体格检查：体温36.5℃，脉搏80次/分，呼吸20次/分，血压100/70mmHg。体型瘦弱，睑结膜无苍白。心、肺、腹部查体未见异常。肛门检查：膝胸位6点处可见肛管皮肤裂口，边缘增厚，肉芽呈暗红色；裂口近端肛乳头水肿、肥大；远端皮肤形成带状皮赘突出于肛门外。因患者肛门部疼痛较剧，未做直肠指检。

【答题思路】

（一）初步诊断

肛裂。

（二）诊断依据

1. 青年女性，慢性便秘史。

2. 排便时及排便后肛门部疼痛、手纸上常带线状血迹。

3. 膝胸位肛门检查，可见肛管皮肤裂口，肉芽呈暗红色，肛乳头水肿、肥大，远端皮肤形成带状皮赘。

（三）鉴别诊断

1. 痔。

2. 炎性肠病。

3. 肛周肿瘤。

（四）进一步检查

1. 必要时麻醉下直肠指检。

2. 粪常规检查。

（五）治疗原则

1. 增加纤维性食物、多饮水，口服缓泻剂；保持排便通畅。

2. 便后高锰酸钾温水坐浴，保持局部清洁。

3. 必要时手术治疗。

例题2

【病历摘要】男性，50岁。排便时肛门脱出肿物2年。

患者2年前开始每于粪便干燥时排便引起肛门脱出小肿物，伴有鲜血滴出，无疼痛，便后脱出物可自行回纳。近3个月来肛门脱出肿物逐渐增大，便后不能完全自行回纳，常需要用手回纳。发病以来，经常便秘，睡眠好，体重无明显减轻。

体格检查：体温36.7℃，脉搏78次/分，呼吸18次/分，血压110/70mmHg。心、肺、腹部检查未见异常。肛门直肠检查：膝胸位，肛门1点、5点、9点处可见肿物脱出，肿物突出于黏膜，质软，呈暗红色，挤压可变形。肛门未见皮肤裂口。直肠指检：肛门括约肌松弛，直肠黏膜光滑，指套表面可见新鲜血迹。

实验室检查：血常规示血红蛋白126g/L，白细胞计数6.4×10^9/L，中性粒细胞占比0.68，血小板计数225×10^9/L。

【答题思路】

（一）初步诊断

内痔，脱出。

（二）诊断依据

1. 老年男性，排便时肛门脱出肿物伴便血，无疼痛。

2. 排便后脱出物可回纳。

3. 脱出肿物膝胸位在肛门1点、5点、9点处。

4. 直肠指检示肛门括约肌松弛，直肠黏膜光滑，指套表面可见新鲜血迹。

5. 肿物突出于黏膜，质软，呈暗红色，挤压可变形。

（三）鉴别诊断

1. 直肠癌。

2. 直肠息肉。

3. 直肠脱垂。

4. 血栓性外痔。

（四）进一步检查

1. 直肠镜。

2. 粪常规、血癌胚抗原。

（五）治疗原则

1. 保持排便通畅，防止便秘和腹泻。

2. 肛管内应用药物。

3. 硬化剂注射疗法、红外线凝固疗法。

4. 必要时手术治疗（胶圈套扎、痔单纯切除术等）。

例题3

【病历摘要】男性，26岁。肛周肿胀、疼痛1周。

患者1周前自觉肛门周围硬结并胀痛，硬结逐渐增大，疼痛逐渐加重，坠胀不适，排便时疼痛加剧。未感发热，自行坐浴治疗，效果不佳。发病以来，精神、进食正常，睡眠差，大小便正常，体重无改变。既往体健，无痔和胃病病史，无高血压、糖尿病、肝病和心脏病病史。无烟酒嗜好。无遗传性疾病家族史。

体格检查：体温37℃，脉搏75次/分，呼吸18次/分，血压120/70mmHg。双肺呼吸音清，未闻及干、湿啰音。心率75次/分，心律整齐，各瓣膜听诊区未闻及杂音，腹软，无压痛，肝脾肋下未触及。膝胸位肛周3点距肛门1cm处可见一5cm×4cm隆起，红肿，触痛明显。直肠指检：直肠黏膜光滑完整，肠壁右侧可触及肿块，有压痛及波动感。

实验室检查：血常规示红细胞4.5×10^{12}/L，白细胞计数14.9×10^{9}/L，中性粒细胞占比0.90，血小板计数105×10^{9}/L。尿常规（-）。

【答题思路】

（一）初步诊断

肛周脓肿。

（二）诊断依据

1. 肛门周围硬结并胀痛，排便时疼痛加剧。

2. 肛门右侧5cm×4cm隆起，红肿，触痛明显；直肠指检示肠壁右侧可触及肿块，有压痛及波动感。

3. 血白细胞总数增多及中性粒细胞比例升高。

（三）鉴别诊断

1. 肛瘘。

2. 肛裂。

3. 肛周恶性肿瘤并感染。

4. 痔。

（四）进一步检查

1. 诊断性穿刺，脓液细菌培养+药敏试验。

2. 血清癌胚抗原检查。

3. 盆腔B型超声或CT检查。

（五）治疗原则

1. 脓肿切开引流。

2. 定期换药、坐浴。

3. 应用抗生素。

（二十三）腹外疝

1. 临床表现　①腹壁或腹股沟部可复性肿物。②切口疝在切口周围，白线疝多在上腹白线中部，脐疝由脐突出；腹股沟斜疝呈**梨形**，增大后可进入阴囊；股疝表现为腹股沟韧带下方**卵圆窝处隆起**。③腹股沟疝平卧还纳，压住内环站立增加腹压，再次突出者为**直疝**；不复出现者为**斜疝**。

2. 辅助检查　血常规、电解质检查等。

3. 鉴别诊断　脂肪瘤、鞘膜积液、肿大淋巴结、髂腰部结核性脓肿、曲张静脉团块。

4. 进一步检查　必要时行肿大淋巴结活检、胸腰椎X线等。

5. 治疗原则　①非手术治疗：主要用疝带压迫。②手术治疗：**择期手术**用于无合并症的腹外疝，**急症手术**用于嵌顿性疝或绞窄性疝。③治疗前列腺增生、慢性咳嗽等疾病。

踩点演练

例题

【病历摘要】男性，66 岁。右下腹坠胀半年，加重 1 天。

患者半年来，时常发生右下腹坠胀感，无腹泻，无黏液脓血便，未予诊治。1 天前搬重物时突感右下腹胀痛，无恶心、呕吐、腹泻。腹痛后未进食，未排便，小便正常。发病以来精神、食欲可，体重无明显变化。既往体健，近 5 年体检，血压在 160/90mmHg，未进一步检查及治疗。无外伤及腹部手术史，无肝病和心脏病病史。吸烟 50 余年，10～20 支/日。无遗传性疾病家族史。

体格检查：体温 37.3℃，脉搏 90 次/分，呼吸 18 次/分，血压 170/90mmHg。皮肤未见出血点和皮疹，浅表淋巴结未触及肿大，结膜无苍白，巩膜无黄染，甲状腺未触及肿大。双肺未闻及干、湿啰音。心界不大，心率 90 次/分，心律整齐，各瓣膜听诊区未闻及杂音。腹平软，无压痛，肝脾肋下未触及，移动性浊音（-），肠鸣音亢进。右腹股沟区可触及 8cm×4cm 包块，触痛明显，无法还纳。双下肢无水肿。

实验室检查：血常规示血红蛋白 130g/L，红细胞计数 4.0×10^{12}/L，白细胞计数 10.5×10^{9}/L，中性粒细胞占比 0.65，血小板计数 195×10^{9}/L。尿常规（-）。

【答题思路】

（一）初步诊断

1. 右侧腹股沟疝，嵌顿。
2. 高血压 2 级，中危。

（二）诊断依据

1. 右侧腹股沟疝，嵌顿

（1）老年男性，右下腹坠胀半年，搬重物诱发右下腹胀痛 1 天。

（2）右腹股沟包块，触痛明显，无法还纳，肠鸣音亢进。

2. 高血压 2 级，中危

（1）老年男性，有吸烟史，近 5 年血压偏高。

（2）查体血压 170/90mmHg。

（三）鉴别诊断

1. 鞘膜积液。
2. 腹股沟淋巴结肿大。
3. 急性肠扭转。

（四）进一步检查

1. 包块透光试验。
2. 腹部（含包块）B 型超声检查。
3. 立位腹部 X 线平片检查。
4. 急诊腹部 CT。

（五）治疗原则

1. 急症手术。
2. 祛除诱因（戒烟）。
3. 控制高血压。

（二十四）腹部闭合性损伤（肝、脾、肾、肠损伤，执业助理医师不考肠损伤）

1. 临床表现　①**外伤史**；②症状：以受伤部位最明显的**全腹痛**，伴有头晕、心悸、乏力等失血症状或恶心、呕吐的消化道症状；③体征：颜面苍白、四肢发凉、脉搏加快、血压下降及腹部移动性浊音的**出血体征**，腹膜刺激征。

2. 辅助检查　血常规、尿常规。

3. 鉴别诊断　①是单纯性腹壁损伤还是有腹内脏器损伤。②是实质性脏器损伤还是空腔脏器损伤。③具体是哪个脏器损伤，同时要与其他脏器损伤相鉴别。④有无其他部位器官或脏器的合并损伤，如肺损伤、肋骨骨折、骨盆骨折等。

4. 进一步检查　①腹部 X 线平片、腹部超声、CT。②诊断性腹腔穿刺。③诊断性腹腔镜检查。

5. 治疗原则　①严密观察病情，**建立输液通道**，抗休克，抗感染，**做好术前准备**。②**手术治疗**。

踩点演练

例题 1

【病历摘要】男性，25 岁。外伤后腹痛 3 小时。

患者 3 小时前踢球时，不慎被踢伤左上腹部，当即感到左上腹部疼痛，为持续性胀痛，无头晕、头痛、意识障碍，无胸痛、咳嗽、咯血、呼吸困难，无大小便失禁。就近医院就诊，行腹部 B 型超声检查示腹水，左膈下明显。予补液治疗，病情未缓解，紧急转院。途中患者诉口渴、心悸、全身发冷。伤后患者精神差，未进食，未排大小便。既往体健，无烟酒嗜好，无遗传病家族史。

体格检查：体温 37.0℃，脉搏 130 次/分，呼吸 25 次/分，血压 82/55mmHg。意识模糊，浅表淋巴结未触及肿大。双侧瞳孔等大等圆，直径约 3mm，对光反射灵敏。睑结膜苍白，巩膜无黄染，口唇苍白，胸廓挤压征阴性。双肺未闻及干湿啰音。心界大，心率130次/分，律齐，心尖部未闻及病理性杂音。腹略膨隆，未见肠型及蠕动波，未见腹壁浅静脉曲张。腹肌略紧张，全腹有压痛，左上腹明显，有反跳痛，肝脾肋下均未触及，Murphy征（-），双肾区无叩痛，移动性浊音（+），听诊肠鸣音2次/分，脊柱、骨盆、四肢未发现异常。

实验室检查：血常规示血红蛋白90g/L，红细胞计数2.85×10^{12}/L，白细胞计数11.5×10^{9}/L，中性粒细胞占比0.80，血小板计数120×10^{9}/L，尿常规（-）。

【答题思路】

（一）初步诊断

1. 腹部闭合性损伤，脾破裂。
2. 失血性休克。

（二）诊断依据

1. 腹部闭合性损伤，脾破裂

（1）腹部外伤，左上腹为直接受力点。

（2）腹部持续疼痛，左上腹显著。

（3）腹肌略紧张，全腹压痛，移动性浊音（+）。

（4）腹部超声提示腹水，左膈下明显。

2. 失血性休克

（1）外伤史明确。

（2）出现口渴、心悸、全身发冷，意识模糊。

（3）P 130次/分，BP 82/55mmHg。

（三）鉴别诊断

1. 胸部损伤（肋骨骨折或血气胸）。
2. 肝破裂。
3. 胃肠损伤。
4. 胰腺损伤。
5. 肾脏损伤。

（四）进一步检查

1. 诊断性腹腔穿刺。
2. 胸腹部X线或CT检查。
3. 尿常规及血、尿淀粉酶检查。

（五）治疗原则

1. 严密监测生命体征，禁食水，胃肠减压。
2. 输血、输液，补充血容量，抗休克治疗。
3. 应用抗生素。
4. 急症手术。

例题2

【病历摘要】男性，24岁。高处坠落伤伴右上腹痛4小时。

患者于4小时前不慎从3m高架上跌落，右侧下胸部着地。伤后自觉右上腹部胀痛难忍，不敢大口呼吸。感口渴、咽干、心悸，四肢发凉，被同事送入医院救治。

体格检查：体温37.2℃，脉搏120次/分，血压80/50mmHg。神志清楚，面色苍白，表情痛苦，头部冷汗，四肢发凉。胸廓无畸形，右下胸部局限性压痛明显，有片状淤血，未触及骨擦音和骨擦感。腹部外形基本正常，全腹压痛、反跳痛、肌紧张，以右上腹明显，移动性浊音阳性，肠鸣音减弱。

辅助检查：外周血血红蛋白90g/L，白细胞计数12×10^{9}/L，血小板计数300×10^{9}/L。B型超声示肝右膈面有液性暗区，肠间隙增宽。立位腹部平片未见膈下游离气体。

【答题思路】

（一）初步诊断

1. 腹部闭合性损伤　肝破裂。
2. 失血性休克。

（二）诊断依据

1. 腹部闭合性损伤　肝破裂

（1）年轻男性，右下侧胸部及上腹部外伤4小时，伤后感右上腹疼痛。

（2）脉搏120次/分，血压80/50mmHg，全腹压痛、反跳痛、肌紧张，以右上腹明显，移动性浊音阳性，肠鸣音减弱。

（3）血红蛋白90g/L，白细胞计数升高。B型超声示肝右膈面有液性暗区，肠间隙增宽。

2. 失血性休克

（1）上腹部外伤史，拟诊为肝破裂。

（2）脉搏增快，血压< 90/60mmHg，面色苍白，头部冷汗，四肢发凉。

（三）鉴别诊断

1. 脾破裂。
2. 肠破裂。
3. 胸部闭合性损伤，肋骨骨折。
4. 胸腹联合性损伤。

（四）进一步检查

1. 诊断性腹腔穿刺。
2. 胸部X线检查。
3. 必要时腹部CT检查。
4. 尿常规。

（五）治疗原则

1. 严密观察病情，监测生命体征。

2. 应用抗生素预防感染。

3. 扩容抗休克，行输液输血治疗。

4. 边抗休克边准备手术　行剖腹探查，肝破裂止血、清除积血等。

四、泌尿系统

（一）急性肾小球肾炎（执业助理医师不考）

1. 临床表现　①**链球菌感染**后1~3周发生**血尿**、蛋白尿、**水肿**和高血压，甚至少尿及氮质血症等急性肾炎综合征表现。②伴**血清补体C3下降**，病情于发病8周内可逐渐减轻至完全恢复正常。

2. 鉴别诊断　①以急性肾炎综合征起病的肾小球疾病：其他病原感染后急性肾炎、系膜毛细血管性肾炎、系膜增生性肾炎。②急进性肾小球肾炎。③全身系统性疾病肾脏受累：狼疮肾炎及过敏性紫癜肾炎等。

3. 进一步检查　①**尿红细胞位相**、24小时尿蛋白定量、血肌酐和肌酐清除率。②抗链球菌溶血素"O"（ASO）、血清C3。③必要时行肾活检。

4. 治疗原则　①一般治疗：急性期**卧床休息**，待肉眼血尿消失、水肿消退及血压恢复正常后逐步增加活动量，**低盐**饮食。急性肾衰竭者需限制液体入量。氮质血症时应限制蛋白质摄入，以优质动物蛋白为主。②**治疗感染灶**：反复发作的慢性扁桃体炎，待病情稳定后应考虑摘除扁桃体，术前、术后2周需注射青霉素。③**对症**治疗：利尿消肿、降血压，预防心脑合并症。④**透析**治疗：用于急性肾衰竭有透析指征者。

踩点演练

例题

【病历摘要】男性，17岁。水肿1周，尿量减少1天。

患者1周前无明显诱因晨起发现双眼睑水肿，进行性加重，1天后出现双下肢水肿，伴尿中泡沫增多，尿色基本正常。1天来自觉尿量较前减少500~600ml。无夜尿增多，无发热、皮疹、关节痛。2周前曾"急性扁桃体炎"，经当地医院抗感染治疗后好转。否认肝炎、结核病病史，无高血压、糖尿病、肾脏病病史及家族史。

体格检查：体温36.8℃，脉搏72次/分，呼吸18次/分，血压145/95mmHg。皮肤未见出血点和皮疹，浅表淋巴结未触及肿大，双眼睑水肿，双肺未闻及干、湿啰音，心界不大，心率72次/分，心律整齐，各瓣膜听诊区未闻及杂音，腹平软，无压痛，肝脾肋下未触及，移动性浊音（-），双下肢中度凹陷性水肿。

实验室检查：血常规示血红蛋白141g/L，白细胞计数6.5×10^9/L，中性粒细胞占比0.65，血小板计数263×10^9/L。尿常规示蛋白（++），沉渣镜检示红细胞25~30个/HP。血肌酐96μmol/L，尿素氮7.3mmol/L。球蛋白38g/L。

【答题思路】

（一）初步诊断

急性肾小球肾炎。

（二）诊断依据

1. 青少年男性，急性病程，起病3周内有前驱感染。

2. 水肿，尿量较前减少。

3. 体格检查见血压升高，眼睑及双下肢水肿。

4. 尿液检查提示血尿、蛋白尿。

（三）鉴别诊断

1. 慢性肾小球肾炎。

2. 急进性肾小球肾炎。

3. 继发性肾小球疾病。

（四）进一步检查

1. 尿相差显微镜检查，24小时尿蛋白定量。

2. 监测肾功能。

3. 肾脏B型超声检查。

4. 必要时行肾穿刺活检。

5. 血补体、抗链球菌溶血素"O"、乙型肝炎病毒免疫标志物、抗核抗体谱检查。

（五）治疗原则

1. 休息，限制水、盐摄入。

2. 利尿消肿、降血压等对症治疗。

3. 如肾功能进行性恶化发生急性肾损伤，必要时可采用透析治疗。

（二）慢性肾小球肾炎

1. 临床表现　主要表现为血尿、**蛋白尿**，可伴有水肿、高血压、肾功能不全，**病情迁延**，肾功能逐步恶化，进入尿毒症期。

2. 鉴别诊断　继发性肾小球肾炎、高血压肾损害、无症状性血尿和/或蛋白尿、急性肾小球肾炎、Alport综合征、慢性肾盂肾炎。

3. 进一步检查　**尿红细胞位相**，肾小球功能（如血肌酐、肌酐清除率等）及肾小管功能（如尿浓缩、尿渗透压等），乙型肝炎五项、抗核抗体谱，**双肾B型超声**，必要时肾活检。

4. 治疗原则　饮食**限盐**，肾功能不全者还应控制蛋白摄入量及限磷；**积极控制血压**；避免劳累、感染、妊娠及应用肾毒性药物；根据肾活检病理结果制订治疗方案。

踩点演练

例题

【病历摘要】男性，33岁。间断水肿3年，再发伴尿色加深10天。

患者3年前劳累后出现双下肢对称性、凹陷性水肿，朝轻暮重，无肉眼血尿及泡沫尿。于当地医院查尿常规示红细胞5～8个/HP，蛋白（++），给予“青霉素”治疗，1周后水肿消退。此后间断于劳累后出现上述症状，休息后缓解，未再复查尿常规。10天前受凉后出现咽痛、发热，体温37.8℃，尿色呈浓茶色，并再发双下肢水肿。自服“阿奇霉素”7天，体温正常，尿色恢复正常。发病以来尿量正常，无皮疹及关节疼痛，大便正常，体重无变化。既往体健，无烟酒嗜好。无高血压家族史。

体格检查：体温36.2℃，脉搏78次/分，呼吸20次/分，血压149/95mmHg。皮肤未见出血点和皮疹，浅表淋巴结未触及肿大。双肺未闻及干、湿啰音。心界不大，心率78次/分，心律整齐，各瓣膜区未闻及杂音。腹平软，无压痛，肝脾肋下未触及，移动性浊音（-），肾区无叩痛。

实验室检查：血常规示血红蛋白114g/L，白细胞计数5.4×10^9/L，中性粒细胞占比0.68，血小板计数282×10^9/L。尿常规示蛋白（++），沉渣镜检示红细胞25～30个/HP，颗粒管型2～3个/LP。尿蛋白定量1.2g/d。血肌酐158μmol/L，尿素氮8.9mmol/L，白蛋白38g/L，估算肾小球滤过率（eGFR）57ml/(min·1.73m^2)。

【答题思路】

（一）初步诊断

1. 慢性肾小球肾炎。

2. 慢性肾脏病3期。

（二）诊断依据

1. 慢性肾小球肾炎

（1）青年男性，慢性病程，无高血压家族史。

（2）双下肢水肿、尿色深，高血压。

（3）尿液检查提示血尿、蛋白尿，颗粒管型。

2. 慢性肾脏病3期

病程超过3个月，血肌酐升高，3期时GFR中度下降［30～59ml/(min·1.73m^2)］。

（三）鉴别诊断

1. 继发性肾小球肾炎（如狼疮肾炎、过敏性紫癜性肾炎、乙型肝炎病毒相关性肾炎）。

2. 高血压肾损害。

3. 无症状性血尿和蛋白尿。

（四）进一步检查

1. 尿相差显微镜检查。

2. 乙型肝炎病毒免疫标志物、抗核抗体谱。

3. 肾脏B型超声检查。

4. 必要时行肾穿刺活检。

（五）治疗原则

1. 限制水、盐摄入，优质低蛋白饮食加必需氨基酸治疗。

2. 控制血压，首选血管紧张素转换酶抑制药或血管紧张素Ⅱ受体阻断药。

3. 根据肾穿刺病理，酌情给予免疫抑制剂治疗。

4. 避免劳累、感染及应用肾毒性药物。

（三）肾病综合征（执业助理医师不考）

1. 临床表现　①**尿蛋白**定量> 3.5g/d。②血浆**白蛋白**< 30g/L。③**水肿**。④**高脂**血症。其中①、②两项为诊断所必需。

2. 辅助检查　血常规、**尿常规**。

3. 鉴别诊断　**青少年继发性**肾病综合征（过敏性紫癜肾炎、狼疮肾炎、乙型肝炎病毒相关性肾炎）、**中老年继发性**肾病综合征（糖尿病肾病、肾淀粉样变性、恶性肿瘤相关肾病）。

4. 进一步检查　血生化、免疫学相关抗体、乙肝病毒标志物、**肾活检**等。

5. 治疗原则

（1）**糖皮质激素**：常用药物为泼尼松。开始**用量要足**、足量用药**时间**要够**长**、治疗有效者要**缓慢减药**。治疗后的反应包括激素敏感、激素依赖和激素无效。

（2）免疫抑制剂：①**环磷酰胺**，一般不单独应用。②**环孢素A**，可应用于激素和细胞毒性药物治疗无效的难治性肾病综合征。③吗替麦考酚酯，可用于难治性肾病综合征。

（3）一般及对症治疗：严重水肿患者应**卧床休息**，**限盐**饮食。蛋白质摄入量每日每千克体重1g优质蛋白，热入量要充分。适当**利尿**。**血管紧张素转换酶抑制剂、血管紧张素Ⅱ受体拮抗剂**可有效控制高血压、减少尿蛋白、延缓肾功能恶化。

（4）并发症（如感染、血栓和栓塞并发症、急性肾衰竭、脂肪代谢紊乱致心血管并发症等）防治。

踩点演练

例题

【病历摘要】男性，60岁。水肿8个月，加重3天。

患者8个月前无明显诱因出现双下肢水肿，晨起眼睑水肿明显，双下肢沉重感，活动后稍有呼吸费力，当地诊所考虑“冠心病”，予以利尿治疗后好转。平时仍有下肢踝部轻度水肿。2个月前水肿加重，检查心电图未见异常，心脏彩超示心脏舒张功能减退，尿常规示蛋白（++），仍按“冠心病”治疗后病情稍好转。3天前水肿再次加重，在眼睑、双下肢水肿基础上出现腹部皮下水肿及阴囊水肿。病程中患者无头晕、头痛，无恶心、呕吐，无尿频及尿急，无夜尿增多及血尿，体重稍增加，食欲、睡眠尚可，大便正常，小便稍减少。既往史无特殊。

体格检查：体温36.5℃，脉搏70次/分，呼吸20次/分，血压110/80mmHg。神志清楚，查体合作。双眼睑水肿，面部稍水肿，咽无充血，扁桃体无肿大。双肺呼吸音粗，未闻及干湿啰音。心界无扩大，心音稍低钝，心率70次/分，律齐，各瓣膜听诊区未闻及病理性杂音。腹平软，可见皮下水肿及阴囊水肿，肝脾未触及，双肾区无叩击痛，肠鸣音正常。双下肢重度凹陷性水肿。

实验室检查：血常规无明显异常。血总蛋白48g/L，血白蛋白27g/L。尿常规：蛋白（+++），潜血（++）。尿蛋白定量3.69g/24h。

【答题思路】

（一）初步诊断

肾病综合征。

（二）诊断依据

1. 60岁男性，水肿8个月，加重3天。

2. 体格检查：双眼睑水肿，面部稍水肿，腹部可见皮下水肿及阴囊水肿，双下肢重度凹陷性水肿。

3. 实验室检查：血白蛋白27g/L。尿常规示蛋白（+++），潜血（++）。尿蛋白定量3.69g/24h。

（三）鉴别诊断

1. 心源性水肿。

2. 糖尿病肾病。

3. 肾淀粉样变性。

4. 恶性肿瘤相关肾病。

（四）进一步检查

1. 血脂、血糖、肝肾功能、电解质。

2. 补体、肿瘤标志物等。

3. 心肌酶、心电图、超声心动图等。

4. 肾脏B型超声，肾活检。

（五）治疗原则

1. 一般及对症治疗　卧床休息，低脂饮食，限制盐及蛋白质的摄入。适当利尿，延缓肾功能恶化。

2. 糖皮质激素治疗　常用泼尼松，起始足量、长期维持、缓慢减药。

3. 必要时应用免疫抑制剂。

4. 防治并发症。

（四）尿路感染

1. 急性肾盂肾炎

（1）临床表现：突发一侧或两侧腰痛，可有明显全身症状，高热、寒战，恶心、呕吐，可伴随败血症、低血压。**肋脊角有触痛**（压痛）。

（2）鉴别诊断：急性膀胱炎、尿道综合征、泌尿系统结核。

（3）进一步检查：尿常规、**尿培养+药物敏感试验**；尿查结核分枝杆菌、真菌等；尿NAG酶、β_2微球蛋白；肌酐、双肾超声及静脉尿路造影；女性患者可行妇科检查。

（4）治疗原则：常选用对革兰阴性杆菌有效的药物，如喹诺酮类、头孢菌素类、氨基糖苷类及半合成青霉素类。

2. 慢性肾盂肾炎

（1）临床表现：①尿路畸形、尿路梗阻、机体免疫功能降低等**易感因素**，反复尿路感染病史**超过半年**。②持续性肾小管功能受损：尿浓缩功能减退、夜尿增多、晨尿比重和渗透压降低、肾小管酸化功能减退等。③**静脉尿路造影**，有肾盂肾盏狭窄变形者。④肾外形：表面凹凸不平、两个肾脏大小不等。

（2）鉴别诊断：泌尿系统结核等。

（3）进一步检查：尿常规、尿培养+药物敏感试验、尿查结核分枝杆菌、肾功能、**双肾超声及静脉尿路造影**等。

（4）治疗原则：去除诱因、抗菌药物治疗等。

3. 急性膀胱炎

（1）临床表现：**膀胱刺激症状**为主；可发生肉眼血尿。

（2）鉴别诊断：急性肾盂肾炎、泌尿系统结核等。

（3）进一步检查：尿常规、**尿培养+药敏试验**、尿查结核分枝杆菌等。

（4）治疗原则：主要为抗菌药物治疗。

踩点演练

例题1

【病历摘要】女性，66岁。尿频、尿急、尿痛5天，发热伴腰痛1天。

患者5天前劳累后出现排尿时烧灼样痛，伴尿急、尿频，排尿>10次/日，无肉眼血尿。自服“呋喃妥因”3天，症状无缓解。1天前患者出现畏寒、发热，体温最高39.5℃。伴右侧腰部持续性胀痛，恶心，无呕吐。发病以来食欲稍差，睡眠正常，体重无明显变化。既往无类似病史，有糖尿病史3年，口服降糖药物，未定期监测血糖。否认传染病接触史。无烟酒嗜好。月经史、婚育史、家族史无特殊。

体格检查：体温38.2℃，脉搏102次/分，呼吸22次/分，血压135/85mmHg。浅表淋巴结未触及肿大。双肺呼吸音清，未闻及干、湿啰音和胸膜摩擦音。心界不大，心率102次/分，心律整齐，各瓣膜听诊区未闻及杂音。腹平软，肝脾肋下未触及，右肾区叩击痛（+）。双下肢无水肿。

实验室检查：血常规示血红蛋白125g/L，白细胞计数13.8×10⁹/L，中性粒细胞占比0.85，血小板计数245×10⁹/L。尿常规示蛋白（+），亚硝酸盐（+），尿糖（+++），沉渣镜检示红细胞30～35个/HP，白细胞40～50个/HP。血生化示总蛋白65g/L，球蛋白38g/L，血肌酐77μmol/L，尿素氮6.5mmol/L，血糖13.5mmol/L。

【答题思路】

（一）初步诊断

1. 急性肾盂肾炎。
2. 2型糖尿病。

（二）诊断依据

1. 急性肾盂肾炎

（1）老年女性，急性病程。

（2）尿频、尿急、尿痛伴发热、腰痛。

（3）体温升高、右肾区叩击痛（+）。

（4）血白细胞总数增多及中性粒细胞比例升高，尿常规白细胞计数增多，亚硝酸盐阳性。

2. 2型糖尿病

老年女性，既往糖尿病史，口服降糖药物；本次查血糖升高（13.5mmol/L），尿糖（+++）。

（三）鉴别诊断

1. 急性膀胱炎。
2. 尿道综合征。
3. 泌尿系统结核。

（四）进一步检查

1. 清洁中段尿细菌培养+药物敏感试验。
2. 尿β_2微球蛋白、尿渗透压。
3. 血培养+药物敏感试验。
4. 泌尿系统B型超声检查。
5. 尿沉渣抗酸染色，PPD试验。

（五）治疗原则

1. 休息、多饮水、勤排尿。
2. 控制血糖。
3. 抗感染治疗2周，首选对革兰阴性杆菌有效的抗生素，根据药物敏感试验结果调整抗生素。

例题2

【病历摘要】女性，35岁。尿频、尿急5天，发热1天。

患者5天前劳累后出现尿频、尿急，不伴尿痛，未诊治。1天前出现畏寒、发热，体温高达38.2℃，同时感左侧腰部酸胀不适，伴乏力，无恶心、呕吐、腹痛、腹泻。既往1年前曾有尿频、尿急、尿痛症状发作，自服“左氧氟沙星”2天后好转。半个月前因意外妊娠行人工流产术。

体格检查：体温38.0℃，脉搏96次/分，呼吸20次/分，血压125/80mmHg。皮肤未见出血点和皮疹。浅表淋巴结未触及肿大。睑结膜无苍白，巩膜无黄染。双肺未闻及干、湿啰音。心界不大，心率96次/分，心律整齐，各瓣膜区未闻及杂音。腹平软，无压痛，肝脾肋下未触及，Murphy征（-），麦氏点无压痛。左肾区叩痛（+）。双下肢无水肿。

实验室检查：血常规示血红蛋白120g/L，白细胞计数12.5×10⁹/L，中性粒细胞占比0.95，血小板计数258×10⁹/L。尿常规示蛋白（+），沉渣检查示红细胞8～10个/HP，白细胞50～60个/HP，葡萄糖（-），亚硝酸盐（+）。粪常规（-）。

【答题思路】

（一）初步诊断

急性肾盂肾炎。

（二）诊断依据

1. 青年女性，急性病程。
2. 尿频、尿急伴发热。
3. 发病前有人工流产术及劳累诱因。
4. 体温高、左肾区叩痛（+）。
5. 血白细胞总数增多及中性粒细胞比例升高，尿白细胞计数增多，亚硝酸盐（+），尿蛋白（+）。

（三）鉴别诊断

1. 急性膀胱炎。
2. 慢性肾盂肾炎急性发作。
3. 泌尿系统结核。
4. 尿道综合征。

（四）进一步检查

1. 清洁中段尿沉渣涂片革兰染色、细菌培养+药物敏感试验。
2. 肾功能、尿渗透压及尿 β_2 微球蛋白检测。
3. 泌尿系统B型超声检查。
4. 尿沉渣抗酸染色，PPD试验。
5. 血培养+药物敏感试验。

（五）治疗原则

1. 休息，多饮水，避免憋尿。
2. 抗生素治疗2周，首选针对革兰阴性杆菌有效的抗生素，根据药物敏感试验结果调整。

（五）尿路结石（执业助理医师不考膀胱结石）

1. 临床表现 ①肾和输尿管结石（上尿路结石）：主要与活动有关的**疼痛**和**血尿**。结石引起上尿路梗阻可出现少尿、无尿，继发感染可有发热、畏寒、寒战。②膀胱结石：**排尿突然中断**，伴排尿困难及膀胱刺激症状。儿童常用手搓拉阴茎，跑跳或改变排尿姿势后，继续排尿。

2. 鉴别诊断 ①上尿路结石：泌尿系统肿瘤、急性阑尾炎、异位妊娠、卵巢囊肿扭转、急性胆囊炎、胆石症等。②膀胱结石：膀胱肿瘤。

3. 进一步检查

（1）上尿路结石：尿常规；尿pH；血钙、磷、尿酸，以及24小时尿钙、磷、尿酸、枸橼酸、镁、草酸测定；**肾功能检查**；超声、**泌尿系统平片**、静脉尿路造影、逆行肾盂造影、CT、放射性核素肾显像、内镜检查（肾镜等）。

（2）膀胱结石：超声、X线检查、**膀胱镜检查**、直肠指检。

4. 治疗原则 ①病因治疗。②大量饮水及药物治疗（**解痉镇痛**、抗感染等）。③上尿路结石：体外冲击波碎石、经皮肾镜碎石取石术、输尿管镜碎石术、腹腔镜输尿管取石术、开放手术治疗。④膀胱结石：经尿道膀胱镜取石或碎石、耻骨上膀胱切开取石。

踩点演练

例题1

【病历摘要】男性，38岁。间断右侧腰背部疼痛2周。

患者2周前开始无明显诱因间断出现右侧腰背部疼痛，呈胀痛，不向周围放射，变换体位无缓解，伴恶心，未呕吐。尿频、尿急、尿痛，无肉眼血尿。无畏寒、发热。发病以来食欲缺乏，大便正常。否认高血压、心脏病、糖尿病、肝炎、结核病病史。吸烟10余年，20支/天。无遗传病家族史。

体格检查：体温36.9℃，脉搏86次/分，呼吸21次/分，血压130/80mmHg。神志清楚，痛苦面容，发育正常，营养良好，皮肤巩膜无黄染，浅表淋巴结不大，双肺呼吸音清，未闻及干湿啰音，心律齐，未闻及杂音，腹平软，肝脾、双肾未触及。右肾区压痛（+），右肋脊角叩痛（+），双侧输尿管走行区无压痛。双下肢无水肿。

实验室检查：血常规示血红蛋白125g/L，红细胞计数 4.0×10^{12}/L，白细胞计数 9.2×10^{9}/L，中性粒细胞占比0.65，血小板计数 305×10^{9}/L。血生化：BUN 4.90mmol/L，Scr 82.8mmol/L，血尿酸392.1pmol/L。尿常规：尿蛋白（±），pH 7.0，红细胞5～8个/HP，白细胞20～30个/HP。

腹部B型超声：右侧肾区可见强回声影，后方伴声影；轻度肾积水。腹部X线平片见右肾区高密度影。

【答题思路】

（一）初步诊断

1. 右肾结石。
2. 尿路感染。

（二）诊断依据

1. 右肾结石

（1）青年男性，间断右侧腰痛伴镜下血尿。

（2）右肾区压痛、叩击痛阳性。

（3）腹部B型超声示右侧肾区强回声影，后方伴声影；轻度肾积水。

（4）腹部X线平片见右肾区高密度影。

2. 尿路感染

（1）尿频、尿急、尿痛。

（2）尿常规示红细胞5～8个/HP，白细胞20～30个/HP。

（三）鉴别诊断

1. 消化道溃疡或穿孔。
2. 急性胆囊炎。
3. 胆石症。
4. 急性阑尾炎。

（四）进一步检查

1. 泌尿系统CT或静脉肾盂造影（IVP）检查。

2. 尿细菌培养+药物敏感试验。

（五）治疗原则

1. 解痉止痛。
2. 抗感染治疗。
3. 微创或开放手术取石。
4. 术后采取预防结石复发的措施。

例题 2

【病历摘要】男性，45 岁。排尿困难 3 天。

患者于 3 天前自觉无明显诱因突然出现排尿时尿流中断，伴疼痛不适。变换体位后可以继续排尿。因为不影响工作，当时并未注意。此后排尿时常出现尿流中断现象，并伴有轻度尿频、尿急、尿痛。发病以来，食欲、睡眠未受影响。

体格检查：体温 36.5℃，脉搏 76 次/分，呼吸 15 次/分，血压 130/80mmHg。心、肺无异常发现。腹部略隆起，全腹柔软，无压痛。肝脾肋下未触及，肠鸣音正常。外科情况：排尿后膀胱区无触痛，未叩及膀胱浊音区。尿道口正常，未见红肿，未见异常分泌物流出。

实验室检查：血常规、肝肾功能正常。尿沉渣镜检示红细胞 10～15 个/HP。

【答题思路】

（一）初步诊断

下尿路结石（膀胱结石）。

（二）诊断依据

1. 中年男性，排尿困难 3 天。
2. 尿流中断，变换体位后可以继续排尿，伴尿频、尿急、尿痛。
3. 心肺无异常发现，排尿后膀胱区无触痛，未叩及膀胱浊音区。
4. 尿沉渣镜检提示血尿。

（三）鉴别诊断

1. 肾、输尿管结石（上尿路结石）。
2. 急性膀胱炎。
3. 膀胱肿瘤。

（四）进一步检查

1. B 型超声检查。
2. 腹部 X 线。
3. 膀胱镜检查。
4. 直肠指检。

（五）治疗原则

1. 针对尿路结石的病因治疗。
2. 适当多饮水，如继发感染可应用抗生素治疗。
3. 经尿道膀胱镜取石或碎石，适用于结石小于 2～3cm 者。
4. 必要时行耻骨上膀胱切开取石术。

（六）膀胱肿瘤（执业助理医师不考）

1. 临床表现

（1）发病年龄：多数为 50～70 岁男性。

（2）症状：**血尿**最常见且最早出现。常表现为**间歇性无痛性全程**肉眼血尿，可自行减轻或停止。**尿频、尿急、尿痛**多为晚期表现。位于膀胱三角区或膀胱颈部的肿瘤可造成膀胱出口梗阻，出现排尿困难，甚至尿潴留，亦可有终末血尿、尿频和尿痛。

（3）体征：晚期在耻骨上可触及**包块**、质硬。肿瘤可致**肾积水、肾功能不全**。肿瘤广泛转移时，可出现**腰骶部疼痛**、下肢水肿、贫血、**体重减轻**等。

2. 辅助检查　膀胱双合诊，**尿细胞学检查**。

3. 鉴别诊断　非特异性膀胱炎、膀胱结石、膀胱结核、上尿路肿瘤、前列腺增生。

4. 进一步检查　膀胱 B 超，**静脉尿路造影**，盆腔 CT，盆腔 MRI，**膀胱镜**检查。

5. 治疗原则

（1）手术治疗：膀胱肿瘤以手术治疗为主，主要包括：①**经尿道**膀胱肿瘤电切或激光**切除术**，多用于体积较小或浅表的非浸润性肿瘤。②膀胱**部分切除术**，可用于体积较大、浸润较深但较局限的肿瘤。③膀胱**全切术**+尿流改道，用于肿瘤较大、多发、反复发作及分化不良、浸润较深的肿瘤。

（2）膀胱内灌注治疗：常用**卡介苗**、丝裂霉素、表柔比星、吉西他滨等行膀胱内灌注治疗。

（3）放射治疗或化疗：晚期浸润性癌可采用。

（七）良性前列腺增生症

1. 临床表现　50 岁以上男性出现**进行性排尿困难**，症状有排尿困难、尿潴留或尿失禁等；**直肠指检**可触及前列腺增大，表面光滑、质韧而有弹性，边缘清楚，中间沟变浅或消失。

2. 鉴别诊断　膀胱颈挛缩、前列腺癌、尿道狭窄、神经源性膀胱功能障碍。

3. 进一步检查　超声、膀胱镜检查、**尿流率**、**前列腺特异性抗原（PSA）测定**、放射性核素肾图显像，必要时行静脉尿路造影。

4. 治疗原则　①观察等待、随访。②药物治疗：α_1 受体阻断药、5α-还原酶抑制药。③**手术治疗**。④其他：经尿道球囊高压扩张术、前列腺尿道网状支架、经尿道热疗等。

踩点演练

例题 1

【病历摘要】男性，69 岁。夜尿增多、排尿困难 4 年，加重 1 天。

患者 4 年前无明显诱因出现夜尿增多，4～6 次/夜，伴尿前等待、排尿费力、尿线分叉、排尿不尽。自服“消炎药”症状无改善。昨日饮酒后排尿困难加重，尿频明显，10 余分钟 1 次，每次尿量少，并逐渐出现腹部胀痛，不能自行排尿，尿失禁，全天尿量少于 200ml。发病以来无发热及肉眼血尿，大便正常，体重无明显改变。既往无高血压、糖尿病病史，无肝炎、结核病病史。

体格检查：体温 36.4℃，脉搏 95 次/分，呼吸 20 次/分，血压 135/85mmHg，皮肤未见出血点和皮疹，浅表淋巴结未触及肿大，颜面无水肿，巩膜无黄染。心、肺未见异常。下腹部膨隆，腹软，无肌紧张，肝脾肋下未触及，耻骨上区可触及球形包块，上极距耻骨上缘 8cm，叩诊呈浊音，移动性浊音（-），肾区无叩痛。双下肢无水肿。直肠指检：前列腺Ⅱ度增大，表面光滑，边缘清楚，质中，无触痛，中央沟变浅，肛门括约肌张力正常。

实验室检查：血常规示血红蛋白 125g/L，白细胞计数 6.8×10^9/L，中性粒细胞占比 0.70，血小板计数 225×10^9/L。血肌酐 78μmol/L，尿素氮 6.7mmol/L。

【答题思路】

（一）初步诊断

1. 良性前列腺增生症。
2. 急性尿潴留。

（二）诊断依据

1. 良性前列腺增生症

（1）老年男性，慢性病程。

（2）夜尿增多伴排尿困难，饮酒后加重。

（3）前列腺Ⅱ度增大，表面光滑，边缘清楚，质中，无触痛，中央沟变浅，肛门括约肌张力正常。

2. 急性尿潴留

（1）饮酒后出现不能自主排尿、下腹胀痛、尿失禁。

（2）下腹部膨隆，耻骨以上触及球形包块，叩诊呈浊音。

（三）鉴别诊断

1. 前列腺癌。
2. 神经源性膀胱功能障碍。
3. 尿道狭窄。
4. 膀胱颈挛缩。

（四）进一步检查

1. 血清前列腺特异性抗原（PSA）测定。
2. B 型超声检查。
3. 尿流率检查。

（五）治疗原则

1. 急诊导尿，留置导尿管。
2. 择期手术治疗。
3. 应用 α_1 受体阻断药、5α-还原酶抑制药治疗。
4. 其他物理疗法。

例题 2

【病历摘要】男性，64 岁。进行性排尿困难 3 年，加重半年，不能排尿 6 小时。

患者 3 年前无明显诱因逐渐出现排尿困难，伴尿频、尿急，夜尿次数增多，严重时每晚 4～7 次，偶伴有尿失禁，无血尿。1 年前曾在感冒后出现过一次严重的排尿困难，排尿呈滴沥状，伴发热，到外院就诊，诊断为“急性前列腺炎”，给予抗炎治疗（具体不详）后缓解。近半年排尿困难明显加重，排尿费力。6 小时前出现不能排尿，无发热。发病以来饮食正常，睡眠差，大便无异常，体重无明显变化。既往体健，无烟酒嗜好，无遗传性疾病家族史。

体格检查：体温 36.3℃，脉搏 81 次/分，呼吸 19 次/分，血压 145/85mmHg。神志清楚，表情痛苦，颜面无水肿，浅表淋巴结未触及肿大。双肺呼吸音清。心率 81 次/分，心律整齐，各瓣膜听诊区未闻及杂音。腹软，肝脾肋下未触及，肠鸣音正常。双下肢无水肿。泌尿外科查体：双肾区无叩击痛。膀胱区隆起，叩诊呈浊音。外生殖器正常。直肠指诊：前列腺增大，表面光滑，无结节，无压痛，质地中等；直肠黏膜未触及肿物，指套无染血。

泌尿系统 B 型超声：双肾大小正常，回声无异常，肾盂无分离，双侧输尿管无扩张，膀胱极度充盈，尿量约 1000ml，膀胱内可见 1 枚强回声光团，后伴声影，直径约 1.6cm，位置可随体位改变而改变。

【答题思路】

（一）初步诊断

1. 良性前列腺增生症，急性尿潴留。

2. 膀胱结石。

（二）诊断依据

1. 良性前列腺增生症，急性尿潴留

（1）69岁男性，进行性排尿困难3年，不能排尿6小时。

（2）膀胱区隆起，叩诊呈浊音。

（3）直肠指诊示前列腺增大，表面光滑，无结节。

（4）膀胱极度充盈，尿量约1000ml。

2. 膀胱结石

膀胱内可见1枚强回声光团，后伴声影，直径约1.6cm，位置可随体位改变而改变。

（三）鉴别诊断

1. 前列腺癌。

2. 神经源性膀胱功能障碍。

3. 尿道狭窄。

4. 膀胱颈挛缩。

（四）进一步检查

1. 血PSA、肾功能检查。

2. 前列腺B型超声。

3. 前列腺MRI。

（五）治疗原则

1. 急诊导尿、留置导尿管。

2. 择期行经尿道膀胱结石碎石术+前列腺切除术（电切或激光）。

（八）急性肾损伤（急性肾衰竭）（执业助理医师不考）

1. 临床表现　典型患者病程可分为3期。

（1）起始期：患者常遭受一些已知急性肾小管坏死（ATN）**病因**的打击，如**低血压、缺血、脓毒症和肾毒素**等，但尚未发生明显的肾实质损伤。

（2）维持期：又称少尿期。随着肾功能减退，临床上可出现尿毒症的一系列表现，主要是**尿毒症毒素潴留和水、电解质及酸碱平衡紊乱**所致。

（3）恢复期：肾小球滤过率逐渐**恢复正常或接近正常**范围。少尿型患者开始出现尿量增多，可有多尿表现。通常持续1~3周，继而逐渐恢复。肾小管上皮细胞功能（溶质和水的重吸收）常需数月后才能恢复。少数患者可遗留肾脏结构和功能缺陷。

2. 辅助检查　**尿液**检查、肾脏B型超声。

3. 鉴别诊断　主要是肾衰竭的病因鉴别，可按肾前性、肾实质性和肾后性进行鉴别。

4. 进一步检查　腹部X线、尿路造影、**肾活检**等。

5. 治疗原则

（1）起始期：预防及治疗基础疾病。

（2）维持期：①营养疗法。②**限制水、钠摄入量**。③**纠正电解质紊乱及代谢性酸中毒**。④控制心力衰竭。⑤治疗贫血和出血。⑥预防和治疗感染。⑦**透析**疗法（根据指征选择）。

（3）恢复期：维持水、电解质和酸碱平衡，**治疗原发病**和防治并发症。定期**随访**肾功能，**避免**使用**肾毒性**药物。

（九）慢性肾脏病（慢性肾衰竭）（执业助理医师不考）

1. 临床表现

（1）慢性肾脏病（CKD）：指肾损害或GFR< 60ml/(min·1.73m^2) **持续3个月以上**；肾损害指肾出现病理改变或损害指标如血或尿检查异常，影像学检查异常。

（2）主要涉及全身**多个系统受累**，包括水、电解质及酸碱失衡，消化系统（食欲缺乏、恶心、呕吐）、心血管系统（心力衰竭、心律失常、心包炎）、血液系统（贫血、出血倾向）、神经肌肉系统（乏力、失眠、记忆力减退）、肾性骨营养不良、呼吸系统（肺水肿、尿毒症肺）、内分泌系统（促红细胞生成素减少、胰岛素蓄积、甲状腺及性腺功能受损）、代谢紊乱（氨基酸代谢紊乱、高脂血症、糖耐量降低）、其他（皮肤瘙痒、面色较暗且萎黄并稍有水肿感）。

2. 鉴别诊断　急性肾衰竭等。

3. 进一步检查　①尿常规、**尿红细胞位相**、24小时尿蛋白定量。②血糖、抗核抗体谱、乙型肝炎和丙型肝炎病毒指标等。③双肾B型超声。④血肌酐、**肾小球滤过率**。⑤血常规、生化全项、甲状旁腺激素、血气分析、超声心动图。

4. 治疗原则　①**非透析疗法**：营养治疗；维持水、电解质平衡；控制高血压和/或肾小球毛细血管内高血压；清除体内毒性代谢产物；其他（如对贫血患者应用促红细胞生成素治疗）。②**肾脏替代治疗**：包括血液净化（包括血液透析和腹膜透析）和肾脏移植。

踩点演练

例题1

【病历摘要】女性，58岁。夜尿增多5年，伴恶心、呕吐半个月。

患者5年前无明显诱因出现夜尿增多，3~4次/夜，每次尿量较多（具体不详），夜间尿量多于白天尿量。无水肿、尿色变化，无尿频、尿急、尿痛及排尿困难。3年前发现血压升高，最高达160/90mmHg，规律服用“硝苯地平控释缓片”，血压控制于（130～140）/（70～80）mmHg。近半个月来自觉食欲缺乏，恶心、间断呕吐胃内容物，无呕血及黑便，伴全身乏力，上楼梯时感气短，不伴夜间阵发性呼吸困难。发病以来，无发热、脱发、皮疹及关节痛，大便如常。近1个月体重下降约1kg。曾间断服用“龙胆泻肝丸”3年。无烟酒嗜好。无高血压及肾病家族史。

体格检查：体温36.8℃，脉搏90次/分，呼吸19次/分，血压155/100mmHg。贫血貌，皮肤未见出血点及皮疹，浅表淋巴结未触及肿大，颜面无水肿，睑结膜苍白，巩膜无黄染，咽无充血，扁桃体无肿大。甲状腺不大，双肺未闻及干、湿啰音。心界不大，心率90次/分，心律整齐，二尖瓣听诊区闻及2/6级收缩期吹风样杂音。腹平软，无压痛，肝脾肋下未触及，移动性浊音（-），双下肢无水肿。

实验室检查：血常规示血红蛋白77g/L，红细胞计数2.5×10^{12}/L，红细胞平均体积（MCV）84fl，红细胞平均血红蛋白量（MCH）28pg，白细胞计数7.1×10^{9}/L，中性粒细胞占比0.65，血小板计数162×10^{9}/L。血肌酐848μmol/L，尿素氮37.5mmol/L，总蛋白64g/L，白蛋白37g/L，钾5.8mmol/L，钙1.72mmol/L，磷2.43mmol/L，CO_2CP 16mmol/L。估算肾小球滤过率（eGFR）5ml/(min·1.73m^2)。尿液检查示红细胞0～1个/HP，蛋白（+），尿蛋白定量0.3g/24h。

【答题思路】

（一）初步诊断

1. 慢性肾脏病（CKD）5期。
2. 肾性贫血。
3. 高钾血症。
4. 代谢性酸中毒。

（二）诊断依据

1. 慢性肾衰竭尿毒症期（CKD 5期），肾性贫血

（1）中老年女性，慢性病程，有长期应用肾毒性药物史。

（2）夜尿增多，伴恶心、呕吐。

（3）血压升高，贫血貌，二尖瓣听诊区闻及2/6级收缩期吹风样杂音。

（4）正细胞正色素贫血，血肌酐显著升高，电解质紊乱（高磷血症、高钾血症及低钙血症），eGFR＜15ml/(min·1.73m^2)，蛋白尿。

2. 高钾血症

血钾＞5.5mmol/L。

3. 代谢性酸中毒

CO_2CP降低。

（三）鉴别诊断

1. 急性肾衰竭（或答“急性肾损伤”）。
2. 消化系统疾病。
3. 心功能不全。

（四）进一步检查

1. 血清铁、铁蛋白、总铁结合力。
2. 血全段甲状旁腺激素。
3. 胸部X线、超声心动图。
4. 双肾B型超声检查。
5. 尿渗透压、粪隐血试验。

（五）治疗原则

1. 充分热量摄入，优质低蛋白、低磷饮食，监测血压、血生化。
2. 降压治疗。
3. 纠正贫血，补充造血原料及促红细胞生成素。
4. 纠正电解质紊乱、酸碱失衡，合理使用磷结合剂、维生素D以纠正钙磷代谢紊乱。
5. 肾脏替代治疗。

例题2

【病历摘要】男性，30岁。发现血压升高1年，发热伴咳嗽1周，恶心、呕吐3天。

患者1年前体检时发现血压升高，达160/100mmHg，未规律服用降血压药物。6个月前出现夜尿增多，每夜2～3次，不伴尿色改变。1周前患者受凉后出现发热，体温最高38℃，伴咳嗽、咳黄白色黏痰。就诊于附近卫生所，给予“阿奇霉素”口服3天，症状无明显缓解。近3天患者出现恶心、呕吐、食欲明显下降，伴乏力、头晕。发病以来睡眠稍差，大便正常，体重无明显变化。既往10余年因水肿于当地医院查尿蛋白（+）（具体不详），服中药治疗6个月后水肿消退，此后未再复查。否认传染病接触史。无遗传性疾病家族史。

体格检查：体温37.8℃，脉搏100次/分，呼吸20次/分，血压165/100mmHg。神志清楚，贫血貌。浅表淋巴结未触及肿大，睑结膜略苍白。双肺呼吸音粗，右下肺可闻及中量细湿啰音。心界不大，心率100次/分，心律整齐，各瓣膜听诊区未闻及杂音。腹平软，无压痛，肝脾肋下未触及。双下肢轻度凹陷性水肿。

实验室检查：血常规示血红蛋白91g/L，红细

胞计数 3.01×10^{12}/L，红细胞平均体积（MCV）88fl，白细胞计数 11.2×10^{9}/L，中性粒细胞占比0.85，血小板计数 300×10^{9}/L。尿液检查示比重1.010，蛋白（++），红细胞15～20个/HP。血生化示总蛋白68g/L，白蛋白34g/L，肌酐565μmol/L，尿素氮24.3mmol/L，钙1.67mmol/L，磷2.31mmol/L，估算肾小球滤过率（eGFR）10ml/(min·1.73m²)。

【答题思路】

（一）初步诊断

1. 慢性肾脏病（CKD）5期。

2. 慢性肾小球肾炎。

3. 右下肺炎。

（二）诊断依据

1. 慢性肾衰竭尿毒症期（CKD 5期）

（1）青年男性，慢性病程。

（2）高血压1年、夜尿增多6个月，感染后出现恶心、呕吐、食欲缺乏。

（3）血压升高，贫血貌，睑结膜略苍白，双下肢轻度凹陷性水肿。

（4）正细胞正色素性贫血，血肌酐及尿素氮升高，高磷血症及低钙血症，eGFR＜15ml/(min·1.73m²)。

2. 慢性肾小球肾炎

（1）青年起病，水肿、蛋白尿病史10余年，高血压1年，查体见下肢水肿。

（2）尿液检查示血尿、蛋白尿、低比重尿。

3. 右下肺炎

（1）受凉后发热、咳嗽、咳痰；右下肺可闻及中量细湿啰音。

（2）血白细胞总数增多及中性粒细胞比例升高。

（三）鉴别诊断

1. 急性肾衰竭（或答“急性肾损伤”）。

2. 高血压肾病。

3. 其他继发性肾病（狼疮肾炎、过敏性紫癜肾炎、血管炎相关肾损害等）。

（四）进一步检查

1. 尿红细胞位相，24小时尿蛋白定量。

2. 动脉血气分析、血全段甲状旁腺激素。

3. 痰培养+药物敏感试验。

4. 胸部X线。

5. 肾脏B型超声检查。

（五）治疗原则

1. 低盐、优质低蛋白饮食。

2. 抗感染治疗。

3. 降压治疗。

4. 纠正贫血，补充造血原料及促红细胞生成素。

5. 纠正水、电解质紊乱及酸碱失衡。

6. 必要时血液净化治疗。

五、女性生殖系统

（一）自然流产

1. 临床表现（表1-3-3）

表1-3-3 自然流产的临床表现

类型	出血量	下腹痛	组织排出	宫颈口	子宫大小
先兆流产	少	无或轻	无	闭	与妊娠周数相符
难免流产	中→多	加剧	无	扩张	相符或略小
不全流产	少→多	减轻	部分排出	扩张或有物堵塞或闭	小于妊娠周数
完全流产	少→无	无	全部排出	闭	正常或略大

2. 鉴别诊断　异位妊娠、葡萄胎、功能失调性子宫出血、子宫肌瘤。

3. 进一步检查　**B型超声、hCG测定**、孕激素测定。

4. 治疗原则

（1）先兆流产：休息，禁止性生活，避免不良刺激。黄体功能不全者给予孕酮，甲状腺功能减退者给予甲状腺素片。经2周治疗，如阴道流血停止，B型超声提示胚胎存活，可继续妊娠。如临床症状加重，超声提示胚胎发育不良，β-hCG持续不升或下降表明流产不可避免，应终止妊娠。

（2）难免流产：尽早使胚胎及胎盘组织完全排出。

（3）不全流产：尽快行**清宫术或钳刮术**，清除宫腔内残留组织。阴道大量出血伴休克者，同时输血输液，并给予抗生素预防感染。

（4）完全流产：流产症状消失，超声检查证实宫腔内无残留物，若无感染征象，不需特殊处理。

（5）稽留流产：术前查血常规、凝血功能，**做好输血准备**。凝血功能正常时，先口服雌激素类药物。若出现凝血功能障碍，尽早纠正，待凝血功能好转后，再行刮宫。

（6）复发性流产：针对流产的病因进行相应处理。

（7）流产合并感染：控制感染的同时尽快清除宫内残留物。若阴道流血不多，先选用广谱抗生素2～3天，**待感染控制后再行刮宫**。若阴道流血量多，静脉滴注抗生素及输血的同时，清除宫腔内残留组织，使出血减少。

踩点演练

例题

【病历摘要】女性，28岁。停经9周，阴道流血1天。

患者9周前停经，无不适。2周前B型超声检查提示“宫内早孕”。1天前阴道少量流血，伴轻微下腹痛，半天前腹痛加剧，阴道大量流血，并诉在家中排出一块肉样组织物。发病以来饮食、睡眠、大小便无异常。孕1产0。月经初潮14岁，(3～5)天/28天。否认肝炎、肾病、高血压病史，无药物过敏史，无遗传性疾病家族史。

体格检查：体温36.8℃，脉搏115次/分，呼吸18次/分，血压80/60mmHg。皮肤黏膜无出血点，浅表淋巴结未触及肿大，巩膜无黄染，口唇苍白。双肺未闻及干、湿啰音。心界不大，心率115次/分，心律整齐，心尖部未闻及杂音。肝脾肋下未触及，双下肢无水肿。

产科检查：子宫增大，如孕2个月大小，宫颈口见组织物堵塞，并有活动性出血。

实验室检查：血常规示血红蛋白100g/L，红细胞计数3.6×10^{12}/L，白细胞计数6.8×10^{9}/L，中性粒细胞占比0.65，血小板计数250×10^{9}/L。

【答题思路】

（一）初步诊断

不全流产。

（二）诊断依据

1. 女性，停经9周，阴道流血1天，伴下腹痛，有妊娠组织物排出。
2. 存在脉搏增快、血压降低等失血性休克表现。
3. 宫口扩张，宫颈口有妊娠物堵塞，子宫的大小小于停经周数。

（三）鉴别诊断

1. 先兆流产。
2. 难免流产。
3. 完全流产。
4. 稽留流产。

（四）进一步检查

1. 肝肾功能、电解质、凝血功能、血型。
2. 产科B型超声。
3. 心电图。

（五）治疗原则

1. 补液输血，抗休克。
2. 做必要术前准备。
3. 急诊清宫术，刮出物送病理检查。

（二）异位妊娠

1. 临床表现　①**停经后腹痛**与**阴道流血**，可伴晕厥与休克（面色苍白、脉细快、血压下降）。②腹部压痛、叩跳痛，叩诊可有移动性浊音。③盆腔检查：阴道内少许血液，**宫颈举痛明显**，阴道后穹隆饱满，触痛明显，子宫稍大而软；内出血多时呈漂浮感，子宫一侧或其后方可触及肿块。

2. 辅助检查　**血β-hCG及孕酮测定**、阴道及腹部B型超声检查。

3. 鉴别诊断　流产、卵巢囊肿蒂扭转、急性输卵管炎等。

4. 进一步检查　**阴道后穹隆穿刺**、腹腔镜检查、子宫内膜病理检查。

5. 治疗原则　药物疗法（化学药物、中药治疗）和手术治疗。

踩点演练

例题

【病历摘要】女性，26岁。停经41天，阴道淋漓出血5天，下腹剧痛2小时。

患者月经规律，周期28～30天，经期5天，量中，无痛经，末次月经41天前。停经后偶感乏力，5天来淋漓阴道流血，2小时前突发右下腹剧痛，呈撕裂样，伴恶心、呕吐、头晕，急诊入院。既往体健，否认传染病接触史，结婚半年。生育史：0-0-0-0。无遗传性疾病家族史。

体格检查：体温37.4℃，脉搏118次/分，呼吸26次/分，血压80/50mmHg。平车推入病房，神志清，面色苍白。双肺呼吸音清，未闻及干、湿啰音。心率118次/分，心律整齐，各瓣膜听诊区未闻及杂音。腹平坦，腹肌紧张，右下腹压痛伴反跳痛，移动性浊音阳性。

妇科检查：外阴已婚未产式；阴道见少量暗红色血液；宫颈举痛，子宫稍大稍软；子宫右侧可触及不规则包块，约6cm×5cm×4cm，软硬不均，压痛明显。

实验室检查：血常规示血红蛋白65g/L，红细胞计数2.0×10^{12}/L，红细胞平均体积80fl，白细胞计数11.1×10^{9}/L，血小板计数210×10^{9}/L。

【答题思路】

（一）初步诊断

1. 异位妊娠。

2. 失血性休克。

3. 失血性贫血。

（二）诊断依据

1. 异位妊娠

（1）已婚育龄女性，停经41天，阴道淋漓出血5天，下腹剧痛2小时，伴恶心、呕吐、头晕。

（2）腹肌紧张，右下腹压痛伴反跳痛，移动性浊音阳性。

（3）妇科检查：阴道见少量暗红色血液；宫颈举痛；子宫稍大稍软，子宫右侧可触及不规则包块，约6cm×5cm×4cm，软硬不均，压痛明显。

2. 失血性休克

（1）阴道流血，头晕。血压80/50mmHg，面色苍白，心率118次/分。腹部移动性浊音阳性，提示腹腔内大量出血。

（2）血常规提示正细胞性贫血。

3. 失血性贫血

（1）阴道流血，头晕，面色苍白，心率118次/分。

（2）血常规提示血红蛋白65g/L，红细胞计数2.0×10^{12}/L。

（三）鉴别诊断

1. 流产。

2. 急性输卵管炎。

3. 急性阑尾炎。

4. 黄体破裂。

5. 卵巢囊肿蒂扭转。

（四）进一步检查

1. hCG检测。

2. 妇科B型超声。

3. 阴道后穹隆穿刺。

4. 血型，交叉配血。

（五）治疗原则

1. 积极纠正休克，纠正贫血。

2. 同时行手术治疗。

（三）子痫前期-子痫

1. 临床表现

（1）**子痫前期**：妊娠20周后出现收缩压≥140mmHg和/或舒张压≥90mmHg，伴尿蛋白≥0.3g/24h，或随机尿蛋白（+）；或虽无蛋白尿，但合并下列任何一项者-血小板减少（血小板< 100×10^9/L）、肝功能损害（血清转氨酶水平为正常值2倍以上）、肾功能损害、肺水肿、新发生的中枢神经系统异常或视觉障碍。

（2）**重度子痫前期**：子痫前期伴下列一项。收缩压≥160mmHg，或舒张压≥110mmHg；血小板< 100×10^9/L；血清转氨酶水平为正常值2倍以上；严重持续性右上腹或上腹疼痛，不能用其他疾病解释，或两者均存在；血肌酐水平> 97μmol/L或无其他肾脏疾病时肌酐浓度为基线值2倍以上；肺水肿；新发生的中枢神经系统异常或视觉障碍。

（3）子痫：子痫前期基础上发生不能用其他原因解释的抽搐。

2. 鉴别诊断　①子痫前期：与慢性肾炎合并妊娠相鉴别。②子痫：癫痫、脑炎、脑肿瘤、脑血管畸形破裂出血、糖尿病高渗性昏迷、低血糖昏迷相鉴别。

3. 进一步检查　血常规、血黏度、**凝血功能**；肝肾功能；尿常规、尿蛋白检查；眼底检查；必要时行影像学检查。

4. 治疗原则　基本原则是降压、解痉、镇静等，密切监测母儿情况，**适时终止妊娠**是最有效的处理措施。

踩点演练

例题

【病历摘要】女性，30岁。妊娠37周，发现血压升高1个月，加重1天。

患者1个月前无明显诱因出现双下肢水肿，当时产前检查血压为145/90mmHg，尿常规检查正常，未遵医嘱用药。入院前1天患者自觉头昏不适，无视物模糊、恶心呕吐，无胸闷、心悸，在外院就诊，测血压为160/110mmHg，急诊转入本院。孕1产0。平素月经规则，月经初潮13岁，(4～5)天/35天。妊娠31周产前检查正常。既往体健，否认肝炎、肾病、高血压、糖尿病、癫痫病史，无药物过敏史，无遗传性疾病家族史。

体格检查：体温36.9℃，脉搏90次/分，呼吸20次/分，血压160/110mmHg。一般情况可，发育正常，营养良好，神志清楚，皮肤黏膜无黄染、无皮疹及出血点；浅表淋巴结未触及肿大；巩膜无黄染，口唇无发绀；心肺检查未发现异常；腹膨隆，肝脾肋下未触及；四肢活动正常，下肢水肿(++)；外阴无瘢痕溃疡，无静脉曲张，肛门无痔疮。

妇科检查：骨盆外测量正常。子宫软，无宫

缩，枕左前位，胎心率140次/分，头先露，已衔接，胎膜未破。

实验室检查：血常规示血红蛋白110g/L，白细胞计数7.5×10^9/L，中性粒细胞占比0.70，血小板计数290×10^9/L。随机尿蛋白（+++）。

心电图：窦性心律，90次/分。

【答题思路】

（一）初步诊断

重度子痫前期。

（二）诊断依据

1. 初孕妇，妊娠晚期发现血压升高1个月，伴头昏不适症状。

2. 既往无高血压病史，孕31周产前检查正常，产科检查无异常。

3. 此次查血压160/110mmHg，下肢水肿（++），尿蛋白（+++）。

（三）鉴别诊断

1. 子痫。

2. 妊娠合并高血压。

（四）进一步检查

1. 血电解质、肝肾功能、凝血功能、随机尿蛋白/肌酐。

2. 眼底检查。

3. 产科B型超声、脐动脉血流。

4. 胎儿电子监护。

（五）治疗原则

1. 休息，监测血压、脉搏、呼吸等生命体征。

2. 镇静，可用地西泮等。

3. 解痉，首选硫酸镁，注意监测其不良反应。

4. 降压，可选用拉贝洛尔或硝苯地平口服。

5. 适时终止妊娠。

（四）前置胎盘

1. 临床表现　①既往有多次刮宫、分娩史、子宫手术史等，妊娠晚期或临产时发生**无诱因、无痛性反复阴道流血**。②大量出血呈现面色苍白、脉搏增快微弱、血压下降等；子宫软，无压痛，**大小与妊娠周数相符**。胎先露高浮，易并发胎位异常等。

2. 鉴别诊断　胎盘早剥、脐带帆状附着、前置血管破裂、胎盘边缘血窦破裂、宫颈病变等。

3. 进一步检查　B型超声检查。

4. 治疗原则　**抑制宫缩**、止血、纠正贫血、预防感染和终止妊娠。

踩点演练

例题

【病历摘要】 女性，31岁。妊娠35周，阴道流血2天入院。

患者2天前开始无明显诱因出现阴道流血，出血量相当于月经量，无血凝块，不伴腹痛。无头痛、头晕、心悸、气急，未行特殊治疗。发病以来饮食、睡眠正常，大小便无异常，体重无明显变化。孕3产0，自然流产、过期流产各1次。月经初潮13岁，5天/30天。无药物过敏史，无遗传性疾病家族史。

体格检查：体温36.5℃，脉搏92次/分，呼吸18次/分，血压120/70mmHg。皮肤黏膜无出血点，浅表淋巴结未触及肿大，巩膜无黄染，口唇无发绀。双肺未闻及干、湿啰音。心界不大，心率92次/分，心律整齐，心尖部可闻及2/6级收缩期吹风样杂音，腹膨隆，肝脾肋下未触及，双下肢无水肿。

产科检查：骨盆外测量正常。子宫软，无宫缩，枕左前位，胎头高浮，胎心率148次/分，耻骨联合上方可闻及胎盘杂音。阴道少量流血。

实验室检查：血常规示血红蛋白120g/L，红细胞计数4.6×10^{12}/L，白细胞计数5.8×10^9/L，中性粒细胞占比0.68，血小板计数320×10^9/L。尿蛋白（-），尿镜检（-）。粪常规和隐血试验（-）。

【答题思路】

（一）初步诊断

前置胎盘。

（二）诊断依据

1. 女性，孕35周，妊娠晚期无痛性阴道流血，出血量相当于月经量。

2. 无宫缩，胎头高浮，耻骨联合上方可闻及胎盘杂音，阴道少量流血。

3. 血、尿、粪常规正常。

（三）鉴别诊断

1. 胎盘早剥。

2. 先兆早产。

3. 先兆临产。

4. 胎盘边缘血窦破裂。

（四）进一步检查

1. 产科B型超声。

2. 子宫MRI。

3. 胎儿电子监护。

4. 心电图。

5. 肝肾功能、电解质、血糖、出凝血时间、血型。

（五）治疗原则

1. 卧床休息，禁止肛门检查和不必要的阴道检查。

2. 输液、止血，必要时输血。

3. 促胎肺成熟，常用糖皮质激素。

4. 出血量大时紧急行剖宫产。

（五）胎盘早剥

1. 临床表现　①高龄孕妇、吸烟等为高危因素，可有突发腹痛、腰酸或腰背痛，**阴道流血**，严重时出现**休克**症状。②子宫可与妊娠周数相符，胎位清楚，胎心率正常；严重时胎盘附着处压痛，子宫大于妊娠周数，**子宫硬如板状**，于宫缩间歇时不能松弛，胎位扪不清，胎心消失等。

2. 鉴别诊断　前置胎盘、先兆子宫破裂等。

3. 进一步检查　血常规、**凝血**功能、肝肾功能、血电解质、**超声检查**、**电子胎心监护**。

4. 治疗原则　早期识别，积极处理休克，**及时终止妊娠**，控制弥散性血管内凝血（DIC），减少并发症。

踩点演练

例题

【病历摘要】初孕妇，29岁。妊娠40周，持续性剧烈腹痛5小时。

患者5小时前无明显诱因出现剧烈下腹疼痛，为持续性痛，无阵发性加剧，有少量阴道流血，出血量相当于月经量，无血凝块。感头晕、心悸、气急。发病以来饮食、睡眠、大小便无异常。孕1产0。月经初潮12岁，（3～5）天/30天。无药物过敏史，无遗传性疾病家族史。

体格检查：体温37.2℃，脉搏120次/分，呼吸18次/分，血压130/80mmHg。贫血貌，皮肤黏膜无出血点，浅表淋巴结未触及肿大，巩膜无黄染，口唇苍白。双肺未闻及干、湿啰音。心界不大，心率120次/分，心律整齐，心尖部未闻及杂音，腹膨隆，双下肢无水肿。

产科检查：子宫硬，不松弛，局限性压痛，胎位不清，胎头高浮，胎心未闻及，阴道少量流血。肛查宫口未开。

实验室检查：血常规示血红蛋白100g/L，红细胞计数3.6×10^{12}/L，白细胞计数8.8×10^{9}/L，中性粒细胞占比0.68，血小板计数300×10^{9}/L。

【答题思路】

（一）初步诊断

胎盘早剥。

（二）诊断依据

1. 初孕妇，妊娠40周，妊娠晚期疼痛性阴道流血。

2. 子宫硬，不松弛，有局限性压痛，胎位不清，胎头高浮，胎心未闻及，阴道流血，宫口未开。

3. 血红蛋白降低。

（三）鉴别诊断

1. 前置胎盘。

2. 先兆临产。

3. 先兆子宫破裂。

4. 正常产程。

（四）进一步检查

1. 产科B型超声。

2. 子宫MRI。

3. 胎儿电子监护。

4. 心电图。

5. 肝肾功能、电解质、血糖、出凝血时间、血型。

（五）治疗原则

1. 补液输血，抗休克治疗。

2. 紧急做术前准备。

3. 急诊剖宫产。

（六）产后出血（执业助理医师不考）

1. 临床表现　主要是胎儿娩出后阴道流血及出现**失血性休克**、严重贫血等相应症状。

2. 鉴别诊断　凝血功能障碍、产道损伤等。

3. 进一步检查　血常规、凝血功能、B型超声检查（疑为胎盘因素）。

4. 治疗原则　**寻找病因迅速止血**、防治休克及预防感染。

踩点演练

例题

【病历摘要】初产妇，26岁。产后阴道流血20分钟。

初产妇，产程进展顺利，20分钟前胎儿胎盘经阴道娩出后阴道流血，量约800ml，为暗红色血液，有少量血凝块。感头晕、心悸、气急。发病以来大小便未解。孕2产1。否认肝炎、肾病、糖尿病病史，无药物过敏史，无遗传性疾病家族史。

体格检查：体温36.6℃，脉搏120次/分，呼吸14次/分，血压80/65mmHg。贫血貌，皮肤黏膜无出血点，浅表淋巴结未触及肿大，巩膜无黄染，口唇苍白。双肺未闻及干、湿啰音。心界不大，心率120次/分，心律整齐，心尖部未闻及杂音。腹部平软，肝脾肋下未触及，双下肢无水肿。

妇科检查：子宫轮廓不清，按压宫底可见大量血块及暗红色血液流出。胎盘胎膜完整，软产道无损伤。

【答题思路】

（一）初步诊断

宫缩乏力性产后出血。

（二）诊断依据

1. 初产妇，经阴道分娩，胎儿胎盘娩出后大量阴道流血。

2. 子宫轮廓不清，按压宫底可见大量血块及暗红色血液流出；胎盘胎膜完整，软产道无损伤。

3. 贫血貌，脉搏加快、血压降低等失血性休克状态。

（三）鉴别诊断

1. 胎盘残留。
2. 凝血功能障碍。
3. 产道损伤。
4. 羊水栓塞。

（四）进一步检查

1. 血常规、凝血功能、血型、肝肾功能、电解质。
2. 产科B型超声。
3. 心电图。
4. DIC检测。

（五）治疗原则

1. 输液输血，抗休克治疗。
2. 按摩或按压子宫。
3. 应用缩宫素加强子宫收缩。
4. 宫腔填塞。
5. 必要时手术治疗。

（七）盆腔炎性疾病（执业助理医师不考）

1. 临床表现　①腹痛、**阴道分泌物增多**；恶心、呕吐、腹胀、腹泻；膀胱或直肠刺激症状。②急性病容，体温升高，心率加快，下腹部肌紧张、压痛、反跳痛。③盆腔检查：阴道脓性分泌物，有臭味；宫颈充血水肿，脓性分泌物由子宫颈流出；**宫颈举痛（+）**，宫体压痛（+）；稍大子宫两侧压痛明显，输卵管增粗、压痛明显；输卵管脓肿或输卵管卵巢脓肿形成的有压痛的包块。

2. 辅助检查　血常规、尿常规、**宫颈管分泌物及后穹隆穿刺液检测病原体**等。

3. 鉴别诊断　急性阑尾炎、异位妊娠、卵巢囊肿蒂扭转或破裂。

4. 进一步检查　**红细胞沉降率**、C反应蛋白、B型超声及腹腔镜。

5. 治疗原则　主要为**抗生素治疗**，必要时辅以手术治疗。

踩点演练

例题

【病历摘要】女性，34岁。下腹痛伴发热1天。

患者平素月经规律，无痛经，末次月经6天前。1天前出现下腹持续性腹痛，向腰骶部放射，伴发热，体温最高达39.6℃，无恶心、呕吐，无腹泻，无阴道流血，小便正常。自服“阿莫西林胶囊”2粒，症状无改善，急诊入院。既往体健，否认传染病接触史。生育史：孕1产1。无遗传性疾病家族史。

体格检查：体温39.2℃，脉搏100次/分，呼吸26次/分，血压110/60mmHg，营养中等，皮肤黏膜无黄染及瘀点，浅表淋巴结未触及肿大，双肺未闻及干、湿啰音，心界不大，心率100次/分，心律整齐，未闻及杂音，腹软，肝、脾肋下未触及，下腹压痛，无反跳痛，未触及包块，移动性浊音（-），肠鸣音正常。

妇科检查：外阴经产式；阴道脓性分泌物多，有异味；宫颈充血、举痛，颈管有脓性分泌物；宫体前位，稍大，质中，活动可，有压痛；右侧附件增厚、有压痛，左侧未触及明显异常。

实验室检查：血常规示血红蛋白110g/L，白细胞计数14.0×10^9/L，中性粒细胞占比0.90，血小板计数210×10^9/L。尿妊娠试验（-）。

【答题思路】

（一）初步诊断

盆腔炎性疾病。

（二）诊断依据

1. 育龄女性，下腹坠痛伴发热。

2. 发热，下腹部有压痛。妇科检查见阴道脓性分泌物，有异味；宫颈充血，举痛，子宫颈管有脓性分泌物；宫体稍大，有压痛；右侧附件增厚，有压痛。

3. 血白细胞总数及中性粒细胞比例增高。

（三）鉴别诊断

1. 急性阑尾炎。

2. 异位妊娠。

3. 卵巢囊肿蒂扭转或破裂。

（四）进一步检查

1. 阴道分泌物涂片检查白细胞。

2. 宫颈分泌物涂片检查淋病奈瑟菌。

3. 子宫颈管分泌物细菌培养及药敏试验。

4. C反应蛋白或红细胞沉降率。

5. 腹部B型超声检查。

（五）治疗原则

1. 半卧位休息，对症支持治疗，物理降温。

2. 抗生素治疗，首选广谱抗生素，根据药敏试验结果调整。

3. 中药治疗。

（八）宫颈癌

1. 临床表现　①**阴道流血**、阴道排液和晚期继发性症状（如尿频、尿急、贫血、恶病质等）。②子宫颈息肉状、菜花状赘生物，常伴感染，质脆**易出血**；子宫颈肥大、质硬；阴道壁变硬；子宫颈旁组织增厚、冰冻骨盆等。

2. 辅助检查　子宫颈细胞学检查、阴道镜检查、**子宫颈活组织检查**。

3. 鉴别诊断　①子宫颈柱状上皮异位、子宫颈息肉、子宫颈子宫内膜异位症和子宫颈结核。②子宫颈黏膜下肌瘤、子宫颈管肌瘤、子宫颈乳头状瘤。③子宫颈黑色素瘤、肉瘤、淋巴瘤、转移性癌等。

4. 进一步检查　**盆腔超声**及泌尿系统超声；盆腔CT或MRI；静脉肾盂造影；膀胱镜检查、直肠镜检查。

5. 治疗原则　个体化治疗，应行**手术治疗或放射治疗为主**、化学治疗为辅的综合治疗方案。

踩点演练

例题

【病历摘要】女性，53岁。同房后出血3个月。

3个月前无明显诱因出现同房后阴道流血，无腹痛，未注意。1周前体检发现宫颈新生物，遂来就诊。平素月经规律，3天/（28～30）天，经量中，无痛经。自然绝经2年。生育史：孕2产2。

体格检查：体温36.4℃，脉搏70次/分，呼吸20次/分，血压120/80mmHg，一般情况可，心、肺未见异常，腹软，无压痛、反跳痛，未触及包块，肝脾肋下未触及。

妇科检查：外阴经产式；阴道通畅，少量血迹，后穹隆消失；宫颈后唇可见一约1.0cm×1.5cm菜花状新生物，接触出血（+）；宫体前位，正常大小，中等硬度，活动好，无压痛；双侧附件未触及异常。三合诊：双侧骶主韧带无增厚。

【答题思路】

（一）初步诊断

宫颈癌ⅡA期。

（二）诊断依据

1. 自然绝经2年。3个月前无明显诱因出现同房后阴道流血。

2. 1周前体检时发现宫颈新生物。

3. 妇科检查见阴道少量血迹，后穹隆消失；宫颈后唇可见一菜花状新生物，接触出血（+）；宫体前位，正常大小，中等硬度，活动好，无压痛；双侧附件未触及异常；三合诊双侧骶主韧带无增厚。

（三）鉴别诊断

1. 子宫黏膜下肌瘤。

2. 子宫颈良性病变（子宫颈息肉、结核等）。

3. 子宫颈其他恶性肿瘤（肉瘤、黑色素瘤等）。

（四）进一步检查

1. 妇科B型超声检查、CT和/或MRI检查。

2. 宫颈活组织病理检查。

3. 分段诊刮。

（五）治疗原则

根据病理结果及临床分期，行手术治疗。

（九）子宫肌瘤

1. 临床表现　①**经量增多及经期延长**、下腹包块、白带增多、压迫症状；下腹坠胀、腰酸背痛，经期加重；可引起不孕或流产等。②腹部扪及**实质性不规则肿块**，子宫增大，表面不规则，单个或多个结节状突起等。

2. 鉴别诊断　妊娠子宫、卵巢肿瘤、子宫腺肌病、子宫恶性肿瘤、卵巢子宫内膜异位囊肿、盆腔炎性包块、子宫畸形。

3. 进一步检查　血常规及凝血功能、**B型超声**、宫腔镜或腹腔镜检查。

4. 治疗原则　①随访观察。②药物治疗：如促性腺激素释放激素类似物。③**手术**治疗：肌瘤切除术、子宫切除术。

踩点演练

例题 1

【病历摘要】 女性，44 岁。月经周期缩短、经期延长、经量增多 3 年。

患者 3 年前开始月经周期缩短至 23 天，经期延长至 10 天，经量明显增多，不伴痛经。半年前开始感头晕、乏力。4 年前体检发现子宫增大，未予治疗。既往体健，月经正常，(3～5) 天/28 天，经量中等，无痛经。G_2P_1，为足月顺产，放置宫内节育器 16 年。

体格检查：体温 36.2℃，脉搏 76 次/分，呼吸 19 次/分，血压 120/80mmHg。贫血貌，头颈双肺未见异常，心率 76 次/分，心律整齐，未闻及病理性杂音。腹平软，全腹无压痛。

妇科检查：外阴（-），阴道（-），宫颈光滑，子宫如妊娠 12 周大小，表面凸凹不平，质硬，双附件（-）。

实验室检查：血常规示血红蛋白 77g/L，红细胞计数 2.9×10^{12}/L，白细胞计数 6.8×10^{9}/L，血小板计数 195×10^{9}/L。

【答题思路】

（一）初步诊断

1. 子宫肌瘤（多发性）。
2. 宫内节育器（IUD）放置术后。
3. 慢性失血性贫血。

（二）诊断依据

1. 子宫肌瘤（多发性）

（1）经期延长、经量增多，无痛经。

（2）妇科检查见子宫如妊娠 12 周大小，表面凸凹不平，质硬。

2. 宫内节育器放置术后

放置宫内节育器 16 年。

3. 慢性失血性贫血

月经周期缩短、经期延长、经量增多，有头晕、乏力，贫血貌，血常规示血红蛋白低、红细胞计数低。

（三）鉴别诊断

1. 子宫腺肌病。
2. 子宫恶性肿瘤（如子宫肉瘤、子宫内膜癌）。
3. 卵巢肿瘤。

（四）进一步检查

1. 妇科 B 超检查。
2. 宫颈细胞学检查和 HPV 检测。
3. 取环和分段诊刮，刮出物送病理活检。
4. 术前检查（血型、凝血功能、心电图等）。

（五）治疗原则

1. 纠正贫血。
2. 择期手术治疗（子宫肌瘤切除术或子宫切除术）。

例题 2

【病历摘要】 女性，40 岁。经量增多 3 年。

患者 3 年前无明显原因出现经量增多，伴血块，经期延长至 7～9 天，感头晕、乏力，曾口服止血药（不详），效果不佳。无尿频，无便秘。平素月经规律，5 天/(30～32) 天，经量中，无痛经。末次月经 10 天前。生育史：孕 2 产 1。

体格检查：体温 36.4℃，脉搏 100 次/分，呼吸 20 次/分，血压 110/60mmHg，睑结膜苍白，心、肺未见异常，腹软，无压痛及反跳痛，未触及包块，肝脾肋下未触及。

妇科检查：外阴经产式；阴道光滑，通畅；宫颈光滑；宫体中位，如妊娠 2 个月大小，质硬，表面凹凸不平，活动可，无压痛；附件（-）。

实验室检查：血常规示血红蛋白 70g/L，平均红细胞体积 70fl，白细胞计数 4.2×10^{9}/L，血小板计数 225×10^{9}/L。

妇科 B 型超声检查：子宫大小 11cm×10cm×9cm，肌壁见多个螺旋形低回声区。

【答题思路】

（一）初步诊断

1. 子宫肌瘤（多发性）。
2. 缺铁性贫血。

（二）诊断依据

1. 子宫肌瘤（多发性）

（1）经量增多 3 年，经期延长。

（2）妇科检查见宫体如妊娠 2 个月大小，质硬，表面凹凸不平，活动。

（3）B 型超声检查示子宫 11cm×10cm×9cm 大小，肌壁见多个螺旋形低回声区。

2. 缺铁性贫血

（1）头晕、乏力，月经增多。

（2）睑结膜苍白。

（3）血红蛋白降低，MCV 低于正常。

（三）鉴别诊断

1. 子宫腺肌病。

2. 卵巢肿瘤。

3. 妊娠子宫。

（四）进一步检查

1. 分段诊断性刮宫并送病理检查。

2. 血清铁、铁蛋白和总铁结合力测定。

（五）治疗原则

1. 剖腹探查并送病理检查。

2. 纠正贫血。

3. 围手术期预防性使用抗生素治疗。

（十）卵巢肿瘤

1. 临床表现

（1）卵巢良性肿瘤：①肿瘤增大时感腹胀，有压迫症状。②腹部膨隆，包块**活动度良**，叩诊**实音**，无移动性浊音。③子宫一侧或双侧触及圆形肿块，多为**囊性**，表面光滑，活动，与子宫无粘连。

（2）卵巢恶性肿瘤：①晚期主要为腹胀、腹部肿块及胃肠道症状。②肿瘤向周围组织浸润或压迫的症状；功能性肿瘤可有不规则阴道流血或绝经后阴道流血表现；恶病质表现。③直肠子宫凹陷处触及质硬结节或肿块，肿块多为双侧，**实性**或囊实性，表面凹凸不平，**活动差**，与子宫**分界不清**，常伴腹水。可扪及肿大淋巴结。

2. 鉴别诊断　①卵巢良性肿瘤：卵巢瘤样病变、输卵管卵巢囊肿、子宫肌瘤、妊娠子宫等。②卵巢恶性肿瘤：子宫内膜异位症、结核性腹膜炎、转移性卵巢肿瘤、腹膜后肿瘤、直肠癌、乙状结肠癌等。

3. 进一步检查　①**B型超声**、腹部X线、CT、MRI、PET检查。②血清CA125、AFP、hCG、性激素。③腹腔镜检查。④细胞学检查。

4. 治疗原则　一经发现，应**手术治疗**。恶性肿瘤的治疗原则是手术为主，辅以化疗、放疗等综合治疗。

踩点演练

例题

【病历摘要】女性，68岁。腹胀伴消瘦3个月。

患者3个月前无明显诱因出现腹胀，逐渐加重，伴食欲缺乏、消瘦。无明显腹痛，无反酸、嗳气，无发热。大小便正常。既往体健。已绝经16年。28岁结婚，孕1产1。

体格检查：体温37.2℃，脉搏92次/分，呼吸20次/分，血压130/80mmHg。身高1.65m，体重52kg。全身浅表淋巴结未触及肿大。双乳腺、心肺检查未发现异常。腹部膨隆，无压痛，肝脾肋下未触及，移动性浊音（+）。

妇科检查：外阴经产型；阴道光滑通畅；宫颈萎缩，表面光滑；宫体萎缩；左侧附件区可触及8cm×7cm囊实性肿物，实性为主，形状不规则，活动差，无压痛，右附件区稍厚，未及明显肿物，无压痛。三合诊：子宫直肠陷凹可触及成片结节状物，无触痛；直肠黏膜光滑，指套无染血。

【答题思路】

（一）初步诊断

晚期卵巢癌。

（二）诊断依据

1. 老年绝经后妇女，主诉腹胀伴消瘦。

2. 左侧附件区触及囊实性肿物，实性为主，形状不规则，活动差，子宫直肠陷凹可触及成片结节状物，无触痛。

3. 腹部膨隆，移动性浊音（+）。

（三）鉴别诊断

1. 子宫内膜异位症（答“子宫内膜异位囊肿”亦得分）。

2. 盆腔结核（答“输卵管结核”或“结核性腹膜炎”亦得分）。

3. 卵巢良性肿瘤。

4. 生殖道以外的肿瘤（腹膜后肿瘤或肠道肿瘤等）。

（四）进一步检查

1. 腹部及妇科B型超声检查、MRI、CT、PET/CT（仅答其中一项即得分）。

2. 血清CA125检测。

3. 腹水细胞学检查。

4. 腹腔镜检查、胃镜、结肠镜（仅答其中一项即得分）。

5. 结核菌素试验。

（五）治疗原则

1. 手术治疗。

2. 术后辅以化疗。

3. 支持对症治疗。

（十一）子宫内膜癌（执业助理医师不考）

1. 临床表现　①症状：**阴道流血**、阴道**排液**、疼痛，贫血、消瘦、**恶病质**等。②体征：**子宫增大**，质较软，癌组织自宫颈口脱出，质脆，触之易出血等。合并宫腔积脓时子宫明显增大，质软，压痛明显。子宫固定或在宫旁扪及不规则结节状肿块。

2. 辅助检查　超声检查、**诊断性刮宫**、子宫内膜活检、宫腔镜检查等。

3. 鉴别诊断 萎缩性阴道炎、绝经过渡期异常子宫出血、子宫黏膜下肌瘤或内膜息肉、宫颈癌等。

4. 进一步检查 CT、MRI、PET-CT；肿瘤标志物如 CA125。

5. 治疗原则 以**手术为主**的综合治疗。对晚期和不能耐受手术者，采用放疗、化疗及激素治疗。

踩点演练

例题

【病历摘要】 女性，62 岁。阴道反复流血 2 个月。

患者 2 个月前无明显诱因出现不规则阴道流血，量不多，伴少量血块，之后一直淋漓不尽，时多时少，无头昏、乏力，无腰酸。发病以来精神、饮食、大小便未见异常。孕 3 产 1。否认肝炎、肾病、糖尿病病史，无药物过敏史，无遗传性疾病家族史。已绝经 10 年。

体格检查：体温 36.3℃，脉搏 63 次/分，呼吸 18 次/分，血压 138/85mmHg，身高 160cm，体重 80kg。神志清楚，皮肤黏膜无出血点，浅表淋巴结未触及肿大，巩膜无黄染，口唇无发绀，心肺检查未见异常。腹平软，无压痛、反跳痛，肝脾未触及，无移动性浊音，肠鸣音正常，双下肢无水肿。

妇科检查：子宫稍大稍软，宫颈光滑，阴道少许血液，双附件未扪及明显包块。

辅助检查：B 型超声示宫腔内可见实质不均的回声区，形态不规则，宫腔线消失。血常规示血红蛋白 126g/L，白细胞计数 8.0×10^9/L，中性粒细胞占比 0.60，血小板计数 220×10^9/L。

【答题思路】

（一）初步诊断

子宫内膜癌。

（二）诊断依据

1. 老年绝经女性、阴道反复流血 2 个月。
2. 有肥胖的高危因素。
3. B 型超声检查可见宫腔内实质不均的回声区，形态不规则，宫腔线消失。

（三）鉴别诊断

1. 子宫内膜增生。
2. 子宫内膜息肉。
3. 宫颈癌。
4. 萎缩性阴道炎。

（四）进一步检查

1. 首选分段诊刮病理检查。
2. 腹部 MRI、CT。
3. 心电图。
4. 肝肾功能、电解质、凝血功能、血型。

（五）治疗原则

1. 首选手术治疗。
2. 放疗。
3. 化疗。
4. 孕激素治疗。
5. 随访观察。

（十二）子宫内膜异位症

1. 临床表现 ①症状：**痛经**及**慢性盆腔痛**，不孕，月经失调，性交痛。②体征：盆腔内异症可见子宫后位，**后倾固定**，活动度差，直肠子宫陷凹、宫骶韧带或子宫后壁下段等部位可触及**痛性结节**。卵巢子宫内膜异位囊肿者，可触及与子宫**粘连的肿块**，压痛、固定。直肠阴道隔受累时，在阴道后穹隆或直肠阴道隔可触及**痛性结节**。

2. 辅助检查 经阴道或腹部**超声**检查。

3. 鉴别诊断 卵巢恶性肿瘤、盆腔炎性包块、盆腔结核、子宫腺肌病等。

4. 进一步检查 **腹腔镜检查**、MRI、CA125 测定。

5. 治疗原则 ①病变轻微、无症状或症状较轻者选用**期待**治疗。②有生育要求的不孕患者应尽早行**腹腔镜**检查或**保留生育功能**手术，术后促进妊娠。年轻无生育要求的重度患者可行保留卵巢功能手术，并辅以药物治疗；症状及病变均严重的无生育要求患者可行根治性手术。

踩点演练

例题

【病历摘要】 女性，31 岁。继发性进行性痛经 5 年，加重 2 年。

患者 5 年前无明显诱因出现经期下腹疼痛，表现为经前 1～2 天开始下腹疼痛，经后逐渐消失。近 2 年来腹痛逐渐加重，常不能忍受，需服用“镇痛药物”才可缓解。月经周期及经量正常，无血凝块。发病以来，饮食、大小便无异常。月经初潮 13 岁，平时月经规则，(3～5) 天/30 天。既往体健，婚后 2 年未采取避孕措施但一直未孕，性生活正常。否认肝炎、肾病、糖尿病病史，无药物过敏史，无遗传性疾病家族史。

体格检查：体温 36.9℃，脉搏 68 次/分，呼吸

16次/分，血压115/70mmHg。神志清楚，皮肤和黏膜无出血点，浅表淋巴结未触及肿大，巩膜无黄染，口唇无发绀，心肺检查未见异常。腹软，肝脾肋下未触及。双下肢无水肿。

妇科检查：子宫后倾后屈位，正常大小，活动度差，有压痛；阴道后穹隆有触痛结节，子宫双侧附件可触及直径约5cm的囊性包块，不活动。

实验室检查：血常规示血红蛋白126g/L，白细胞计数7.0×10^9/L，中性粒细胞占比0.63，血小板计数280×10^9/L。

【答题思路】

（一）初步诊断

子宫内膜异位症。

（二）诊断依据

1. 年轻女性，婚后2年未孕，继发性痛经进行性加重5年，近2年加重。

2. 子宫后倾后屈位，正常大小，活动度差，有压痛；阴道后穹隆有触痛结节，子宫双侧附件可触及肿大的囊性包块。

3. 血常规正常。

（三）鉴别诊断

1. 卵巢恶性肿瘤。

2. 盆腔炎性包块。

3. 子宫腺肌病。

4. 子宫肌瘤。

（四）进一步检查

1. 腹腔镜+组织检查。

2. 妇科B型超声。

3. 电解质、肝肾功能、凝血功能。

4. 血清CA125、HE4测定。

5. 心电图。

（五）治疗原则

1. 手术治疗，首选保留生育功能的手术。

2. 缓解痛经，可选用非甾体抗炎药如布洛芬等。

3. 激素类药物治疗，可采用孕激素等。

（十三）排卵障碍性异常子宫出血（执业助理医师不考）

1. 无排卵性异常子宫出血

（1）临床表现：最常见的是子宫不规则出血，表现为月经周期紊乱，经期长短不一且出血量多少不一，时多时少。出血期无下腹痛或其他不适，持续时间长或出血多者可导致贫血。

（2）辅助检查：血常规、**基础体温**测定、激素测定。

（3）鉴别诊断：生殖器官**肿瘤**（如宫颈癌）、生殖器官**感染**（如急性阴道炎）、妊娠**并发症**及**异常**妊娠（如流产）、生殖道**损伤**、**全身**性疾病，性激素类药物使用不当、宫内节育器或异物引起的子宫出血。

（4）进一步检查：凝血功能、**尿妊娠试验或血hCG检测**、妇科**B型超声**、诊断性**刮宫**（已婚患者首选）、**宫腔镜**检查、宫颈细胞学检查、宫颈黏液结晶检查。

（5）治疗原则

1）支持治疗。

2）药物治疗：①止血，口服避孕药在治疗青春期和生育年龄功能失调性子宫出血时常有效。雌激素，适用于内源性雌激素不足者，特别是急性大量出血时。孕激素，适用于体内已有一定雌激素水平的患者。雄激素，适用于绝经过渡期功能失调性子宫出血。其他止血药，仅有辅助止血作用，如前列腺素合成酶抑制剂氟芬那酸等。②调整月经周期，可采用雌孕激素序贯疗法或雌孕激素联合疗法或口服避孕药。③促排卵，适用于生育期功能失调性子宫出血尤其是不孕症患者，如枸橼酸氯米芬、尿促性素（hMG）、绒促性素（hCG）。

3）手术治疗。

2. 排卵性异常子宫出血

（1）黄体功能不足（LPD）

1）临床表现：常为月经周期**缩短**，月经频发。有时月经周期虽在正常范围，但卵泡期延长、黄体期缩短（< 11日），以致患者不易受孕或易发生流产（孕早期）。

2）辅助检查：血常规、**基础体温**测定、激素测定。

3）鉴别诊断：生殖器官**肿瘤**（如子宫内膜癌）、异常妊娠或妊娠并发症（如流产、异位妊娠、葡萄胎）、生殖道**损伤**、**全身**性疾病、无排卵性异常子宫出血，子宫内膜不规则脱落、性激素类药物使用不当、宫内节育器或异物引起的子宫出血。

4）进一步检查：凝血功能、妇科**B型超声**、诊断性**刮宫**、**宫腔镜**检查、宫颈细胞学检查、宫颈黏液结晶检查。

5）治疗原则：①促进卵泡发育，卵泡期应用小剂量雌激素或枸橼酸氯米芬（首选）。②促进月经中期LH峰，卵泡成熟时应用hCG。③黄体功能刺激疗法，于基础体温上升后开始，隔日肌内注射hCG。④黄体功能补充疗法，在排卵后或预期下次月经前12～14日开始每日肌内注射孕酮，连用10～14日。⑤黄体功能不足合并高催乳素血症者，口服溴隐亭。

⑥口服避孕药，尤其适用于有避孕要求者。

（2）子宫内膜不规则脱落

1）临床表现：月经周期正常，但**经期延长**，甚至可达10日以上，且**出血量多**。

2）辅助检查：血常规、**基础体温**测定、激素测定。

3）鉴别诊断：生殖器官**肿瘤**（如子宫内膜癌）、**异常**妊娠及妊娠**并发症**（如流产、葡萄胎）、生殖道**损伤**、**全身**性疾病、无排卵性异常子宫出血，黄体功能不足、性激素类药物使用不当、宫内节育器或异物引起的子宫出血。

4）进一步检查：凝血功能、妇科B**型超声**、诊断性**刮宫**、**宫腔镜**检查、宫颈细胞学检查、宫颈黏液结晶检查。

5）治疗：①应用孕激素，自下次月经前10～14日开始，每日口服甲羟孕酮，连用10日，有生育要求者可肌内注射孕酮，无生育要求者可口服单相避孕药。②绒促性素，可促进黄体功能。③复方短效口服避孕药。

六、血液系统

（一）缺铁性贫血

1. 临床表现　①贫血的**一般表现**：头晕、乏力、心悸、皮肤黏膜苍白。②缺铁的原发病表现。③口炎、**舌炎**、咽下困难或咽下时梗阻感。④皮肤干燥、毛发无泽、**匙状甲**等。⑤精神神经系统表现。⑥贫血性心脏病、**异食癖**。

2. 鉴别诊断　慢性病贫血、铁粒幼细胞贫血和地中海贫血。

3. 进一步检查　①血常规、**血涂片**。②尿、粪常规和隐血试验。③**骨髓细胞学检查，骨髓铁染色**。④血清铁、铁蛋白、总铁结合力和叶酸、维生素B_{12}测定。⑤肝肾功能。⑥必要时：溶血检查、骨髓细胞流式细胞仪检查、染色体检查、融合基因检测、影像学和内镜检查。

4. 治疗原则　**口服铁剂治疗**、注射铁剂治疗、病因治疗。

踩点演练

例题

【病历摘要】男性，35岁。乏力、面色苍白3个月，加重伴活动后心悸3天。

患者3个月来无明显诱因逐渐出现乏力，发现面色苍白，尚能正常上班，曾到当地医院检查，化验有轻度贫血（具体不详），未予治疗。近3天来症状加重伴活动后心悸，遂来诊。发病以来进食不多，食欲正常，睡眠正常，尿色无改变，无便血和其他部位出血，体重无明显变化。既往十二指肠溃疡病史6年，4年前行胃大部切除术、毕Ⅱ式吻合术，术后一直进食不多。无肝、肾疾病及痔疮史，无药物过敏史，无烟酒嗜好。

体格检查：体温36.5℃，脉搏96次/分，呼吸18次/分，血压126/80mmHg。贫血貌，无皮疹和皮肤出血点，浅表淋巴结未触及肿大。巩膜无黄染，睑结膜和口唇苍白，舌面正常。甲状腺正常大小。胸骨无压痛。双肺呼吸音清晰。心率96次/分，心律整齐。腹平软，无压痛，未触及包块，肝脾肋下未触及，双下肢无水肿。

实验室检查：血常规示血红蛋白65g/L，红细胞计数3.2×10^{12}/L，MCV 65fl，MCH 21pg，MCHC 28%，白细胞计数6.4×10^{9}/L，中性粒细胞占比0.70，淋巴细胞占比0.26，单核细胞占比0.04，血小板计数295×10^{9}/L，网织红细胞0.015。尿常规（-），粪常规及隐血试验（-）。

【答题思路】

（一）初步诊断

1. 缺铁性贫血。

2. 十二指肠溃疡胃大部切除术后。

（二）诊断依据

1. 缺铁性贫血

（1）胃大部切除术后一直进食不多，逐渐出现乏力、面色苍白、活动后心悸等贫血症状。

（2）贫血貌，睑结膜和口唇苍白。

（3）血常规检查符合小细胞低色素性贫血，网织红细胞、白细胞和分类、血小板均正常。

2. 十二指肠溃疡胃大部切除术后

既往十二指肠溃疡病史6年，4年前行胃大部切除术、毕Ⅱ式吻合术。

（三）鉴别诊断

1. 巨幼细胞贫血。

2. 慢性病贫血。

3. 铁粒幼细胞贫血。

4. 地中海贫血。

（四）进一步检查

1. 血涂片观察红细胞形态。

2. 血清铁、铁蛋白和总铁结合力测定。

3. 骨髓细胞学检查和铁染色。

4. 血清叶酸和维生素B_{12}测定。

5. 胃镜检查。

（五）治疗原则

1. 口服铁剂。

2. 必要时右旋糖酐铁深部肌内注射。

3. 调整饮食，禁饮浓茶，加强营养。

（二）再生障碍性贫血（简称再障）

1. 临床表现　**贫血**、**出血**和/或**感染发热**的临床表现。一般无肝脾大。

2. 鉴别诊断　阵发性睡眠性血红蛋白尿症、骨髓增生异常综合征、急性白血病、巨幼细胞贫血。

3. 进一步检查　①血常规、血涂片。②尿、粪常规和隐血试验。③**骨髓常规、骨髓活检**、干细胞学培养。④血清铁、铁蛋白和叶酸、维生素 B_{12} 测定。⑤肝肾功能。⑥必要时行溶血检查、**骨髓细胞流式细胞仪**检查、染色体检查、融合基因检测、影像学和内镜检查。

4. 治疗原则　①重型再障：对症和支持治疗、**造血干细胞移植**、免疫抑制剂、应用造血生长因子。②非重型再障：**雄激素**促进造血治疗，可辅以**糖皮质激素**短期应用，或与其他免疫抑制剂合用。

踩点演练

例题

【病历摘要】 女性，16岁。发现皮肤出血点、瘀斑1个月，发热4天。

1个月前患者无明显诱因发现皮肤出血点、瘀斑，无乏力、发热、关节疼痛、口腔溃疡等，未就诊。10天前来月经，经量较前明显增多，淋漓不尽。患者感头晕、乏力、耳鸣，活动后明显。4天前出现发热、咳嗽，咳黄色黏痰，咽部疼痛不适，体温38～39℃。当地医院就诊，查血常规提示"全血细胞减少"，给予输血治疗后头晕、乏力有所好转，但仍发热，急诊收入院。患病以来，精神、食欲差，睡眠可，体重无明显变化，大便正常。既往体健，否认结核、肝炎病史，家族史无特殊。

体格检查：体温38.9℃，脉搏102次/分，呼吸24次/分，血压100/60mmHg。重度贫血貌，四肢散在出血点和数处瘀斑，浅表淋巴结未触及肿大，巩膜无黄染。胸骨无压痛。右肺底可闻及少量细湿啰音。心界不大，心率102次/分。心律整齐，心尖部可闻及2/6级收缩期吹风样杂音。腹软，肝、脾肋下未触及。

实验室检查：血常规示血红蛋白50g/L，红细胞计数 $1.63\times10^{12}/L$，白细胞计数 $1.3\times10^{12}/L$，中性粒细胞占比0.36，淋巴细胞占比0.53，血小板计数 $28\times10^{9}/L$。网织红细胞0.001。肝肾功能正常。

【答题思路】

（一）初步诊断

1. 再生障碍性贫血。

2. 肺部感染。

（二）诊断依据

1. 再生障碍性贫血

（1）以出血、乏力、发热为主要症状，进行性加重。

（2）查体有发热、重度贫血貌，皮肤有出血点和瘀斑，心率快，肝脾不大。

（3）血常规示全血细胞减少，白细胞分类中淋巴细胞比例增高，网织红细胞计数减少。

2. 肺部感染

（1）急性起病，发热、咳嗽、咳黄色黏痰。

（2）右肺底可闻及细湿啰音。

（三）鉴别诊断

1. 巨幼细胞贫血。

2. 骨髓增生异常综合征。

3. 阵发性睡眠性血红蛋白尿。

（四）进一步检查

1. 多部位骨髓细胞学检查和铁染色。

2. 骨髓细胞流式细胞学检查，必要时骨髓活检。

3. 胸部X线。

4. 血Ham试验（酸溶血试验）、血细胞CD55、CD59测定。

5. 血清叶酸、维生素 B_{12} 测定。

（五）治疗原则

1. 对症支持治疗，如成分输血。

2. 控制感染。

3. 免疫抑制剂治疗。

4. 促进造血，如雄激素、造血生长因子。

5. 确诊后有条件者行异基因造血干细胞移植。

（三）急性白血病

1. 临床表现　发病急，有**贫血**、出血、发热和**易感染倾向**及器官和组织**浸润**的表现。

2. 鉴别诊断　骨髓增生异常综合征、再生障碍性贫血、巨幼细胞贫血、原发免疫性血小板减少症、脾功能亢进。

3. 进一步检查 **骨髓细胞组织化学染色检查**、白血病细胞表面免疫学标志、**染色体检查**、**融合基因**检测、**骨髓活检**和骨髓干细胞培养、电镜检查、其他检查（肝肾功能、血尿酸、凝血功能、脑脊液检查、影像学检查）。

4. 治疗原则 ①一般治疗：防治感染，纠正贫血，控制出血，防治高尿酸血症肾病，维持营养。②化疗。③**造血干细胞移植**。

踩点演练

例题 1

【病历摘要】男性，26 岁。全身不适、乏力 1 周，伴间断牙龈及鼻出血 2 天。

患者于 1 周前无明显诱因感全身不适、乏力，未就诊。2 天前上述症状加重，并出现间断鼻出血和牙龈出血，刷牙时牙龈出血明显。病后进食略减少，大、小便正常，无尿血和便血，体重无明显变化。既往体健，无高血压、糖尿病、肝炎和结核病病史。无烟酒嗜好。无遗传病家族史。

查体：体温 36.9℃，脉搏 95 次/分，呼吸 21 次/分，血压 120/80mmHg。轻度贫血貌，前胸和腹部皮肤散在出血点，双下肢有瘀斑。浅表淋巴结未触及肿大，睑结膜稍苍白，巩膜未见黄染，双鼻孔有血迹，口唇稍苍白，牙龈有少量出血，颈软。胸骨压痛（+），心肺未见异常。腹平软，无压痛，肝脾肋下未触及。双下肢无水肿，双侧 Babinski 征（-）。

实验室检查：血常规示血红蛋白 85g/L，白细胞计数 13.9×10^9/L，分类见原幼细胞 0.20，血小板计数 15×10^9/L。尿常规：蛋白（-），沉渣镜检 RBC 10～15 个/HP，WBC 2～3 个/HP。骨髓细胞学检查：增生明显活跃，可见胞浆中有较多颗粒及 POX 染色强阳性的细胞，部分胞浆中有成堆奥氏（Auer）小体，计数此种细胞达 0.55，红系明显受抑，未见巨核细胞。细胞免疫表型：CD13（+），CD33（+），HLA-DR（-）。凝血功能：PT 25 秒（对照 13 秒），INR 2.0，纤维蛋白原 1.2g/L。

【答题思路】

（一）初步诊断

1. 急性早幼粒细胞白血病。
2. 弥散性血管内凝血。

（二）诊断依据

1. 急性早幼粒细胞白血病

（1）急性起病，全身不适，乏力，多部位出血表现。

（2）轻度贫血貌，皮肤见出血点和瘀斑，双鼻孔有血迹，睑结膜、口唇稍苍白，牙龈出血，胸骨压痛。

（3）血常规示贫血，血小板明显减少，白细胞增多，分类见原幼细胞。

（4）骨髓细胞学检查见增生明显活跃，胞浆中有较多颗粒及 POX 染色强阳性的细胞，部分胞浆中有成堆 Auer 小体，计数此种细胞达 0.55，红系明显受抑，未见巨核细胞。

（5）CD13 和 CD33 阳性，HLA-DR 阴性。

2. 弥散性血管内凝血

（1）弥散性血管内凝血是急性早幼粒细胞白血病的常见并发症。

（2）皮肤见出血点和瘀斑，牙龈、鼻出血，镜下血尿。

（3）PT 延长，纤维蛋白原降低。

（三）鉴别诊断

1. 急性白血病类型鉴别。
2. 再生障碍性贫血。
3. 骨髓增生异常综合征。

（四）进一步检查

1. 骨髓细胞流式细胞学检查。
2. 骨髓细胞染色体和分子生物学检查。
3. FDP、D-二聚体检查。
4. 复查凝血功能。
5. 血生化。
6. 腹部 B 型超声检查。

（五）治疗原则

1. 诱导缓解治疗。
2. 可酌情应用小剂量肝素抗凝，新鲜冰冻血浆输注。
3. 支持对症处理，包括卧床休息，成分输血，注意预防感染等。
4. 完全缓解后可加用化疗。

例题 2

【病历摘要】男性，30 岁。发热伴皮肤出血点 1 周。

1 周前患者无明显诱因出现低热，伴乏力，轻度咳嗽，无痰，大小便正常，曾在当地化验，发现异常（具体不详），自服“阿莫西林”治疗无效。遂来我院门诊就诊。患者自发病以来，食欲缺乏，失眠，体重稍减轻。否认肝炎、肺结核、糖尿病等病史，无药物过敏史。

体格检查：体温38.4℃，脉搏108次/分，呼吸18次/分，血压120/80mmHg。贫血貌，前胸和下肢有数个出血点，口唇苍白，浅表淋巴结未触及，巩膜无黄染，咽充血，扁桃体正常，甲状腺未触及。胸骨压痛明显，双肺叩诊呈清音，左下肺闻及少量湿啰音。心率108次/分，心律整齐。腹平软，肝脾肋下未触及，下肢无水肿。

辅助检查：血红蛋白85g/L，红细胞计数2.4×10^{12}/L，白细胞计数2.2×10^{9}/L，血小板计数25×10^{9}/L，原幼细胞55%。尿常规（-），粪常规（-）。

【答题思路】

（一）初步诊断

1. 急性白血病。

2. 肺部感染。

（二）诊断依据

1. 急性白血病

(1) 青年男性，急性起病，以发热、出血为主要表现。

(2) 查体见贫血貌，前胸和下肢有数个出血点，口唇苍白，胸骨压痛明显。

(3) 血常规示白细胞、红细胞、血小板计数均减少。原幼细胞占55%。

2. 肺部感染

(1) 急性病程，发热、咳嗽。

(2) 体温38.4℃，左下肺闻及少量湿啰音。

（三）鉴别诊断

1. 急性白血病类型鉴别。

2. 再生障碍性贫血。

3. 骨髓增生异常综合征。

（四）进一步检查

1. 骨髓细胞学检查和组织化学染色检查。

2. 骨髓细胞流式细胞学检查。

3. 胸部X线。

4. 染色体和分子生物学检查。

5. 腹部B型超声检查。

6. 血生化、凝血功能。

（五）治疗原则

1. 一般治疗，卧床休息、加强营养、消毒隔离。

2. 对症治疗，包括成分输血、抗菌药物控制感染等。

3. 化学治疗，根据白血病类型选择合适的化学治疗方案。

4. 有条件者在完全缓解后行造血干细胞移植。

（四）淋巴瘤（执业助理医师不考）

1. 临床表现　以慢性、进行性、**无痛性淋巴结肿大**最常见，可累及结外组织并引起相应症状。可伴有发热、消瘦、盗汗、皮肤瘙痒等全身症状。

2. 鉴别诊断　①淋巴结肿大：慢性淋巴结炎、急性化脓性扁桃体炎、淋巴结结核、结节病、组织细胞性坏死性淋巴结炎。②发热：结核病、败血症、结缔组织病。③结外淋巴瘤：其他恶性淋巴瘤。

3. 进一步检查　血常规、**骨髓细胞学检查**和**骨髓活检**、血清学检查、影像学检查和病理组织学检查。

4. 治疗原则　①**化疗**。②**局部放射治疗**。③必要时给予异基因造血干细胞移植、切脾治疗、干扰素治疗、抗幽门螺杆菌药物治疗。

踩点演练

例题1

【病历摘要】男性，28岁。发现左侧颈部淋巴结肿大10天，加重伴发热3天。

患者于10天前无意中发现左侧颈部淋巴结肿大，呈无痛性、进行性肿大，无其他不适，能正常上班，未到医院就诊。3天前加重，并出现发热和右侧颈部淋巴结肿大，到本院就诊，测体温38.5℃，行左侧颈部淋巴结活检，今日已出报告，收入院诊治。发病以来进食、睡眠好，大小便正常，体重下降不明显。既往无结核和肝、肾疾病病史，无药物过敏史，无烟酒嗜好，家族史中无类似患者。

体格检查：体温38.6℃，脉搏90次/分，呼吸18次/分，血压120/80mmHg。无皮疹和皮肤出血点，左侧颈部手术瘢痕，左侧颈部可触及1个肿大的淋巴结，右侧颈部可触及2个肿大的淋巴结，最大约2cm×1.5cm，均活动，无压痛，其余浅表淋巴结未触及肿大，巩膜未见黄染，咽无充血，扁桃体正常，颈软，甲状腺不大，心、肺查体未见异常，腹平软，肝、脾肋下未触及，移动性浊音（-）。双下肢无水肿。

实验室检查：血常规示血红蛋白126g/L，白细胞计数8.5×10^{9}/L，中性粒细胞占比0.58，淋巴细胞占比0.38，单核细胞占比0.04，血小板计数285×10^{9}/L。尿常规（-），粪常规（-），粪隐血试验（-）。

左侧颈部淋巴结活检：淋巴结结构完全破坏，

可见大量单一异常的大细胞，细胞免疫表型为CD19（+）、CD20（+）、CD22（+）。

【答题思路】

（一）初步诊断

1. 非霍奇金淋巴瘤。

2. 弥漫性大B细胞型。

3. Ⅱ期B组。

（二）诊断依据

1. 非霍奇金淋巴瘤

（1）青年男性，双侧颈部进行性、无痛性淋巴结肿大伴发热。

（2）查体见双侧颈部淋巴结肿大，均活动，无压痛。

（3）左侧颈部淋巴结病理检查：淋巴结结构完全破坏，可见大量单一异常的细胞。

2. 弥漫性大B细胞型

病理见单一异常的大细胞，免疫表型为CD19（+）、CD20（+），CD22（+）。

3. Ⅱ期B组

根据目前资料病变局限于横膈一侧，至少累及2个淋巴结区，发热，体温达38.0℃。

（三）鉴别诊断

1. 颈淋巴结结核。

2. 系统性红斑狼疮。

3. 坏死性淋巴结炎。

（四）进一步检查

1. 骨髓细胞学检查。

2. 胸部X线或CT检查。

3. 腹部B型超声或CT检查。

4. 正电子发射计算机体层显像CT（PET/CT）。

5. 肝肾功能检查。

（五）治疗原则

1. 首选CHOP（环磷酰胺、多柔比星、长春新碱、泼尼松）方案化学治疗。

2. 免疫治疗，如CD20单克隆抗体（利妥昔单抗）。

3. 必要时考虑造血干细胞移植治疗。

4. 必要时考虑局部放疗。

例题2

【病历摘要】女性，53岁。双侧颈部淋巴结肿大伴发热1周。

患者1周前发现双侧颈部淋巴结肿大，无疼痛，同时伴发热，无盗汗、咳嗽，自服“感冒药”3天无明显改善。4天前到本院门诊就诊，测体温37.8℃，行右侧颈部淋巴结活检，今日收入院诊治。发病以来进食、睡眠好，大小便正常，体重无明显变化。既往体健，否认传染病病史及其接触史，无烟酒嗜好，家族中无类似患者。

体格检查：体温37.5℃，脉搏85次/分，呼吸18次/分，血压130/80mmHg。皮肤未见出血点和皮疹，右侧颈部有手术瘢痕，左侧颈部和右侧腹股沟区各触及2个肿大淋巴结，最大者约2.5cm×1.5cm，均活动，无压痛，其余浅表淋巴结未触及肿大。巩膜无黄染，咽无充血，扁桃体正常，颈软，甲状腺正常。心、肺检查未见异常。腹平软，肝脾肋下未触及，移动性浊音（-）。双下肢无水肿。

实验室检查：血常规示血红蛋白132g/L，白细胞计数6.5×10^9/L，中性粒细胞占比0.56，淋巴细胞占比0.39，单核细胞占比0.05，血小板计数214×10^9/L。尿常规（-），粪隐血试验（-）。

右侧颈部淋巴结活检结果：淋巴结结构破坏，在多种细胞成分（淋巴细胞、浆细胞、嗜酸性粒细胞和原纤维细胞等）中，见多个R-S细胞伴坏死，细胞免疫表型为CD30（+）、CD15（+）。

【答题思路】

（一）初步诊断

1. 霍奇金淋巴瘤。

2. 经典霍奇金淋巴瘤混合细胞型。

3. Ⅲ期A组。

（二）诊断依据

1. 霍奇金淋巴瘤

（1）中年女性，双侧颈部淋巴结无痛性肿大伴发热。

（2）查体见左侧颈部和右侧腹股沟区淋巴结肿大，均活动，无压痛。

（3）右侧颈部淋巴结活检结果显示：淋巴结结构破坏，在多种细胞成分中，见多个R-S细胞伴坏死。

2. 经典霍奇金淋巴瘤混合细胞型　淋巴结活检结果显示淋巴结结构破坏，多个R-S细胞伴坏死，细胞免疫表型为CD30（+）、CD15（+）。

3. Ⅲ期A组　根据目前资料，病变在横膈两侧，发热＜38.0℃，无盗汗，体重无下降，符合Ⅲ期A组。

（三）鉴别诊断

1. 淋巴结结核。

2. 系统性红斑狼疮。

3. 坏死性淋巴结炎。

（四）进一步检查

1. 骨髓细胞学检查。

2. 胸部X线和/或CT检查。

3. 腹部B型超声和/或CT检查。

4. 正电子发射计算机体层显像CT（PET/CT）检查。

5. ANA谱检查。

6. 血清乳酸脱氢酶、β_2微球蛋白、免疫球蛋白及C反应蛋白检查。

7. 肝肾功能检查。

（五）治疗原则

1. 首选ABVD（多柔比星、博来霉素、长春地辛、达卡巴嗪）方案化学治疗。

2. 复发难治者可考虑行造血干细胞移植治疗。

（五）原发免疫性血小板减少症（执业助理医师不考）

1. 临床表现　**起病隐袭**，可有皮肤黏膜出血、内脏出血，女性月经过多，贫血的表现等。少数可伴发自身免疫性溶血性贫血。脾脏一般不增大。

2. 鉴别诊断　继发性血小板减少症。

3. 进一步检查　血常规、**血小板检查**、骨髓细胞学检查和骨髓铁染色、出凝血功能检查、血小板相关抗体和血小板自身抗体、其他（腹部B型超声、血清ANA谱、蛋白电泳、免疫球蛋白、补体）。

4. 治疗原则　①严重血小板减少：血小板成分输注、**大剂量免疫球蛋白静脉滴注**、静脉注射糖皮质激素、促血小板生成药物。②一般原发免疫性血小板减少症：**糖皮质激素**、**脾切除**、免疫抑制剂治疗等。

踩点演练

例题1

【病历摘要】女性，26岁。间断牙龈和鼻出血伴皮肤出血点、紫癜5天。

患者5天来无明显诱因间断出现牙龈出血，刷牙时明显，同时间断有双侧鼻出血，出血量不多，并发现皮肤有出血点和紫癜，无发热、口腔溃疡和关节痛。未曾到医院检查和治疗。发病以来饮食和睡眠好，无尿血、便血。既往体健，否认近期服用过任何药物，无药物过敏史。平时月经正常，仅最近一次月经量较前增多，配偶及一子体健，无任何遗传性疾病家族史。

体格检查：体温36.5℃，血压120/80mmHg。前胸和四肢皮肤可见散在出血点和紫癜，浅表淋巴结未触及，巩膜无黄染，双鼻孔有陈旧血迹，牙龈有少量鲜血，口腔颊黏膜未见溃疡、血疱和出血点，甲状腺正常，胸骨无压缩，心、肺检查未见异常。腹平软，肝脾肋下未触及。双下肢无水肿。

实验室检查：血常规示血红蛋白112g/L，白细胞计数8.5×10^9/L，中性粒细胞占比0.65，淋巴细胞占比0.35，血小板计数10×10^9/L。

【答题思路】

（一）初步诊断

原发免疫性血小板减少症（特发性血小板减少性紫癜）。

（二）诊断依据

1. 有牙龈和鼻出血及皮肤出血表现，最近一次月经量较前增多。

2. 无发热、口腔溃疡和关节痛等结缔组织病的表现，否认近期服用过任何药物。

3. 查体见前胸和四肢皮肤有出血点和紫癜，双鼻孔有陈旧性血迹，牙龈有出血。

4. 血小板明显减少，血红蛋白、白细胞总数及分类未见异常。

（三）鉴别诊断

1. 继发免疫性血小板减少性紫癜（如自身免疫病）。

2. 药物免疫性血小板减少性紫癜。

（四）进一步检查

1. 骨髓细胞学检查。

2. 血清ANA谱，免疫球蛋白、补体测定。

3. 腹部B型超声检查。

4. 胸部X线。

5. 肝肾功能检查。

（五）治疗原则

1. 血小板成分输注。

2. 大剂量免疫球蛋白静脉滴注。

3. 应用糖皮质激素。

4. 必要时行脾切除或加用免疫抑制剂治疗。

5. 注意休息，避免劳累。

例题2

【病历摘要】女性，32岁。反复皮肤出血点、瘀斑半年，月经量增多3个月。

患者无明显诱因出现皮肤散在出血点、瘀斑，以四肢多见，不高出皮肤，压之不褪色。无鼻出血、牙龈出血，无血尿、血便、黑便。无发热、骨痛，无口腔溃疡和关节痛。出血点、瘀斑可自行消退，但反复出现，未引起患者重视。3个月前开始出现月经量增多，经期延长至9~10天，无腹痛。

曾在基层医院就诊查妇科B型超声未见异常，未查血常规。自患病以来精神食欲尚可，睡眠可，大小便正常，体重无明显变化。既往体健，无食物及药物过敏史。已婚，育有一子，健康。无遗传性疾病家族史。

体格检查：体温36.7℃，脉搏102次/分，呼吸20次/分，血压100/60mmHg。贫血貌，全身皮肤见散在出血点和数处瘀斑，浅表淋巴结未触及肿大。巩膜无黄染，咽无充血，口腔无溃疡，未见黏膜出血，扁桃体不大。胸骨无压痛，双肺呼吸音清。心界正常，心脏听诊于心尖部可闻及2/6级收缩期吹风样杂音。腹软，肝脾肋下未触及。四肢及关节无肿胀。

实验室检查：血常规示血红蛋白87g/L，MCV 76fl，MCH 24pg，MCHC 28%，白细胞计数7.5×10^9/L，中性粒细胞占比0.75，淋巴细胞占比0.25，血小板计数11×10^9/L。粪常规、尿常规均未见异常。骨髓增生明显活跃，粒：红=1：1.8，粒系占40%，各阶段形态和比例正常，成熟红细胞形态偏小，中心淡染区扩大，巨核细胞103个，分类25个，其中原始巨占1/25，颗粒巨占22/25，产板巨1/25，裸巨占1/25，散在血小板难见。

【答题思路】

（一）初步诊断

1. 原发免疫性血小板减少症（特发性血小板减少性紫癜）。

2. 缺铁性贫血。

（二）诊断依据

1. 原发免疫性血小板减少症

（1）青年女性，慢性病程。

（2）皮肤出血点、瘀斑，伴月经量较前增多。

（3）查体见全身皮肤见散在出血点和数处瘀斑，脾不大。

（4）血小板明显减少，巨核细胞总数增多，以颗粒巨核细胞为主，产板巨核细胞减少。

2. 缺铁性贫血

（1）有月经量增多的慢性失血史。

（2）贫血貌，心率快，心尖部可闻及2/6级收缩期吹风样杂音。

（3）血红蛋白、MCV、MCH、MCHC均低于正常，成熟红细胞形态偏小，中心淡染区扩大。

（三）鉴别诊断

1. 继发免疫性血小板减少性紫癜（如自身免疫病）。

2. 药物免疫性血小板减少性紫癜。

（四）进一步检查

1. 血清ANA谱，免疫球蛋白、补体测定。

2. 腹部B型超声检查。

3. 胸部X线。

4. 肝肾功能检查。

（五）治疗原则

1. 输注血小板。

2. 大剂量免疫球蛋白静脉滴注。

3. 应用糖皮质激素。

4. 必要时行脾切除或加用免疫抑制剂治疗。

5. 补充铁剂，治疗缺铁性贫血。

七、代谢、内分泌系统

（一）甲状腺功能亢进症

1. 临床表现

（1）甲状腺功能亢进症（甲亢）：疲乏无力、怕热多汗、皮肤潮湿、**多食善饥**、体重显著下降等；甲状腺肿大。

（2）Graves病（弥漫性毒性甲状腺肿）：高代谢症状和体征；甲状腺**弥漫性肿大**；**眼球突出**和其他浸润性眼症；胫前黏液性水肿。

2. 鉴别诊断　①甲状腺毒症原因的鉴别：亚急性甲状腺炎、淋巴细胞性甲状腺炎。②甲亢原因的鉴别：Graves病、毒性结节性甲状腺肿、甲状腺自主高功能腺瘤。

3. 进一步检查　血清总三碘甲腺原氨酸（TT_3）、血清总甲状腺素（TT_4）、游离甲状腺素（FT_4）、游离三碘甲腺原氨酸（FT_3）、促甲状腺激素（TSH）、TSH受体抗体（TRAb）、甲状腺刺激性抗体（TSAb）、甲状腺过氧化物酶抗体（TPOAb）、甲状腺球蛋白抗体（TgAb）；^{131}I摄取率；眼眶CT和MRI；甲状腺放射性核素扫描。

4. 治疗原则　**抗甲状腺药物**治疗、放射性核素（^{131}I）治疗及手术治疗等。

踩点演练

例题1

【病历摘要】女性，25岁。心悸、怕热、多汗4个月。

患者4个月前无明显诱因出现怕热、多汗、心悸，伴易饥、多食，大便次数增多，为2~3次/天，成形，无口干、多饮、多尿，无发热、颈前区疼痛，无胸闷、呼吸困难。发病以来精神好、食欲好，睡眠较差，小便正常，体重下降约5kg。既往体健，无高血压、心脏病和肝病病史。无烟酒嗜好。月经周期正常。未婚，未育。其母患有“甲状腺功能亢进症”。

体格检查：体温36.8℃，脉搏110次/分，呼吸18次/分，血压120/70mmHg。皮肤温暖、潮湿，浅表淋巴结未触及肿大，结膜无苍白，眼球无突出，眼裂增宽。甲状腺Ⅱ度弥漫性肿大，质软，无压痛，未触及结节，双上极可闻及血管杂音。双肺未闻及干、湿啰音。心界不大，心率110次/分，律齐，各瓣膜听诊区未闻及杂音。腹平软，无压痛，肝脾肋下未触及，双下肢无水肿。双手平举有细微震颤。

实验室检查：血常规示血红蛋白120g/L，红细胞计数4.3×10^{12}/L，白细胞计数3.4×10^{9}/L，中性粒细胞绝对值1.5×10^{9}/L，血小板计数200×10^{9}/L。肝功能：正常。甲状腺功能：TT_3 5.0nmol/L（参考值1.6～3.0nmol/L），TT_4 180.5nmol/L（参考值65.0～155.0nmol/L），FT_3 39.9pmol/L（参考值6.0～11.4pmol/L），FT_4 49.5pmol/L（参考值10.3～25.7pmol/L），TSH 0.003mU/L（参考值2～10mU/L）。

【答题思路】

（一）初步诊断

1. 弥漫性毒性甲状腺肿（或Graves病）。
2. 白细胞减少症。

（二）诊断依据

1. 弥漫性毒性甲状腺肿（或Graves病）

（1）青年女性，怕热、多汗、心悸、消瘦，易饥、多食，大便次数增多。

（2）有“甲状腺功能亢进症”家族史。

（3）查体见皮肤温暖潮湿、眼裂增宽，甲状腺Ⅱ度弥漫性肿大，未触及结节，可闻及血管杂音，心率增快、双手细微震颤。

（4）FT_3、FT_4、TT_3、TT_4升高，TSH降低。

2. 白细胞减少症

血常规示白细胞总数及中性粒细胞绝对值降低。

（三）鉴别诊断

1. 结节性毒性甲状腺肿。
2. 亚急性甲状腺炎。
3. 甲状腺高功能腺瘤。
4. 桥本甲状腺炎。

（四）进一步检查

1. 甲状腺自身抗体检查，如TRAb、TgAb、TPOAb。
2. 甲状腺摄^{131}I率测定。
3. 甲状腺B型超声检查。
4. 心电图检查。

（五）治疗原则

1. 低碘饮食，休息，加强营养。
2. 抗甲状腺药物治疗（甲巯咪唑或丙硫氧嘧啶）。
3. β受体阻断药治疗。

例题2

【病历摘要】 女性，24岁。心悸、怕热、多汗3个月。

患者3个月来无明显诱因出现心悸、怕热、多汗，伴易饥、多食，每天排便次数增多到2～3次，成形。无心前区疼痛、呼吸困难，无口干、多饮、多尿，无发热、颈前区疼痛，未诊治。发病以来精神好，睡眠较差，小便正常，体重下降约4kg。既往体健。无烟酒嗜好。月经周期正常、经量减少，未婚，未育。

体格检查：体温36.9℃，脉搏112次/分，呼吸18次/分，血压120/70mmHg。皮肤温暖、潮湿，浅表淋巴结未触及肿大，睑结膜无苍白，眼球无突出，眼裂增宽。甲状腺Ⅱ度弥漫肿大，质软，无压痛，未触及结节，双上极可闻及血管杂音。双肺未闻及干、湿啰音。心界不大，心率112次/分，心律整齐，各瓣膜听诊区未闻及杂音。腹平软，无压痛，肝脾肋下未触及，双下肢无水肿。双手平举有细微震颤。

实验室检查：血常规示血红蛋白120g/L，红细胞计数4.0×10^{12}/L，白细胞计数5.5×10^{9}/L，血小板计数202×10^{9}/L。甲状腺功能示TT_3 5.6nmol/L，TT_4 182.5nmol/L，FT_3 9.5pmol/L，FT_4 38.5pmol/L，促甲状腺激素（TSH）0.003mU/L。肝功能正常。

【答题思路】

（一）初步诊断

弥漫性毒性甲状腺肿（Graves病）。

（二）诊断依据

1. 青年女性，心悸、怕热、多汗、消瘦，易饥、多食、大便次数增多，月经量减少。

2. 查体见皮肤温暖、潮湿，眼裂增宽，甲状腺Ⅱ度弥漫肿大、未触及结节，可闻及血管杂音，心率快，双手细微震颤。

3. 甲状腺功能示FT_3、FT_4、TT_3、TT_4升高，TSH降低。

（三）鉴别诊断

1. 结节性毒性甲状腺肿。
2. 亚急性甲状腺炎。
3. 甲状腺高功能腺瘤。
4. 桥本甲状腺炎。

（四）进一步检查

1. 甲状腺自身抗体检查，如TRAb、TgAb、TPOAb。
2. 甲状腺摄^{131}I率测定。
3. 甲状腺B型超声检查。
4. 心电图检查。

（五）治疗原则

1. 低碘饮食，休息，加强营养。
2. 抗甲状腺药物治疗（甲巯咪唑或丙硫氧嘧啶）。
3. β受体阻断药治疗。

例题3

【病历摘要】 女性，25岁。多食、消瘦3个月，发热、咽痛2天，神志不清30分钟。

患者3个月前无明显诱因出现易饥、多食及明显消瘦，伴怕热、多汗及心悸。1个月前在外院经检查诊为“甲状腺功能亢进症”，给予药物治疗（具体方案不详），但患者服药不规律，病情无明显好转。2天前患者受凉后出现发热、咽痛，伴轻咳、流清涕，自服药（具体不详）后症状无改善，逐渐出现烦躁、焦虑不安。30分钟前神志不清。既往体健。月经规律。无相关疾病家族史（病史由患者家属提供）。

体格检查：体温39.5℃，脉搏145次/分，呼吸26次/分，血压130/60mmHg。昏迷，急性病容，呼吸急促，皮肤湿润，大汗淋漓。突眼（-），双侧瞳孔等大等圆，直径约3mm，对光反射存在，口唇、甲床无发绀。咽红，双侧扁桃体无肿大。颈软，气管居中，颈动脉无异常搏动，甲状腺弥漫性Ⅲ度肿大，质软，无结节，双侧上极均可闻及血管杂音。双肺呼吸音清晰，未闻及干、湿啰音。心界不大，心率145次/分，心律整齐，各瓣膜听诊区未闻及杂音。腹部未见明显异常。生理反射存在，病理反射未引出。

辅助检查：甲状腺功能（1个月前）检查示FT_3、FT_4及TRAb明显升高，TSH明显下降。心电图示窦性心动过速。

【答题思路】

（一）初步诊断

1. 弥漫性毒性甲状腺肿（Graves病），甲状腺危象。
2. 上呼吸道感染。

（二）诊断依据

1. Graves病，甲状腺危象

（1）青年女性，易饥、多食，心悸、怕热、多汗，消瘦；上呼吸道感染后出现昏迷。

（2）查体见高热，急性病容，昏迷；皮肤湿润，大汗淋漓；甲状腺弥漫性肿大；无结节，可闻及血管杂音。呼吸急促，心率增快（> 140次/分）。

（3）甲状腺功能检查示FT_3、FT_4升高，TSH下降，TRAb升高；心电图示窦性心动过速。

2. 上呼吸道感染

（1）发热、咽痛、咳嗽、流清涕。

（2）查体见咽红。

（三）鉴别诊断

1. 甲状腺炎。
2. 甲状腺肿瘤。

（四）进一步检查

1. 血常规，血培养。
2. 血生化检查，包括肝肾功能、电解质。
3. 动脉血气分析。
4. 胸部X线检查，必要时行胸部CT检查。
5. 头颅CT或MRI。

（五）治疗原则

1. 抗感染治疗。
2. 应用丙硫氧嘧啶治疗。
3. 应用碘剂。
4. 应用β受体阻断药。
5. 糖皮质激素治疗。
6. 若常规治疗不满意，可考虑行血液透析治疗。
7. 对症支持治疗。

（二）甲状腺功能减退症

1. 临床表现　①**黏液性水肿面容**。②头发干燥、稀疏，皮肤**干燥**、粗糙、脱屑，皮温低、水肿，指甲生长缓慢，腋毛和阴毛**稀疏脱落**。③反应迟钝，嗜睡，**理解力和记忆力减退**，腱反射变化。④肌肉松弛无力，肌肉关节疼痛、僵硬，受冷后加重，骨龄延迟。⑤心动过缓；**心音低弱**；心排血量减低；心包积液。⑥食欲缺乏、腹胀、便秘、麻痹性肠梗阻。⑦月经过多、**闭经**，泌乳；黏液性水肿昏迷。

2. 鉴别诊断　肾病综合征、单纯肥胖、甲状腺功能减退症（甲减）的病因鉴别（桥本甲状腺炎、无痛性甲状腺炎和产后甲状腺炎）。

3. 进一步检查　甲状腺功能、TPOAb、TgAb、血脂，甲状腺及颈部淋巴结**超声**。

4. 治疗原则　①休息，补充足够热量和营养。**②甲状腺激素替代治疗**。

踩点演练

例题

【病历摘要】 女性，70岁。畏寒、乏力、嗜睡1年。

患者1年前无明显诱因出现畏寒、乏力、嗜睡，无发热，一直未予以治疗。发病以来，精神差，食欲缺乏，1~3日排便1次。既往体健，否认高血压、高血脂、心脏病病史，无烟酒嗜好。无遗传性疾病家族史。

体格检查：体温36.5℃，脉搏56次/分，呼吸18次/分，血压120/80mmHg。毛发稀疏，皮肤干燥，未见出血点和皮疹，浅表淋巴结未触及肿大，眼睑无水肿，眼球无突出及活动受限，巩膜无黄染，甲状腺无肿大。双肺呼吸音清，未闻及干、湿啰音。心界不大，心率56次/分，心律整齐，各瓣膜听诊区未闻及杂音。腹软，无压痛，肝脾肋下未触及，移动性浊音阴性，双下肢非凹陷水肿，双手平举无震颤。

实验室检查：甲状腺功能检查示T_3 1.0nmol/L，T_4 5nmol/L，FT_3 4.0pmol/L，FT_4 9.2pmol/L，TSH 13mU/L。

【答题思路】

（一）初步诊断

甲状腺功能减退症。

（二）诊断依据

1. 老年女性，畏寒、乏力、嗜睡1年。

2. 毛发稀疏，皮肤干燥，心率减慢，非凹陷水肿。

3. 甲状腺功能检查示血清T_3、T_4降低，TSH增高。

（三）鉴别诊断

1. 桥本甲状腺炎。

2. 原发性肾上腺皮质功能减退症。

3. 腺垂体功能减退症。

4. 特发性水肿。

（四）进一步检查

1. 甲状腺B型超声。

2. 甲状腺球蛋白抗体、甲状腺过氧化物酶抗体测定。

3. 促甲状腺激素受体抗体检测。

4. 基础代谢率测定。

（五）治疗原则

1. 甲状腺激素替代治疗（左甲状腺素片）。

2. 黏液性水肿昏迷的预防与治疗　补充甲状腺激素。

（三）糖尿病

1. 临床表现　**多尿**、**多饮**、**多食**和**体重减轻**；糖尿病的并发症或伴发病。

2. 鉴别诊断　1型、2型糖尿病的鉴别；肾性糖尿；甲亢等。

3. 进一步检查　血糖、尿糖、**OGTT试验**，**糖化血红蛋白**，胰岛素释放试验，C肽释放试验，并发症检查。

4. 治疗原则　①医学营养治疗、**运动疗法**、血糖监测、**药物治疗**和糖尿病教育。②糖尿病酮症酸中毒：补液、胰岛素治疗、纠正电解质及酸碱平衡失调、处理诱发病和防治并发症。③高渗高血糖综合征：补液、纠正酸中毒、抗炎，维持水、电解质平衡及对症处理。

踩点演练

例题1

【病历摘要】 男性，18岁。口干，多饮1个月，恶心、呕吐2天。

患者1个月前无明显诱因出现口干、多饮，每天饮水3000~4000ml，喜欢饮含糖碳酸饮料，尿量增多，夜尿3~4次，2天前与朋友聚餐后出现恶心、呕吐，呕吐物为胃内容物，无腹痛、腹泻，无发热。发病以来体重下降约5kg。既往体健，无烟酒嗜好，无遗传病家族史。

体格检查：体温36.6℃，脉搏110次分，呼吸18次/分，血压90/65mmHg。身高175cm，体重50kg。神志清楚，眼窝稍凹陷，皮肤干燥，弹性较差，浅表淋巴结未触及肿大，巩膜无黄染，甲状腺不大，呼吸深大，双肺呼吸音清晰，未闻及干湿啰音。心界不大，心率110次/分，律齐，各瓣膜听诊区未闻及杂音。腹平软，无压痛，肝脾肋下未触及，双下肢无水肿。

实验检查：血常规示血红蛋白130g/L，白细胞计数8.5×10^9/L，分类正常，血小板计数220×10^9/L，血糖21.6mmol/L，Na^+ 136mmol/L，

Cl^- 95mmol/L，K^+ 4.6mmol/L，BUN 5.2mmol/L，Cr 70μmol/L，HCO_3^- 10.0mmol/L。尿常规：尿糖（+++），酮体（++），蛋白（-）。呕吐物隐血（-），粪常规（-）。

【答题思路】

（一）初步诊断

1. 1型糖尿病。
2. 糖尿病酮症酸中毒。

（二）诊断依据

1. 青年男性，起病较急。
2. 口干，多饮、多尿、体重减轻，恶心、呕吐。
3. 查体：眼窝稍凹陷，皮肤干燥、弹性较差，呼吸深大。
4. 血糖明显升高，尿糖、酮体阳性。
5. 血碳酸氢盐降低。

（三）鉴别诊断

1. 2型糖尿病。
2. 肾性糖尿病。
3. 尿崩症。

（四）进一步检查

1. 动脉血气分析。
2. 血糖化血红蛋白测定。
3. 胰岛素释放试验或C肽释放试验（酮症纠正后）。
4. 胰岛细胞自身抗体测定。
5. 监测血糖、尿酮体、血电解质等。

（五）治疗原则

1. 静脉大量补液。
2. 小剂量胰岛素静脉滴注治疗，根据血糖调整。
3. 维持血电解质、酸碱平衡。
4. 糖尿病健康教育（饮食、运动、自我监测等）。

例题2

【病历摘要】 男性，55岁。烦渴，多饮、多尿8个月。

患者8个月前无明显诱因出现烦渴，多饮、多尿，每天饮水量约4000ml，喜流食，每天尿量约3500ml，夜尿3次左右，感疲乏，无明显易饥、多食，无烦躁易怒、怕热多汗，未予重视。发病以来精神、睡眠无明显变化，大便正常，体重下降3kg。既往体健，无高血压、冠状动脉粥样硬化性心脏病病史。无烟酒嗜好。子女体健，母亲患糖尿病，无其他遗传性疾病家族史。

体格检查：体温36.4℃，脉搏72次/分，呼吸20次/分，血压130/85mmHg。身高165cm，体重76kg，双肺未闻及干、湿啰音。心界不大，心率72次/分，心律整齐，各瓣膜区未闻及杂音。腹平软，无压痛，肝脾肋下未触及，移动性浊音（-），脊柱、四肢无异常，生理反射存在，病理反射未引出。

实验室检查：血常规示血红蛋白130g/L，白细胞计数5.5×10^9/L，血小板计数120×10^9/L。尿常规示尿糖（++），尿酮体（-），尿蛋白（-）。随机血糖15mmol/L。肝肾功能、血清电解质和二氧化碳结合力正常。

【答题思路】

（一）初步诊断

2型糖尿病。

（二）诊断依据

1. 中年男性，有糖尿病家族史。
2. 烦渴、多饮、多尿、夜尿增多，发病以来体重下降3kg。
3. 肥胖体型。
4. 实验室检查示尿糖（++），随机血糖>11.1 mmol/L。

（三）鉴别诊断

1. 1型糖尿病。
2. 肾性糖尿病。
3. 尿崩症。
4. 精神性烦渴。

（四）进一步检查

1. 空腹血糖和餐后2小时血糖，胰岛细胞自身免疫抗体测定。
2. 糖化血红蛋白测定。
3. 胰岛素释放试验或C肽释放试验。
4. 血脂、心电图、眼底、外周神经系统检查，尿微量白蛋白测定。

（五）治疗原则

1. 糖尿病健康教育。
2. 医学营养治疗。
3. 运动治疗。
4. 应用降血糖药物。
5. 血糖监测。

八、神经系统

（一）脑出血

1. 临床表现　①多有**高血压病史**，常于体力活动或情绪激动时发病。②病情进展迅速，常有反复呕吐、**头痛**和血压升高，**意识障碍**、偏瘫和其他神经系统局灶症状。

2. 鉴别诊断　脑梗死、引起意识障碍的全身性疾病（如糖尿病、肝性脑病、尿毒症、急性酒精中毒、低血糖、药物中毒、CO中毒等）。

3. 进一步检查　**CT/MRI检查**，血常规，凝血功能，血糖、血脂等生化检查，必要时骨髓组织检查。

4. 治疗原则　保持安静，防止继续出血，积极治疗脑水肿、降低颅内压，稳定血压，加强护理，防治并发症。

踩点演练

例题

【病历摘要】男性，65岁。言语不能、右侧肢体无力2小时。

患者于2小时前早晨被家人唤醒后，发现不能言语，右侧肢体无力。尚能听懂他人言语，右侧口角流涎。无肢体抽搐，无大小便失禁，急诊就诊。发现“高血压”1年，未治疗。否认糖尿病病史。吸烟30年，每日20支。家族中无类似病史。

体格检查：体温36.8℃，脉搏88次/分，呼吸18次/分，血压200/105mmHg。嗜睡，皮肤和巩膜无黄染，未见肝掌及蜘蛛痣，浅表淋巴结未触及肿大。心、肺查体未见异常。腹平软，无压痛、反跳痛，肝脾肋下未触及，移动性浊音（-）。双下肢无水肿。

神经系统检查：双侧瞳孔等大等圆，直径3mm，对光反应灵敏，右侧鼻唇沟浅，口角左偏，伸舌右偏，右侧上、下肢肌力分别为1级和2级，右侧偏身痛觉减退，右侧巴宾斯基征阳性，颈软，脑膜刺激征（-）。

辅助检查：血常规示血红蛋白128g/L，白细胞计数7.8×10^9/L，中性粒细胞占比0.70，淋巴细胞占比0.27，血小板计数150×10^9/L。血糖和肝肾功能正常。头颅CT检查见下图。

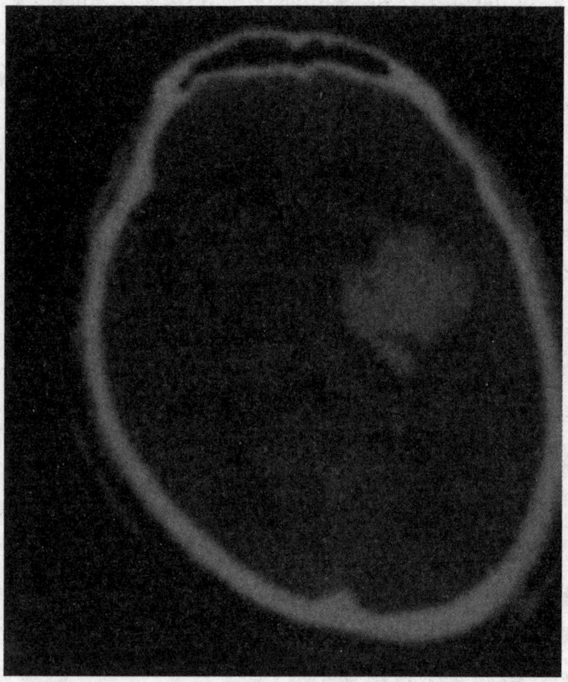

【答题思路】

（一）初步诊断

1. 左侧基底核出血。

2. 高血压3级，很高危。

（二）诊断依据

1. 左侧基底核出血

（1）老年男性，发现高血压1年。

（2）起病急，突发不能言语，右侧肢体无力。

（3）查体见嗜睡，右侧鼻唇沟浅，口角左偏，伸舌右偏，右侧肢体肌力减退，右侧偏身痛觉减退，右侧巴宾斯基征阳性。

（4）头颅CT检查示左侧基底节高密度病灶。

2. 高血压3级，很高危

发现高血压1年，血压200/105mmHg，此次合并脑出血。

（三）鉴别诊断

1. 急性脑梗死。

2. 蛛网膜下腔出血。

3. 脑肿瘤或转移瘤。

（四）进一步检查

1. 电解质、血脂、凝血功能。

2. 头颅MRI检查（病情允许时）。

3. 颅内动脉血管CT成像（CTA）、MR成像（MRA）检查、数字减影血管造影（DSA）检查。

（五）治疗原则

1. 卧床休息，监测生命体征，保持呼吸通畅。

2. 维持内环境稳定，营养等对症支持治疗，防治并发症。

3. 降低颅内压，应用脱水药如甘露醇等。

4. 做好血压管理，必要时手术治疗。

5. 康复治疗。

（二）缺血性卒中

1. 临床表现 ①常于**安静状态下发病**，发病较缓慢，多与脑动脉粥样硬化有关，也可见于动脉炎、血液病等。②大多无明显头痛和呕吐。③有颈内动脉系统或椎-基底动脉系统症状和体征。

2. 鉴别诊断 脑出血。

3. 进一步检查 **CT/MRI 检查**，血常规，凝血功能，血糖、血脂等生化检查，血管炎的相关检查（如类风湿因子、红细胞沉降率等），必要时骨髓组织检查。

4. 治疗原则 ①超早期血管再通治疗：**静脉溶栓治疗**、血管内取栓。②**抗血小板治疗**。③外科治疗。④一般处理：保持呼吸道通畅和供氧，保持良好的心肺功能和血容量稳定及水、电解质平衡，饮食营养，防止合并症，**调整血压**。⑤二级预防治疗。

踩点演练

例题 1

【病历摘要】男性，67 岁。左侧肢体无力、麻木 3 天。

患者于 3 天前无明显诱因逐渐出现左侧肢体无力，无法行走，左手无法持物，伴麻木感、言语不清，无头晕、头痛，无恶心、呕吐，无视物模糊，无饮水呛咳。1 天前上述症状无缓解，并出现饮水呛咳、左侧口角流涎，口角向右歪斜，来急诊就诊。查头颅 CT 提示右侧顶叶及右侧基底核-放射冠区多发低密度灶。否认其他病史。饮酒 30 余年，目前已戒酒，吸烟 30 余年，每天约 3 包。

体格检查：体温 36.5℃，脉搏 67 次/分，呼吸 18 次/分，血压 122/69mmHg。神志清楚，精神可，双肺呼吸音清，未闻及干、湿啰音。心率 67 次/分，心律整齐，各瓣膜听诊区未闻及杂音。腹软，肝脾肋下未触及，肠鸣音正常。

神经系统检查：左侧中枢性面瘫，伸舌左偏，左上肢肌力 2 级，左下肢肌力 3 级，右侧肢体肌力 5 级，左侧偏身感觉减退，左侧巴宾斯基征（+）。头颅 CT 检查如下。

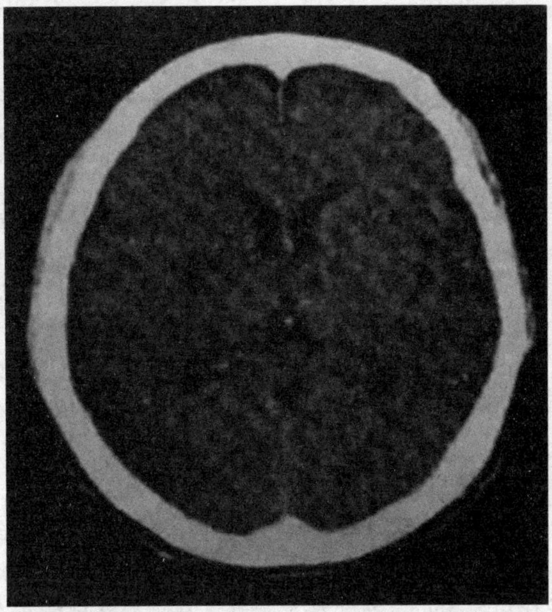

【答题思路】

（一）初步诊断

右侧大脑半球梗死。

（二）诊断依据

1. 老年男性，逐渐左侧肢体无力、麻木 3 天。吸烟史 30 余年。

2. 查体见左侧中枢性面瘫，伸舌左偏，左侧肢体肌力减退，左侧偏身感觉减退，左侧病理征阳性。

3. 急诊头颅 CT 示右侧顶叶及右侧基底核-放射冠区多发低密度灶（脑梗死）。

（三）鉴别诊断

1. 脑栓塞。

2. 脑出血。

3. 脑肿瘤或脑转移瘤。

（四）进一步检查

1. 头颅 MRI。

2. 头颅 CTA、MRA 或 DSA 检查。

3. 血常规、出凝血时间、血脂、血糖检查。

4. 心电图检查。

5. 经颅多普勒超声（TCD）检查。

（五）治疗原则

1. 抗血小板治疗。

2. 维持生命体征稳定。

3. 预防控制脑水肿，降低颅内压，防治并发症。

4. 脑保护治疗。

5. 戒烟，二级预防，康复锻炼。

例题2

【病历摘要】男性，65岁。发现左侧肢体偏瘫2小时。

患者于2小时前（早晨）醒来后感到头晕，左侧肢体无法活动伴麻木。无耳鸣、视物旋转，无头痛、恶心、呕吐、视物模糊。既往高血压史2年，血压波动在（140～160）/（90～100）mmHg，未服降血压药治疗。否认高血脂、心脏疾病、糖尿病等病史。无药物过敏史及手术、外伤史。吸烟30年，每天1包。

体格检查：体温36.3℃，脉搏88次/分，呼吸19次/分，血压166/100mmHg。双肺呼吸音清晰，未闻及干、湿啰音。心界不大，心率88次/分，心律整齐，未闻及杂音。腹部平软，肝脾肋下未触及。

神经系统检查：言语流利，对答切题，查体合作。双侧眼球运动正常，未见眼球震颤，两侧瞳孔直径均为3mm，对光反应灵敏，双侧额纹对称，左侧鼻唇沟较右侧浅，露齿时口角右偏，左侧鼓腮不能。左侧上、下肢肌力为0级。右侧上、下肌力为5级，左侧肌张力略高。左侧肱二头肌、肱三头肌反射亢进，左侧巴宾斯基征（+）。左侧面部和肢体痛觉较右侧明显减退。

辅助检查：头颅CT（发病2小时）示右侧大脑中动脉区低密度缺血灶。

【答题思路】

（一）初步诊断

1. 急性脑梗死（急性右大脑中动脉血栓形成）。

2. 高血压2级（很高危）。

（二）诊断依据

1. 急性脑梗死（急性右大脑中动脉血栓形成）

（1）老年男性，有高血压病史，长期吸烟。

（2）急性病程，安静时发病，突发左侧偏身麻木和瘫痪。

（3）查体见左侧中枢性面瘫，左侧肢体瘫痪，左侧偏身感觉减退。

（4）头颅CT示右侧大脑中动脉区低密度缺血灶。

2. 高血压2级（很高危）

（1）未经治疗的高血压病史，本次发病血压166/100mmHg。

（2）发生脑梗死。

（3）吸烟史。

（三）鉴别诊断

1. 脑出血。

2. 脑炎。

3. 颅内占位病变。

（四）进一步检查

1. 经颅多普勒超声、头颅CTA或MRA检查。

2. 头颅MRI。

3. 血常规、凝血功能、血脂检查。

（五）治疗原则

1. 监测病情，对症处理。

2. 血管再通治疗，如重组人组织型纤溶酶原激活物（rt-PA）或血管内取栓治疗。

3. 应用阿司匹林进行抗血小板治疗。

4. 早期二级预防，血压管理、抗凝治疗。

5. 营养、吞咽、感染等管理。

6. 康复评估和治疗。

（三）蛛网膜下腔出血（执业助理医师不考）

1. 临床表现　①多有情绪激动、用力排便、咳嗽等诱因，发病突然。②**出血症状**：有剧烈头痛、项背痛或下肢疼痛、恶心呕吐、面色苍白、全身冷汗；精神症状；一过性意识障碍；脑膜刺激征明显。③**脑神经损伤**。④视力视野障碍。

2. 鉴别诊断　脑出血、脑栓塞、病因鉴别（动脉瘤、动静脉畸形、动脉硬化、肿瘤卒中）。

3. 进一步检查　**头颅CT**、MRI、脑血管造影、腰椎穿刺。

4. 治疗原则　①一般治疗：绝对**卧床休息**，保持排便通畅，酌情应用止血剂、镇痛、镇静药、甘露醇脱水。②脑血管痉挛的防治：**尼莫地平**。③病因治疗。

踩点演练

例题

【病历摘要】女性，22岁。突发剧烈头痛、呕吐1小时。

患者1小时前午饭后坐在沙发上看电视时突感枕顶部剧烈牵拉样疼痛，伴恶心、呕吐、面色苍白、全身冷汗，呕吐呈喷射性。家属急送急诊室。既往体健，无头痛史，无烟酒嗜好，无遗传性疾病家族史。

体格检查：体温36.3℃，脉搏86次/分，呼吸18次/分，血压120/90mmHg。双肺呼吸音清晰，未闻及干、湿啰音，心界不大，心率86次/分，心律整齐，未闻及杂音。腹部平软，肝、脾肋下未触及。

神经系统检查：嗜睡，言语微弱，查体欠配合。双侧瞳孔等大等圆，对光反应存在，四肢肌力5级，肌张力正常，双侧跟腱反射、膝反射正常引出，双侧巴宾斯基征（-）。颈项强直，双侧凯尔尼格（Kernig）征（+）。

急诊头颅CT检查：环池高密度影。

【答题思路】

（一）初步诊断

蛛网膜下腔出血。

（二）诊断依据

1. 突发剧烈头痛伴恶心、呕吐。
2. 查体见嗜睡，颈项强直，凯尔尼格征（+）。
3. 急诊头颅CT检查示环池高密度影。

（三）鉴别诊断

1. 脑出血。
2. 急性脑膜炎。
3. 脑梗死。
4. 颅脑外伤。

（四）进一步检查

1. 血常规、尿常规、肝肾功能、电解质、血糖、出凝血时间。
2. 腰椎穿刺、脑脊液检查。
3. 颅脑MRA、CTA或DSA检查。

（五）治疗原则

1. 保持安静，绝对卧床休息，尽量减少搬动；避免情绪激动，保持排便顺畅；密切观察生命体征，心电监护，保持呼吸道通畅。
2. 静脉滴注纤溶抑制药，预防再出血。
3. 降低颅内压，控制脑水肿。
4. 防治迟发型血管痉挛，如钙离子拮抗药尼莫地平。
5. 行DSA检查发现动脉瘤适合做手术治疗者，应争取在发病后24～72小时进行手术。

（四）急性硬脑膜外血肿（执业助理医师不考）

1. 急性硬脑膜外血肿

（1）临床表现：常有**外伤史**，意识障碍（常有**中间清醒期**）、**颅内压增高**和神经系统体征。

（2）鉴别诊断：急性硬脑膜下血肿。

（3）进一步检查：头颅X线平片、CT，必要时完善术前检查。

（4）治疗原则：保持呼吸道通畅等一般处理，必要时手术治疗。

踩点演练

例题

【病历摘要】男孩，8岁。头部摔伤5小时，意识不清2小时。

患儿于5小时前与同学打架摔倒在地，左颞部着地，当即呼之不应，10分钟后清醒并自行回家，但觉头痛逐渐加重伴频繁呕吐，2小时前家人发现其不省人事，急送当地医院诊治。发现神志不清，血压140/100mmHg，脉搏60次/分，左侧瞳孔大于右侧瞳孔，对光反应消失，用甘露醇250ml快速静脉滴注后送上级医院急诊科。既往病史无特殊记载。

体格检查：体温36.9℃，脉搏55次/分，呼吸16次/分，血压150/100mmHg。浅昏迷，躁动，有呻吟。左颞部软组织肿胀，表面皮肤擦伤，未触及凹陷骨折，对疼痛刺激无反应。双眼球向左侧凝视，左侧瞳孔5mm，呈椭圆形，对光反应消失；右侧瞳孔2.5mm，圆形，对光反应存在。耳、鼻和口腔未见出血，右侧鼻唇沟变浅。右侧上、下肢肌张力增高，左侧上、下肢肌张力正常，压眶上神经及针刺右侧上、下肢无活动反应；左侧上、下肢可自主活动，对疼痛刺激有逃避反应；浅反射消失，右侧上、下肢腱反射亢进，右下肢巴宾斯基征（+）。

辅助检查：头颅X线片示左颞骨线状骨折。头颅CT示左颞骨板下异常双凸透镜样高密度影，中线左移。

【答题思路】

（一）初步诊断

1. 左颞急性硬脑膜外血肿（小脑幕切迹疝形成）。
2. 左颞颅骨线状骨折。
3. 左颞头皮挫伤。

（二）诊断依据

1. 左颞急性硬脑膜外血肿（小脑幕切迹疝形成）

（1）左颞部直接受力史。

（2）受伤后有中间清醒期。

（3）出现意识障碍，剧烈头痛、呕吐、同侧瞳孔散大、对光反应消失，对侧肢体偏瘫，巴宾斯基征（+），双侧眼球向患侧凝视等脑疝综合征。

（4）生命体征呈现颅内压增高的改变：血压升高、脉搏减慢、呼吸减慢。

（5）头颅CT示左颞骨板下异常双凸透镜样高密

度影，中线左移。

2. 左颞颅骨线状骨折

有头部外伤史，头颅X线片示左颞骨线状骨折。

3. 左颞头皮挫伤

有头部外伤史，左颞部软组织肿胀，表面皮肤擦伤。

（三）鉴别诊断

1. 急性硬脑膜下血肿。

2. 脑挫裂伤。

3. 脑干损伤。

（四）进一步检查

1. 血常规、凝血功能、血型和血生化、心电图等。

2. 摄胸、腹部X线。

3. 必要时复查CT。

（五）治疗原则

1. 保持呼吸道通畅。

2. 急症手术清除血肿。

3. 术后给予止血、脱水和抗生素等治疗。

（五）颅骨骨折（执业助理医师不考）

1. 临床表现　常有**外伤史**，颅底骨折常见**瘀斑**、脑脊液漏、脑神经损伤等；凹陷性骨折着力点可触及**颅骨下陷**。

2. 鉴别诊断　并发颅内其他损伤时可彼此鉴别。

3. 进一步检查　头颅X线平片、CT，必要时完善术前检查。

4. 治疗原则　①保持呼吸道通畅等一般处理，必要时手术治疗。②合并脑脊液漏：预防颅内感染，**不可堵塞或冲洗鼻道耳道**，不做腰椎穿刺，保持头高位卧床休息，避免用力咳嗽、打喷嚏，预防性应用抗生素。

（六）颅底骨折（执业助理医师不考）

1. 临床表现

（1）颅前窝骨折：累及眶顶和筛骨，可有**鼻出血**、**眶周**广泛淤血斑（“**熊猫眼**”征）及广泛球结膜下淤血斑等表现。若脑膜、骨膜均破裂，则合并脑脊液**鼻漏**。若筛板或视神经管骨折，可合并**嗅神经**或视神经损伤。

（2）颅中窝骨折：累及蝶骨，可有鼻出血或合并脑脊液**鼻漏**。累及颞骨岩部，脑膜、骨膜及鼓膜均破裂时，合并脑脊液**耳漏**；若鼓膜完整，脑脊液经咽鼓管流往鼻咽部；常合并第Ⅶ、Ⅷ**脑神经**损伤。若累及蝶骨和颞骨内侧部，可损伤垂体或第Ⅱ、Ⅲ、Ⅳ、Ⅴ、Ⅵ脑神经。若伤及颈动脉海绵窦段，可出现搏动性突眼及颅内杂音；颈动脉在破裂孔或颈内动脉管处的破裂，可发生致命性的鼻出血或耳出血。

（3）颅后窝骨折：累及颞骨岩部后外侧时，多在伤后1～2日出现耳后乳突部皮下淤血斑（**Battle征**）。若累及枕骨基底部，可在伤后数小时出现枕下部肿胀及皮下淤血斑；枕骨大孔或岩尖后缘附近骨折，可合并后组脑神经（第Ⅸ～Ⅻ脑神经）损伤。

2. 辅助检查　血常规、头颅X线检查。

3. 鉴别诊断　导致耳漏的疾病（如中耳炎、中耳癌）、导致鼻漏的疾病（如鼻炎、鼻癌）、头皮损伤、眼眶损伤、颅内血肿。

4. 进一步检查　**头颅CT**、MRI、外耳道检查、鼻咽部检查。

5. 治疗原则　颅底骨折本身无须特别治疗。合并脑脊液鼻、耳漏时，不可堵塞或冲洗，不做腰穿，取**头高位**卧床休息，避免用力咳嗽、打喷嚏和擤鼻涕，给予抗生素。绝大多数漏口在伤后1～2周内自行愈合。如超过1个月仍未停止漏液，考虑行手术修补漏口。对伤后视力减退，疑为碎骨片挫伤或血肿压迫视神经者，争取在12小时内行视神经管探查减压术。

（七）颅内肿瘤（执业助理医师不考）

1. 临床表现

（1）颅内压增高：①**头痛**，多在晨醒、咳嗽和大便时加重，呕吐后可暂时缓解。②**呕吐**，多清晨呈喷射状发作。③**视神经盘水肿**，可导致视力减退，最终可失明。

（2）定位症状

1）破坏性症状：中央前后回肿瘤可发生一侧肢体运动和感觉障碍；额叶肿瘤常有**精神障碍**；枕叶肿瘤可引起**视野障碍**；顶叶下部角回和缘上回可导致失算、失读、失用及**命名性失语**等；语言运动中枢受损可出现**运动性失语**。四叠体肿瘤可出现眼球上视障碍。小脑蚓部受累时可出现肌张力减退及躯干和下肢共济运动失调，小脑半球肿瘤可出现同侧肢体共济失调，脑干肿瘤可出现交叉性麻痹。

2）压迫症状：鞍区肿瘤可引起视力、视野障碍。海绵窦区肿瘤出现上睑下垂、眼球运动障碍、面部感觉减退等海绵窦综合征。

（3）癫痫：缓慢生长的脑肿瘤的癫痫发生率明显高于迅速生长的恶性脑肿瘤。瘤性癫痫的发生及发作类型与肿瘤部位有关。

2. 辅助检查　**头颅CT**、MRI、脑脊液检查。

3. 鉴别诊断　蛛网膜囊肿、脑脓肿、慢性硬脑膜下血肿、结核瘤、脑寄生虫病、脑血管病、良性颅内压增高。

4. 进一步检查　血常规、头颅和脊柱X线、脑血管造影数字减影、正电子发射断层扫描、脑电图、诱发电检测、补体结合试验、病理活检。

5. 治疗原则

（1）**降低颅内压**：是第一步也是最重要的治疗，其中，**切除肿瘤**是降低颅内压的根本措施。

（2）其他：脱水治疗、放射治疗、化学治疗等。

（八）椎管内肿瘤（执业助理医师不考）

1. 临床表现

（1）**根性痛**：是脊髓肿瘤**早期最常见**的症状，疼痛部位与肿瘤所在平面的神经分布一致。神经根痛常为髓外占位病变的首发症状，以颈段和马尾部肿瘤更多见。硬脊膜外转移瘤疼痛最严重。

（2）感觉障碍：感觉纤维受压时表现为感觉**减退**和感觉**错乱**，被破坏后则感觉丧失。

（3）肢体运动障碍及反射异常：肿瘤压迫神经前根或脊髓前角，出现支配区肌群**下位**运动元瘫痪。肿瘤压迫脊髓，使肿瘤平面以下的锥体束向下传导受阻，表现为**上位**运动神经元瘫痪。

（4）自主神经功能障碍：最常见**膀胱**和**直肠**功能障碍。肿瘤平面以下躯体少汗或无汗，腰骶节段肿瘤使膀胱反射中枢受损产生尿潴留，当膀胱过度充盈后出现尿失禁。骶节以上脊髓受压时产生便秘，骶节以下脊髓受压时肛门括约肌松弛，发生稀粪不能控制流出。

（5）其他：髓外硬脊膜下肿瘤出血导致脊髓蛛网膜下隙出血。高颈段或腰骶段以下肿瘤，阻碍脑脊液循环和吸收，导致颅内压增高。

2. 辅助检查　**脑脊液**检查、MRI。

3. 鉴别诊断　脊髓蛛网膜炎、椎管内结核、横贯性脊髓炎、硬脊膜外脓肿、椎间盘突出、颈椎病。

4. 进一步检查　X线、CT、脊髓血管造影。

5. 治疗原则　除全身状况差或已有广泛转移外，应及早**手术治疗**。浸润性髓内肿瘤宜采取脊髓背束切开及椎管减压改善脊髓受压症状。放射治疗可作为术后辅助治疗。

踩点演练

例题

【病历摘要】男性，65岁。腰骶部疼痛2年，行走乏力1个月。

患者2年前腰骶部针刺样疼痛，用力、憋气及夜间平卧时严重，坐立及下床行走后疼痛可减轻，当时无下肢感觉及活动障碍，大小便正常。1个月前患者自觉行走乏力，出现左侧下肢麻木感，腰骶部疼痛较前明显加重，无明显排尿困难及便秘。

既往有高血压病史，口服降压药控制满意，否认糖尿病史，否认明确外伤史。无食物及药物过敏史。

神经系统查体：神志清楚，格拉斯哥昏迷量表（GCS）15分，问答正确，查体合作，双侧瞳孔正大等圆，对光反射灵敏。双侧额纹对称，鼻唇沟无变浅，四肢肌力5级，双下肢肌张力减退，髌阵挛（-），踝阵挛（-）。双上肢肌张力、腱反射正常。左下肢外侧针刺觉减退，提睾反射、肛周反射正常。双侧巴宾斯基征（-）。

MRI检查：$L_{3\sim4}$椎管内占位。

【答题思路】

（一）初步诊断

1. 椎管内占位。

2. 高血压。

（二）诊断依据

1. 椎管内肿瘤

（1）65岁男性，腰骶部疼痛伴行走乏力。

（2）2年前腰骶部针刺样疼痛，用力、憋气及夜间平卧时严重，坐立及下床行走后疼痛可减轻。

（3）神经系统查体：四肢肌力5级，双下肢肌张力减退，髌阵挛（-），踝阵挛（-）。双上肢肌张力、腱反射正常。左下肢外侧针刺觉减退，提睾反射、肛周反射正常。

（4）MRI检查示$L_{3\sim4}$椎管内占位。

2. 高血压　既往有高血压病史，口服降压药控制满意。

（三）鉴别诊断

1. 脊髓蛛网膜炎。

2. 横贯性脊髓炎。

3. 腰椎结核。

4. 腰椎间盘突出症。

（四）进一步检查

1. 血常规、尿常规、电解质、肝肾功能、凝血功能。

2. 必要时MRI增强扫描检查。

（五）治疗原则

1. 手术治疗。

2. 放射治疗　可作为术后辅助治疗。

3. 对症及支持治疗。

九、运动系统

（一）四肢骨折

1. 临床表现　①常有**外伤史**。②局部疼痛、肿胀、瘀斑，活动障碍。③查体局部明显**压痛**；有骨擦感等。④可合并神经、血管损伤及休克等。

2. 鉴别诊断　可与病理性骨折、关节脱位、软组织损伤等鉴别。

3. 进一步检查　①**X线**、CT、MRI。②必要时完善术前相关检查。

4. 治疗原则　非手术治疗、手术治疗和康复治疗。

踩点演练

例题1

【病历摘要】 男性，30岁。摔伤后右上臂肿胀，疼痛2小时。

患者2小时前从3米高处坠落，右上肢着地，伤后右上臂肿胀疼痛，功能障碍，无意识障碍，急诊就诊。发病以来未进食水，未排大小便。既往体健，无手术、外伤史，无药物过敏史，无遗传性疾病家族史。

体格检查：体温36.6℃，脉搏92次/分，呼吸20次/分，血压135/75mmHg。神志清楚，痛苦面容，浅表淋巴结未触及肿大。双肺呼吸音清，未闻及干、湿啰音。心界不大，心率92次/分，心律整齐，各瓣膜听诊区未闻及杂音。腹平软，无压痛，肝脾肋下未触及。右上臂中下段肿胀，皮肤散在瘀斑，局部触痛，有异常活动；右腕关节略肿胀，压痛阳性，活动正常。

右肱骨正、侧位X线片：右肱骨中下段骨皮质不连续伴移位。

【答题思路】

（一）初步诊断

右肱骨干骨折。

（二）诊断依据

1. 有高处坠落史，右上肢着地。

2. 伤后右上臂肿胀疼痛，功能障碍。

3. 体格检查见右上臂中下段肿胀，皮肤散在瘀斑，局部触痛，有异常活动。

4. 右肱骨正、侧位X线片示右肱骨中下段皮质不连续伴移位。

（三）鉴别诊断

1. 右肱骨干病理性骨折。

2. 右腕关节骨折。

3. 合并桡神经损伤。

（四）进一步检查

右腕关节正、侧位X线检查。

（五）治疗原则

1. 复位，内固定或外固定。

2. 康复治疗。

例题2

【病历摘要】 男性，43岁。车祸后右大腿疼痛、活动障碍4小时。

患者4小时前开车时与其他汽车相撞，事故后右大腿出现畸形、疼痛，不敢活动，有一创口，出血较多，急诊就诊。伤后无意识障碍，无恶心、呕吐。既往体健，无高血压、心脏病病史，无手术、外伤史，无药物过敏史，无遗传性疾病家族史。

体格检查：体温36.9℃，脉搏120次/分，呼吸20次/分，血压80/60mmHg。神志清楚，表情淡漠，口唇苍白。胸部压痛（-），双肺未闻及干、湿啰音。心界不大，心率120次/分，心律整齐。腹平软，无压痛，肝脾肋下未触及，移动性浊音（-）。

骨科专科检查：右大腿中段有一长约5cm创口，有活动出血，创口内可见骨折断端，局部肿胀，压痛（+），有活动异常，右足背动脉搏动减弱，右足趾感觉、运动无异常。

右股骨正、侧位X线片（A为正面、B为侧面）如下。

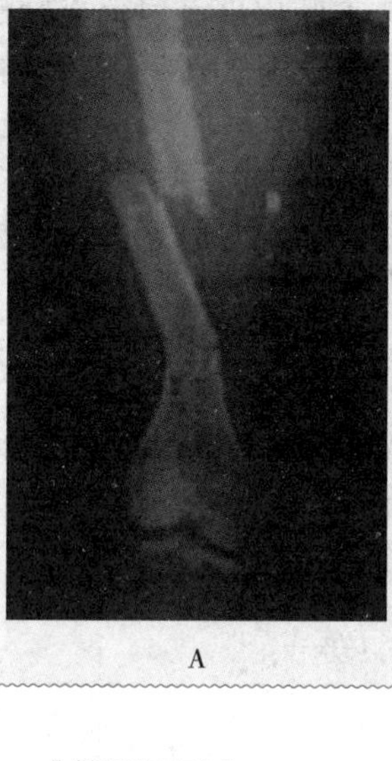
A

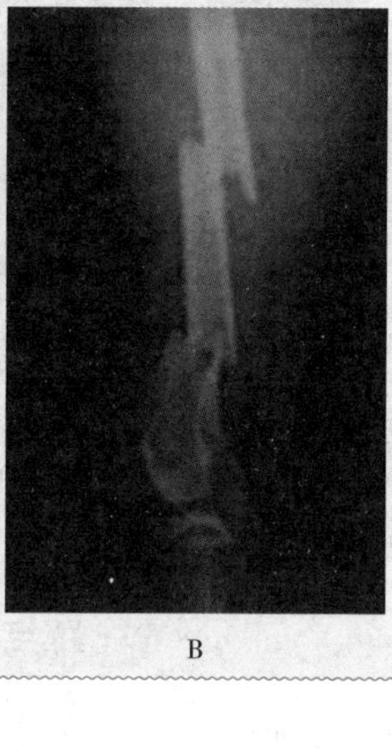
B

【答题思路】

（一）初步诊断

1. 右股骨干开放性骨折。

2. 失血性休克。

（二）诊断依据

1. 右股骨干开放性骨折

（1）右大腿有外伤史，伤后出现一个创口。

(2) 右大腿出现畸形，创口内可见骨折断端，局部肿胀，压痛 (+)，活动异常，右足背动脉搏动减弱。

(3) 右股骨 X 线片可见骨折线。

2. 失血性休克

患者右股骨干开放性骨折，创口有活动出血，表情淡漠、口唇苍白、心率增快、血压降低。

(三) 鉴别诊断

左股骨病理性骨折。

(四) 进一步检查

1. 右下肢血管超声。
2. 血常规、血型、凝血功能、心电图检查。

(五) 治疗原则

1. 抗休克治疗。
2. 局部止血包扎，骨折临时外固定。
3. 急症手术治疗。
4. 康复治疗。

例题 3

【病历摘要】 女性，70 岁。跌倒后右腕部疼痛，活动障碍 3 小时。

患者 3 小时前走路时不慎跌倒，右手掌着地，伤后即感右腕部疼痛，活动受限，急诊来院。病程中无昏迷、呼吸困难，无心悸、气促。既往体健，无高血压、心脏病病史，无手术、外伤史及药物过敏史、无遗传性疾病家族史。

体格检查：体温 37℃，脉搏 80 次/分，呼吸 20 次/分，血压 135/70mmHg。急性痛苦病容，双肺未闻及干、湿啰音，心界不大，心率 80 次/分，心律整齐，未闻及杂音，腹平软，无压痛，肝脾肋下未触及，移动性浊音 (-)。

骨科专科检查：右腕部肿胀，呈“枪刺”畸形，右桡骨远端、尺骨茎突压痛 (+)。

右腕部正位 X 线片：右桡骨远端、尺骨茎突骨皮质连续性中断。

【答题思路】

(一) 初步诊断

1. 右桡骨远端骨折 (Colles 骨折)。
2. 右尺骨茎突骨折。

(二) 诊断依据

1. 右桡骨远端骨折 (Colles 骨折)

(1) 老年女性，跌倒外伤史。

(2) 右腕部肿胀，活动受限，呈“枪刺”畸形，右桡骨远端压痛 (+)。

(3) 右腕部正位 X 线片示右桡骨远端骨皮质连续性中断。

2. 右尺骨茎突骨折

(1) 老年女性，跌倒外伤史。

(2) 右腕部肿胀，活动受限，右尺骨茎突压痛 (+)。

(3) 右腕部正位 X 线片示尺骨茎突骨皮质连续性中断。

(三) 鉴别诊断

1. 右腕部软组织挫伤。
2. 右腕骨骨折。

(四) 进一步检查

1. 右腕部侧位 X 线。
2. 心电图。

(五) 治疗原则

1. 在局部麻醉或臂丛麻醉下手法复位。
2. 复位后复查 X 线，石膏托或小夹板外固定。
3. 康复治疗。

(二) 关节脱位

1. 临床表现　①常有**外伤史**。②**畸形**、弹性固定、活动受限，可有**特殊姿势**等。③特殊检查，如肩关节脱位时 Dugas 征阳性。

2. 鉴别诊断　骨折、软组织损伤等。

3. 进一步检查　X 线检查、CT。

4. 治疗原则　复位、固定、康复锻炼。

踩点演练

例题

【病历摘要】 男性，45 岁。车祸后左肘关节疼痛、活动障碍 1 小时。

患者 1 小时前骑自行车与汽车相撞后摔倒，出现左肘关节疼痛，活动障碍，急诊就诊。伤后无意识障碍，无恶心、呕吐。既往体健，无高血压、心脏病病史，无手术、外伤史，无药物过敏史，无遗传性疾病家族史。

体格检查：体温 36.3℃，脉搏 97 次/分，呼吸 20 次/分，血压 135/80mmHg。神志清楚，浅表淋巴结未触及肿大，口唇无发绀。双肺未闻及干、湿啰音。心界不大，心率 97 次/分，心律整齐。腹平软，无压痛，肝脾肋下未触及，移动性浊音 (-)。

骨科专科检查：左肘关节肿胀，弹性固定，压痛 (+)，肘关节后方有空虚感，左腕关节活动正常，左手运动、感觉正常。

左肘关节 X 线片如下图。

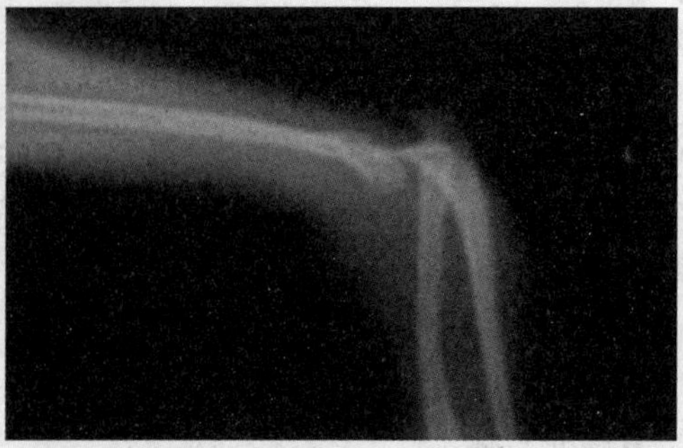

【答题思路】

（一）初步诊断

左肘关节后脱位。

（二）诊断依据

1. 左肘关节外伤史，伤后右肘关节疼痛、活动障碍。

2. 左肘关节肿胀、弹性固定，压痛（+），肘关节后方有空虚感。

3. 左肘关节X线片示左尺骨鹰嘴相对于肱骨髁后移。

（三）鉴别诊断

1. 左肘关节软组织损伤。

2. 左尺骨、桡骨、肱骨髁部骨折。

3. 左肘部神经血管损伤。

（四）进一步检查

左肘关节CT。

（五）治疗原则

1. 手法复位。

2. 外固定。

3. 康复治疗。

（三）颈椎病（执业助理医师不考）

1. 临床表现（表1-3-4）

表1-3-4　颈椎病的临床表现

分型	表现
神经根型	①肩痛短期内加重，并向上肢放射，颈部活动时患肢可有剧烈的**闪电样锐痛**。②上肢感觉异常、肌力下降、肌肉萎缩。③**牵拉试验**（Eaton试验）阳性，**压头试验**（椎间孔挤压试验，Spurling试验）阳性
脊髓型	①上肢或下肢麻木无力，双足**"踩棉花样"**感觉，双手精细动作笨拙，写字变形，不能用筷子进餐，持物不稳、经常掉落，大小便功能障碍等。②有感觉障碍平面，肌力减退，四肢腱反射活跃或亢进，**病理反射**（霍夫曼征、髌阵挛、踝阵挛、巴宾斯基征）**阳性**
交感型	①**交感神经受刺激的症状**，兴奋症状或抑制症状。②多无明确神经定位体征
椎动脉型	①**偏头痛**、耳鸣、听力下降、视力障碍、发音不清、突发性眩晕等。②神经系统检查可正常

2. 鉴别诊断　①神经根型：胸廓出口综合征、肘管综合征、腕管综合征、尺管综合征。②脊髓型：肌萎缩侧索硬化症、脊髓空洞症。③交感型：心脑血管疾病。④椎动脉型：眼部疾病。

3. 进一步检查　X线平片、CT、MRI、椎动脉造影及电生理检查。

4. 治疗原则　①非手术治疗：颈椎牵引、理疗、改善不良姿势及避免固定姿势过久等。②药物治疗：非甾体抗炎药和肌肉松弛药。③手术治疗（**脊髓或神经根明显受压，伴有神经功能障碍者**为手术指征之一）。

踩点演练

例题

【病历摘要】男性，50岁。左肩、上臂、前臂外侧放射痛3个月。

患者3个月来无明显诱因出现左肩、上臂、前臂外侧放射痛，活动上肢时疼痛加重，无低热、盗汗，无心悸、气短。发病以来，精神和食欲欠佳，大便正常，未测体重。既往体健。无高血压、冠状动脉粥样硬化性心脏病、糖尿病病史。否认传染病接触史。无手术、外伤史。无烟酒嗜好。无遗传性疾病家族史。

体格检查：体温36.6℃，脉搏80次/分，呼吸18次/分，血压110/65mmHg。神志清楚，浅表淋巴结未触及肿大。双肺呼音清，未闻及干、湿啰音。心界不大，心率80次/分，律齐，各瓣膜听诊区未闻及杂音。腹平软，无压痛，肝脾肋下未触及，移动性浊音（-）。肩关节活动正常，四肢关节无肿胀，上肢感觉及肌力均正常。Eaton试验和Spurling试验阳性。

实验室检查：血常规示血红蛋白110g/L，红细胞计数4.1×10^{12}/L，白细胞计数4.2×10^{9}/L，中性粒细胞占比0.65，血小板计数185×10^{9}/L。

【答题思路】

（一）初步诊断

神经根型颈椎病。

（二）诊断依据

1. 中年男性，左肩、上臂、前臂外侧放射痛3个月。

2. 四肢关节无肿胀，上肢感觉及肌力均正常，Eaton试验和Spurling试验阳性。

3. 血常规正常。

（三）鉴别诊断

1. 胸廓出口综合征。

2. 肘管综合征。

3. 粘连性肩关节囊炎。

4. 脊髓型颈椎病。

（四）进一步检查

1. X线检查。

2. 颈椎CT或MRI。

3. 椎动脉造影。

（五）治疗原则

1. 颈椎牵引、颈部制动、颈部理疗等物理治疗，改善不良工作体位。

2. 非甾体抗炎药、肌肉松弛药、神经营养药等药物治疗。

3. 必要时手术治疗。

（四）腰椎间盘突出症

1. 临床表现　①症状：**腰痛**、坐骨神经痛、马尾综合征。②体征：腰椎侧凸、腰部活动受限、压痛及骶棘肌痉挛、**直腿抬高试验及加强试验阳性**、神经系统异常（感觉异常、肌力下降、反射异常）。

2. 鉴别诊断　腰肌劳损、第三腰椎横突综合征、梨状肌综合征、腰椎管狭窄症、腰椎结核、脊柱肿瘤、椎管内肿瘤等。

3. 进一步检查　X线、CT、MRI、肌电图等。

4. 治疗原则　①非手术治疗：卧床休息、**非甾体抗炎药物**、**牵引疗法**、理疗。②手术治疗。

踩点演练

例题

【病历摘要】男性，42岁。3个月前搬重物后腰部疼痛，加重5天。

患者3个月前在工地搬重物时出现腰部及下肢疼痛、麻木，行走时加重。未做治疗，休息后有所好转。近5天来由于劳累，自觉左侧下肢疼痛、麻木加重，呈放射性，以小腿部为重，行走受限来院救治。发病以来，精神尚可，食欲可，大小便正常，体重无明显减轻。既往体健，无高血压、心脏病病史，无手术、外伤史，无药物过敏史，无家族遗传性疾病史。无烟酒嗜好。

体格检查：体温36.2℃，脉搏64次/分，呼吸16次/分，血压120/80mmHg。神志清楚，痛苦面容。浅表淋巴结未触及肿大，巩膜无黄染，口唇无发绀。心肺检查未见异常。左侧直腿抬高40°出现左下肢放射性疼痛。左侧足背外侧感觉减弱，左足趾跖屈肌力减弱，左侧跟腱反射减弱，巴宾斯基征（-）。

腰椎X线片：L_4～L_5及L_5～S_1椎间隙狭窄。

【答题思路】

（一）初步诊断

腰椎间盘突出症。

（二）诊断依据

1. 中年男性，搬重物后出现腰部疼痛。

2. 左侧直腿抬高试验阳性，左下肢放射性疼痛。左侧足背外侧感觉减弱，左足趾跖屈肌力弱，左侧跟腱反射减弱。

3. X线片示L_4～L_5及L_5～S_1椎间隙狭窄。

（三）鉴别诊断

1. 急性腰扭伤。

2. 腰椎管狭窄症。

3. 腰椎结核。

4. 梨状肌综合征。

（四）进一步检查

1. 腰椎CT、MRI检查。

2. 肌电图。

3. 腰椎造影。

（五）治疗原则

1. 卧床休息，合理营养。

2. 非甾体抗炎药治疗。

3. 骨盆牵引、理疗。

4. 有指征时考虑手术治疗。

（五）骨关节炎

1. 临床表现　骨关节炎好发于膝关节、髋关节、脊柱及远侧指间关节等部位，

（1）症状：①**疼痛**是主要症状，隐匿发作，多于**活动后发生，休息可缓解**。部分患者有静息痛。②**晨僵**，一般不超过30分钟。③随病情进展，可出现关节肿大、活动受限、休息痛、活动时疼痛加重。

（2）体征：①**压痛**和被动痛。②**关节肿胀**，可伴局部温度增高，严重者可出现**Heberden结节**、**Bouchard结节**等。③**骨擦音**，以膝关节多见。④活动受限。

2. 辅助检查　**X线检查**、红细胞沉降率、C反应蛋白。

3. 鉴别诊断　类风湿关节炎、银屑病关节炎、假性痛风、髋关节结核、股骨头无菌性坏死、脊柱关节炎。

4. 进一步检查　血常规、HLA-B27检测、类风湿因子测定、结核菌素试验、关节液检查、关节超声、CT、MRI。

5. 治疗原则

（1）非药物治疗：患者教育、物理治疗、行动支持、改变负重力线。

（2）药物治疗：①局部药物治疗，首选**非甾体抗炎药**。②全身镇痛药，可用非甾体抗炎药及软骨保护剂。③注射**透明质酸钠**可润滑关节、保护关节软骨和缓解疼痛。对非甾体抗炎药治疗4～6周无效的严重骨关节炎或不能耐受非甾体抗炎药治疗、持续疼痛、炎症明显者，可行关节腔内注射**糖皮质激素**。不主张随意选用关节腔内注射糖皮质激素。

（3）手术疗法：①游离体摘除术。②关节镜下关节清理术。③截骨术。④关节融合术和关节成形术。⑤骨关节炎晚期可行人工关节置换术。

十、风湿免疫性疾病

（一）系统性红斑狼疮

1. 临床表现　①**面部蝶形红斑**、盘状红斑、光过敏。②口腔溃疡。③非侵蚀性关节炎、浆膜炎。④肾脏受累（如蛋白尿、颗粒管型等）。⑤抽搐或精神症状等。⑥溶血性贫血、白细胞减少或血小板减少。⑦免疫学异常。⑧抗核抗体（ANA）阳性。

2. 鉴别诊断　原发性干燥综合征、原发免疫性血小板减少症、原发性肾小球肾炎、感染性疾病、淋巴瘤。

3. 进一步检查　①血、尿常规，尿沉渣镜检、24小时尿蛋白定量。②胸部X线、胸部CT、超声心动图。③ANA、**抗dsDNA抗体**、抗ENA抗体。④补体测定。⑤**心磷脂抗体**、**狼疮抗凝物**、抗β_2-糖蛋白1。⑥必要时行头颅MRI及腰穿脑脊液检查。

4. 治疗原则　常使用**糖皮质激素**、免疫抑制剂。

踩点演练

例题1

【病历摘要】女性，28岁。关节肿痛3个月，加重1周。

患者3个月前无明显诱因出现双侧手和腕关节肿胀，伴轻度疼痛，晨僵约10分钟，近1周关节肿胀加重，患者自觉脱发明显，体重3个月下降约2kg，尿中泡沫多。发病以来患者食欲好，无腹痛、腹泻，无尿频、尿急、尿痛，无口干、眼干，2年前体检发现外周血白细胞减少，未予诊治。

体格检查：体温36.5℃，脉搏80次/分，呼吸18次/分，血压125/80mmHg，双侧面部红斑，直径约1cm，略高于皮面。浅表淋巴结未触及肿大，头发略稀疏，双眼睑水肿，巩膜无黄染，舌面及颊黏膜未见溃疡，双肺未闻及干湿啰音，心率80次/分，律齐，未闻及杂音，肝脾肋下未触及，移动性浊音（-）。双踝关节肿胀，双手及双腕关节弥漫性肿胀，双下肢轻度凹陷性水肿。

实验室检查：血常规示血红蛋白100g/L，白细胞计数$3.0\times10^9/L$，血小板计数$200\times10^9/L$。抗核抗体1∶640（正常值<1∶40），类风湿因子50IU/ml（正常值0～30IU/ml）。补体C3 0.20g/L（正常值0.8～1.5g/L），补体C4 0.03g/L（正常值0.2～0.6g/L），尿RBC 7～10个/HP，尿蛋白（+++），尿蛋白定量2.06g/24h。

【答题思路】

（一）初步诊断

1. 系统性红斑狼疮。

2. 狼疮肾炎。

（二）诊断依据

1. 青年女性。

2. 脱发，多关节炎。

3. 面部红斑，头发稀疏，眼睑水肿，关节肿，双下肢轻度凹陷性水肿。

4. 抗核抗体阳性，补体降低。血常规示白细胞减少。

5. 尿常规：尿RBC 7～10个/HP，尿蛋白（+++），尿蛋白定量2.06g/24h。

（三）鉴别诊断

1. 急性肾小球肾炎。

2. 类风湿关节炎。

3. 其他结缔组织病（如干燥综合征）。

（四）进一步检查

1. 抗dsDNA抗体，抗ENA抗体。

2. 肾功能检查。

3. 腹部B型超声。

4. 肾活检。

5. 必要时行骨髓穿刺。

（五）治疗原则

1. 休息，避免日光照射，低盐、优质蛋白饮食。

2. 首选糖皮质激素治疗。

3. 长期治疗应加用免疫抑制剂。

例题2

【病历摘要】 女性，28岁。面部红斑5个月，多关节肿痛1周。

患者5个月前无明显诱因出现面部红斑，日光照射后明显，伴频发口腔溃疡，有脱发，未诊治。1周前出现双手指、双腕关节肿胀、疼痛，无发热。发病以来大、小便及睡眠均正常，体重无明显变化。既往体健，否认传染病接触史。无手术、外伤史。未婚，月经正常。无遗传性疾病家族史。

体格检查：体温36℃，脉搏78次/分，呼吸18次/分，血压115/70mmHg。面部皮肤发红，可见散在皮疹，高出于皮肤，呈蝶形分布，无瘙痒及压痛，浅表淋巴结未触及肿大。舌尖部可见3mm×3mm大小溃疡。甲状腺正常大小，双肺未闻及干、湿啰音。心界不大，心率78次/分，心律整齐，各瓣膜区未闻及杂音。腹平软，无压痛，肝脾肋下未触及。双手掌指关节、近端指间关节、双腕关节有压痛，右腕关节肿胀，双下肢无水肿。

实验室检查：血常规示血红蛋白120g/L，白细胞计数7.5×10^9/L，血小板计数205×10^9/L。粪常规（-），尿蛋白（++），尿沉渣镜检示红细胞5~6个/HP，ANA 1∶640（均质型），抗dsDNA抗体150IU/ml，抗可溶性抗原（ENA）抗体（-）。

【答题思路】

（一）初步诊断

系统性红斑狼疮。

（二）诊断依据

1. 青年女性。

2. 面部红斑，多关节肿痛，光过敏，口腔溃疡，脱发。

3. 查体见面部蝶形红斑，口腔溃疡，多关节压痛，右腕关节肿胀。

4. ANA阳性，抗dsDNA抗体阳性，尿蛋白（++）。尿沉渣镜检红细胞5~6个/HP。

（三）鉴别诊断

1. 类风湿关节炎。

2. 肾小球疾病。

（四）进一步检查

1. 复查血常规、尿常规。

2. 24小时尿蛋白定量。

3. 抗心磷脂抗体，补体C3、C4。

4. 肾穿刺活检。

（五）治疗原则

1. 休息，避免日光照射。

2. 糖皮质激素治疗。

3. 免疫抑制剂治疗。

例题3

【病历摘要】 女性，26岁。关节肿痛3个月，加重1周。

患者3个月前无明显诱因出现双侧腕关节肿胀，伴轻度疼痛，晨僵约10分钟，近1周关节肿胀加重，患者自觉脱发明显，体重3个月下降约2kg，尿中泡沫多。发病以来，患者食欲好，无腹痛、腹泻，无尿频、尿急、尿痛，无口干、眼干。2年前体检发现外周血白细胞减少，未予诊治。既往体健，否认传染病接触史。无手术、外伤史。未婚，月经正常。无遗传性疾病家族史。

体格检查：体温36.5℃，脉搏80次/分，呼吸18次/分，血压125/80mmHg。双侧面部红斑，直径约1cm，略高于皮面。浅表淋巴结未触及肿大。头发略稀疏，双眼睑水肿，巩膜无黄染，舌面及颊黏膜未见溃疡。双肺未闻及干、湿啰音。心率80次/分，心律整齐，未闻及杂音。肝脾肋下未触及，移动性浊音（-）。双踝关节肿胀，双手及双腕关节弥漫性肿胀，双下肢轻度凹陷性水肿。

实验室检查：血常规示血红蛋白120g/L，白细胞计数3.0×10^9/L，血小板计数200×10^9/L。抗核抗体1∶640（正常值<1∶40）。类风湿因子（RF）50U/ml（正常值0~20U/ml）。补体C3 0.2g/L（正常值0.8~1.5g/L），C4 0.03g/L（正常值0.2~0.6g/L）。尿蛋白（+++），尿沉渣镜检示红细胞7~10个/HP，尿蛋白量2.06g/24h。

【答题思路】

（一）初步诊断

1. 系统性红斑狼疮。

2. 狼疮肾炎。

（二）诊断依据

1. 系统性红斑狼疮

（1）青年女性。

（2）关节肿痛。

（3）查体见面部红斑，脱发，多关节肿胀，双下肢凹陷性水肿。

（4）抗核抗体阳性，补体降低。

2. 狼疮肾炎

（1）考虑存在系统性红斑狼疮。

（2）双眼睑水肿，双下肢凹陷性水肿。

（3）尿蛋白（+++），尿沉渣镜检红细胞7～10个/HP，尿蛋白量2.06g/24h。

（三）鉴别诊断

1. 类风湿关节炎。

2. 急性肾小球肾炎。

3. 干燥综合征等其他结缔组织疾病。

（四）进一步检查

1. 抗心磷脂抗体、抗dsDNA抗体、抗ENA抗体。

2. 肾功能检查。

3. 肾穿刺活检。

4. 必要时行骨髓穿刺。

（五）治疗原则

1. 休息，避免日光照射，低盐，优质蛋白饮食。

2. 糖皮质激素治疗。

3. 免疫抑制剂治疗。

（二）类风湿关节炎

1. 临床表现　①**晨僵**和多关节肿胀、疼痛，往往累及**双侧近端指间关节**、掌指关节、腕关节、肘关节、膝关节、跖趾关节；②低热、乏力、皮下结节、肺间质病变等。

2. 鉴别诊断　骨关节炎、强直性脊柱炎、银屑病关节炎、痛风、感染性关节炎等。

3. 进一步检查　血常规、肝肾功能；**抗CCP抗体**；抗核抗体、抗ds DNA抗体、抗ENA抗体；关节X线检查。

4. 治疗原则　主要是使用**改善病情抗风湿药**。

踩点演练

例题1

【病历摘要】女性，39岁。双手、双膝关节肿痛3个月。

患者3个月前开始无明显原因出现双手、双膝关节肿胀、疼痛。以双手指关节为主，伴有明显晨僵，时间>1小时。2个月前曾因乏力、关节痛到医院检查，诊断为“关节炎，贫血”（具体不详），未予治疗。发病以来无发热，无皮疹，偶有口腔溃疡，无光过敏，无口干、眼干症状，大小便及睡眠均正常。既往体健，无胃病和痔疮史，无银屑病病史，无外伤史。无烟酒嗜好，不偏食。无遗传性疾病家族史。

体格检查：体温36℃，脉搏96次/分，血压120/70mmHg。轻度贫血貌，皮肤未见出血点和皮疹，浅表淋巴结未触及肿大，睑结膜略苍白，巩膜无黄染，甲状腺无肿大，双肺未闻及干、湿啰音，心界正常大小，心率96次/分，心律整齐，未闻及杂音，腹平软，无压痛，肝、脾肋下未触及，移动性浊音（−），双下肢无水肿。左髋关节肿胀，压痛（+）；双手第2、第3掌指关节肿胀，压痛（+）；双膝关节轻度肿胀，浮髌试验（−），余关节正常。

实验室检查：血常规示血红蛋白80g/L，红细胞计数3.3×10^{12}/L，白细胞计数7.5×10^{9}/L，血小板计数345×10^{9}/L。尿常规（−），类风湿因子110U/ml（正常值0～20U/ml）。抗环瓜氨酸肽抗体58RU/ml（正常值0～5RU/ml）。抗核抗体1∶20（正常值<1∶40）。

【答题思路】

（一）初步诊断

1. 类风湿关节炎。

2. 慢性病贫血。

（二）诊断依据

1. 类风湿关节炎

（1）中年女性，慢性起病。

（2）多关节、对称性关节肿痛，晨僵>1小时。

（3）类风湿因子（+），抗环瓜氨酸肽抗体（+）。

2. 慢性病贫血

考虑存在类风湿关节炎，贫血貌，睑结膜略苍白，心率增快，血红蛋白低于正常，呈小细胞性贫血。

（三）鉴别诊断

1. 系统性红斑狼疮。

2. 强直性脊柱炎。

3. 骨关节炎。

（四）进一步检查

1. 双手、双膝、骶髂关节的X线检查。

2. ANA、抗ds DNA抗体、抗ENA抗体。

3. HLA-B27。

4. 网织红细胞，粪隐血试验。

5. 血清铁、铁蛋白和总铁结合力测定。

（五）治疗原则

1. 非甾体抗炎药缓解症状。

2. 改善病情抗风湿药治疗。

3. 必要时糖皮质激素及生物制剂治疗。

例题 2

【病历摘要】男性，56 岁。双手背肿痛 3 周。

患者 3 周前劳累后出现双手背肿胀、疼痛，以右手背为主。1 周前曾到医院检查，诊断为“关节炎”（具体不详），未予治疗。追问病史，患者 4 年前即出现双手晨僵，时间约 80 分钟。病后无发热，无皮疹，无口腔溃疡，无光过敏，偶有腰痛，活动后无改善；大小便及睡眠均正常。既往体健，无银屑病病史，无外伤病史。喜饮酒，不偏食。一子身体健康，无遗传性疾病家族史。

体格检查：体温 36℃，脉搏 66 次/分，呼吸 18 次/分，血压 120/70mmHg。皮肤未见出血点和皮疹，浅表淋巴结未触及肿大，结膜无苍白，巩膜无黄染，甲状腺无肿大。双肺未闻及干、湿啰音。心界不大，心率 66 次/分，心律整齐，未闻及杂音。腹平软，无压痛，肝脾肋下未触及，移动性浊音（-）。双手远端指间关节 Heberden 结节，双手第 2～4 掌指关节肿胀，压痛（+）；双手腕关节肿胀，压痛（+）；双膝关节无水肿，有骨擦感。其余关节正常。

实验室检查：血常规示血红蛋白 120g/L，白细胞计数 7.5×10^9/L，血小板计数 330×10^9/L。尿常规（-），类风湿因子 69U/ml（正常值 0～20U/ml）。红细胞沉降率 80mm/h。

双手 X 线片：双手远端指间关节骨质增生，双手第 2 掌指关节、左腕关节可见小囊性变。双膝 X 线片：双膝关节间隙狭窄，多发骨刺。

【答题思路】

（一）初步诊断

1. 类风湿关节炎。

2. 骨关节炎。

（二）诊断依据

1. 类风湿关节炎

（1）中老年男性，多关节、小关节、对称性关节肿痛，晨僵> 1 小时。

（2）类风湿因子（+），红细胞沉降率加快。

（3）双手 X 线片：双手第 2 掌指关节、左腕关节可见小囊性变。

2. 骨关节炎

（1）中老年男性，双手第 2～4 掌指关节肿胀、压痛，双膝关节肿痛，双手 Heberden 结节。

（2）X 线片：双手远端指间关节骨质增生，双膝关节间隙狭窄、多发骨刺。

（三）鉴别诊断

1. 血清阴性脊柱关节病。

2. 痛风。

3. 筋膜炎。

（四）进一步检查

1. 抗环瓜氨酸肽抗体、C 反应蛋白。

2. HLA-B27、血尿酸测定。

3. 骶髂关节 X 线检查。

（五）治疗原则

1. 非甾体抗炎药缓解症状。

2. 可使用小剂量糖皮质激素缓解症状。

3. 改善病情抗风湿药治疗。

4. 必要时免疫治疗及生物治疗。

5. 骨关节炎治疗，如氨基葡萄糖等。

（三）痛风

1. 临床表现

（1）无症状高尿酸血症期：仅有**间歇性**或**持续性**高尿酸血症，血尿酸> 420μmol/L。

（2）急性关节炎期：①多在午夜或凌晨突然起病，受累关节出现红、肿、热、痛和功能障碍，疼痛剧烈，单侧**第一跖趾关节**最常见。②秋水仙碱**治疗有效**。③初次发作常呈**自限性**。④常伴高尿酸血症。⑤在偏振光显微镜下，关节滑液内发现呈双折光的针形**尿酸盐结晶**。

（3）慢性期：主要表现为**痛风石**及慢性关节炎。

（4）肾脏并发症期：痛风性肾病、尿酸性肾结石、急性肾衰竭。

2. 辅助检查　血、尿**尿酸测定**，**关节液检查**、超声检查、双能 CT。

3. 鉴别诊断　类风湿关节炎、化脓性关节炎、创伤性关节炎、反应性关节炎、焦磷酸钙沉积病。

4. 进一步检查　血常规、X 线检查、MRI、类风湿因子测定、红细胞沉降率、C 反应蛋白、关节镜。

5. 治疗原则

（1）一般性干预手段：控制饮食总热量；限制饮酒和高嘌呤食物的大量摄入；减少富含果糖的饮料摄入；每天饮水至少 2000ml；慎用抑制尿酸排泄的药物；避免剧烈运动、受凉等诱发因素；积极治疗相关疾病等。

（2）急性痛风性关节炎的治疗：**非甾体抗炎药**、糖皮质激素、**秋水仙碱**。

（3）发作间歇期和慢性期的处理：应用降尿酸治疗。①促尿酸排泄药，如**苯溴马隆**。②抑制尿酸生成药物，包括**别嘌醇**和非布司他。③碱性药物，如碳酸氢钠。

（4）手术治疗：痛风石较大或已经破溃者可手术剔除。

踩点演练

例题

【病历摘要】男性，70岁。反复关节肿痛10余年，加重3天。

患者于10余年前出现右足第一跖趾关节肿痛，并有局部发热感，后肿痛逐渐累及左侧第一跖趾关节、双侧踝关节、双侧膝关节，发作时出现活动障碍，影响睡眠，予秋水仙碱治疗后疼痛可缓解，但仍反复发作。3天前再发关节疼痛，以双侧第一跖趾关节、膝关节明显，伴局部肿胀、皮温升高。发病以来精神、饮食及睡眠欠佳，大小便正常。

既往有高血压病史10余年，最高血压160/90mmHg，曾用硝苯地平、卡托普利降压治疗，血压控制满意，否认糖尿病、冠心病等病史，否认传染病病史，无药物及食物过敏史，无外伤、手术史。无输血史。

体格检查：体温36.5℃，脉搏78次/分，呼吸19次/分，血压128/65mmHg。神志清楚，查体合作。心肺腹未见明显异常，双肾区无叩击痛。左侧第一跖趾关节处见一痛风石，右侧膝关节处皮温升高，四肢肌力及肌张力正常。

实验室检查：血常规、尿常规未见明显异常。血尿酸562μmol/L。

B超：右肾下盏可见一直径约4mm×5mm的结石。

【答题思路】

（一）初步诊断

1. 痛风性关节炎。
2. 右肾结石。
3. 高血压。

（二）诊断依据

1. 痛风性关节炎

（1）70岁男性，反复关节肿痛10余年，秋水仙碱治疗有效。3天前再发关节疼痛，以双侧第一跖趾关节、膝关节明显。

（2）体格检查：左侧第一跖趾关节处见一痛风石，右侧膝关节处皮温升高。

（3）血尿酸562μmol/L。

2. 右肾结石 B超示右肾下盏结石。

3. 高血压 既往有高血压病史10余年，最高血压160/90mmHg。

（三）鉴别诊断

1. 类风湿关节炎。
2. 化脓性关节炎。
3. 反应性关节炎。
4. 焦磷酸钙沉积病。

（四）进一步检查

1. 类风湿因子、C反应蛋白、红细胞沉降率。
2. 血糖、血脂、肝肾功能、电解质等。
3. 关节超声，必要时行关节液检查、双能CT。

（五）治疗原则

1. 一般性干预手段 控制饮食总热量，限制饮酒和大量摄入高嘌呤食物，大量饮水，避免诱发因素等。

2. 急性痛风性关节炎的治疗 非甾体抗炎药、糖皮质激素、秋水仙碱。

3. 发作间歇期治疗 降尿酸，应用苯溴马隆、别嘌醇等。

4. 手术治疗 痛风石较大或已经破溃时手术剔除。

十一、儿科疾病

（一）肺炎（执业助理医师不考）

1. 临床表现 ①症状：**发热**、咳嗽、气促、全身症状如食欲缺乏。②体征：呼吸增快、**发绀**、肺部啰音、肺实变体征。③其他：重症肺炎可有呼吸衰竭、心力衰竭、中毒性脑病、中毒性肠麻痹等。

2. 鉴别诊断 急性支气管炎、支气管异物、支气管哮喘和肺结核。

3. 进一步检查 血常规、**病原学检查**（细菌培养和涂片、病毒分离和血清学试验、冷凝集试验及肺炎支原体抗体检测）、**胸部X线检查**、血气分析。

4. 治疗原则 改善通气、**控制炎症**、对症治疗、防止和治疗并发症。

踩点演练

例题1

【病历摘要】女孩，3岁9个月。发热3天，咳嗽、气促2天。

患儿3天前受凉后出现发热，体温最高达39.8℃，无寒战、惊厥，家长给予服用退热药后疗效不佳。2天前开始出现咳嗽、咳痰，随之出现气促，无呕吐、腹泻。发病以来，精神差，进食减少，小便正常。既往体健，足月、自然分娩，否认药物过敏史，生长发育同正常同龄儿。按时预防接种，否认遗传性疾病家族史。

体格检查：体温39.0℃，脉搏142次/分，呼吸42次/分，血压90/60mmHg。急性热病容，精神差，皮肤未见出血点和皮疹，浅表淋巴结未触及肿大。口唇稍发绀，咽部充血，扁桃体Ⅰ度肿大，未见分泌物。胸廓对称，呼吸急促，未见三凹征，双下肺闻及中细湿啰音。心界不大，心率142次/分，心律整齐，心音有力，未闻及杂音。腹软，肝肋下2cm，质软，脾未触及。双下肢无水肿。颈无抵抗，病理征阴性。

实验室检查：血常规示血红蛋白122g/L，红细胞计数4.5×10^{12}/L，白细胞计数17.5×10^{9}/L，中性粒细胞占比0.75，淋巴细胞占比0.20，血小板计数295×10^{9}/L，C反应蛋白25mg/L（正常值≤10mg/L）。粪常规（-），尿常规（-）。

【答题思路】

（一）初步诊断

支气管肺炎（细菌性感染可能性大）。

（二）诊断依据

1. 学龄前儿童，急性起病。
2. 咳嗽、咳痰、气促；全身发热，精神差，进食减少。
3. 呼吸急促，口唇微发绀，双下肺闻及中细湿啰音。
4. 实验室检查示血白细胞总数增多，中性粒细胞比例增高，C反应蛋白增高。

（三）鉴别诊断

1. 急性支气管炎。
2. 支气管异物。
3. 其他病原体所致肺炎。
4. 肺结核。

（四）进一步检查

1. 胸部X线。
2. 痰或血细菌培养+药敏试验。
3. 动脉血气分析、前降钙素。
4. 血清电解质、肝肾功能。

（五）治疗原则

1. 保持呼吸道通畅，吸氧，必要时吸痰。
2. 保持室内空气流通，休息，营养丰富。
3. 应用抗菌药物。
4. 退热、祛痰、镇咳、雾化吸入，维持水、电解质及酸碱平衡。

例题2

【病历摘要】男孩，7岁2个月，小学生。发热、咳嗽5天。

患儿5天前因受凉后出现发热，最高体温达39.5℃，流清涕，咳嗽，为连声咳，有白色黏痰，无呕吐、腹泻，无抽搐。当地医院诊断“急性上呼吸道感染”予以治疗（具体不详），体温每天波动在37.2～39.5℃，咳嗽逐渐加重，食欲缺乏，为进一步诊治入院。患病以来，睡眠可，大小便正常。既往体健，否认传染病接触史，家族史无异常。

体格检查：体温38.6℃，脉搏106次/分，呼吸40次/分，血压100/65mmHg，体重25kg。发育正常，营养良好。急性热病容，皮肤未见皮疹，浅表淋巴结正常。口唇无发绀，咽部充血，扁桃体Ⅰ度肿大。颈无抵抗，胸廓对称，未见三凹征。左下肺叩诊呈浊音，左肺听诊呼吸音低，可闻及少量细湿啰音。心率106次/分，心律整齐，心音有力，未闻及杂音。腹软，肝脾肋下未触及，肠鸣音存在。双下肢无水肿，病理征（-）。

实验室检查：血常规示白细胞计数6.2×10^{9}/L，中粒性细胞占比0.70，淋巴细胞占比0.28。C反应蛋白25mg/L（正常值≤10mg/L）。

【答题思路】

（一）初步诊断

左侧肺炎（支原体感染的可能性大）。

（二）诊断依据

1. 学龄期儿童，急性起病。
2. 以发热、咳嗽为主要表现。
3. 左下肺叩诊呈浊音，左肺听诊呼吸音低，可闻及少量细湿啰音。
4. 实验室检查示白细胞计数正常，中性粒细胞比例增高，C反应蛋白升高。

（三）鉴别诊断

1. 病毒性肺炎。
2. 细菌性肺炎。
3. 急性支气管炎。
4. 肺结核。

（四）进一步检查

1. 支原体抗体或冷凝集试验。
2. 胸部X线。
3. 痰或血细菌培养+药敏试验。
4. 必要时做PPD试验或痰查抗酸杆菌。
5. 血清电解质、肝肾功能。

（五）治疗原则

1. 注意休息，清淡、营养丰富饮食。

2. 保持呼吸道通畅，必要时吸氧、雾化吸入。

3. 首选大环内酯类药物抗感染治疗。

4. 退热、镇咳、祛痰。

5. 必要时应用糖皮质激素。

（二）腹泻病

1. 临床表现　以**胃肠道症状**为主，排便次数增多和粪便性状改变，可伴脱水、电解质紊乱和全身感染中毒症状等。

2. 辅助检查　血常规、粪常规。

3. 鉴别诊断　生理性腹泻、乳糖酶缺乏、过敏性腹泻；细菌性痢疾、坏死性肠炎。

4. 进一步检查　**病原学检测**、血生化检测与血气分析。

5. 治疗原则　调整饮食，**预防和纠正脱水**，合理用药，加强护理，预防并发症。急性腹泻多注意**维持水、电解质平衡及抗感染**；迁延及慢性腹泻注意肠道菌群失调及饮食疗法。

踩点演练

例题

【病历摘要】男孩，6个月。发热、腹泻2天。

患儿2天前无明显诱因出现发热，体温波动于37.5～39.0℃，后出现腹泻，为蛋花水样便，量较多，无腥臭味，无黏液及脓血，每日排便10余次，无呕吐。自发病以来，患儿精神差，食欲缺乏，已6小时未排尿。既往体健，混合喂养，按时添加辅食，生长发育同正常儿。否认药物过敏史，按时预防接种。

体格检查：体温38.5℃，脉搏158次/分，呼吸40次/分，血压80/50mmHg，体重7kg，急性病容，嗜睡，精神差，皮肤干燥、弹性差，四肢冷，眼窝深凹陷，前囟1.2cm×1.2cm，深凹陷，口唇干燥，无发绀。咽部略充血。双肺呼吸音清，心音低钝，心律整齐，未闻及杂音。肝肋下1.0cm，质软，脾肋下未触及，移动性浊音（-）。颈无抵抗，病理征（-）。

实验室检查：血常规示血红蛋白138g/L，红细胞计数5.1×10^{12}/L，白细胞计数4.8×10^{9}/L，中性粒细胞占比0.20，淋巴细胞占比0.80，血小板计数279×10^{9}/L。粪常规未见白细胞、红细胞。

【答题思路】

（一）初步诊断

1. 腹泻病（轮状病毒肠炎的可能性大）。

2. 重度脱水。

（二）诊断依据

1. 腹泻病（轮状病毒肠炎的可能性大）

（1）婴儿，秋冬季急性起病。

（2）急性病容，发热，腹泻。

（3）排便次数增多，粪便性状改变，呈蛋花水样便，无腥臭味，无黏液、脓血。

（4）血白细胞总数正常，淋巴细胞比例增高，粪常规未见红细胞、白细胞。

2. 重度脱水

（1）患腹泻病，已6小时未排尿。

（2）嗜睡，精神差，皮肤干燥、弹性差，四肢冷，眼窝和前囟深凹陷。

（三）鉴别诊断

1. 细菌性腹泻。

2. 生理性腹泻。

3. 过敏性腹泻。

（四）进一步检查

1. 动脉血气分析、血清电解质。

2. 粪病原学检查。

3. 肝肾功能、心肌损伤标志物。

（五）治疗原则

1. 饮食方法，加强口腔及臀部护理。

2. 液体疗法，为了纠正脱水，补充累积损失量、继续损失量、生理需要量。

3. 肠道微生态疗法，应用肠黏膜保护药（如蒙脱石散），补锌治疗。

4. 纠正酸中毒、电解质紊乱。

5. 退热等对症处理。

（三）维生素D缺乏性佝偻病（执业助理医师不考）

1. 临床表现　①初期（早期）：多为易激惹、烦闹、汗多等。②**活动期**（激期）：可见方颅、佝偻病串珠、手足镯、鸡胸样畸形等骨骼改变。③恢复期：症状和体征逐渐减轻或消失。④后遗症期：可遗留**骨骼畸形**。

2. 鉴别诊断　①体征的鉴别：黏多糖贮积症、软骨营养不良、脑积水。②体征相同病因不同的鉴别：**低血磷抗维生素D佝偻病**、远端肾小管酸中毒、维生素D依赖性佝偻病、肾性佝偻病、肝性佝偻病。

3. 进一步检查　①血钙、磷、碱性磷酸酶，血25-(OH)D_3。②骨骼X线。③血PTH、血气分析、血电解质、肝肾功能等。

4. 治疗原则　①加强营养，及时**添加辅食**，坚持户外活动，适当补钙。②**补充维生素 D**。

踩点演练

例题

【病历摘要】女孩，6 个月。烦躁、哭闹、睡眠不安 10 天。

患儿 10 天来无明显诱因出现烦躁、哭闹、睡眠不安。无发热、咳嗽、呕吐、腹泻，未予治疗。发病以来食欲尚可，大、小便正常。足月顺产，生后无窒息抢救史，母乳喂养，未添加辅食及鱼肝油。平素汗多。生长发育同正常同龄儿，按时预防接种。否认食物、药物过敏史。无遗传性疾病家族史。

体格检查：体温 36.5℃，脉搏 116 次/分，呼吸 36 次/分，体重 7kg。神志清，精神可，皮肤弹性可，未见皮疹及出血点。浅表淋巴结未触及。前囟 1.5cm，平软，头发稀疏，枕部脱发，按压顶骨有明显的乒乓球样感。结膜无充血，巩膜无黄染。咽部无充血，乳牙未萌出。双肺呼吸音清，未闻及干、湿啰音。心率 116 次/分，心律整齐，各瓣膜区未闻及杂音。腹软，肝肋下 1cm，质软。脾未触及，肠鸣音存在。双下肢无水肿。神经系统检查无异常。

实验室检查：血常规示血红蛋白 123g/L；白细胞计数 5.5×10^9/L，分类正常；血小板计数 215×10^9/L。血钙 2.10mmol/L，血磷 0.8mmol/L（正常值 0.97～1.61mmol/L）。碱性磷酸酶 510U/L（正常值< 250U/L）。粪常规（-），尿常规（-）。

【答题思路】

（一）初步诊断

维生素 D 缺乏性佝偻病（活动期）。

（二）诊断依据

1. 冬季出生，6 个月婴儿。
2. 母乳喂养，未添加辅食及鱼肝油。
3. 有烦躁、哭闹、睡眠不安、多汗等表现。
4. 查体见枕秃，按压顶骨有乒乓球样感。
5. 血清钙磷降低，碱性磷酸酶增高。

（三）鉴别诊断

1. 维生素 D 依赖性佝偻病。
2. 低血磷性抗维生素 D 佝偻病（家族性低磷血症）。
3. 肝性佝偻病、肾性佝偻病。
4. 先天性甲状腺功能减退症或脑积水。

（四）进一步检查

1. 血清 25-(OH)D_3。
2. 肝肾功能、甲状旁腺素测定。
3. 骨骼 X 线检查。

（五）治疗原则

1. 及时添加辅食，尤其含维生素 D 较多的食物。
2. 应用维生素 D 制剂、钙剂治疗。
3. 增加户外运动和日照时间，勿使患儿久坐。

（四）小儿常见发疹性疾病（麻疹、风疹、幼儿急疹、水痘、手足口病、猩红热）（执业助理医师不考风疹、水痘、猩红热）

1. 临床表现（表 1-3-5）

表 1-3-5　儿童常见发疹性疾病的临床表现

疾病	主要症状、特征	皮疹特点	发热与皮疹的关系
麻疹	呼吸道卡他性炎症，结膜炎，发热第 2～3 天**口腔麻疹黏膜斑**	红色斑丘疹，自头面部→颈→躯干→四肢，退疹后有色素沉着及细小脱屑	发热 3～4 天后出疹，出疹期为发热的高峰期
风疹	全身症状轻，耳后、枕部淋巴结肿大并触痛	面部→躯干→四肢，斑丘疹，疹间有正常皮肤，退疹后无色素沉着及脱屑	**症状出现后 1～2 天出疹**
幼儿急疹	主要见于婴幼儿，一般情况好，可有高热惊厥，耳后枕部淋巴结可肿大，常伴轻度腹泻	红色细小密集斑丘疹，头面颈及躯干部多见，四肢较少，1 天出齐，次日开始消退	发热 1～2 天出疹，出疹时高热
猩红热	高热，中毒症状重，咽峡炎，**杨梅舌**，**环口苍白圈**，扁桃体炎	皮肤弥漫充血，上有密集针尖大小丘疹，持续 2～3 天退疹，疹退后伴大片状脱皮	发热 1～2 天出疹，出疹时高热
手足口病	发热、流涕、食欲缺乏、恶心、呕吐等	手、足、臀部皮疹或疱疹性咽峡炎，不痛、不痒、不结痂、不留疤	可为发热时出疹
水痘	可有全身不适、皮肤感染	斑疹、丘疹、新旧水疱和结痂同时存在，皮疹分布呈**向心性**	出疹前可有低热

2. 鉴别诊断　①主要是各种发疹性疾病的鉴别（表1-3-5）。②药物疹。

3. 进一步检查　血常规、病原学检测。

4. 治疗原则　①主要为**对症**治疗，加强护理。②**防治并发症**。③猩红热，首选青霉素，对其过敏或耐药者，可用红霉素或头孢菌素。

踩点演练

例题1

【病历摘要】女孩，6岁。发热1天，皮疹半天。

患儿1天前无明显诱因突然开始突发高热，伴咽痛，口服退热药效果不佳。今晨仍发热，同时躯干、四肢出现许多红色斑丘疹，暗痒。伴恶心，食欲明显减退，无呕吐、腹泻。患儿同班同学有数人因"发热"而请病假。患儿平素体健，按时预防接种，出生史、个人史、家族史无特殊记载。

体格检查：体温39.5℃，脉搏105次/分，呼吸25次/分。神志清楚，精神差，面色潮红，口唇苍白。全身皮肤可见密集细小红色点状皮疹，疹间皮肤潮红，皮疹以颈部、肘窝和腹股沟等处较为密集，压之褪色。颈部和颌下可触及数枚花生米大小的淋巴结，质软，压痛（-）。口腔黏膜未见斑疹。咽部充血，双侧扁桃体Ⅱ度肿大。心、肺、腹（-）。

实验室检查：血常规示血红蛋白110g/L，白细胞计数12×10^9/L，N 0.86，尿常规（-），C反应蛋白增高。

【答题思路】

（一）初步诊断

猩红热。

（二）诊断依据

1. 6岁女孩，急性起病。

2. 发热1天，皮疹半天，有相似病例接触史。

3. 全身皮肤可见密集细小红色点状皮疹，疹间皮肤潮红，以颈部、肘窝和腹股沟等处密集。

4. 咽部充血，双侧扁桃体Ⅱ度肿大。

5. 血白细胞总数增多，中性粒细胞比例增高，C反应蛋白增高。

（三）鉴别诊断

1. 麻疹。

2. 风疹。

3. 水痘。

4. 幼儿急疹及药物疹。

（四）进一步检查

1. 咽拭子培养。

2. 复查血常规。

3. 2周后查尿常规。

（五）治疗原则

1. 呼吸道隔离、休息，做好皮肤护理。

2. 早期使用抗生素治疗，首选青霉素。

3. 降温、补液等对症治疗。

例题2

【病历摘要】女孩，2岁10个月。发热4天，皮疹2天。

患儿4天前在幼儿园出现发热，最高体温达39.5℃，流清涕，无咳嗽、咳痰，无腹泻、呕吐，无抽搐。当地医院诊断为"急性上呼吸道感染"，予以治疗（具体不详）。体温每天波动在37.6～39.5℃。2天前，患儿手掌、足掌及臀部出现红色皮疹和小疱疹，精神不佳，进食减少，诉口腔疼痛，发热持续不退。发病以来，睡眠尚可，大、小便正常。既往体健，按时预防接种。幼儿园班里有类似发热患儿多名。家族史无异常。

体格检查：体温38.8℃，脉搏128次/分，呼吸38次/分，体重13kg。发育正常，营养良好。急性病容，精神可。双手掌、足掌及臀部散在斑丘疹和疱疹，皮疹周围有炎性红晕。浅表淋巴结未触及。口唇无发绀，口腔内多处疱疹，咽充血，扁桃体Ⅰ度肿大。胸廓对称，未见三凹征，双肺呼吸音清，未闻及啰音。心率128次/分，心律整齐，心音有力，各瓣膜听诊区未闻及杂音。腹平软，肝脾肋下未触及，肠鸣音存在。颈无抵抗，病理征（-）。

实验室检查：血常规示血红蛋白116g/L，红细胞计数4.0×10^{12}/L，白细胞计数6.2×10^9/L，中性粒细胞占比0.37，淋巴细胞占比0.63，血小板计数305×10^9/L。

【答题思路】

（一）初步诊断

手足口病。

（二）诊断依据

1. 幼儿，急性起病。

2. 发热后出现皮疹。有可疑流行病学史。

3. 皮疹为散在斑丘疹、疱疹，分布在手掌、足掌、臀部。

4. 口腔疼痛，咽部充血，口腔溃疡。

5. 血白细胞总数正常，淋巴细胞比例升高。

（三）鉴别诊断

1. 麻疹。
2. 风疹。
3. 水痘。
4. 猩红热或药物疹。

（四）进一步检查

1. 必要时胸部X线检查。
2. 必要时血生化检查。
3. 血清学检查，如CoxA16、EV71抗体检测。
4. 病原学检测，如CoxA16、EV71的特异性核酸或病毒分离。

（五）治疗原则

1. 注意隔离，避免交叉感染。
2. 休息，清淡、易消化饮食。
3. 注意口腔及皮肤护理。
4. 维持水、电解质及酸碱平衡。
5. 必要时退热等对症治疗。

例题3

【病历摘要】男孩，6岁。发热2天，皮疹1天。

患儿2天前开始无明显诱因出现发热，体温波动在38.5～39.5℃，口服“布洛芬”后体温可暂时下降，几小时后体温再次升高，伴咽痛，有时腹痛，无呕吐及腹泻，无寒战。口服“小儿感冒冲剂、利巴韦林”治疗，无明显效果。1天前持续发热并开始出现全身红斑及皮疹，不伴痒感，体温达39℃。病后患儿无抽搐，无咳嗽，进食差，尿量少，睡眠尚可，未测量体重。既往体健。按时预防接种，否认药物过敏，家族中无类似患者，无遗传性疾病家族史。

体格检查：体温39℃，脉搏122次/分，呼吸30次/分，血压90/60mmHg。皮肤弥漫性充血，并可见红色细小粟粒样皮疹，呈鸡皮样，压之暂呈苍白，触之似砂纸感。结膜无苍白，巩膜无黄染，口唇红润，舌乳头红肿、突起，咽部充血，扁桃体Ⅰ度肿大，可见白色分泌物，甲状腺不大。双肺未闻及干、湿啰音。心界正常大小，心率122次/分，心律整齐，各瓣膜听诊区未闻及杂音。腹平软，无压痛，肝脾肋下未触及，双下肢无水肿。

实验室检查：血常规示血红蛋白122g/L，红细胞计数4.0×10^{12}/L，白细胞计数17.5×10^{9}/L，中性粒细胞占比0.87，淋巴细胞占比0.13，血小板计数305×10^{9}/L。C反应蛋白35mg/L。粪常规（-），尿常规（-）。

【答题思路】

（一）初步诊断

猩红热。

（二）诊断依据

1. 6岁儿童，急性起病。
2. 发热1天出现皮疹，出疹时高热。
3. 皮肤弥漫性充血，并可见细小粟粒样皮疹。
4. 咽部充血，杨梅舌，扁桃体Ⅰ度肿大，可见白色分泌物。
5. 血白细胞总数及中性粒细胞比例升高，C反应蛋白高。

（三）鉴别诊断

1. 麻疹。
2. 风疹。
3. 水痘。
4. 幼儿急疹及药物疹。

（四）进一步检查

1. 咽拭子培养。
2. 复查血常规。
3. 2周后查尿常规。

（五）治疗原则

1. 呼吸道隔离、休息，做好皮肤护理。
2. 早期使用抗生素治疗，首选青霉素。
3. 降温、补液等对症治疗。

例题4

【病历摘要】男婴，10个月。发热4天，皮疹1天。

患儿4天前开始无明显诱因出现发热，体温波动在38.5～39.5℃，口服“布洛芬”后体温可暂时下降，几小时后体温再次升高，伴流涕、轻咳。3天前曾到医院就诊，给予“小儿感冒冲剂”治疗，无明显效果。昨天体温下降至37℃并开始出现红色皮疹，今天全身均可见皮疹，不伴痒感。病后患儿无抽搐、无腹泻，进食略差，尿量可，睡眠尚可，未测量体重。既往体健，母乳喂养，未添加辅食，按时预防接种，否认药物过敏史。家族中无类似患者、无遗传性疾病家族史。

体格检查：体温36.8℃，脉搏126次/分，血压90/60mmHg。面部、颈部及躯干皮肤可见散在充血性斑丘疹，无水疱及结痂，疹间皮肤正常，颈部触及2个0.5cm×0.5cm淋巴结，质软、活动，无压痛。结膜略苍白，巩膜无黄染。口唇略苍白，舌面正常，咽部略充血，扁桃体Ⅰ度肿大，双肺未闻及干、湿啰音。心界不大，心率126次/分，心律整齐，各瓣膜听诊区未闻及杂音。腹平软，无压痛，肝肋下2cm，脾肋下未触及，双下肢无水肿。

实验室检查：血常规示血红蛋白92g/L，红细胞计数4.0×10^{12}/L，MCV 72fl，MCH 21pg，MCHC 24%，白细胞计数7.5×10^{9}/L，分类正常，血小板计数205×10^{9}/L。粪常规（-），尿常规（-）。

【答题思路】

（一）初步诊断

1. 幼儿急疹。

2. 缺铁性贫血。

（二）诊断依据

1. 幼儿急疹

（1）10个月婴儿，急性起病。

（2）发热3天后热退出现皮疹，1天之内皮疹遍布全身。

（3）皮疹为充血性斑丘疹，主要分布于面部、颈部及躯干，颈部淋巴结肿大。

（4）血白细胞总数及分类正常。

2. 缺铁性贫血

（1）母乳喂养，未添加辅食，结膜、口唇略苍白。

（2）血常规呈小细胞低色素性贫血。

（三）鉴别诊断

1. 风疹。

2. 麻疹。

3. 猩红热。

4. 手足口病或药物疹。

（四）进一步检查

1. 骨髓象检查或网织红细胞检测。

2. 血清铁蛋白、血清铁、总铁结合力检测。

3. 病毒特异性抗体及抗原检测。

（五）治疗原则

1. 休息、多喝水，注意皮肤清洁。

2. 给予含铁丰富的饮食。

3. 补充铁剂及维生素C。

4. 对症治疗。

例题5

【病历摘要】男孩，7岁。发热3天，皮疹2天。

患儿3天前无明显诱因出现发热，体温37.5~38.0℃。无咳嗽、流涕，无呕吐及腹泻。自服“板蓝根”无明显效果。2天前开始躯干部出现红色皮疹并有水疱，略痒。病后进食正常，大小便及睡眠均正常。既往体健，无肝病和心脏病病史。上小学一年级。否认传染病患者接触史。否认药物过敏史，生后按时预防接种。无遗传性疾病家族史。

体格检查：体温37.8℃，脉搏102次/分，呼吸22次/分，血压90/60mmHg，体重23kg。躯干部皮肤见散在红色斑丘疹，可见水疱及部分结痂，浅表淋巴未触及肿大，结膜无苍白，巩膜无黄染，舌面正常，双肺未闻及干、湿啰音，心界不大，心率102次/分，心律整齐，未闻及杂音，腹平软，无压痛，肝、脾肋下未触及，移动性浊音（-），双下肢无水肿。颈无抵抗，病理征阴性。

实验室检查：血常规示血红蛋白126g/L，红细胞计数4.0×10^{12}/L，白细胞计数7.5×10^{9}/L，分类正常，血小板计数305×10^{9}/L。粪常规（-），尿常规（-）。

【答题思路】

（一）初步诊断

水痘。

（二）诊断依据

1. 学龄期男孩，急性起病。

2. 以发热、皮疹为主要表现。

3. 躯干部皮肤见散在红色斑丘疹，可见水疱及部分结痂。

4. 血常规未见异常。

（三）鉴别诊断

1. 麻疹。

2. 风疹。

3. 猩红热。

4. 手足口病或药物疹。

（四）进一步检查

1. 疱疹刮片（细胞核内包涵体或病毒抗原）。

2. 病原学检查。

3. 血清学检查（水痘病毒抗体检测）。

（五）治疗原则

1. 休息、多饮水、易消化饮食，隔离至皮疹全部结痂。

2. 做好皮肤护理，避免抓伤，皮疹局部用药。

3. 降温等对症处理。

4. 可选阿昔洛韦抗病毒治疗。

（五）小儿惊厥

1. 临床表现（表1-3-6）。

表 1-3-6 热性惊厥的临床表现

项目	单纯型热性惊厥	复杂型热性惊厥
发作形式	全面性发作	局灶性发作
惊厥的时间	多短暂，< 15 分钟	时间长，> 15 分钟
频率	24 小时内或同一热程发作次数仅 1 次，偶有 2 次	24 小时内或同一热程中发作≥2 次
神经系统异常	无	有
惊厥持续状态	少有	较常见

2. 鉴别诊断　中枢神经系统感染、中毒性脑病。

3. 进一步检查　血常规，必要时查脑电图等。

4. 治疗原则　①呼吸道通畅、吸氧、监护生命体征，建立静脉输液通道。②**降温**，维持水、电解质、酸碱平衡。③终止发作：**地西泮**等。

踩点演练

例题

【病历摘要】 女孩，1 岁。咳嗽 1 天，发热 3 小时。

1 天前受凉后出现咳嗽，偶有白色黏液痰，伴流涕，无呕吐及腹泻。3 小时前突然开始发热，体温最高达 39.5℃。就诊过程中突然双眼上翻，肢体强直，持续 1 分钟自行缓解。患病期间大小便正常，睡眠增多。既往体健。足月顺产，按时添加辅食，按时预防接种，否认传染病接触史及遗传代谢性疾病家族史。

体格检查：体温 39.3℃，脉搏 132 次/分，呼吸 32 次/分，体重 9.5kg。精神差，烦躁不安。全身未见皮疹，浅表淋巴结未触及，巩膜无黄染，咽部充血发红。双肺未闻及干、湿啰音，心界不大，心率 132 次/分，心律整齐，未闻及杂音，腹平软，无压痛，肝脾肋下未触及，双下肢无水肿。颈抵抗（-），凯尔尼格征（-），巴宾斯基征（-）。

实验室检查：血常规示血红蛋白 116g/L，红细胞计数 4.2×10^{12}/L，白细胞计数 7.5×10^{9}/L，分类正常，血小板计数 305×10^{9}/L。尿常规（-），粪常规（-）。

【答题思路】

（一）初步诊断

1. 高热惊厥。

2. 上呼吸道感染。

（二）诊断依据

1. 高热惊厥

（1）幼儿，急性起病。

（2）高热时突发惊厥，持续 1 分钟可自行缓解。

（3）发作时突然双眼上翻，肢体强直。

（4）颈抵抗（-），凯尔尼格征（-），巴宾斯基征（-）。

（5）血常规未见异常。

2. 上呼吸道感染

（1）患儿受凉后出现咳嗽，3 小时前发热。

（2）查体咽部充血发红，双肺未闻及干、湿啰音。

（三）鉴别诊断

1. 癫痫。

2. 低钙惊厥。

3. 中毒性脑病。

4. 化脓性脑膜炎。

（四）进一步检查

1. 胸部 X 线、心电图、脑电图。

2. 肝肾功能、血糖。

3. 头颅 CT。

4. 脑超声检查。

（五）治疗原则

1. 严密观察患儿生命体征，保持呼吸道通畅，防止窒息。

2. 若惊厥超过 5 分钟，应给予止痉药物治疗，首选地西泮。

3. 病因治疗。

4. 对症治疗。

（六）新生儿黄疸（执业助理医师不考）

1. 临床表现（表 1-3-7）。

表 1-3-7 新生儿黄疸的临床表现

项目	生理性黄疸	病理性黄疸
一般情况	良好，足月儿生后 2～3 天出现黄疸，4～5 天达高峰，**5～7 天消退，最长不超过 2 周**	**生后 24 小时内出现黄疸**，黄疸持续时间长，足月儿> 2 周，黄疸**退而复现**
血清胆红素	①每日升高 < 85μmol/L，或每小时 < 8.5μmol/L。②血清胆红素值尚未超过小时胆红素曲线的第 95 百分位数，或未达到相应日龄、胎龄及相应危险因素下的光疗干预标准	①每日升高 > 85μmol/L，或每小时 > 8.5μmol/L。②已达到光疗干预标准。③结合胆红素> 34μmol/L

2. 鉴别诊断　主要是生理性、病理性黄疸的鉴别。

3. 进一步检查　血常规、血型、胆红素测定、致敏红细胞和血型抗体测定（新生儿溶血病）等。

4. 治疗原则　①一般治疗、加强护理。②病理性黄疸：除上述外，还需**光照疗法**、药物治疗、换血疗法。

踩点演练

例题 1

【病历摘要】 男婴出生 2 天，黄疸一天半。

男婴 2 天前（生后半天）出现面部皮肤轻度黄染，并逐渐加重，至躯干、四肢、巩膜黄染。无发热、惊厥，精神及睡眠可。生后开奶，母乳喂养，吃奶好。大便每日 2～3 次，墨绿色，尿量正常。男婴为第一胎，足月经阴道顺产，生后哭声响亮，出生体重 3500g，母孕期无糖尿病，无感染及胎膜早破史，父亲血型为 A 型，母亲血型为 O 型，无遗传性疾病家族史。

体格检查：体温 36℃，脉搏 142 次/分，呼吸 40 次/分。足月儿外貌，精神反应可，全身皮肤重度黄染。前囟 1cm，平软。睑结膜无苍白，巩膜黄染，口周无发绀。双肺未闻及干、湿啰音。心率 142 次/分，律齐，各瓣膜听诊区未闻及杂音。脐周无红肿，腹平软，无压痛，肝肋下 1cm，质软边锐，脾未触及。四肢活动好，神经系统查体无特殊。

实验室检查：血常规示血红蛋白 148g/L，红细胞计数 4.8×10^{12}/L，白细胞计数 11.5×10^{9}/L，血小板计数 300×10^{9}/L。C 反应蛋白 3mg/L。经皮测胆红素 306μmol/L。

【答题思路】

（一）初步诊断

新生儿溶血病。

（二）诊断依据

1. 新生儿生后 1 天内出现黄疸，呈进行性加重，进展快。

2. 全身皮肤黄染。

3. 父亲血型为 A 型，母亲血型为 O 型，经皮测胆红素增高。

（三）鉴别诊断

1. 生理性黄疸。

2. 新生儿败血症。

3. 病理性黄疸。

（四）进一步检查

1. 血清总胆红素、直接及间接胆红素测定。

2. 血型测定。

3. 改良 Coombs 试验及抗体释放试验。

4. 血细菌培养。

（五）治疗原则

1. 光照疗法。

2. 药物治疗，供给白蛋白等。

3. 必要时换血治疗。

4. 加强护理，做好一般治疗，如合理喂养，保持电解质及酸碱平衡等。

例题 2

【病历摘要】 女婴，生后 26 小时。皮肤黄染 3 小时。

女婴入院前 3 小时（生后 23 小时左右）于产科发现皮肤黄染，吃奶好，无呛吐奶，无口吐沫，无白陶土样粪便。无尿布黄染，无哭声尖直、易激怒及惊厥。皮测胆红素 255μmol/L。发病以来，精神可，无嗜睡，生后人工喂养，大小便已排。女婴为足月剖宫产，生后无窒息史，按时预防接种，否认肝炎、结核等传染病接触史。

体格检查：体温 36.2℃，脉搏 116 次/分，呼吸 32 次/分，体重 3.2kg。发育正常，营养中等，精神反应可，哭声可，面部及全身皮肤轻度黄染，全身少许充血性皮疹。全身浅表淋巴结未及肿大。前囟平软，口唇无发绀。双肺呼吸音稍粗，未闻及干湿啰音。心率 116 次/分，心律整齐，未闻及杂音。腹软，脐轮不红，脐根部清洁。双下肢无水肿，颈软，无抵抗。其余查体无异常。

辅助检查：经皮测胆红素 255 μmol/L。

【答题思路】

（一）初步诊断

新生儿病理性黄疸。

（二）诊断依据

1. 新生儿，足月剖宫产，出生 26 小时，入院前 3 小时于产科被发现皮肤黄染。

2. 面部及全身皮肤轻度黄染，全身少许充血性皮疹，前囟平软，脐根部清洁。

3. 经皮测胆红素增高。

（三）鉴别诊断

1. 新生儿溶血病。

2. 新生儿败血症。

3. 新生儿胆道闭锁。

4. 生理性黄疸。

（四）进一步检查
1. 血、尿、便常规，血生化检查。
2. 胸部X线、心电图。
3. 血型测定。
4. 改良Coombs试验及抗体释放试验。
5. 血细菌培养。
（五）治疗原则
1. 光照疗法。
2. 药物治疗，供给白蛋白等。
3. 必要时换血治疗。
4. 加强新生儿护理，保持水、电解质平衡，纠正酸中毒等对症治疗。

（七）川崎病（执业助理医师不考）

1. 临床表现

（1）主要表现：①**发热**，抗生素**治疗无效**。②球结膜充血，热退后消散。③口唇充血皲裂，**草莓舌**。④急性期**掌跖红斑**、手足**硬性水肿**，恢复期指、趾端**膜状脱皮**，指、趾甲有横沟。⑤多形性皮疹或猩红热样皮疹。⑥颈部淋巴结肿大。

（2）心脏表现：病程第1～6周可出现心包炎、心肌炎、心内膜炎、心律失常，甚至心肌梗死等。冠状动脉损害多发生于病程第2～4周，也可发生于疾病恢复期。

（3）其他表现：①易激惹、烦躁不安。②腹痛、呕吐、腹泻、麻痹性肠梗阻、肝大、黄疸。③咳嗽、关节痛、关节炎。

2. 辅助检查　血常规、红细胞沉降率、C反应蛋白、**超声心动图**、冠状动脉造影。

3. 鉴别诊断　败血症、渗出性多形红斑、全身型幼年特发性关节炎、麻疹、幼儿急疹、手足口病、猩红热。

4. 进一步检查　免疫学检查、心电图、X线检查、血培养、病毒抗原检测、病毒分离。

5. 治疗原则　①服用**阿司匹林**。②静脉注射**丙种球蛋白**。③糖皮质激素。④抗血小板聚集。⑤对症及支持治疗。⑥心脏手术。

踩点演练

例题

【病历摘要】女孩，3岁。发热8天，伴腹痛、皮疹4天。

患儿于8天前无明显诱因出现发热，最高39.6℃，伴寒战，予退热药（具体不详）处理后体温暂退，热退后精神可，于4～6小时后体温复升，伴阵发性脐周痛。5天前患儿躯干部出现红色皮疹，双侧球结膜充血，口唇皲裂，可见草莓舌，手足肿胀；偶有咳嗽，无咳痰、无明显头痛和呕吐，于外院予“头孢类”抗生素治疗3天后，患儿仍有高热，腹痛稍缓解，排稀水样便。否认肝炎、结核病等传染病史，按时接种疫苗，否认外伤、手术史，否认输血史，否认药物及食物过敏史。

体格检查：体温39.0℃，脉搏120次/分，呼吸38次/分，血压100/55mmHg，身高95cm，体重15kg。神志清，精神稍萎靡。躯干部皮肤可见散在红斑疹，球结膜充血，未见脓性分泌物，口唇充血皲裂，舌乳头充血、突起，颈部淋巴结未触及明显肿大。心率120次/分，律齐，未闻及杂音，双侧呼吸音稍粗。腹软，肝脾肋下未触及。四肢活动自如，末端稍肿胀，肛周皮肤发红，可见脱皮。

实验室检查：血常规示红细胞计数4.2×10^{12}/L，白细胞计数8.8×10^{9}/L，中性粒细胞占比0.31，血小板计数420×10^{9}/L。C反应蛋白75mg/L，红细胞沉降率89mm/h。

胸部X线片：心影形态大小未见异常，双侧肋膈角锐利，双肺纹理稍增多。

【答题思路】
（一）初步诊断
川崎病。
（二）诊断依据
1. 3岁女孩，发热8天，抗生素治疗无效。
2. 手足肿胀，躯干部皮肤可见散在红斑疹，球结膜充血，口唇充血皲裂，舌乳头充血、突起，四肢末端稍肿胀，肛周皮肤发红，可见脱皮。
3. C反应蛋白增高，红细胞沉降率增快。
（三）鉴别诊断
1. 麻疹。
2. 手足口病。
3. 渗出性多形红斑。
4. 幼年特发性关节炎全身型。
（四）进一步检查
1. 尿常规，电解质，心肌酶，肝肾功能，凝血功能。
2. 心电图、超声心动图，必要时行冠状动脉造影。
（五）治疗原则
1. 抗炎治疗　口服阿司匹林，联合静脉注射丙种球蛋白，必要时应用糖皮质激素。
2. 抗血小板聚集治疗。
3. 对症及支持治疗　如营养心肌等。

十二、传染病

（一）病毒性肝炎（甲型、乙型及丙型病毒性肝炎）

1. 临床表现

（1）急性肝炎：乏力、食欲缺乏、恶心等症状，可伴发热；肝大伴压痛、**肝区叩击痛**。**GPT显著升高**。有尿黄、皮肤巩膜黄染及血清胆红素>17.1μmol/L为黄疸性，否则为无黄疸性。

（2）慢性肝炎：包括急性肝炎病程**超过半年**；或原有乙型、丙型肝炎或HBV感染，本次又以同一病原再次出现肝炎症状、体征和肝功能异常者等。依病情轻重分为轻、中、重度。

（3）重型肝炎：分为急性重型肝炎、亚急性重型肝炎、慢加急性（亚急性）重型肝炎、慢性重型肝炎。

（4）淤胆型肝炎：分为急性和慢性。

（5）肝炎肝硬化：分为代偿性和失代偿性肝硬化。

2. 辅助检查　血常规、**生化检查**（GPT、GOT等）、血清蛋白、PTA等。

3. 鉴别诊断　①各型病毒性肝炎：其他嗜肝病毒性肝炎、药物性肝炎、酒精性肝炎。②黄疸性肝炎：胆囊炎、胆石症、胰胆肿瘤等。

4. 进一步检查　凝血功能、**病原学检查**。

5. 治疗原则　①**隔离**，卧床休息，合理饮食，禁酒、保肝。②慢性乙型肝炎：抗病毒、免疫调节、抗炎、**保肝**、抗纤维化和对症治疗。③丙型肝炎：**抗病毒**治疗。④重型肝炎：以**支持和对症**疗法为基础的综合治疗。

踩点演练

例题

【病历摘要】男性，18岁。发热、乏力、厌油腻食物1周。

患者1周前无明显诱因出现乏力、厌油腻食物、食欲缺乏、恶心、发热，体温升高至38.3℃，服用退热药2天后体温恢复正常，有时感右上腹部不适，无畏寒、寒战，无头痛、腹泻，无咳嗽、咳痰。尿呈浓茶水样。发病以来睡眠稍差，精神欠佳，大便正常，体重无明显变化。既往体健，无药物过敏史。3周前外出旅游时曾在"大排档"生食海鲜、喝生水。无输血史，无疫区居住史，无慢性肝病家族史。无烟酒嗜好。

体格检查：体温37.8℃，脉搏82次/分，呼吸18次/分，血压115/75mmHg。皮肤和巩膜重度黄染，未见皮疹和出血点，无肝掌和蜘蛛痣。全身浅表淋巴结未触及肿大。心、肺检查未见异常。腹平软，肝肋下3cm，质软，压痛（+），脾肋下未触及，肝区叩击痛（+），移动性浊音（-）。双下肢无水肿。

实验室检查：肝功能示GPT 450U/L，GOT 380U/L，总胆红素129μmol/L，直接胆红素92μmol/L，白蛋白45g/L。血常规：血红蛋白126g/L，白细胞计数5.2×10^9/L，中性粒细胞占比0.65，淋巴细胞占比0.30，血小板计数200×10^9/L。尿红胆素（+），尿胆原（+），尿蛋白（-）。抗HAV-IgG和抗HAV-IgM均（+）。

【答题思路】

（一）初步诊断

急性甲型黄疸性肝炎。

（二）诊断依据

1. 青年男性，3周前有生食海鲜史，急性病程，既往体健。

2. 乏力、厌油、恶心伴发热，右上腹不适、尿呈浓茶水样。

3. 皮肤、巩膜黄染，肝大，肝区压痛和叩击痛（+）。

4. 转氨酶、总胆红素及直接胆红素升高，尿胆红素（+），尿胆原（+）。抗HAV-IgG和抗HAV-IgM均（+）。

（三）鉴别诊断

1. 其他类型病毒性肝炎（乙型肝炎、丙型肝炎、戊型肝炎）。

2. 梗阻性黄疸。

3. 溶血性黄疸。

（四）进一步检查

1. 网织红细胞、肾功能、血电解质。

2. 凝血功能。

3. 乙型肝炎病毒、丙型肝炎病毒、戊型肝炎病毒免疫标志物。

4. 腹部B型超声检查。

（五）治疗原则

1. 注意休息，清淡、高热量优质蛋白饮食。

2. 保肝、降酶、退黄治疗，避免应用肝损害药物。

（二）细菌性痢疾（简称菌痢）

1. 临床表现　①**夏秋季**多发，病前1周有**不洁饮食**、饮水史或菌痢患者接触史。②腹痛、腹泻、**里急后重**、**黏液脓血便**，可伴发热及中毒症状。病程超过2个月不愈者为慢性。中毒型表现为感染性休克和/或严重脑损害。

2. 鉴别诊断　①急性菌痢：病毒性肠炎、**细菌性肠炎**、**胃肠型细菌性食物中毒**、肠阿米巴病。②慢性菌痢：慢性阿米巴痢疾、慢性血吸虫病、原发性溃疡性结肠炎、肠结核、结肠癌。③中毒型菌痢：流行性乙型脑炎、脑炎型钩端螺旋体病、脑型疟疾、中暑、中毒型肺炎。

3. 进一步检查　①粪常规检查及细菌培养。②慢性菌痢必要时还需行结肠镜检查。

4. 治疗原则　①一般治疗和对症治疗。②抗菌治疗：**氟喹诺酮类**等，根据药敏结果调整。③中毒型菌痢：除上述措施外，还要注意降温、**控制惊厥**、解除微循环障碍，**防治休克**、脑水肿及呼吸衰竭。

踩点演练

例题 1

【病历摘要】 男孩，7 岁。高热、抽搐伴腹泻 2 天。

患儿 2 天前突发高热，体温最高达 40℃，伴畏寒、寒战、抽搐、呕吐，呕吐呈喷射性，呕吐物为胃内容物。出现腹泻，4～8 次/天，含黏液和血丝，轻微腹痛。无咳嗽、咳痰。发病以来，进食少，精神萎靡、嗜睡，小便量少。既往体健。无疫区、疫水接触史。无遗传病家族史。

体格检查：体温 39.8℃，脉搏 132 次/分，呼吸 24 次/分，血压 78/55mmHg。神志模糊，家属抱进病房。面色苍白，皮肤未见出血点和皮疹，浅表淋巴结未触及肿大，巩膜无黄染。双肺未闻及干湿啰音。心界不大，心率 132 次/分，律齐，心音低钝。腹平软，左下腹轻压痛，无肌紧张及反跳痛，未触及包块，肝脾肋下未触及，移动性浊音（-），肠鸣音 8～10 次/分。四肢发凉，双下肢无水肿。颈抵抗（+）。Kernig 征（+），双侧 Babinski 征（+）。

实验室检查：血常规示血红蛋白 126g/L，白细胞计数 17.5×10^9/L，中性粒细胞占比 0.88，血小板计数 200×10^9/L。粪常规：黏液脓血便，WBC 满视野/HP，RBC 3～5 个/HP。

【答题思路】

（一）初步诊断

急性中毒性细菌性痢疾。

（二）诊断依据

1. 夏季发病，急性病程，高热，呕吐，腹痛、腹泻，抽搐。

2. 患儿高热，血压低，神志模糊，面色苍白，心率快，四肢发凉，脑膜刺激征（颈抵抗、Kernig 征）阳性，病理征阳性。

3. 血白细胞总数增多及中性粒细胞占比升高，粪常规见大量白细胞及少量红细胞。

（三）鉴别诊断

1. 急性阿米巴痢疾。

2. 其他细菌性肠道感染。

3. 细菌性胃肠型食物中毒。

（四）进一步检查

1. 粪培养+药敏试验。

2. 粪找溶组织阿米巴滋养体。

3. 血常规+血生化，肠道病毒检测。

4. 特异性病原体核酸检测。

5. 血气分析、肝肾功能、血电解质检查。

（五）治疗原则

1. 选择敏感抗菌药物治疗，并根据药物敏感试验调整。

2. 补液，使用血管活性药物等抗休克治疗。

3. 维持水、电解质平衡，高热时适当退热及物理降温。

4. 消化道隔离至粪培养连续 2 次阴性。

例题 2

【病历摘要】 男性，20 岁。腹痛、腹泻、发热 3 天。

3 天前饮用不洁水后出现腹痛，伴腹泻，每天十余次至数十次，初为稀水样，后为黏液脓血便，里急后重明显。发热，体温最高 39.5℃，伴畏寒。食欲缺乏，进食少，无恶心、呕吐。发病以来睡眠稍差，体重略有下降，小便正常。既往体健。未到过血吸虫病疫区。无遗传性疾病家族史。

体格检查：体温 38.7℃，脉搏 95 次/分，呼吸 18 次/分，血压 115/75mmHg。急性病容，皮肤未见出血点和皮疹，浅表淋巴结未触及肿大，巩膜无黄染。双肺未闻及干、湿啰音。心界正常大小，心率 95 次/分，心律整齐，各瓣膜听诊区未闻及杂音。腹平软，左下腹压痛，无反跳痛，未触及包块，肝脾肋下未触及，移动性浊音（-），肠鸣音 11 次/分，双下肢无水肿。

实验室检查：血常规示血红蛋白 130g/L，白细胞计数 15.0×10^9/L，中性粒细胞占比 0.89，淋巴细胞占比 0.11，血小板计数 230×10^9/L。粪常规示黏液脓血便，白细胞满视野/HP，红细胞 3～5 个/HP。

【答题思路】

（一）初步诊断

急性细菌性痢疾。

（二）诊断依据

1. 青年男性，急性起病。

2. 既往体健。夏季发病，有不洁饮水史。

3. 腹痛、腹泻、黏液脓血便，伴有里急后重、发热。

4. 查体见急性病容，腹平软，左下腹压痛，无反跳痛。

5. 血常规示白细胞总数、中性粒细胞比例增高。粪常规示黏液脓血便，白细胞及红细胞均为阳性。

（三）鉴别诊断

1. 急性胃肠炎。

2. 细菌性食物中毒。

3. 急性阿米巴痢疾。

4. 炎性肠病（如溃疡性结肠炎）。

（四）进一步检查

1. 粪培养+药敏试验。

2. 血电解质、肝肾功能。

（五）治疗原则

1. 选择敏感抗菌药物治疗，首选氟喹诺酮类，并根据药敏试验调整。

2. 补液，维持水、电解质平衡。

3. 休息，营养支持，退热、解痉镇痛等对症治疗。

4. 消化道隔离至粪培养连续2次阴性。

（三）流行性脑脊髓膜炎（执业助理医师不考）

1. 临床表现　①**儿童**多见，好发于冬、春季；当地有流脑发生或流行。②急性起病，高热、头痛、呕吐、**皮肤黏膜瘀点**，脑膜刺激征阳性等。

2. 鉴别诊断　①其他化脓性脑膜炎：肺炎球菌脑膜炎、流感嗜血杆菌脑膜炎。②其他感染性休克。

3. 进一步检查　①血常规。②**脑脊液涂片或培养**。③皮肤瘀点涂片。④血培养。

4. 治疗原则　①补充液体和电解质。②病原治疗：**青霉素**、三代头孢菌素、氯霉素。③对症治疗：降低颅内压、降温、止惊。④暴发型流脑：休克型重点是**抗休克及防治DIC**，脑膜脑炎型重点是**减轻脑水肿**，防治呼吸衰竭和脑疝。混合型根据病情，采取相应措施。

踩点演练

例题

【病历摘要】女孩，5岁。发热3天，加重伴寒战、频繁呕吐半天。

3天前受凉后突起发热，最高体温39.2℃，在家服用“感冒药”无好转。半天前出现寒战，体温40℃，伴头痛、恶心、频繁喷射性呕吐，呕吐物为胃内容物，急来医院就诊。既往体健。否认肝炎、结核病史。无遗传性疾病家族史。所在幼儿园有类似病例发生。

体格检查：体温39.1℃，脉搏130次/分，呼吸25次/分，血压120/70mmHg。意识模糊，急性热病容，四肢及躯干部皮肤可见散在瘀点及瘀斑，浅表淋巴结未触及，皮肤巩膜无黄染。咽轻度充血，双侧扁桃体不大，颈强直，双肺呼吸音清，未闻及干、湿啰音。心界不大，心率130次/分，心律整齐，各瓣膜听诊区未闻及杂音。腹平软，无压痛及反跳痛，肝脾肋下未触及，移动性浊音（-），双下肢无水肿。布鲁津斯基征（+），凯尔尼格征（+），巴宾斯基征（-）。

实验室检查：血常规示血红蛋白115g/L，红细胞计数3.9×10^{12}/L，白细胞计数18.2×10^{9}/L，中性粒细胞占比0.87，淋巴细胞占比0.13，血小板计数162×10^{9}/L。粪常规（肛门拭子）：（-）。结核抗体（-）。脑脊液常规：外观混浊，压力>200mmH_2O，白细胞>1000×10^{6}/L，蛋白2g/L，葡萄糖1.5mmol/L，氯化物90mmol/L。脑脊液涂片：见革兰阴性双球菌。

心电图：窦性心动过速。

【答题思路】

（一）初步诊断

流行性脑脊髓膜炎。

（二）诊断依据

1. 女孩，5岁，冬季发病。

2. 发热3天，加重伴寒战、频繁呕吐半天。

3. 所在幼儿园有类似病例发生。

4. 体温39.1℃，急性热病容，意识模糊，四肢及躯干部皮肤可见散在瘀点及瘀斑，颈强直，布鲁津斯基征（+），凯尔尼格征（+），巴宾斯基征（-）。

5. 血常规示白细胞总数增多，中性粒细胞比例增高。

6. 脑脊液涂片见革兰阴性双球菌。脑脊液常规：外观混浊，压力>200mmH_2O，白细胞>1000×10^{6}/L，蛋白升高，葡萄糖和氯化物降低。

（三）鉴别诊断

1. 其他细菌引起的化脓性脑膜炎。

2. 结核性脑膜炎。

3. 病毒性脑膜炎。

4. 新型隐球菌性脑膜炎。

（四）进一步检查

1. 脑脊液病原学检查（一般细菌、结核分枝杆菌及隐球菌涂片和培养、病毒抗体检查）。

2. 血培养及药物敏感试验。

3. 皮肤出血点涂片、培养。

4. 头颅 CT 或 MRI 检查。

（五）治疗原则

1. 抗菌药物首选大剂量青霉素，青霉素过敏者可选三代头孢菌素。

2. 甘露醇脱水降颅压。

3. 物理降温。

4. 流质饮食。

（四）肾综合征出血热

1. 临床表现　①在流行季节、流行地区发病，有与鼠类及其排泄物接触史。②早期有发热、出血、**“三痛”征**（头痛、腰痛、眼眶痛）和**“三红”征**（面红、颈红及上胸部充血潮红）；典型病例有发热期、低血压休克期、少尿期、多尿期和恢复期**五期**经过。

2. 鉴别诊断　①发热期：上呼吸道感染、败血症、急性胃肠炎和细菌性痢疾。②休克期：其他感染性休克。③少尿期：急性肾炎、其他原因引起的急性肾衰竭。④出血明显者：消化性溃疡出血、血小板减少性紫癜等。⑤腹痛者：外科急腹症。

3. 进一步检查　血常规、尿常规、**病原学检查**（血清特异性 IgM 抗体或特异性 IgG 抗体双份血清效价升高 4 倍等）。

4. 治疗原则　①发热期：抗病毒、减轻血浆外渗、改善中毒症状和预防 DIC。②低血压休克期：补充血容量、纠正酸中毒和改善微循环。③少尿期：**稳定内环境**、**促进利尿**、**导泻**、**透析**。④多尿期：移行期和早期的治疗同少尿期，后期主要是维持水和电解质平衡、防治继发感染。⑤恢复期：补充营养、适当休息、注意锻炼。

踩点演练

例题

【病历摘要】男性，45 岁。发热伴全身不适、头痛 4 天，少尿半天。

患者无明显诱因发热 4 天，于 1 月 20 日来诊。体温波动于 39～40℃，伴发冷、乏力、全身不适，口服“感冒药”2 天无效。家中卫生条件差，有老鼠。半天前尿量少，约 100ml/12h，尿色较深，无肉眼血尿，无腰痛。发病以来精神、饮食、睡眠较差。否认食物及药物过敏史。无肝肾疾病病史，无遗传性疾病家族史。

体格检查：体温 39℃，脉搏 120 次/分，呼吸 28 次/分，血压 70/50mmHg，神志清楚，急性病容，精神萎靡，腋下皮肤散在出血点，面颈部充血，眼睑水肿。双肺呼吸音粗糙，未闻及干、湿啰音。心界不大，心率 120 次/分，心律整齐，各瓣膜听诊区未闻及杂音。腹平软，无压痛，肝脾肋下未触及，移动性浊音（-）。双下肢无水肿。颈无抵抗，凯尔尼格征（-）。

实验室检查：血常规示血红蛋白 125g/L，红细胞计数 4.1×10^{12}/L，白细胞计数 20×10^{9}/L，中性粒细胞占比 0.6，淋巴细胞占比 0.24，异型淋巴细胞 0.15，血小板计数 80×10^{9}/L。尿常规示尿蛋白（+++），镜检有红细胞及管型。

【答题思路】

（一）初步诊断

肾综合征出血热。

（二）诊断依据

1. 1 月为肾综合征出血热的好发季节。

2. 家中卫生条件差，有老鼠。

3. 高热，少尿，腋下皮肤散在出血点，面颈部充血，眼睑水肿。

4. 外周血异型淋巴细胞增多，大量蛋白尿。

（三）鉴别诊断

1. 钩端螺旋体病。

2. 流行性脑脊髓膜炎。

3. 流行性感冒。

4. 伤寒。

（四）进一步检查

1. 肝肾功能、电解质、凝血功能、心电图。

2. 抗汉坦病毒 IgM 抗体检测。

3. 应用 PCR 技术行汉坦病毒 RNA 检测。

4. 汉坦病毒分离培养。

（五）治疗原则

1. 抗病毒治疗（利巴韦林、干扰素）。

2. 减轻外渗（曲克芦丁、维生素 C），改善中毒症状。

3. 预防 DIC（低分子右旋糖酐）。

4. 维持内环境稳态，必要时透析治疗。

5. 少尿期利尿，多尿期注意维持水和电解质平衡。

（五）艾滋病

1. 临床表现　①**不安全性生活史**、静脉注射毒品史等。②**持续的**发热、盗汗、腹泻，**淋巴结肿大**、皮疹、肝脾大，体重减轻，各种**机会性感染**和**肿瘤**等。

2. 鉴别诊断　慢性腹泻与慢性肠道炎症、肠结核、肠道肿瘤相鉴别。

3. 进一步检查　血常规、免疫学检查、**病毒及特异性抗原抗体检查**等，必要时查胸片、结肠镜等。

4. 治疗原则　①**抗人类免疫缺陷病毒（HIV）治疗**。②并发症治疗。

踩点演练

例题

【病历摘要】 男性，30岁。反复发热、乏力、消瘦6个月。

患者6个月来无明显诱因发热，多呈低热，体温波动在37.2～38.5℃，无明显畏寒及盗汗，伴乏力、全身不适、食欲缺乏。每天排便4～5次，稀便，无腹痛，消瘦，1年来体重减轻10kg。否认肝炎、肺结核等病史，无食物及药物过敏史。有冶游史。

体格检查：体温37.5℃，脉搏80次/分，呼吸20次/分，血压115/80mmHg，神志清楚，精神萎靡，消瘦。触及腋下、腹股沟等多处浅表淋巴结肿大，活动尚可，无明显压痛。心、肺无异常发现。腹部平软，无压痛、反跳痛，未触及肿块，肝肋下未触及，无移动性浊音，肠鸣音正常，双下肢无水肿。

辅助检查：血常规示血红蛋白120g/L，白细胞计数5.0×10^9/L。血清抗HIV（+）。

【答题思路】

（一）初步诊断

艾滋病。

（二）诊断依据

1. 青年男性，慢性病程。有冶游史。

2. 持续发热6个月，伴持续发热、腹泻、浅表淋巴结肿大。

3. 血清抗HIV（+）。

（三）鉴别诊断

1. 恶性淋巴瘤。

2. 结核病。

3. 其他原因引起的慢性腹泻。

4. 肠道肿瘤。

（四）进一步检查

1. HIV-RNA定量检测，$CD4^+T$淋巴细胞计数。

2. 胸部X线检查。

3. 必要时行淋巴结活检以除外淋巴瘤。

4. PPD试验、粪常规+隐血试验及寄生虫等病原学检查。

5. 必要时行肠镜检查。

（五）治疗原则

1. 营养支持、对症治疗。

2. 尽早给予高效抗反转录病毒治疗（鸡尾酒疗法）。

3. 并发症治疗。

十三、其他

（一）浅部组织及手部细菌性感染（执业助理医师不考手部细菌性感染）

1. 临床表现

（1）疖：是单个毛囊及其周围组织的**急性化脓性**感染。多个疖同时或反复发生在身体各部，称为疖病。

（2）痈：老年多见，常合并糖尿病。病变初起为**皮肤质硬肿块**，暗红色，表面有数个突出毛孔或脓头，破溃出脓后，疮口呈**蜂窝状**。常伴全身中毒症状。

（3）急性蜂窝织炎：局部红、肿、热、痛，红肿边界不清，可有毒血症。

（4）丹毒：**片状皮肤红斑**，色鲜红、中间稍淡、边界较清楚、微隆起，常伴全身症状。

（5）急性淋巴管炎和淋巴结炎：淋巴管炎在皮下可见**红色线条**，淋巴结炎可见局部淋巴结肿大、疼痛和触痛，两者均可伴全身反应。

（6）甲沟炎：多有微小刺伤、逆剥倒刺或剪指甲过深等病史。指甲一侧皮下组织红、肿、热、痛，可形成**半环形脓肿**。可蔓延形成甲下脓肿，病情进展可成为慢性甲沟炎或指骨骨髓炎。

（7）脓性指头炎：初为**指尖针刺样疼痛**，随后组织肿胀，脓腔压力增高，出现剧烈疼痛、**搏动性跳痛**（手术切开指征），病情进展可形成慢性骨髓炎。

2. 鉴别诊断　①各种软组织感染相互间的鉴别。②脂腺囊肿、气性坏疽、急性静脉炎、淋巴结核等。

3. 进一步检查　血、尿常规；血生化；伤口分泌物或脓液**细菌培养+药敏试验**；指骨X线。

4. 治疗原则　①**抗菌药物**，根据药敏试验调整。②**理疗**、药物湿敷、**切开引流**、拔甲术等。③改善全身情况：控制血糖、补充白蛋白等。

踩点演练

例题 1

【病历摘要】女性，87 岁。项部肿痛伴发热 2 周。

2 周前出现项部皮肤红肿、疼痛。红肿范围逐渐增大。疼痛加重，伴畏寒、发热、乏力、食欲差。既往有糖尿病病史 30 年。

体格检查：体温 39.3℃，脉搏 106 次/分，呼吸 26 次/分，血压 130/85mmHg。体型肥胖，神志清，皮肤巩膜无黄染，双肺未闻及明显啰音，心率 106 次/分，心律整齐，腹部、脊柱四肢未见异常。

外科情况：项部可见约 6cm×5.5cm 暗红色、类圆形皮肤隆起区，表面多处破溃流脓、触痛明显。

血常规：血红蛋白 110g/L，白细胞计数 17.6×10^9/L，中性粒细胞占比 0.90，血小板计数 270×10^9/L。

【答题思路】

（一）初步诊断

1. 颈部痈。
2. 2 型糖尿病。

（二）诊断依据

1. 颈部痈

（1）老年患者，有糖尿病病史。

（2）项部皮肤红肿、疼痛 2 周，红肿范围逐渐增大，伴畏寒、发热、乏力、食欲差等全身症状。

（3）项部可见约 6cm×5.5cm 暗红色、类圆形皮肤隆起区，表面多处破溃流脓，有触痛。

（4）血常规示白细胞数明显增多，以中性粒细胞为主。

2. 2 型糖尿病

老年患者，既往有糖尿病病史 30 年。

（三）鉴别诊断

1. 疖或疖病。
2. 急性蜂窝织炎。

（四）进一步检查

1. 脓肿穿刺做细菌培养+药物敏感试验。
2. 血生化、血糖检查。
3. 肝肾功能、血电解质。

（五）治疗原则

1. 抗生素治疗。
2. 监测并控制血糖。
3. 手术治疗，行“+”或“++”切开引流。
4. 对症治疗。

例题 2

【病历摘要】男性，50 岁。右拇指肿痛 4 天。

患者 4 天前中午洗鱼时被鱼刺扎伤右拇指末节掌侧，当时无明显活动性出血，未予处理。当天晚上出现右拇指肿痛，疼痛不重，能够入睡。近 2 天来，疼痛逐渐加重，夜间无法入睡，出现搏动性跳痛。近 1 天来搏动性跳痛消失，出现患指麻木，无发热。发病以来饮食、大小便正常。既往体健，无烟酒嗜好。无遗传性疾病家族史。

体格检查：体温 37.2℃，脉搏 90 次/分，呼吸 18 次/分，血压 135/70mmHg。皮肤未见出血点和皮疹，浅表淋巴结未触及肿大，结膜无苍白，巩膜无黄染，口唇、舌正常，甲状腺正常。双肺未闻及干、湿啰音。心界不大，心率 90 次/分，心律整齐，各瓣膜听诊区未闻及杂音。腹平软，无压痛，肝、脾肋下未触及，移动性浊音（-），双下肢无水肿。右拇指肿胀，张力高，触痛不明显，局部有麻木感，未触及波动感。

【答题思路】

（一）初步诊断

右拇指脓性指头炎。

（二）诊断依据

1. 右拇指被鱼刺扎伤史。
2. 右拇指肿痛，逐渐加重，搏动性跳痛转为麻木。
3. 右拇指肿胀、张力高。

（三）鉴别诊断

1. 甲沟炎。
2. 右拇指指骨骨髓炎。

（四）进一步检查

1. 血常规。
2. 血生化、血糖测定。
3. 指骨 X 线检查。

（五）治疗原则

1. 患指切开减压，引流。
2. 定期换药，保持引流通畅、创面清洁。
3. 应用抗生素治疗。

（二）急性乳腺炎

1. 临床表现　①最常见于**产后** 3～4 周，初产妇多见。②红、肿、热、痛，呈**蜂窝织炎样表现**，伴发热、乏力等全身症状。③患侧腋窝淋巴结肿大、压痛，白细胞计数明显增多。④脓肿形成，可并发脓毒血症。

2. 鉴别诊断　积乳囊肿、乳房皮肤丹毒。

3. 进一步检查　血常规、脓液细菌培养+药敏试验、B型超声检查。

4. 治疗原则　①排空乳汁，患侧乳房停止哺乳，感染严重时终止泌乳。②脓肿形成前以**抗生素治疗**，根据药敏结果调整用药。③脓肿形成后需**切开引流**。

踩点演练

例题

【病历摘要】女性，30岁。左乳房红肿、疼痛3天，伴发热1天。

患者于3天前感觉左乳房胀满、疼痛，逐渐加重，左乳房外侧红肿、触痛，范围约核桃大小，未予处理，逐渐增大，疼痛加重。昨日开始发热，食欲缺乏。患者为初产妇，产后1个月，哺乳中。既往体健，无乳腺疾病病史。

体格检查：体温39℃，脉搏90次/分，呼吸20次/分，血压120/80mmHg，发育、营养良好，神志清楚，皮肤巩膜无黄染，双肺未闻及啰音。心界不大，心率108次/分，心律整齐，未闻及杂音。腹平软，肝脾肋下未触及。脊柱四肢检查未见异常。

乳腺检查：左乳房外侧明显红肿，皮温高，边界不清，范围约4cm×4cm，触痛，波动感（-）。左乳头、皮肤未见明显破损。左腋窝可触及质韧淋巴结1枚，约1.5cm×1.0cm。右乳房及右腋窝未见异常。

实验室检查：血常规示血红蛋白120g/L，白细胞计数15.8×10^9/L，中性粒细胞占比0.86，血小板计数210×10^9/L。

【答题思路】

（一）初步诊断

急性乳腺炎。

（二）诊断依据

1. 初产妇，哺乳期间急性起病。

2. 左乳房红肿、疼痛，伴发热等全身中毒症状。

3. 查体见左乳房红肿、皮温高、触痛，左腋窝淋巴结肿大。

4. 血白细胞计数增多及中性粒细胞比例增高。

（三）鉴别诊断

1. 其他类型乳房炎症（浆细胞性乳腺炎、乳房结核）。

2. 炎性乳腺癌。

3. 乳腺囊性增生病。

（四）进一步检查

1. 乳腺B型超声检查。

2. 左乳红肿区诊断性穿刺，脓液细菌培养+药敏。

（五）治疗原则

1. 脓肿形成前应用抗生素治疗。

2. 吸净患侧乳汁，防止淤积。

3. 局部热敷。

4. 脓肿形成后切开引流。

（三）乳腺癌

1. 临床表现　主要为乳房**无痛性**、质硬、不光滑、**分界不清**、**活动度差**的肿块；可伴腋窝淋巴结肿大等。

2. 鉴别诊断　纤维腺瘤、乳腺囊性增生病、浆细胞性乳腺炎。

3. 进一步检查　B型超声、**钼靶X线检查**和**病理检查**（针吸细胞学检查、空芯针穿刺活检、真空辅助微创旋切活检或手术切除活检）。

4. 治疗原则　**手术治疗**、化疗、内分泌治疗、放射治疗、靶向生物治疗、免疫治疗和中药治疗等。

踩点演练

例题1

【病历摘要】女性，50岁。左乳肿块1年。

患者1年前发现左乳房内有一肿块，约蚕豆大小，无疼痛，未就诊。1年来肿块逐渐增大，偶有针刺样疼痛，无发热。发病以来饮食正常，大小便及睡眠均正常，体重无下降。既往体健，月经正常，无烟酒嗜好。15年前正常分娩一子，未哺乳。无乳腺癌家族史。

体格检查：体温36.4℃，脉搏72次/分，呼吸18次/分，血压120/80mmHg。皮肤、巩膜无黄染，双侧颈部及锁骨上淋巴结未触及肿大。双肺未闻及干、湿啰音，心界不大，心率72次/分，心律整齐。腹平软，无压痛，肝脾肋下未触及。左乳外上象限扪及4.0cm×3.5cm质硬肿块，边界不清，与表面皮肤轻度粘连；左侧腋窝可扪及4枚肿大、质硬的淋巴结，最大者约1.5cm×1.0cm，无融合，可推动。右乳及右侧腋窝未扪及肿物。

实验室检查：血常规示血红蛋白120g/L，白细胞计数6.8×10^9/L，中性粒细胞占比0.66，血小板计数170×10^9/L。粪常规、尿常规均未见异常。

【答题思路】

（一）初步诊断

左乳腺癌。

（二）诊断依据

1. 中年女性，左乳肿块，逐渐增大。

2. 左乳质硬肿块，边界不清，与皮肤粘连。

3. 左侧腋窝可扪及肿大、质硬的淋巴结。

（三）鉴别诊断

1. 乳房纤维腺瘤。

2. 乳腺囊性增生病。

3. 急性乳腺炎。

4. 乳房肉瘤或乳管内乳头状瘤。

（四）进一步检查

1. 乳房 X 线（钼靶）或 B 型超声检查。

2. 针吸细胞学检查或空芯针穿刺活检。

3. 胸部 X 线。

4. 腹部 B 型超声检查。

（五）治疗原则

1. 手术治疗（左乳腺癌根治术或改良根治术）。

2. 化学治疗。

3. 放射治疗。

4. 根据病理应用内分泌治疗。

5. 其他辅助治疗，如免疫治疗、靶向治疗等。

例题 2

【病历摘要】女性，68 岁。右乳头皮肤脱屑、结痂、糜烂 6 个月。

患者 6 个月前开始出现右乳头皮肤脱屑，皮屑深面有“渗液”，后结痂，撕掉痂皮后创面红，呈糜烂样。右乳头有瘙痒和烧灼感，无疼痛和发热，未处理。糜烂面积逐渐增大，门诊收入院。发病以来睡眠好，饮食、大小便正常，体重明显变化。既往体健，无高血压、糖尿病病史。否认传染病接触史，无烟酒嗜好。有哺乳史，已绝经。无遗传性疾病家族史。

体格检查：体温 36.8℃，脉搏 80 次/分，呼吸 20 次/分，血压 135/85mmHg。皮肤、巩膜无黄染，口唇无发绀。胸廓无畸形，双肺呼吸音清，未闻及干、湿啰音和胸膜摩擦音。心界不大，心率 80 次/分，心律整齐，各瓣膜听诊区未闻及杂音。腹平软，肝脾肋下未触及。右乳头表面皮肤糜烂，触之易出血，左乳头未见异常，双乳房未触及肿块，双侧腋窝未触及肿大的淋巴结。

实验室检查：血常规示血红蛋白 120g/L，白细胞计数 7.0×10^9/L，中性粒细胞占比 0.68，血小板计数 170×10^9/L。粪常规示镜检（-），隐血试验（-）。尿常规（-）。

【答题思路】

（一）初步诊断

右乳湿疹样乳腺癌。

（二）诊断依据

1. 老年女性，右乳头皮肤脱屑、结痂、糜烂。右乳头有瘙痒和烧灼感，无疼痛和发热。

2. 右乳头表面皮肤糜烂，触之易出血。

（三）鉴别诊断

1. 乳头皮肤湿疹。

2. 银屑病。

3. 乳头外伤炎症。

（四）进一步检查

1. 乳头糜烂面刮片细胞学检查或活组织病理检查。

2. 乳房 X 线（钼靶）。

3. 乳房 B 型超声检查。

（五）治疗原则

1. 手术治疗（乳房切除术）。

2. 术后辅助治疗，如免疫治疗等。

（四）一氧化碳中毒

1. 临床表现（表 1-3-8）。

表 1-3-8 急性一氧化碳中毒的临床表现

中毒程度	COHb 浓度	临床特点
轻度	10%~20%	头痛、头晕、恶心、呕吐、心悸和四肢无力，脱离现场、吸入新鲜空气后或氧疗后可缓解
中度	20%~40%	胸闷、气短、呼吸困难、幻觉、视物不清、运动失调及意识障碍，氧疗后可恢复正常
重度	40%~60%	昏迷、呼吸抑制、肺水肿、心律失常或心力衰竭，可呈去皮质综合征状态

2. 鉴别诊断　脑出血、脑炎、低血糖昏迷、酮症酸中毒及高渗性昏迷、其他原因引起的中毒（如有机磷农药中毒）。

3. 进一步检查　**血液 COHb 浓度测定**、脑电图、头颅 CT。

4. 治疗原则　**终止 CO 吸入**；**氧疗**（吸氧、高压氧舱）；生命脏器功能支持；防治脑水肿；促进脑细胞代谢；防治并发症和后遗症。

踩点演练

例题

【病历摘要】女性，32岁。意识不清2小时。

2小时前患者被清晨返家的丈夫发现呼吸急促、不能唤醒，床旁发现有呕吐物，房间内用煤炉取暖，送医院急诊。几天来未发现有情绪变化。平素身体健康，无高血压病史，无肝、肾疾病病史。个人史无特殊，无药物过敏史。

体格检查：体温36.5℃，脉搏112次/分，呼吸35次/分，血压135/80mmHg。昏迷状态，面色红润，皮肤、巩膜无黄染，口唇呈樱桃红色。浅表淋巴结未触及肿大，双侧瞳孔等大等圆，直径约2.5mm，对光反应迟钝。双肺叩诊呈清音，听诊可闻及广泛湿啰音。心界不大，心率112次/分，心律整齐，各瓣膜听诊区未闻及杂音。腹部平软，肝脾肋下未触及。双侧巴宾斯基征（+）。

辅助检查：血红蛋白120g/L，白细胞计数7.9×10^9/L，中性粒细胞占比0.67。尿常规无异常。肝功能示GPT 35U/L，总胆红素25.9μmol/L，白蛋白39g/L。肾功能示血肌酐92μmol/L，尿素氮5.5mmol/L。血清电解质：K^+ 3.9mmol/L，Na^+ 135mmol/L，Cl^- 93mmol/L。胸部X线片示以肺门为中心的渗出性改变。心电图表现为心前区导联为主的T波低平改变。

【答题思路】

（一）初步诊断

1. 急性一氧化碳中毒。
2. 急性肺水肿。

（二）诊断依据

1. 急性一氧化碳中毒

（1）青年女性，突然昏迷，既往体健，房间内用煤炉取暖，有一氧化碳中毒来源，无其他中毒证据。

（2）昏迷状态，呼吸急促，口唇呈樱桃红色，双侧巴宾斯基征（+）。

2. 急性肺水肿

（1）双肺广泛湿啰音。

（2）胸部X线片示以肺门为中心的渗出性改变。

（三）鉴别诊断

1. 急性脑血管疾病。
2. 药物（如催眠药等）或其他急性中毒。
3. 全身性疾病导致的昏迷（如肝性脑病、尿毒症性昏迷、糖尿病酮症酸中毒等）。

（四）进一步检查

1. 碳氧血红蛋白（COHb）检测。
2. 动脉血气分析。
3. 头颅CT。
4. 排泄物或呕吐物毒物鉴定。
5. 血糖、肝肾功能、心肌酶学检测。

（五）治疗原则

1. 保持呼吸道通畅，吸氧。
2. 高压氧治疗。
3. 针对肺水肿给予强心、利尿、脱水治疗，必要时给予机械通气。
4. 防治脑水肿，改善脑组织代谢。
5. 对症治疗，防治并发症。

（五）急性有机磷农药中毒

1. 临床表现（表1-3-9）。

表1-3-9 急性有机磷农药中毒的临床表现

程度	全血胆碱酯酶活力	临床特点
轻度	50%~70%	头晕、头痛、恶心、呕吐、出汗、胸闷、视物模糊、无力等，瞳孔可能缩小
中度	30%~50%	除上述外，可有**肌束震颤**、瞳孔缩小、轻度呼吸困难、大汗、流涎、腹痛、腹泻、步态蹒跚、神志清楚或模糊，血压可升高
重度	30%以下	除上述外，神志不清、昏迷，**针尖样瞳孔**，呼吸极困难、发绀，肺水肿，全身明显肌束震颤，大小便失禁，可有呼吸肌麻痹。少数出现脑水肿、心率减慢、心律不齐、血压下降等

2. 鉴别诊断　中暑、急性胃肠炎和脑炎。

3. 进一步检查　**全血胆碱酯酶活力测定**、有机磷代谢产物测定。

4. 治疗原则　①**终止接触毒物**，迅速清除毒物。②应用解毒药：**抗胆碱药**、**胆碱酯酶复活剂**。③支持对症治疗。

踩点演练

例题

【病历摘要】 女性，32 岁。被发现意识障碍伴呼吸困难 2 小时。

2 小时前，患者被家人发现倚墙半躺在自家厨房，呼之不应，口吐白沫，呼吸急促，被急送医院。家人描述，3 小时前患者曾与丈夫发生激烈争吵。患者病前饮食、睡眠及大小便正常，体重无明显变化。既往体健，无心脏病、高血压、肝病、糖尿病病史。无烟酒嗜好，无遗传性疾病家族史。

体格检查：体温 36.8℃，脉搏 72 次/分，呼吸 32 次/分，血压 135/78mmHg。浅昏迷，全身皮肤潮湿，未见出血点和皮疹，浅表淋巴结未触及肿大，巩膜无黄染，双侧瞳孔等大等圆，直径 1mm。口角无偏斜。流涎，呼出气有明显蒜味。甲状腺不大。双肺可闻及广泛湿啰音。心界不大，心率 72 次/分，心律整齐，未闻及杂音。腹软，无压痛，肝脾肋下未触及，移动性浊音（-）。四肢远端发绀、花斑样改变。可见肌束颤动，肌张力略高，肌力无法查及，双下肢无水肿。角膜反射、腹壁反射、肱二头肌腱反射、肱三头肌腱反射、膝反射等正常，巴宾斯基征、凯尔尼格征、布鲁津斯基征均未引出。

实验室检查：血常规示血红蛋白 121g/L，红细胞计数 3.9×10^{12}/L，白细胞计数 12.4×10^{9}/L，中性粒细胞占比 0.67。血小板计数 146×10^{9}/L。动脉血气分析（吸氧 5L/min）：pH 7.52，$PaCO_2$ 28.5mmHg，PaO_2 44mmHg，BE -7mmol/L。血肌酐 85μmol/L，尿素氮 12.4mmol/L。血清电解质：Na^+ 142mmol/L，Cl^- 99mmol/L，Ca^{2+} 2.22mmol/L，血糖 5.8mmol/L。

心电图：窦性心律，大致正常心电图。

【答题思路】

（一）初步诊断

1. 急性有机磷农药中毒。
2. Ⅰ型呼吸衰竭。

（二）诊断依据

1. 急性有机磷农药中毒

（1）青年女性，既往体健，有与家人争吵史。

（2）急性意识障碍伴呼吸困难，口吐白沫，呼吸急促。

（3）浅昏迷，全身皮肤潮湿，流涎，双侧瞳孔呈针尖样，呼出气有明显蒜味，双肺可闻及广泛湿啰音，四肢远端发绀、花斑样改变，四肢可见肌束颤动。

2. Ⅰ型呼吸衰竭

（1）呼吸急促，为 32 次/分。

（2）吸氧状态下仍存在 PaO_2 < 60mmHg。

（三）鉴别诊断

1. 急性脑血管疾病、中枢感染性疾病。
2. 其他急性中毒（如催眠药中毒、一氧化碳中毒等）。
3. 肺部疾病（如重症肺炎、吸入性肺炎）。
4. 中暑。

（四）进一步检查

1. 全血胆碱酯酶活性测定。
2. 尿中有机磷农药分解产物鉴定。
3. 肝功能、血氨检查。
4. 胸部 X 线，必要时行头颅 CT。

（五）治疗原则

1. 迅速清除体内毒物，保护气道后洗胃、导泻。
2. 应用抗胆碱药阿托品。
3. 应用胆碱酯酶复活药，如氯解磷定、碘解磷定或双复磷定。
4. 保持呼吸道通畅，氧疗，必要时机械通气。
5. 对症及各器官功能支持治疗。

（六）镇静催眠药中毒（执业助理医师不考）

1. 临床表现

（1）**过量药物服用史**。

（2）**共济失调**、意识障碍、肌肉痉挛、血压下降、呼吸变浅变慢、心搏缓慢、脉搏细弱，昏迷和反射减弱。

2. 鉴别诊断　肝性脑病、尿毒症昏迷，糖尿病酮症酸中毒昏迷，巴比妥类药物等中毒。

3. 进一步检查　①**毒物分析**：留取呕吐物、胃内容物、血液与尿液。②头颅 CT。③血气分析、肝肾功能、血糖、血电解质、血氨。

4. 治疗原则　①紧急处理：开通静脉、**保持呼吸道通畅**、纠正低血容量。②**促进毒物排出**：洗胃、活性炭和强化利尿。③**解毒剂**：苯二氮䓬类受体阻断药——氟马西尼。

踩点演练

例题

【病历摘要】女性，20岁。被发现意识障碍半小时。

患者半小时前被家人发现昏迷在床，呼之不应，床边有“舒乐安定”空药瓶。家人描述昨天晚上患者曾与男朋友发生激烈争吵。家人紧急送医院。患者病前饮食、睡眠及大小便正常，体重无明显变化。既往体健，无心脏病、高血压，肝病、糖尿病病史。无遗传性疾病家族史。

体格检查：体温37.2℃，脉搏72次/分，呼吸18次/分，血压92/58mmHg。浅昏迷，未见出血点和皮疹，浅表淋巴结未触及肿大，巩膜无黄染，双侧瞳孔等大等圆，直径3mm。口角无偏斜，无流涎，呼出气无异味，右肺底闻及散在湿啰音，心界不大，心率72次/分，心律整齐，心尖部未闻及杂音，腹平软，无压痛，肝脾肋下未触及，移动性浊音（-），肌张力及肌力正常，双下肢无水肿。膝反射正常，巴宾斯基征未引出。

实验室检查：血常规示血红蛋白115g/L，红细胞计数4.2×10^{12}/L，白细胞计数9.4×10^{9}/L，中性粒细胞占比0.65，血小板计数146×10^{9}/L。K^+ 4.10mmol/L，Na^+ 142mmol/L，Cl^- 99mmol/L，Ca^+ 2.22mmol/L，血糖5.8mmol/L。

心电图：窦性心律，正常心电图。

【答题思路】

（一）初步诊断

苯二氮䓬类中毒。

（二）诊断依据

1. 青年女性，急性起病，有服毒诱因。
2. 床边有“舒乐安定”空药瓶。
3. 浅昏迷，右肺底闻及散在湿啰音，浅反射正常，病理反射未引出。
4. 正常心电图。

（三）鉴别诊断

1. 急性脑血管病。
2. 颅内感染。
3. 其他药物中毒。

（四）进一步检查

1. 血、尿、胃液药物浓度测定。
2. 动脉血气分析。
3. 头颅CT。
4. 胸部X线或CT检查。
5. 肝功能、凝血功能、尿常规、复查心电图。

（五）治疗原则

1. 维持昏迷患者重要脏器功能，保持呼吸道通畅。
2. 清除毒物，如洗胃、活性炭、碱化尿液、血液净化等。
3. 应用氟马西尼（苯二氮䓬类中毒的特效解毒药）。
4. 对症及支持治疗。

第四章　心电图诊断

一、正常心电图

正常心电图（图 1-4-1）要点如下。

1. P 波　规律出现，在Ⅰ、Ⅱ、aVF、V_4 ~ V_6 导联向上，在 aVR 导联向下，时间一般< 0.12 秒。振幅一般在肢体导联< 0.25mV，胸前导联< 0.2mV。

2. PR 间期　为 0.12 ~ 0.20 秒。

3. 正常窦性频率　60 ~ 100 次/分。

二、窦性心动过速

窦性心动过速心电图（图 1-4-2）要点如下。

1. 窦性心律，心率> 100 次/分。

2. PR 间期及 QT 间期相应缩短，有时可伴有继发性 ST 段轻度压低和 T 波振幅降低。

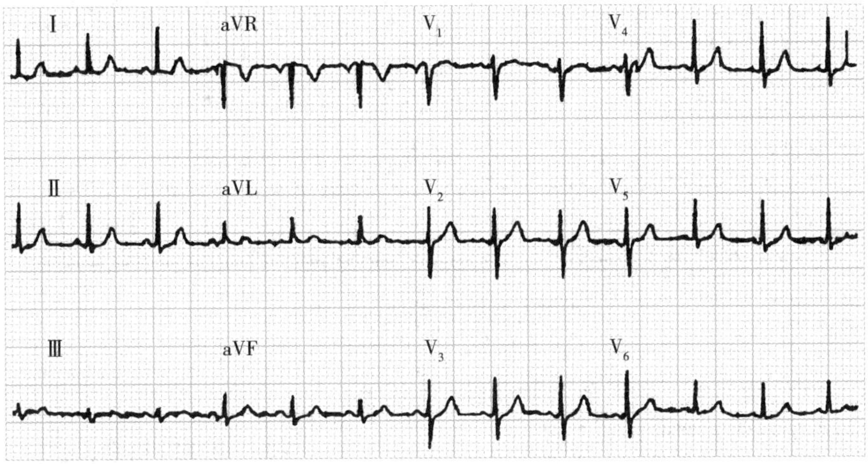

图 1-4-1　正常心电图

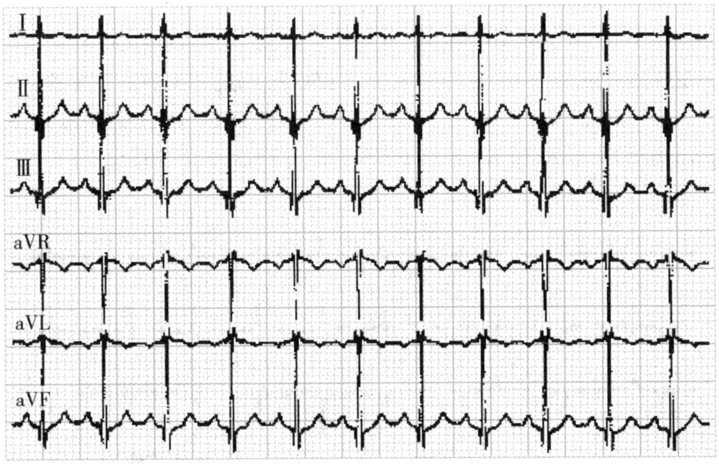

图 1-4-2　窦性心动过速

三、窦性心动过缓

窦性心动过缓心电图（图 1-4-3）要点如下。

窦性心律，心率< 60 次/分。

四、房性期前收缩

房性期前收缩心电图（图 1-4-4）要点如下。

1. P′波提前发生，与窦性 P 波形态不同。

2. P′R 间期> 0.12 秒。

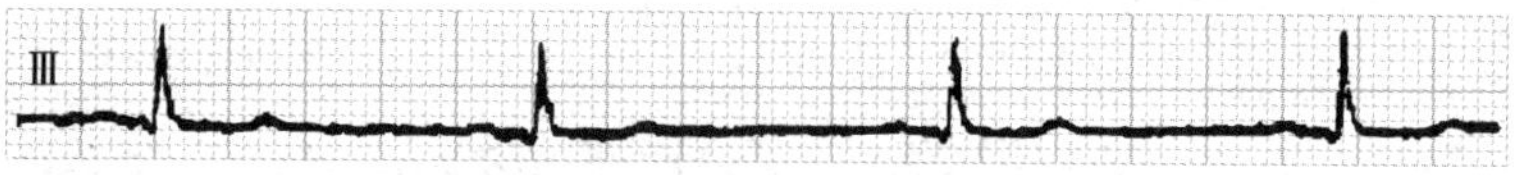

图 1-4-3　窦性心动过缓

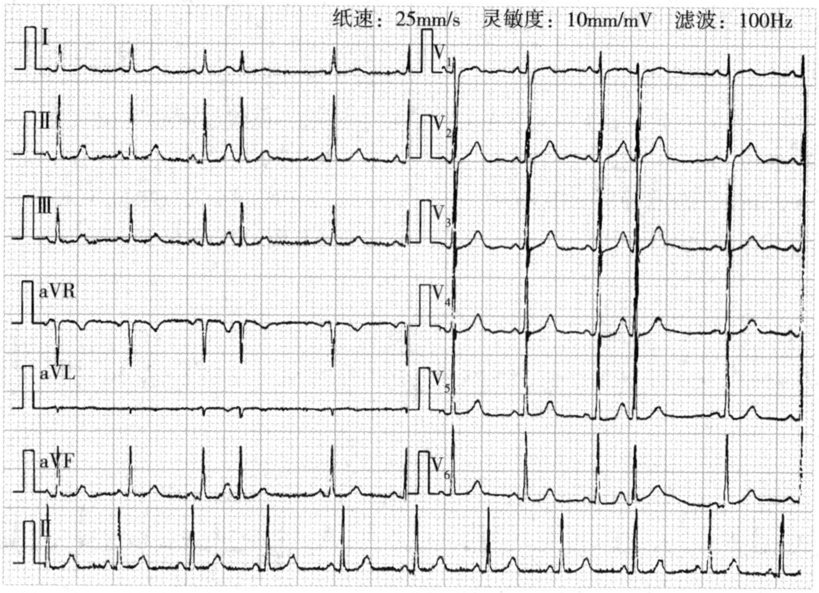

图 1-4-4　房性期前收缩

3. 大多为不完全性代偿间歇，即期前收缩前后两个窦性 P 波的间距小于正常 P-P 间期的 2 倍。

五、心房颤动

心房颤动心电图（图 1-4-5）要点如下。

1. P 波消失，代之以小而不规则、形态与振幅均不定的 f 波，频率为 350～600 次/分。

2. RR 绝对不整齐。

3. QRS 波形态一般正常，可出现室内差异性传导。

六、阵发性室上性心动过速

阵发性室上性心动过速心电图（图 1-4-6）要点如下。

1. 发作时有突发、突止的特点，心率 150～250 次/分，节律快而规则。

2. QRS 波形态一般正常。发生室内差异性传导或原有束支传导阻滞时，QRS 波形态异常。

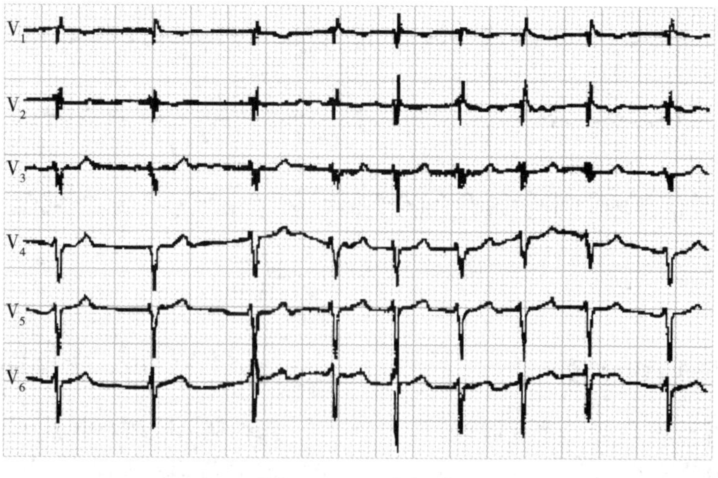

图 1-4-5　心房颤动

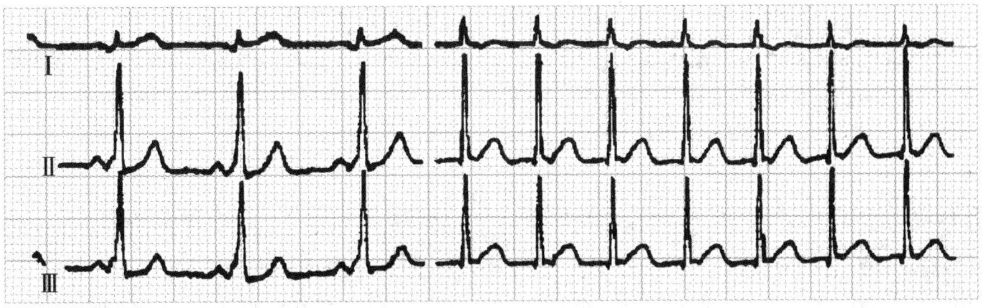

图 1-4-6　阵发性室上性心动过速

七、室性期前收缩

室性期前收缩心电图（图 1-4-7）要点如下。

1. 提早出现的 QRS 波形态宽大畸形，时限常> 0.12 秒，ST 段与 T 波的方向与 QRS 主波方向相反。

2. 提前出现的 QRS 波，其前无 P 波。

3. 常为完全性代偿间歇。

八、室性心动过速

室性心动过速心电图（图 1-4-8）要点如下。

1. 3 个或以上的室性期前收缩连续出现。

2. QRS 波形态宽大畸形，时限常> 0.12 秒。

3. 频率通常为 100 ~ 250 次/分，节律可稍不整齐。

4. P 波与 QRS 波无固定关系，形成房室分离。偶见心室夺获与心室融合波，也支持诊断。

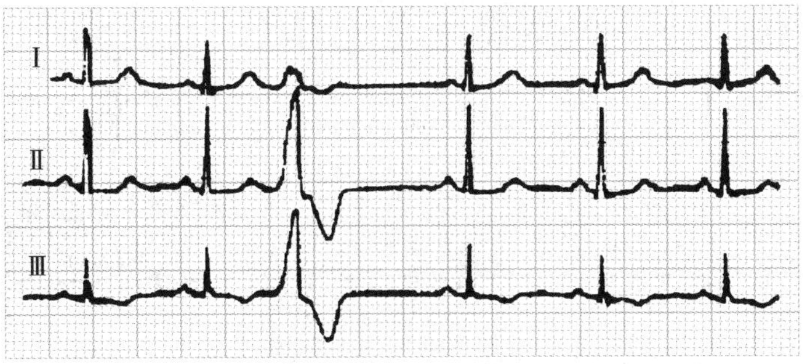

图 1-4-7　室性期前收缩

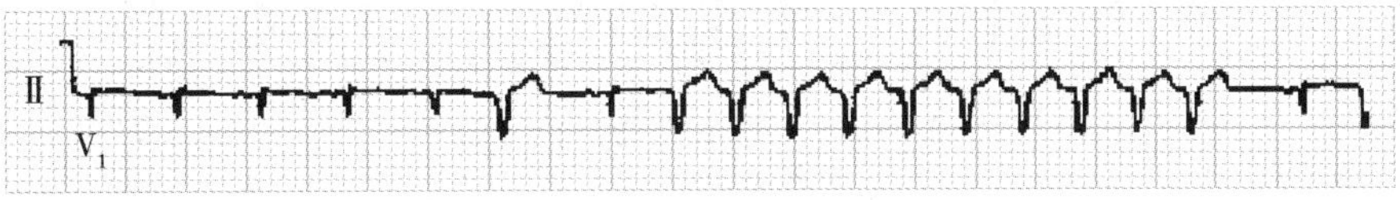

图 1-4-8　室性心动过速

九、心室颤动

心室颤动心电图（图 1-4-9）要点如下。

QRS-T 波完全消失，代之以形态不同、大小各异、极不匀齐的颤动波，频率为 200 ~ 500 次/分。

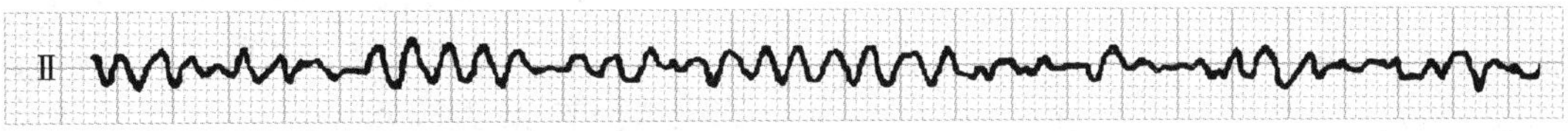

图 1-4-9　心室颤动

十、房室传导阻滞

1. 一度房室传导阻滞　一度房室传导阻滞心电图（图 1-4-10）要点如下。

（1）主要为 PR 间期延长（> 0.20 秒）。

（2）PR 间期固定不变。

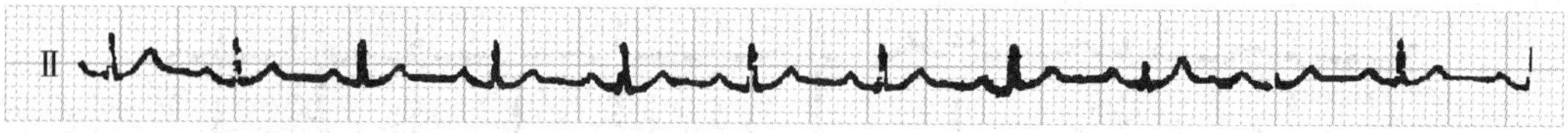

图 1-4-10　一度房室传导阻滞

2. 二度Ⅰ型房室传导阻滞　二度Ⅰ型房室传导阻滞心电图（图 1-4-11）要点如下。

（1）PR 间期进行性延长，直至 P 波下传受阻，发生 QRS 波脱漏。

（2）相邻 RR 间期逐渐缩短，直至 P 波下传受阻。

（3）包含受阻 P 波在内的 RR 间期小于正常窦性 PP 间期的 2 倍。

（4）最常见的房室传导比例为 3∶2、5∶4 等。

3. 二度Ⅱ型房室传导阻滞　二度Ⅱ型房室传导阻滞心电图（图 1-4-12）要点如下。

PR 间期恒定（正常或延长），部分 P 波后无 QRS 波。

4. 三度房室传导阻滞　三度房室传导阻滞心电图（图 1-4-13）要点如下。

P 波与 QRS 波毫无关系（PR 间期不固定），心房率快于心室率。QRS 波形态可以正常，或宽大畸形。

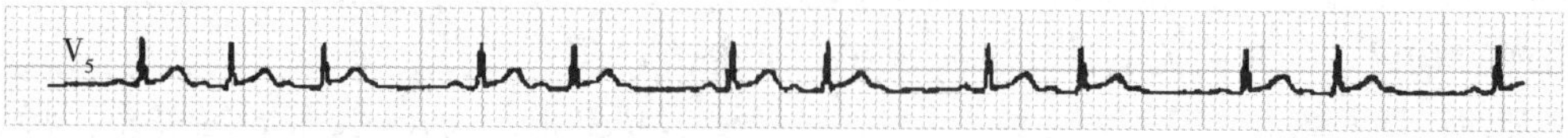

图 1-4-11　二度Ⅰ型房室传导阻滞

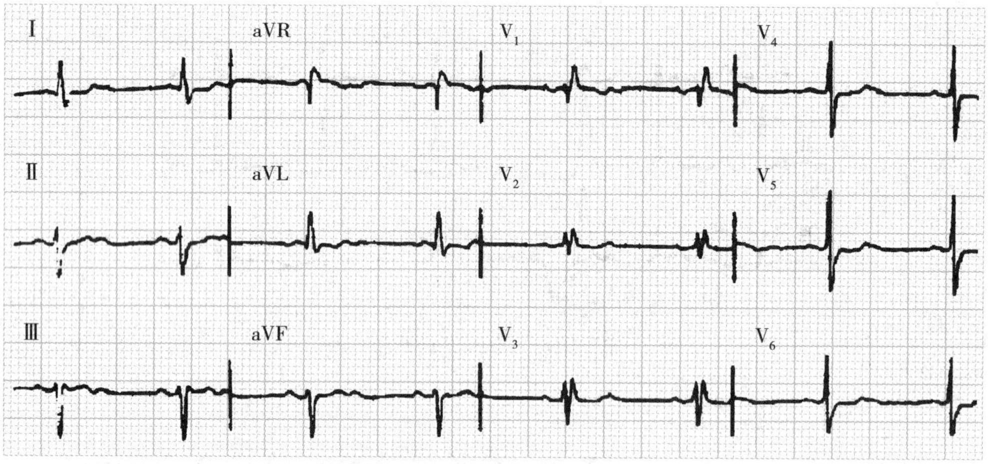

图 1-4-12　二度Ⅱ型房室传导阻滞

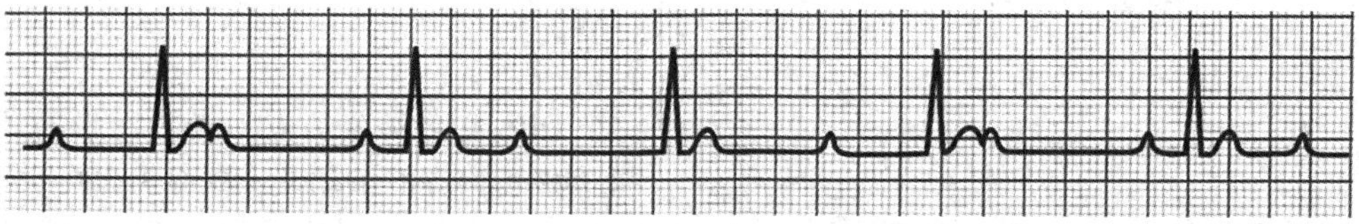

图 1-4-13　三度房室传导阻滞

十一、左、右束支传导阻滞（执业助理医师不考）

1. 左束支传导阻滞　分为完全性左束支传导阻滞和不完全性左束支传导阻滞。完全性左束支传导阻滞心电图（图 1-4-14）要点如下。

（1）QRS 波时限≥0. 12 秒。V_5、V_6 导联 R 波宽大，顶部有切迹或粗钝，其前方无 q 波。V_1、V_2 导联呈宽阔的 QS 型或 rS 型。

（2）T 波与 QRS 主波方向相反。

（3）不完全性左束支传导阻滞图形与上述相似，但 QRS 波时限< 0. 12 秒。

2. 右束支传导阻滞　分为完全性右束支传导阻滞和不完全性右束支传导阻滞。完全性右束支传导阻滞心电图（图 1-4-15）要点如下。

（1）QRS 波时限≥0. 12 秒。V_1 ~ V_2 导联呈 rsR（“M”）型，V_5、V_6 导联呈 qRS 或 RS 型，S 波增宽。

（2）T 波与 QRS 主波方向相反。

（3）不完全性右束支传导阻滞的图形与上述相似，但 QRS 时限< 0. 12 秒。

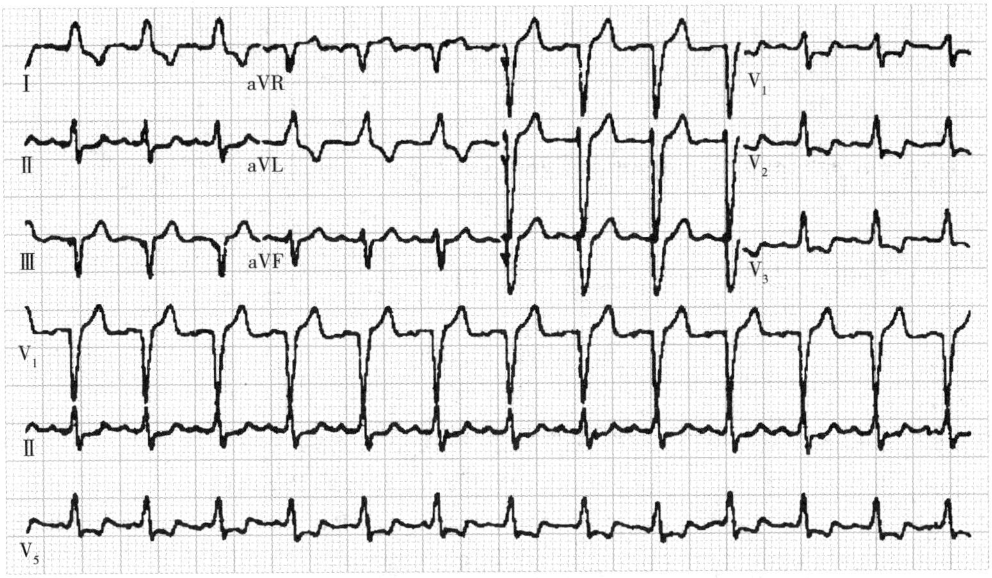

图 1-4-14　完全性左束支传导阻滞

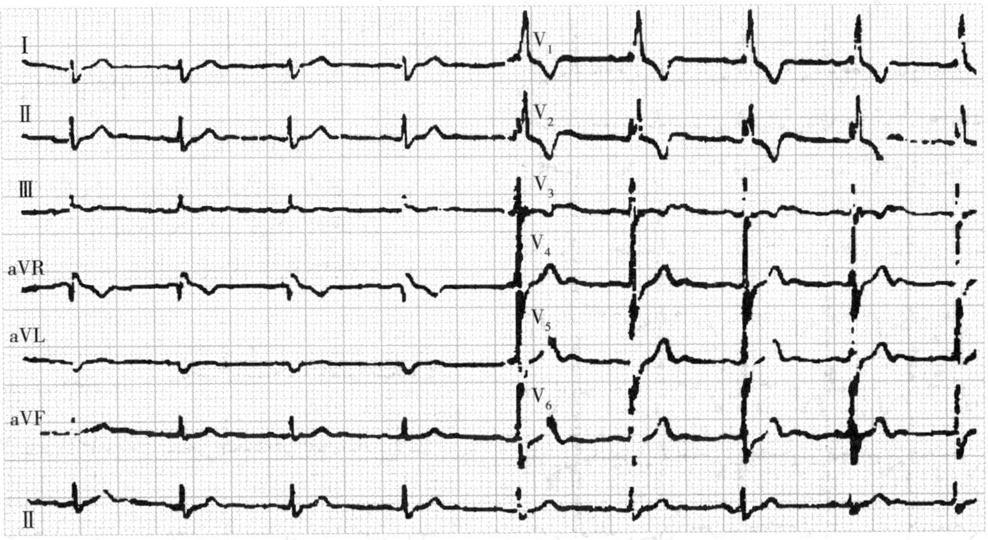

图 1-4-15　完全性右束支传导阻滞

十二、左、右心室肥厚（执业助理医师不考）

1. 左心室肥厚　左心室肥厚心电图（图 1-4-16）要点如下。

（1）QRS 波电压增高，常用的电压标准：①胸前导联，R_{V5} 或 R_{V6} > 2. 5mV；R_{V5} +S_{V1} > 4. 0mV（男性）或> 3. 5mV（女性）。②肢体导联，R_{I} > 1. 5mV；R_{aVL}> 1. 2mV；R_{aVF}> 2. 0mV；R_{I} +S_{III} > 2. 5mV。

（2）可出现额面 QRS 波心电轴左偏。

（3）QRS 波时限延长到 0. 10 ~0. 11 秒。

（4）在 R 波为主的导联（如 V_5、V_6 导联）上，其 ST 段可呈下斜型压低达 0. 05mV 以上，T 波低平、双向或倒置。在以 S 波为主的导联（如 V_1 导联）上，可见直立的 T 波。

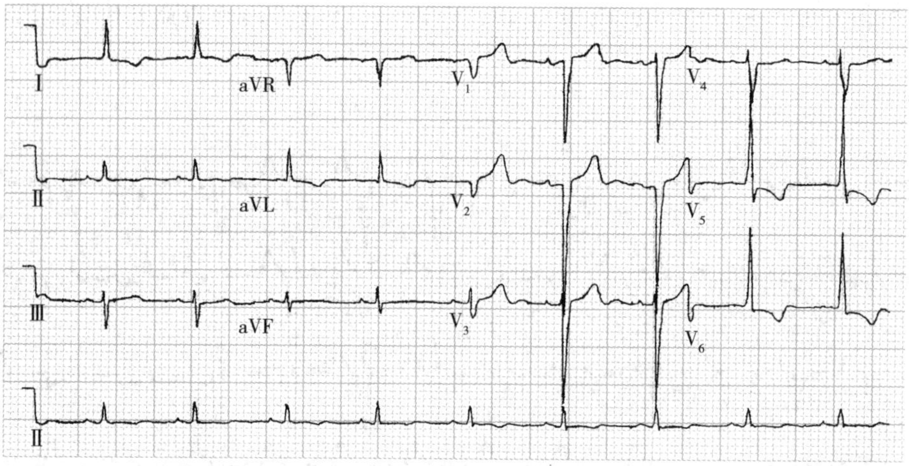

图 1-4-16　左心室肥厚

2. 右心室肥厚　右心室肥厚心电图（图 1-4-17）要点如下。

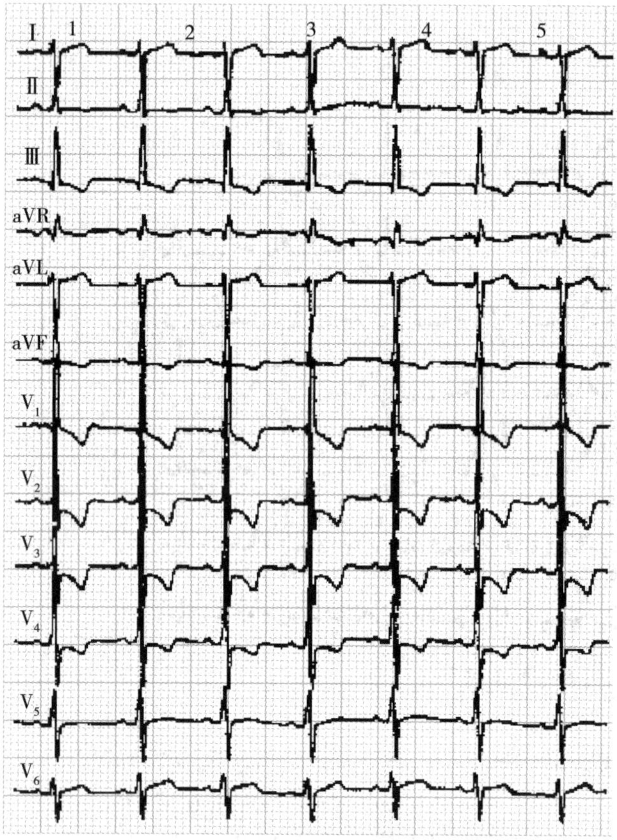

图 1-4-17　右心室肥厚

（1）V_1 导联 R/S≥1，呈 R 型或 Rs 型，重度右心室肥厚可使 V_1 导联呈 qR 型（除外心肌梗死），V_5 导联 R/S≤1 或 S 波比正常加深；aVR 导联以 R 波为主，R/q 或 R/S≥1。

（2）$R_{V1}+S_{V5}>1.05mV$（重症 >1.2mV）；$R_{aVR}>0.5mV$。

（3）心电轴右偏≥+90°（重症可>+110°）。

（4）常同时伴有右胸导联（V_1、V_2）ST 段压低及 T 波倒置，属继发性 ST-T 改变。

十三、急性心肌梗死

急性心肌梗死心电图（图 1-4-18）要点如下。

1. ST 段呈弓背向上抬高，代表心肌急性损伤。
2. 病理性 Q 波，代表心肌有坏死。
3. T 波倒置，代表心肌有缺血性改变。

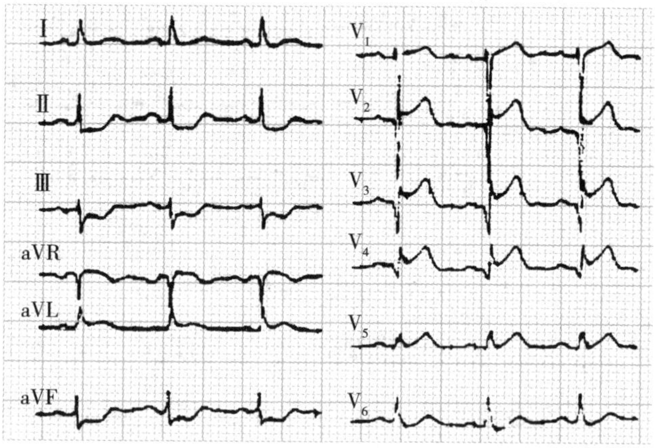

图 1-4-18　急性心肌梗死

十四、典型图例

室性心动过速（图 1-4-19）、心房颤动（图 1-4-20）、大致正常心电图（图 1-4-21）、房性期前收缩（图 1-4-22）、三度房室传导阻滞（图 1-4-23）、室性期前收缩（图 1-4-24）、右心室肥厚（图 1-4-25）和急性心肌梗死（图 1-4-26）的典型心电图表现如下。

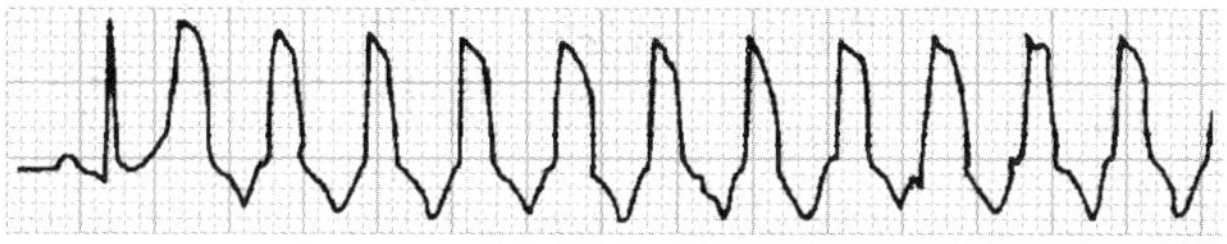

图 1-4-19 室性心动过速

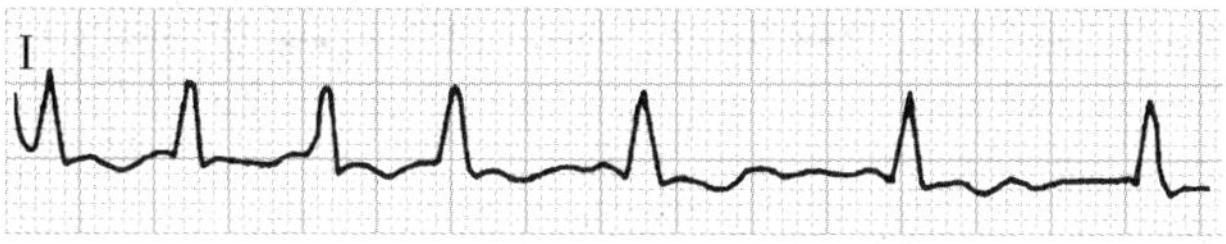

图 1-4-20 心房颤动

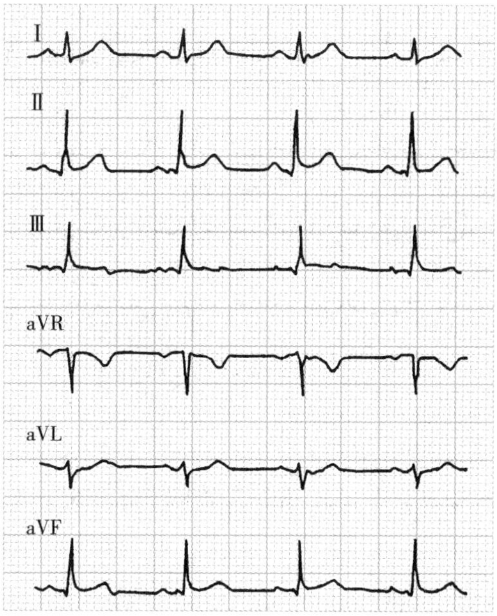

图 1-4-21 大致正常心电图

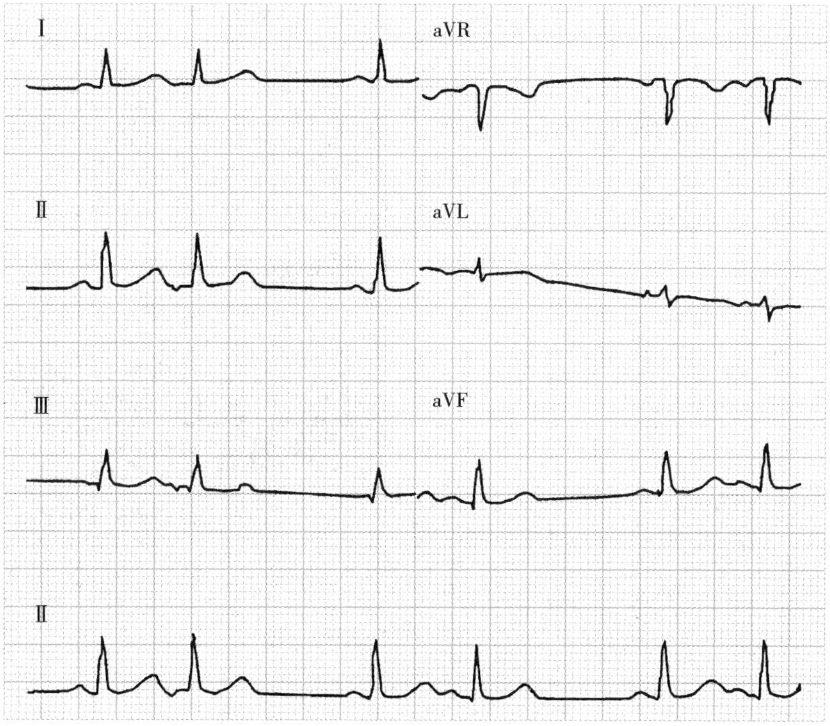

图 1-4-22 房性期前收缩

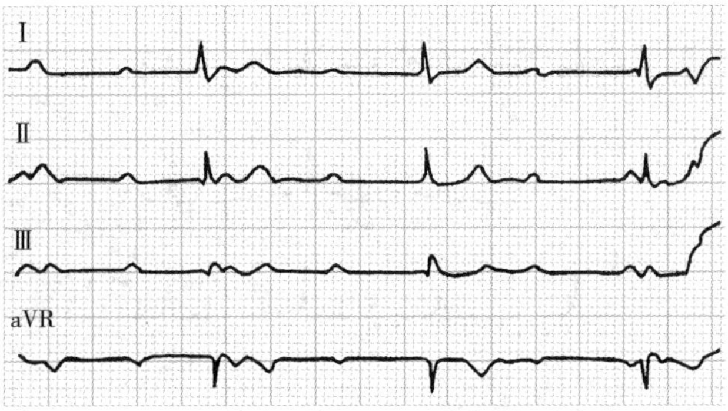

图 1-4-23　三度房室传导阻滞

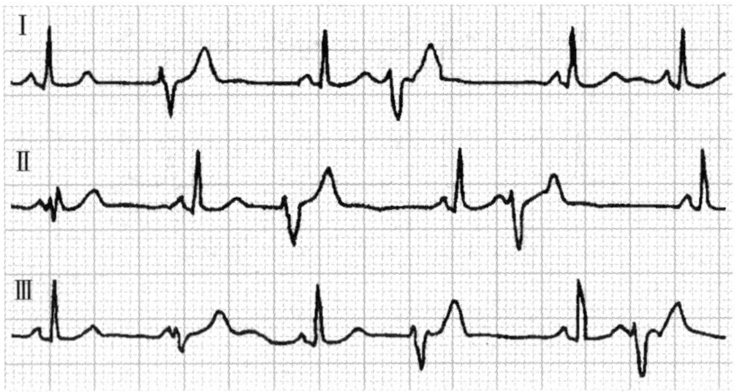

图 1-4-24　室性期前收缩

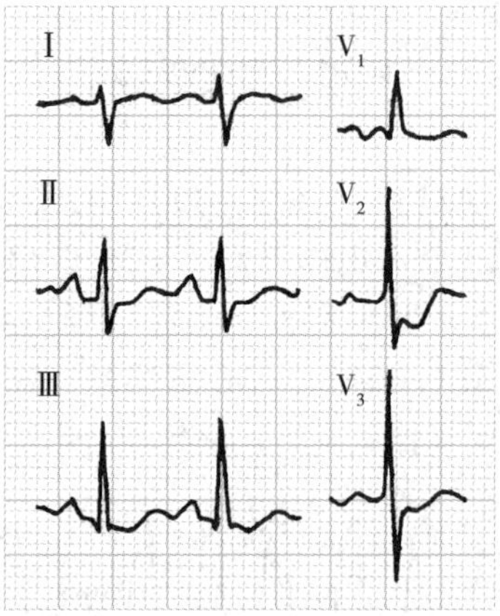

图 1-4-25　右心室肥厚

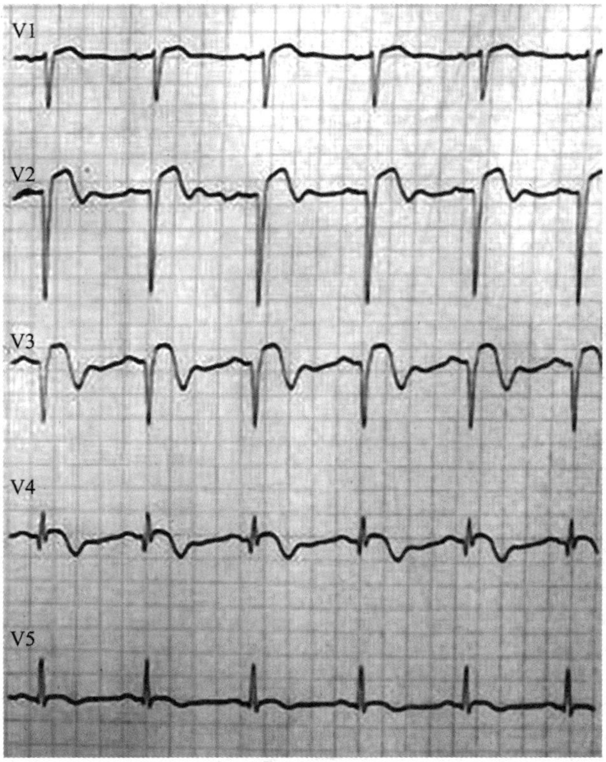

图 1-4-26　急性心肌梗死

第五章　影像诊断

一、X线平片影像诊断

（一）正常胸片

1. 看片顺序　双侧胸廓对比，先右后左、先上后下，由外向内，逐层分析。

2. 观察内容　软组织胸壁、肋骨、椎体有无病变；肺野、肺门、心脏等。正常胸部X线片的影像见图1-5-1。

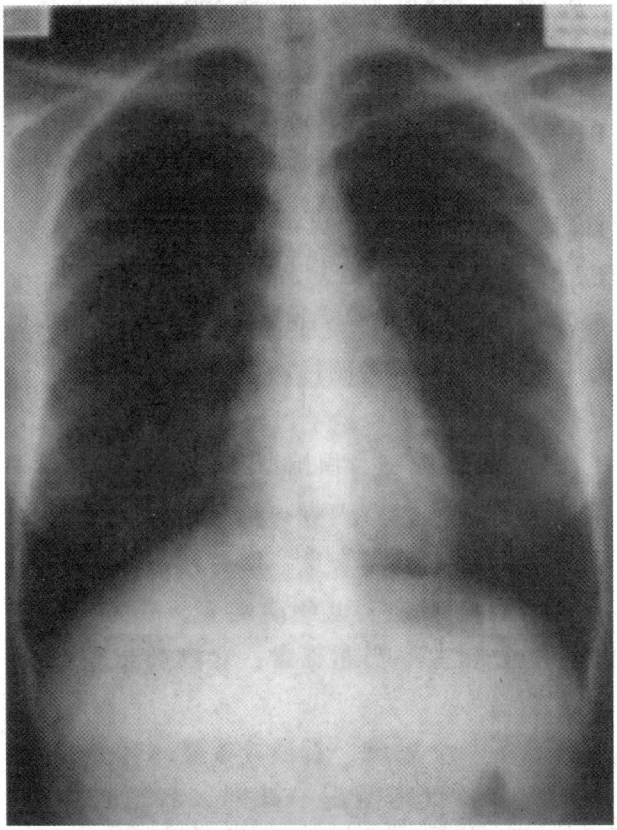

图1-5-1　正常胸部正位X线片

3. 常用术语

（1）肺野

1）分区：横行2条线（上水平线为第2前肋下缘，下水平线为第4前肋下缘）将肺野分成上、中、下三区。

2）分带：纵行将肺野均分为三等份，分为外带、中带、内带。

（2）分叶：右肺分为上叶、中叶、下叶（由水平裂和斜裂分隔）；左肺分为上叶和下叶（只有斜裂）；肺叶由叶间胸膜分隔而成。

（3）肺门：肺门阴影位于两肺中野、内带，左侧略高，由肺动脉、肺静脉、支气管和淋巴组织等组成，主要成分为肺动脉和肺静脉。

（4）肺纹理：自肺门向外周放射状分布的树枝状影，逐渐变细，是肺动脉、肺静脉和支气管的投影。

（5）纵隔：位于胸骨之后、胸椎之前、两肺之间，上为胸廓上口，下为横膈。主要由心脏、大血管、气管、大支气管、食管、胸腺等构成。胸部X线片上仅能显示气管、主支气管及与肺邻接的纵隔轮廓。

（6）横膈：介于胸、腹腔之间，呈圆顶状，右膈顶一般在第5～6前肋间水平，通常右膈较左膈略高。横膈与胸壁和心脏分别构成肋膈角和心膈角。

（二）肺炎

1. 大叶性肺炎可分为以下3期，典型的大叶性肺炎的X线表现见图1-5-2。

（1）充血期：可无阳性发现或仅表现为肺纹理增多、增重。

（2）实变期：肺内大片实变，实变范围多与肺叶或肺段一致，呈密度均匀的高密度影，内可见透亮支气管影，即“含气支气管征”。

（3）消散期：肺内高密度逐渐减低，且密度不均匀，表现为散在不规则的斑片状影。

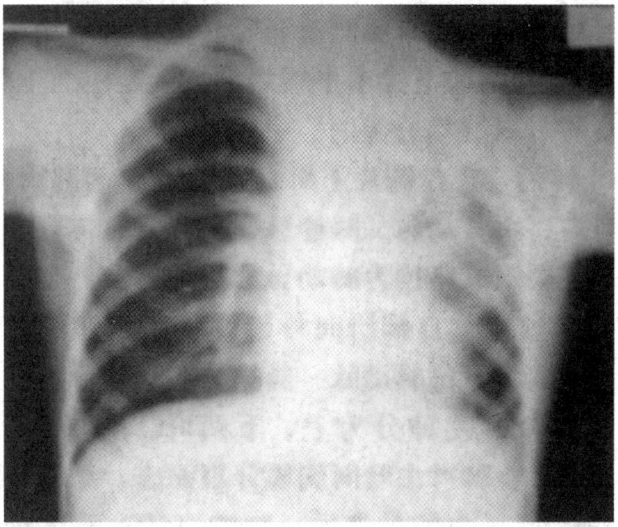

图1-5-2　左肺上叶大叶性肺炎

2. 小叶性肺炎　病变好发于两肺中、下野的内、中带；表现为多发散在斑片状影，密度不均，边缘模糊，可融合成较大的片状影。

3. 间质性肺炎　两肺中、下野的内、中带为好发部位，常表现为肺纹理增粗、模糊，交织成网状或小斑片状影；可伴有弥漫性肺气肿。

（三）浸润性肺结核

浸润性肺结核（图1-5-3）病变常位于肺上叶尖段、后段及下叶背段。成年人多见。

1. 局限性斑片状模糊影　见于肺上叶尖段、后段及下叶背段。

2. 干酪性肺炎　肺段或肺叶实变，呈大片状高密度影，边缘模糊，密度不均。

3. 结核性空洞　急性空洞表现为虫蚀样，慢性空洞壁薄，较光滑，无气液平面，周围常有卫星灶。可见引流支气管与空洞相连。

4. 增殖性病变　呈斑点状高密度影，边界清楚，无融合趋势。

5. 结核球　为边缘清楚的类圆形阴影，密度较高，内常有钙化，周围可见卫星灶。

6. 支气管播散病变　表现为沿支气管分布的斑点状、斑片状模糊影，病变可相互融合。

7. 结核病灶愈合　常表现为钙化灶和/或纤维条索影。

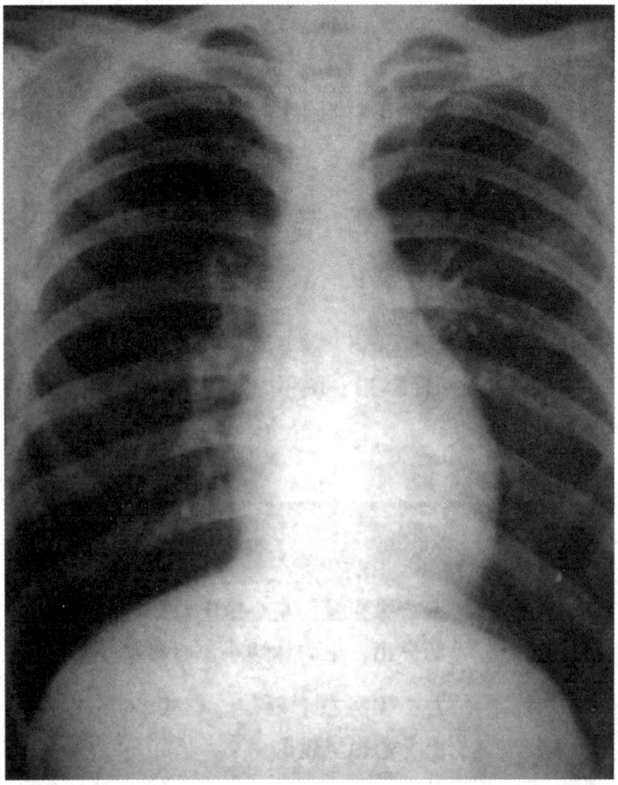

图1-5-3　浸润性肺结核

（四）肺癌

1. 中央型肺癌　中央型肺癌的X线表现见图1-5-4。

（1）早期：X线胸片常无异常表现。

（2）中、晚期：主要表现为肺门肿块，呈分叶状或边缘不规则形，常可伴有阻塞性肺炎或肺不张。

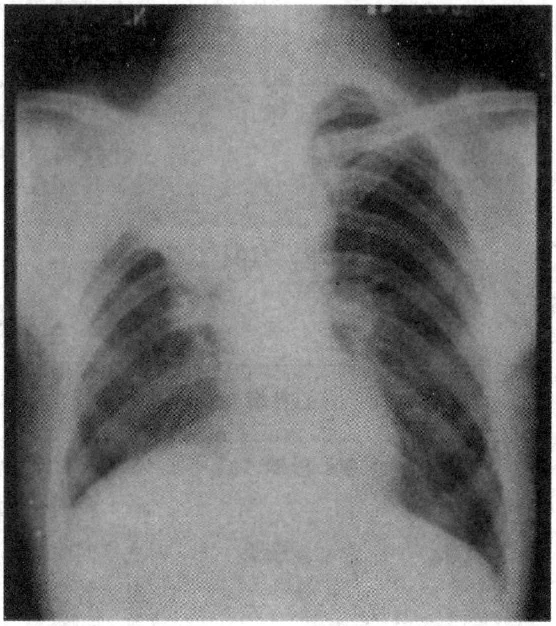

图1-5-4　中央型肺癌

2. 周围型肺癌　周围型肺癌的X线表现见图1-5-5。

（1）早期：表现为肺内结节影，形态可不规则，有分叶，边缘模糊。

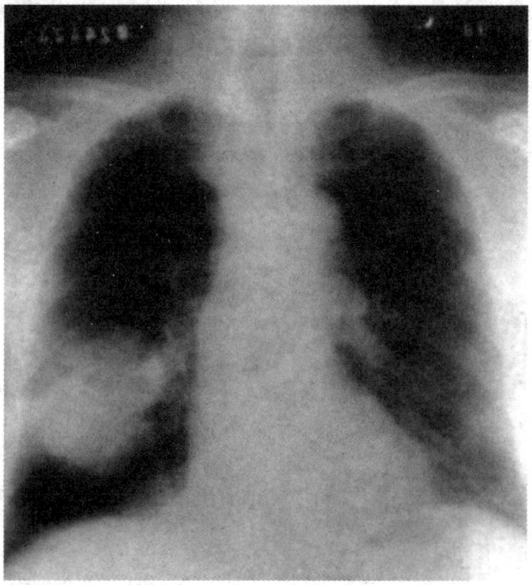

A

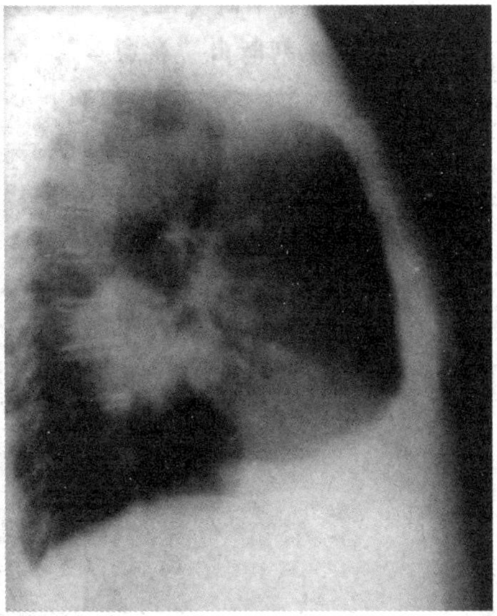

B

图 1-5-5　周围型肺癌

A. 正位胸片；B. 侧位胸片

（2）中、晚期：表现为肺内类圆形或不规则肿块，有分叶、细短毛刺及胸膜凹陷征；可形成厚壁偏心空洞，空洞内缘凹凸不平。

3. 弥漫型肺癌　两肺弥漫分布的小结节或斑片状影或大片肺炎样改变，可融合。融合病灶呈肿块状，甚至发展为整个肺叶的实变。

（五）心脏增大

1. 二尖瓣型心（梨形心）　以肺动脉高压、右心室增大为主。主动脉结缩小或正常，肺动脉段凸出，心尖圆隆抬高，心脏外形如梨状，常见于二尖瓣病变、房间隔缺损等（图 1-5-6）。

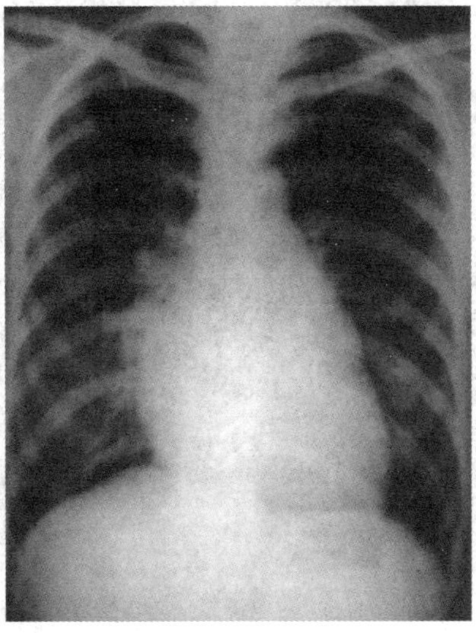

图 1-5-6　二尖瓣型心

2. 主动脉型心（靴形心）　以主动脉高压、左心室增大为主。主动脉结增宽，肺动脉段凹陷，左心缘下段向左下延长，心尖下移，常见于主动脉瓣病变、高血压心脏病等（图 1-5-7）。

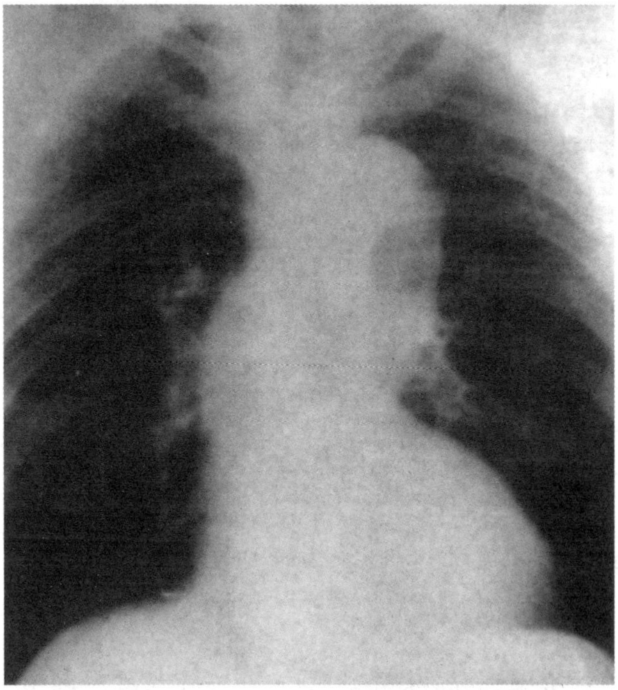

图 1-5-7　主动脉型心

3. 普大型心　心脏较均匀地向两侧增大，常见于全心衰竭、大量心包积液等（图 1-5-8）。

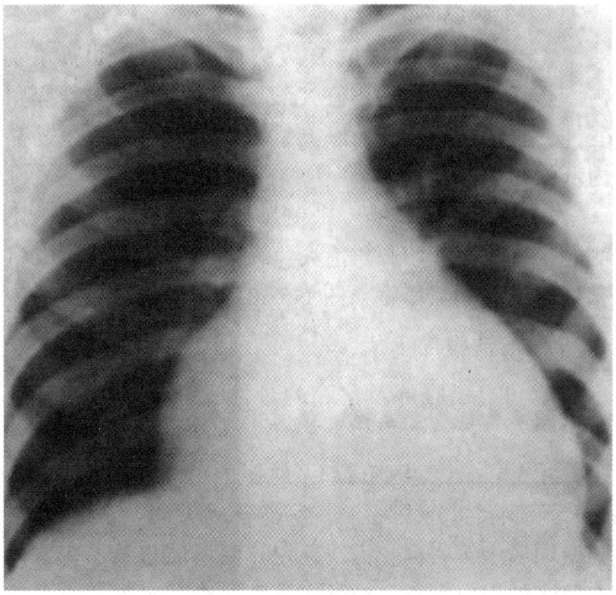

图 1-5-8　普大型心

（六）气胸

气胸典型的X线表现见图1-5-9。

1. 肺体积缩小，受压的肺组织密度高于正常肺组织，并向肺门方向回缩，壁胸膜与脏胸膜之间形成无肺纹理区。

2. 大量气胸时还可见横膈下降，纵隔向健侧移位。

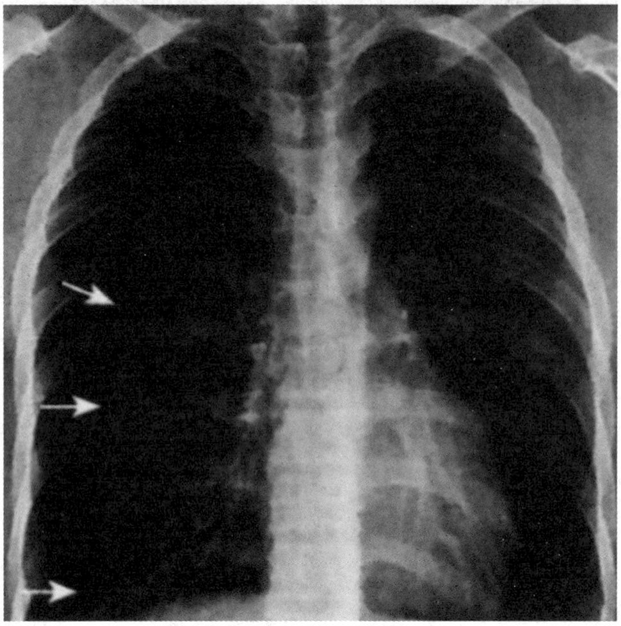

图1-5-9 右侧气胸

箭头所示为被压缩的肺边缘

（七）胸腔积液

1. 少量积液 侧位X线胸片上显示后肋膈角变钝。随积液量增加在正位X线胸片上可见患侧肋膈角变钝，膈顶模糊，膈面以上呈均匀的致密影，呈外高内低的弧形凹面。

2. 中、大量积液 患侧肺野呈均匀致密影，患侧心缘、膈面和肋膈角消失，纵隔向健侧移位。大量积液可见肋间隙增宽（图1-5-10）。

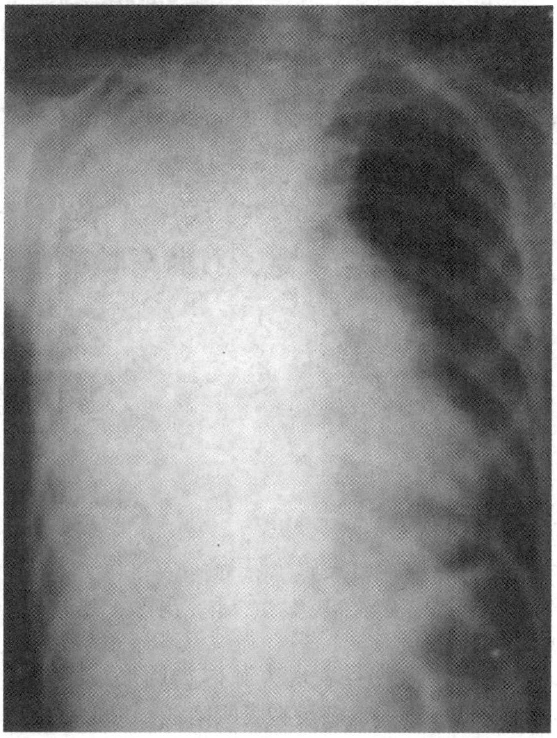

图1-5-10 大量胸腔积液

（八）正常腹部平片

1. 可显示腹部及盆腔的骨性支持结构及腹壁软组织。

2. 胃、十二指肠球部及结肠内可含气体，腹部X线片可显示部分内脏。小肠（婴幼儿可有积气）与肠壁同属中等密度，因缺乏对比而不能显示。若胃内有较多的固态食物，结肠或直肠内有较多粪便时可显示软组织密度斑片或团块影。

3. 脏器如肝、脾和肾等呈中等密度，在腹部X线片上可显示其大小、形态和位置。正位像两肾沿腰大肌上部两侧排列。腹膜外间隙器官及器官周围的脂肪组织，在X线片上为灰黑影。腰大肌等肌肉组织可显示其边缘。

正常腹部X线片见图1-5-11。

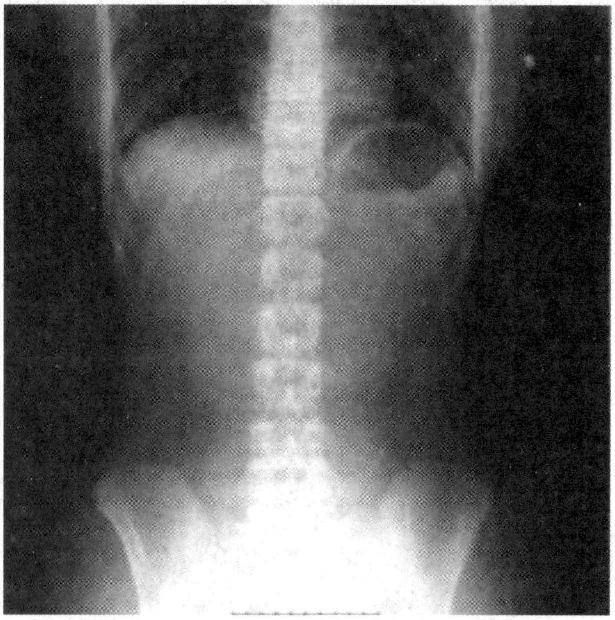

图1-5-11 正常腹部X线片（立位）

（九）消化道穿孔

胃肠道穿孔表现有气腹、腹水、腹脂线异常和麻痹性肠积气。腹腔内游离气体在立位X线片表现为一侧或双侧膈下透亮的线条状或新月形气体影（图1-5-12）。

图1-5-12　消化道穿孔

（十）肠梗阻

1. 单纯性小肠梗阻　立位X线片见梗阻近段小肠扩张，积液积气呈弓状，多个气液平面呈阶梯状分布（图1-5-13）。

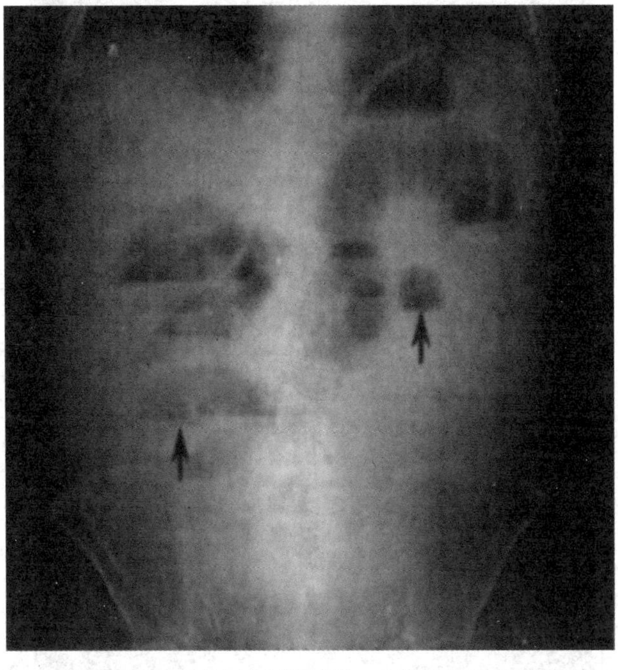

图1-5-13　单纯性小肠梗阻（多发状阶梯气液平面）
箭头所示为气液平面

2. 绞窄性小肠梗阻　除单纯性小肠梗阻的X线表现外，还可出现“假肿瘤”征、“咖啡豆”征。

3. 单纯性结肠梗阻　在仰卧位腹部X线片上表现为梗阻近段结肠胀气扩大并积液，立位X线片上可见结肠内有宽大气液平面（图1-5-14）。

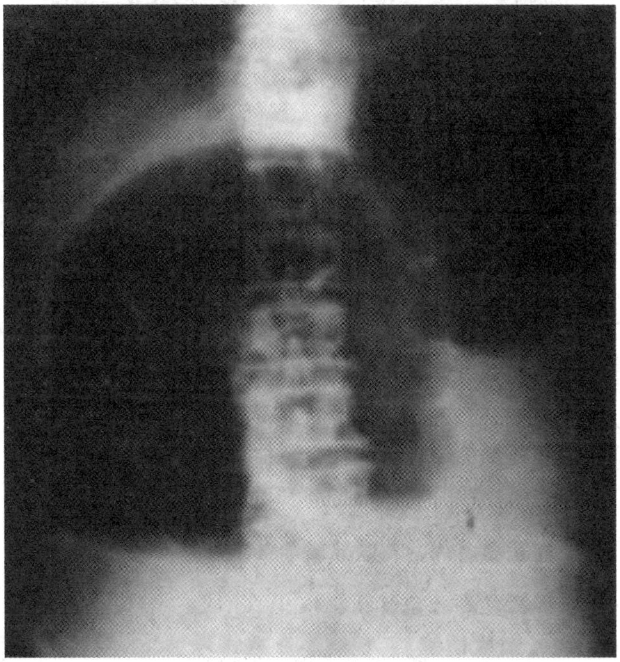

图1-5-14　结肠梗阻

4. 麻痹性肠梗阻　小肠、结肠呈均等性扩张和积气，立位腹部X线片可见到气液平面，除小肠、结肠扩张外，有时胃也扩张。

（十一）泌尿系统阳性结石

1. 肾结石　肾轮廓内类圆形或不规则形高密度影，结石充满全部肾盂、肾盏时称为铸型或鹿角状结石（图1-5-15）。

2. 输尿管结石　脊柱两侧输尿管走行区类椭圆形或米粒状的致密影，长轴与输尿管走行相平行（图1-5-16）。

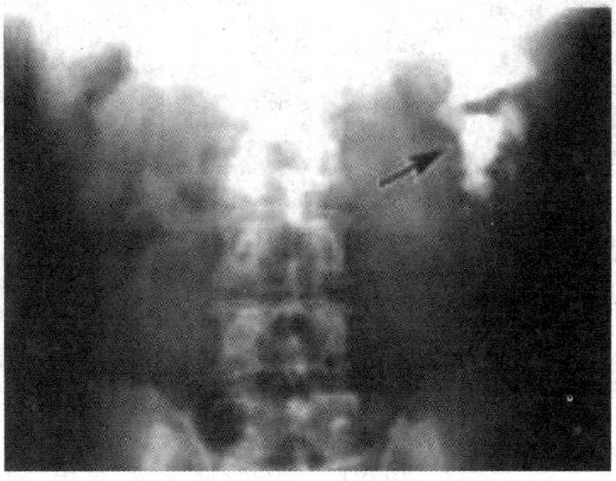

图1-5-15　肾结石
箭头所示为高密度影

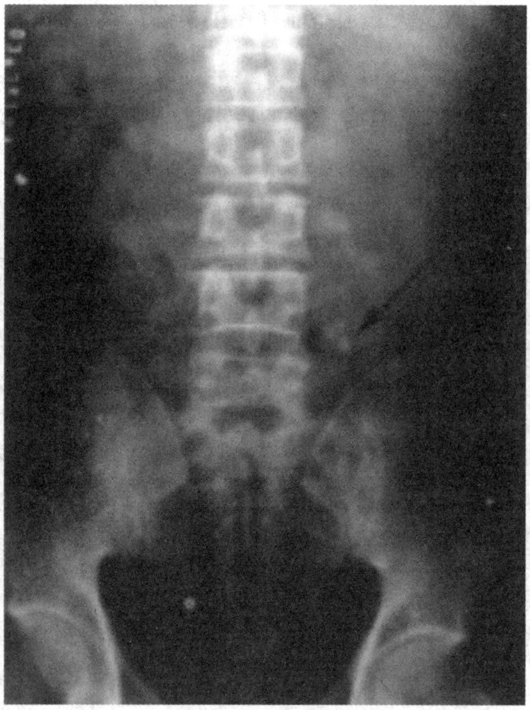

图 1-5-16　输尿管结石

箭头所示为高密度影

3. 膀胱结石　耻骨联合上方的高密度影，呈圆形、椭圆形或不规则形，大小不等，边缘光滑或毛糙，密度均匀、不均或分层。

（十二）长骨骨折

骨折断端间可见锐利而不规则的骨折线。细微或不完全的骨折，骨折线可不明显。严重骨折可致骨变形，还可见碎骨片脱落。嵌入骨折或压缩骨折可不显示骨折线。肱骨骨折的X线表现见图1-5-17。

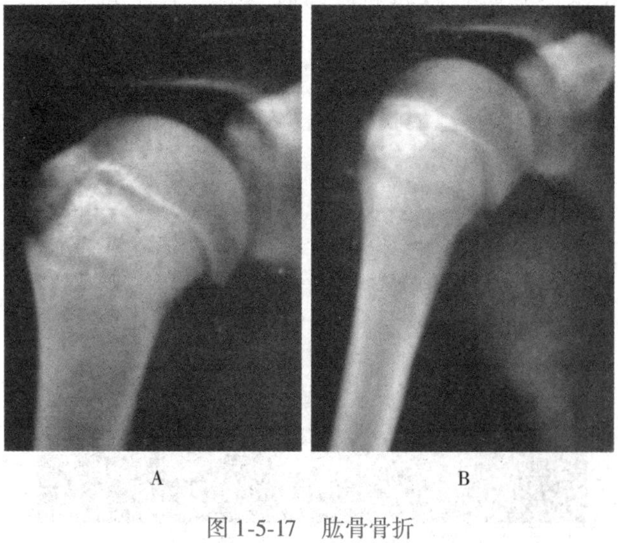

A　　B

图 1-5-17　肱骨骨折

A. 注意骨折远端的移位方向和程度；B. 注意骨折端的成角

（十三）肋骨骨折（执业助理医师不考）

肋骨骨质断裂，断端可有错位，多为横形骨折。粉碎性骨折或骨折断端移位明显者，可伴气胸、血胸、皮下气肿等。典型的肋骨骨折的X线表现见图1-5-18。

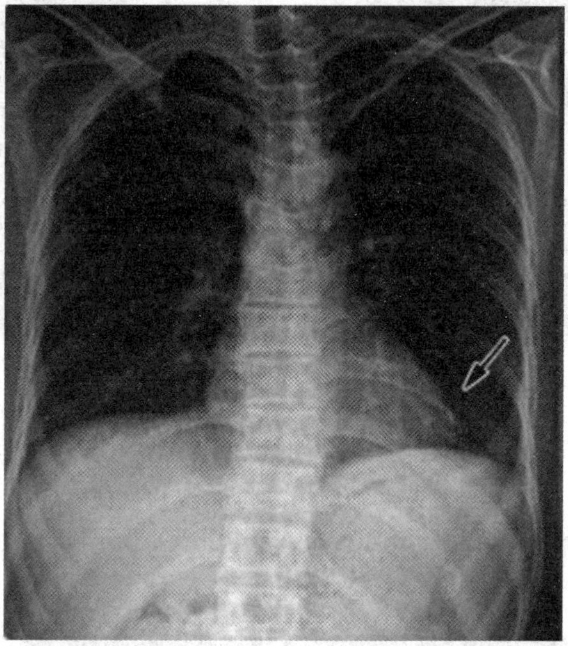

A

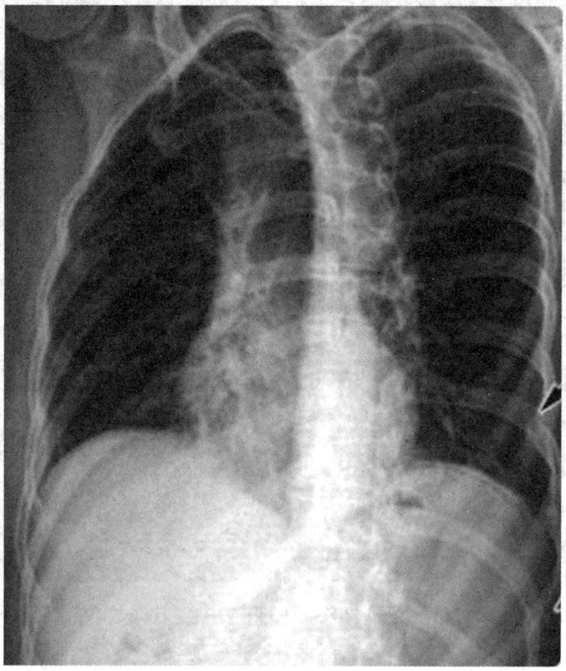

B

图 1-5-18　右胸第5、第6后肋骨骨折

A. 胸部正位片示左侧肋骨骨折（箭头示）；B. 注意肋骨骨折的断端错位（箭头示）

（十四）经典图例

靴形心（图 1-5-19）、消化道穿孔（图 1-5-20）、肠梗阻（图 1-5-21）、膀胱结石（图 1-5-22）、右肺上叶肺炎（图 1-5-23）、左肺上叶浸润性肺结核（图 1-5-24，图 1-5-25）、右肺上叶肺癌（图 1-5-26）、右腕 Colles 骨折（图 1-5-27）、右肱骨外科颈骨折（图 1-5-28）、右尺骨骨折（图 1-5-29）的 X 线表现如下。

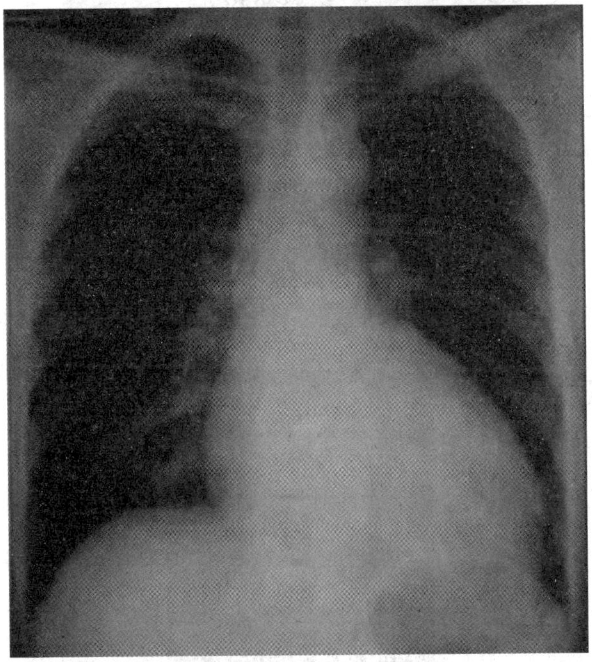

图 1-5-19　靴形心

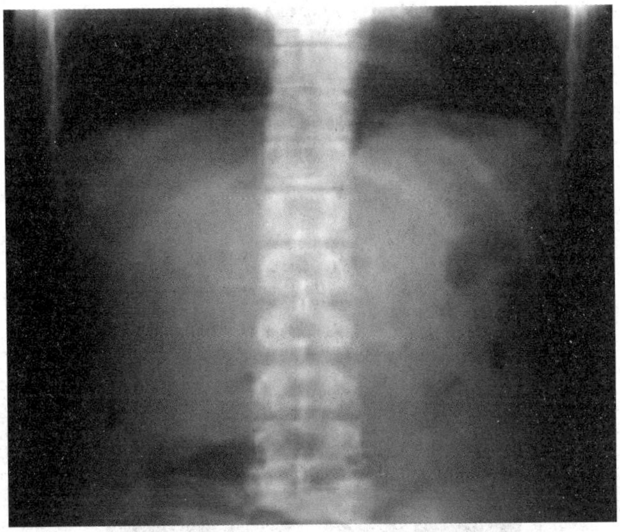

图 1-5-20　消化道穿孔

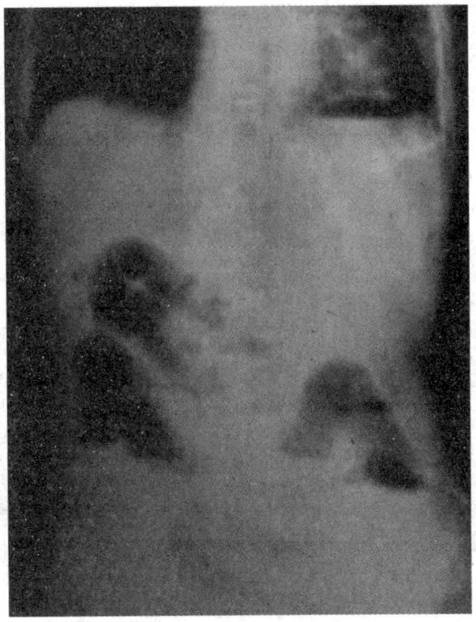

图 1-5-21　肠梗阻

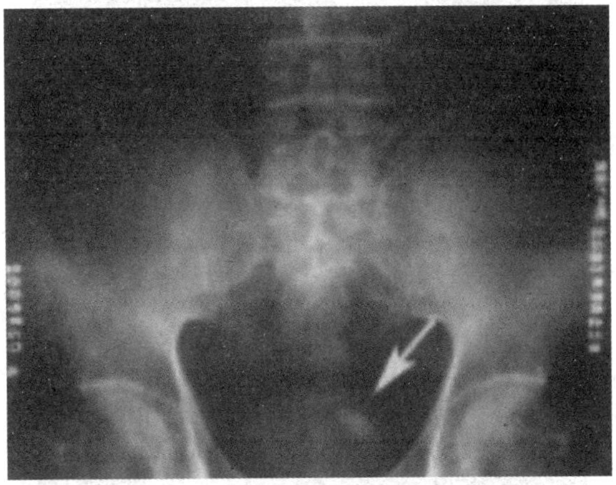

图 1-5-22　膀胱结石

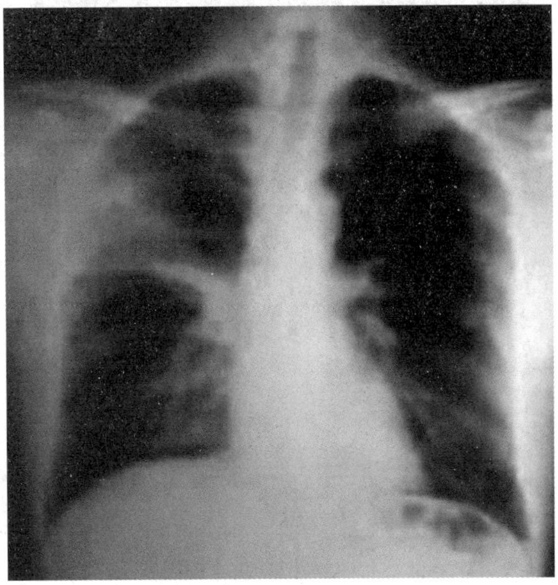

图 1-5-23　右肺上叶肺炎

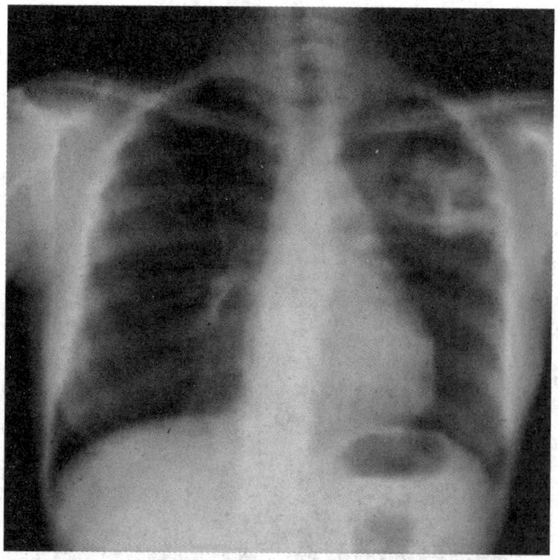

图 1-5-24　左肺上叶浸润性肺结核

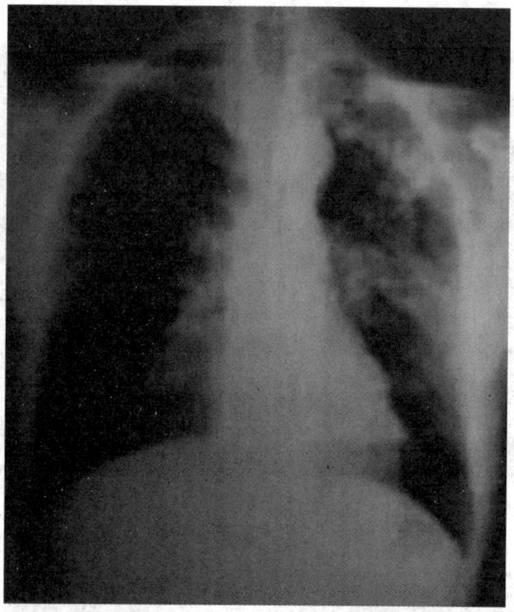

图 1-5-25　左肺上叶浸润性肺结核

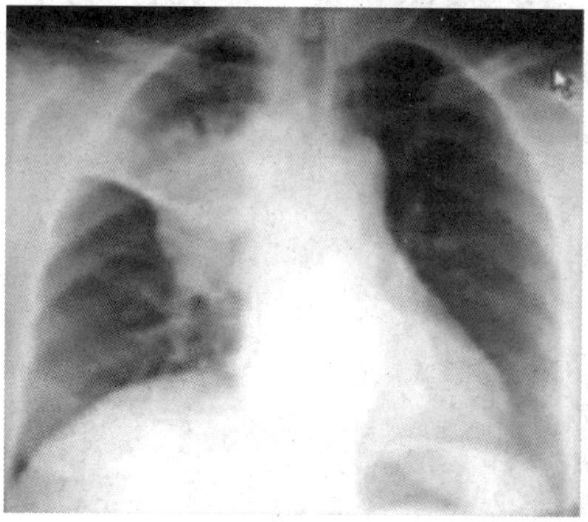

图 1-5-26　右肺上叶肺癌

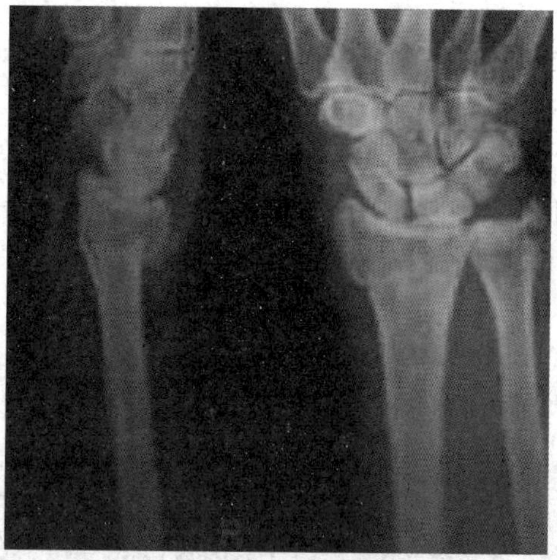

图 1-5-27　右腕 Colles 骨折

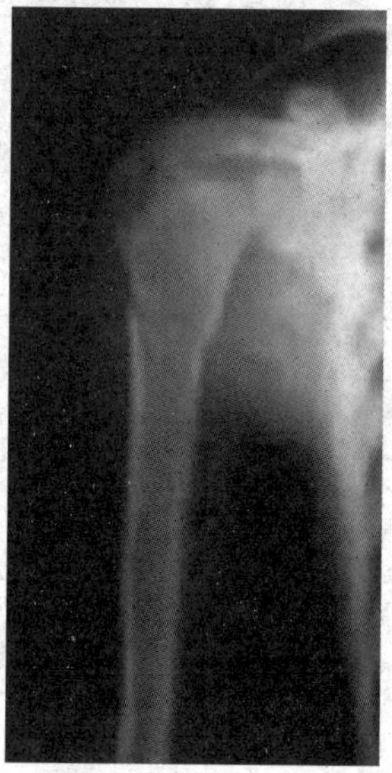

图 1-5-28　右肱骨外科颈骨折

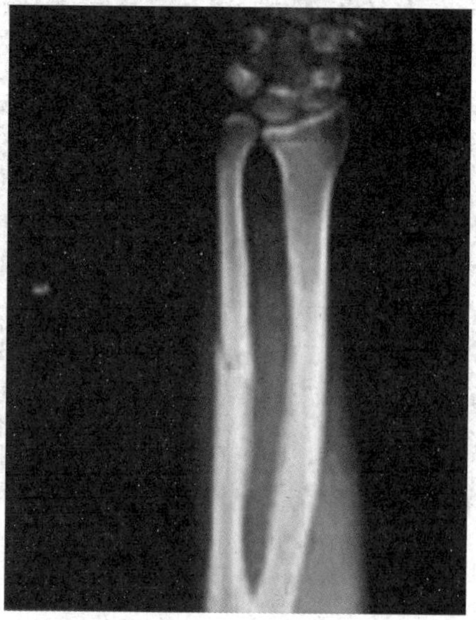

图 1-5-29　右尺骨骨折

二、X 线胃肠道造影影像诊断（执业助理医师不考）

（一）食管静脉曲张

1. 早期　食管下段黏膜皱襞稍增粗或略有迂曲，管壁边缘稍不整齐。

2. 中期　中、下段食管黏膜皱襞粗大、蜿蜒扭曲，呈“串珠状”或“蚯蚓状”，管壁边缘呈锯齿状，管腔可稍扩张（图 1-5-30）。

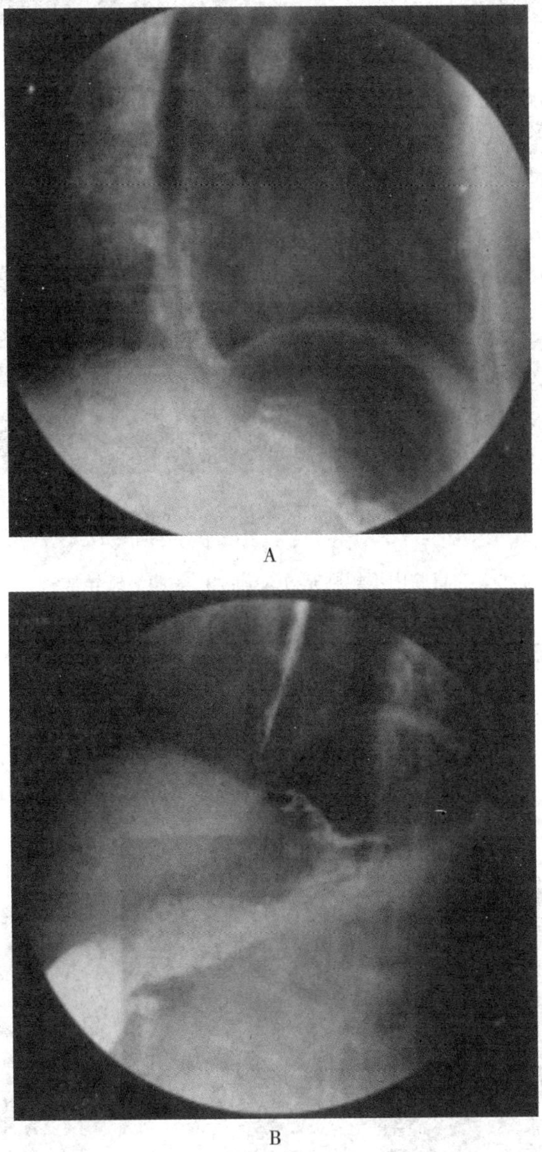

图 1-5-30　食管静脉曲张

A. 食管黏膜皱襞呈蚯蚓状；B. 食管黏膜的管壁边缘呈锯齿状

3. 晚期　病变范围扩大，充盈缺损更加明显，呈“虫蚀状”，食管扩张，蠕动减弱，钡剂排空延迟。

（二）食管癌

腔内充盈缺损，管腔狭窄，病变区黏膜皱襞中断、破坏，管壁僵硬，腔内不规则龛影（图 1-5-31）。

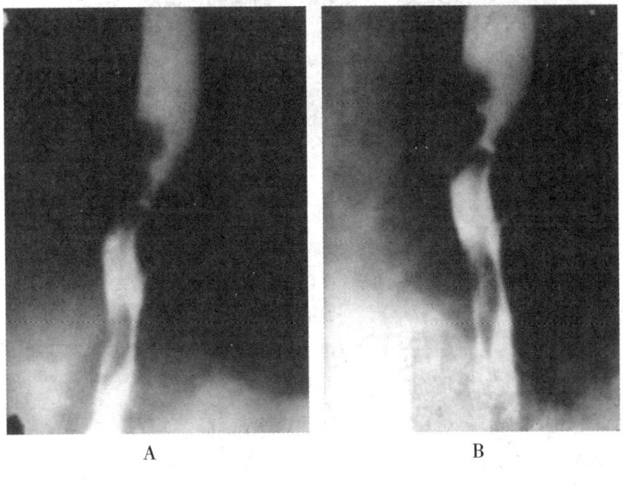

图 1-5-31　食管癌

A. 食管中段不规则充盈缺损，黏膜破坏；B. 管腔狭窄，管壁僵硬

（三）消化性溃疡

1. 胃溃疡　龛影是直接征象，多见于胃小弯侧角切迹附近，切线位观察可见龛影位于胃轮廓外，呈乳头状或锥状，边界清楚，底部较平整。龛影口部常有黏膜线、项圈征或狭颈征。黏膜皱襞均匀性纠集呈车轮状向龛影口部集中，功能性改变有指样切迹、钡剂不易附着于胃壁，胃蠕动增强或减弱（图 1-5-32）。

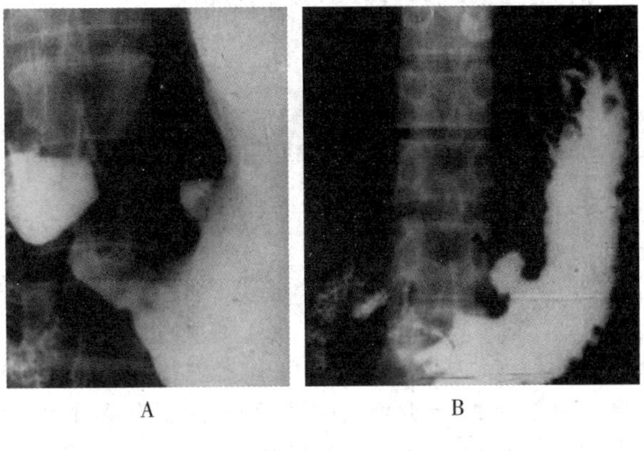

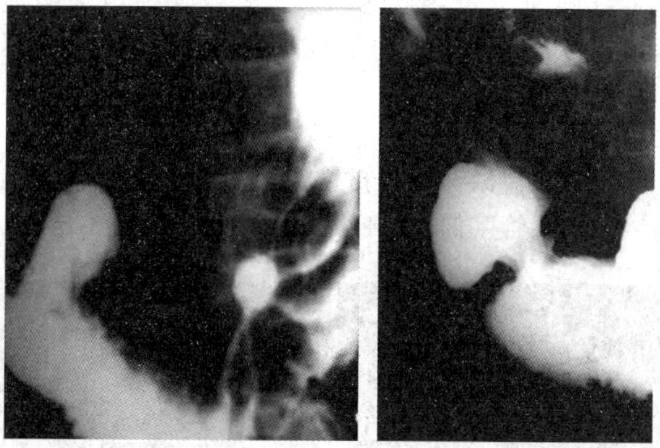

C　　D

图 1-5-32　胃溃疡

A. 胃小弯腔外龛影，形成“项圈征”；B. 显示胃小弯腔外龛影，形成“狭颈征”；C. 显示黏膜纠集征象；D. 痉挛切迹

2. 十二指肠溃疡　龛影是直接征象，表现为类圆形或米粒状钡斑。球变形。球部溃疡可表现为“激惹征”（图 1-5-33）。

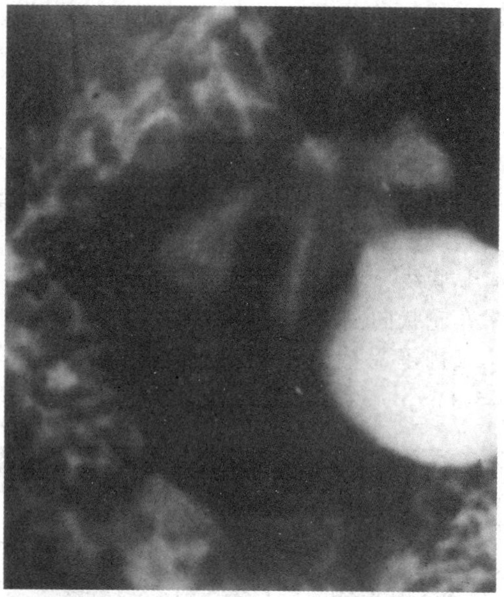

图 1-5-33　十二指肠球溃疡

（四）胃癌

1. 胃腔内不规则充盈缺损。胃腔环形不规则变窄，胃壁僵硬。龛影位于胃轮廓之内，形态不规则，多呈半月形，外缘平直，内缘不整齐而有多个尖角；龛影周围有环堤，其内常可见结节状或指压迹状充盈缺损（图 1-5-34）。

2. 黏膜皱襞破坏、中断、消失。病变区胃蠕动消失。

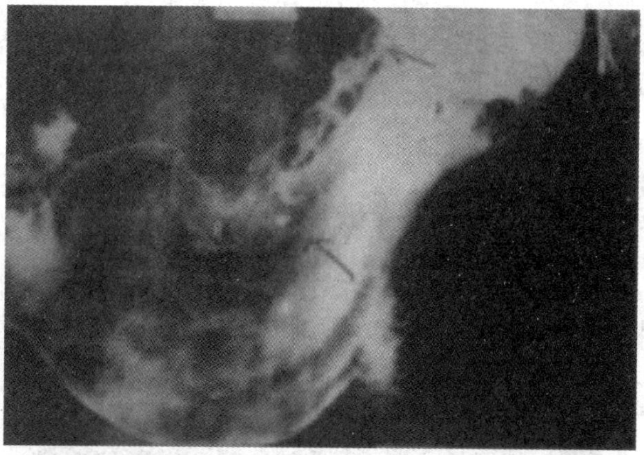

A

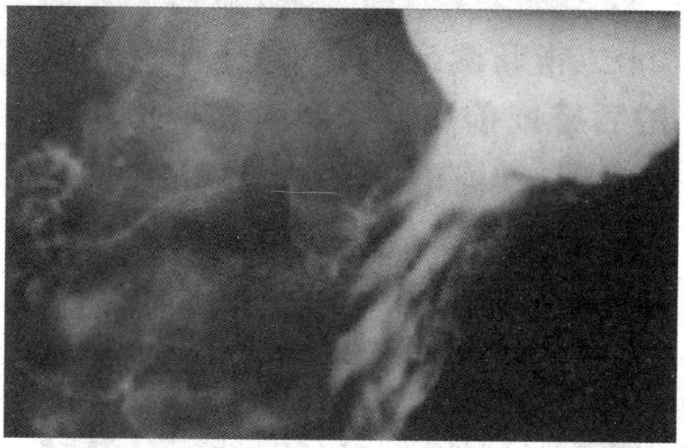

B

图 1-5-34　胃癌

A. 胃腔内不规则充盈缺损；B. 黏膜皱襞异常

（五）结肠癌

1. 增生型结肠癌　肠腔内见充盈缺损，可有分叶，轮廓不规则。

2. 浸润型结肠癌　环状狭窄。可形成结肠梗阻，典型的 X 线表现见图 1-5-35。

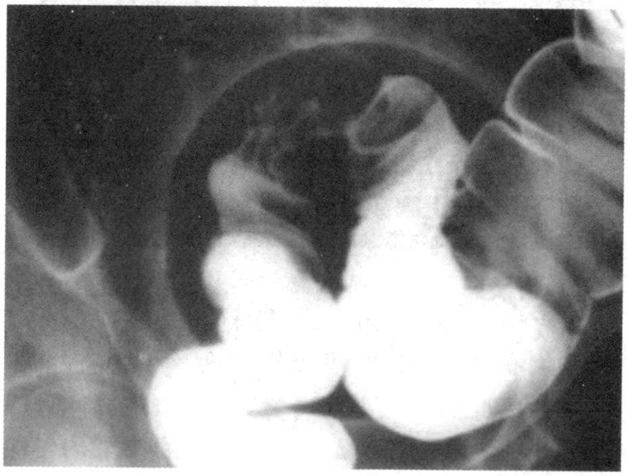

图 1-5-35　乙状结肠癌

3. 溃疡型结肠癌　肠腔肿块内出现不规则龛影，周围有宽窄不等的环堤，黏膜皱襞紊乱、破坏。肠壁僵硬，结肠袋消失。

（六）经典图例

食管癌（图 1-5-36）、升结肠癌（图 1-5-37）、食管静脉曲张（图 1-5-38）的 X 线造影影像表现如下。

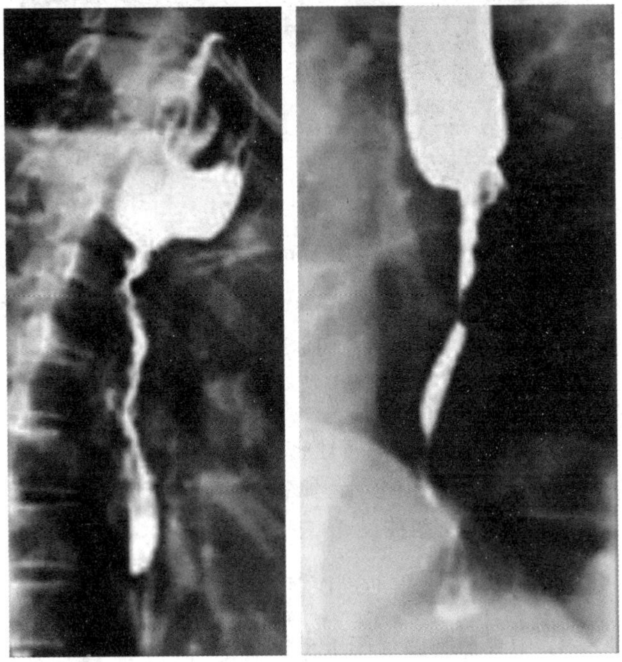

图 1-5-36　食管癌

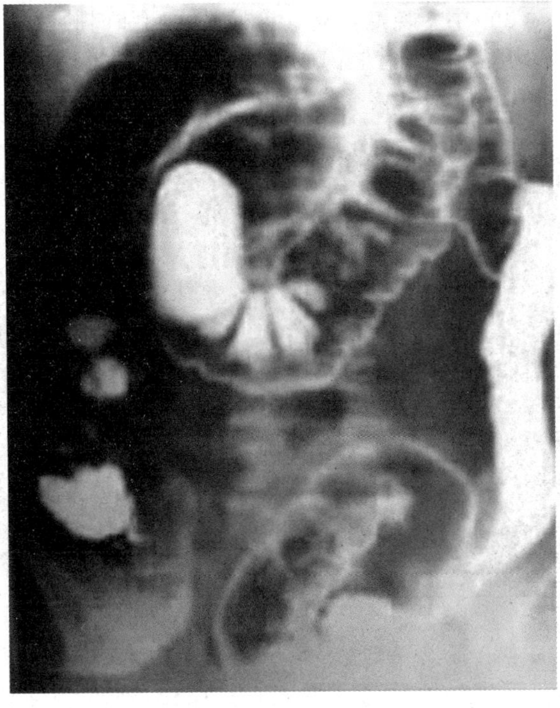

图 1-5-37　升结肠癌

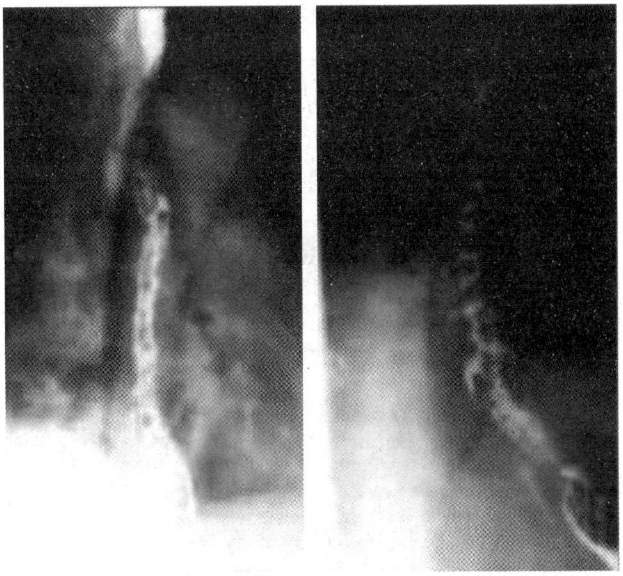

图 1-5-38　食管静脉曲张

三、CT 影像诊断

（一）肺炎（执业助理医师不考）

1. 大叶性肺炎　沿肺叶或肺段分布的大片状高密度影，病变内可见“含气支气管征”或“空气支气管征”。病变最后仅残留少量索条影或病变完全消失（图 1-5-39）。

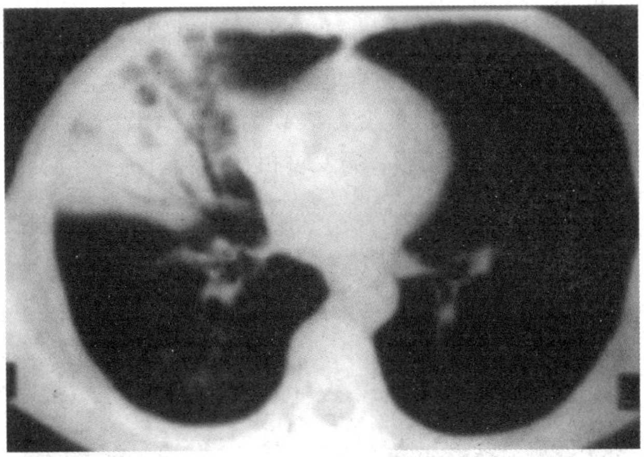

图 1-5-39　大叶性肺炎

2. 小叶性肺炎　双肺中、下肺野的内、中带肺纹理增粗、模糊，肺内出现散在斑片影，密度不均，边缘较模糊，或呈小片状影或融合成大片状影，病灶内有时可见小空洞（图 1-5-40）。

3. 间质性肺炎　双侧肺纹理增粗，双肺弥漫分布的网状影，以下肺野多见。

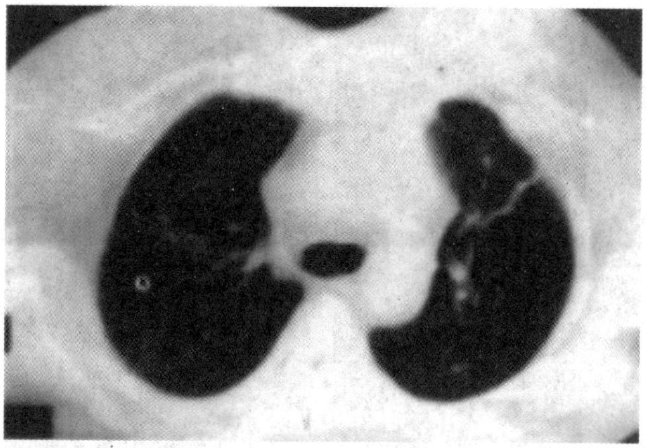

图1-5-40 小叶性肺炎

（二）肺结核（执业助理医师不考）

1. 结核性空洞 急性空洞为形态大小不一的透光区，内壁凹凸不平，壁较厚，一般无气液平面。慢性空洞为壁薄空洞，内壁光滑，边界清楚，空洞周围可有索条状致密影。

2. 结核球 病灶多呈圆形、类圆形，部分边缘可呈浅分叶状，边缘清楚，密度多不均匀，病灶周边或中央常可见钙化。病灶周围常有卫星病灶（图1-5-41）。

3. 浸润为主的病变 多数病灶表现为不规则斑片状阴影，边缘模糊，密度欠均匀，有时病灶内可见小空洞。随病变发展，多个斑片状影融合成不规则大片状影。

4. 干酪性肺炎 表现为按肺叶或肺段分布的实变影，轮廓清晰，其内常可见大小不一的不规则空洞。

5. 支气管播散病变 表现为沿支气管分布的斑点状、斑片状模糊影，病变可相互融合。

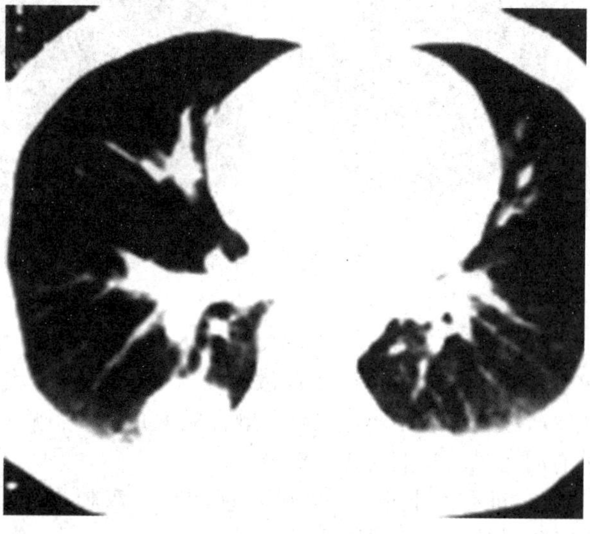

A

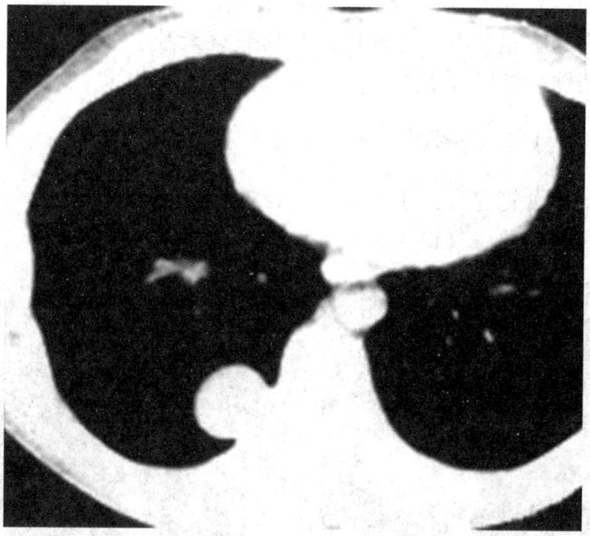

B

图1-5-41 结核球

A. CT肺窗；B. CT纵隔窗

6. 增殖性病变 病灶密度较高，病灶内或周围可见不规则钙化灶，边缘清楚。邻近肺野的肺纹理可见增粗、紊乱、扭曲。

（三）肺癌（执业助理医师不考）

1. 中央型肺癌（图1-5-42）。

（1）早期：支气管壁的不规则增厚、管腔狭窄或腔内结节等。

（2）中、晚期：支气管的异常和肺门肿块。CT可清晰显示支气管腔内或壁外肿块，管壁不规则和管腔呈“鼠尾状”狭窄或“锥形”“杯口状”截断。

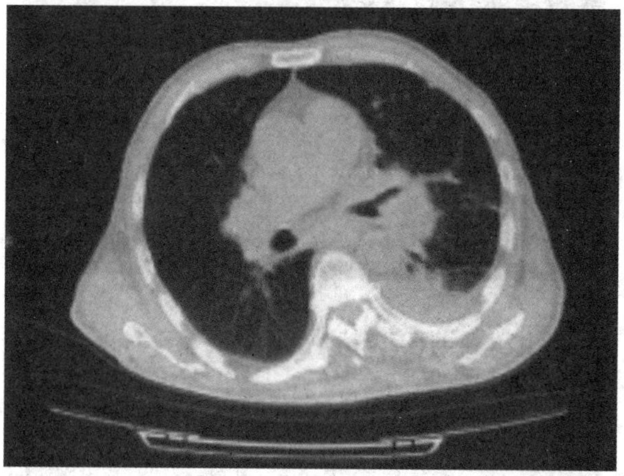

A

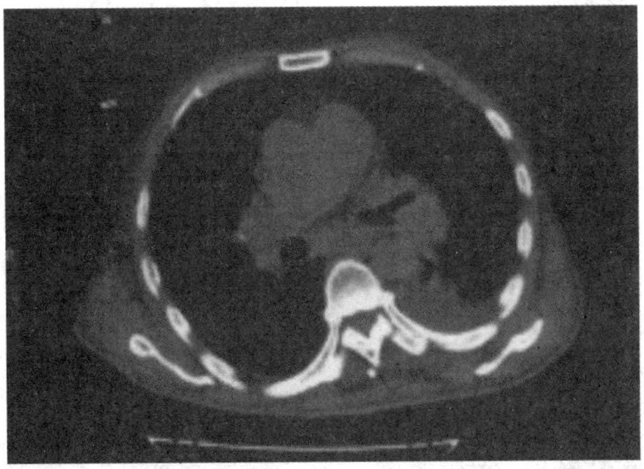

B

图 1-5-42 左肺中央型肺癌

A. CT 肺窗；B. CT 纵隔窗

2. 周围型肺癌

（1）早期：多为肺内实性结节影，部分结节内可见空泡征。肿瘤边缘毛糙和分叶征较多见。

（2）中、晚期：肺内类圆形或不规则软组织肿块，多为厚壁空洞，洞壁厚薄不均，内壁有结节。可伴有钙化。多数边缘有分叶、毛刺、边缘毛糙，但也可边缘清楚。

3. 弥漫型肺癌 两肺弥漫分布的结节影或斑片状影，病变可融合成大片肺炎样实变影，可伴有肺门隔淋巴结转移。

（四）肝癌（执业助理医师不考）

1. CT 平扫 肝实质内见略低密度肿块影，类圆形或不规则形，部分肿块边缘出现“假包膜征”。巨块型肝癌中央可显示为更低密度灶（图 1-5-43）。

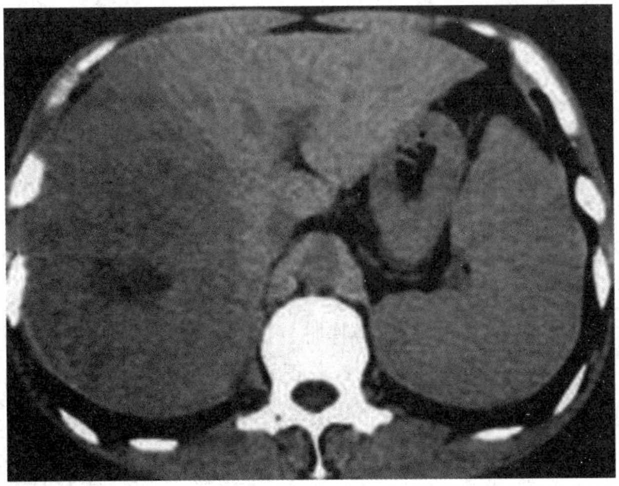

图 1-5-43 巨块型肝癌

2. CT 增强扫描 “假包膜”显示为高密度或略高密度环形影。

（五）肝血管瘤（执业助理医师不考）

1. CT 平扫 肝实质内境界清楚的类圆形略低密度影，有时可见小钙化灶。

2. CT 增强扫描

（1）动脉期：病灶边缘出现斑块状、结节状强化灶，密度接近同层大血管的密度。

（2）门静脉期：增强灶相互融合，逐渐向病灶中心蔓延。

（3）延迟期：整个肿瘤强化，密度可高于或等同于周围正常肝实质的密度（图 1-5-44）。

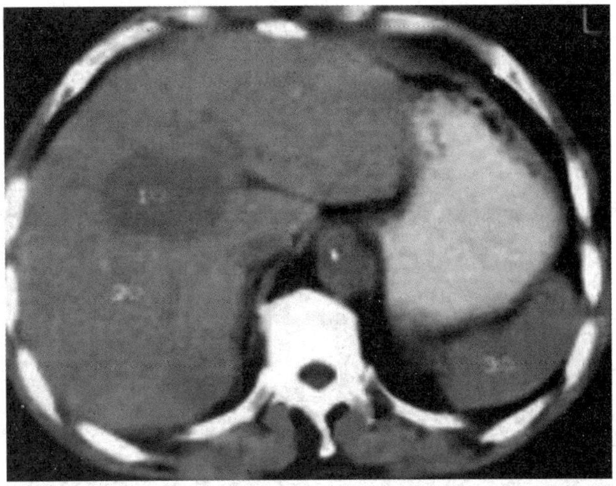

A

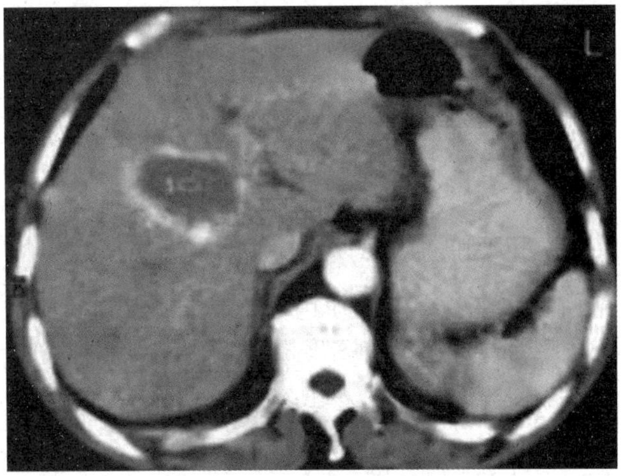

B

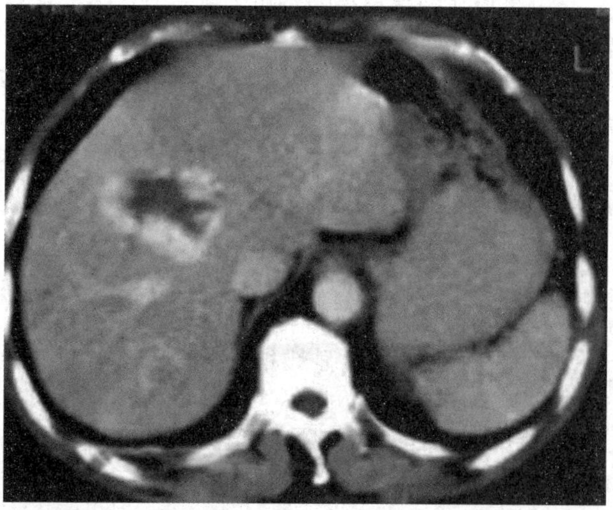

C

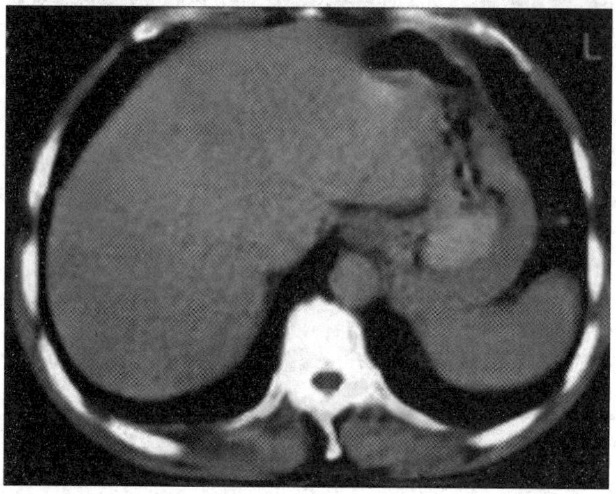

D

图 1-5-44　肝血管瘤

A. CT 平扫，病灶呈低密度，边界清楚；B. 增强扫描的动脉期，病灶呈边缘强化；C. 增强扫描的门脉期，病灶呈向心性强化；D. 增强扫描的延迟期，病灶呈等密度充填

（六）肝囊肿（执业助理医师不考）

1. CT 平扫　肝实质内圆形低密度影，边缘光滑，境界清楚，病灶内密度均匀（图 1-5-45）。

2. CT 增强扫描　病灶无增强，病灶壁一般不显示。

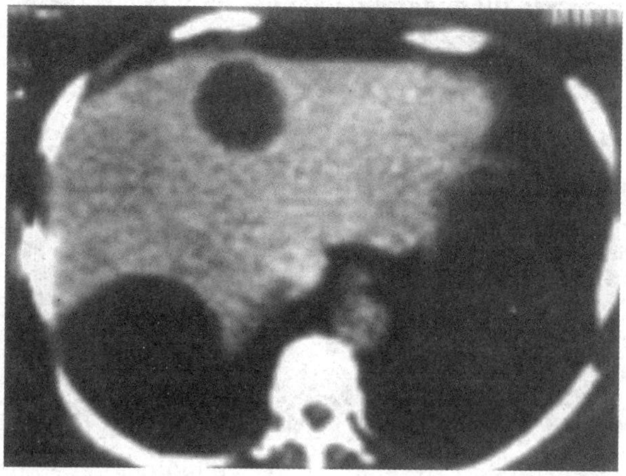

图 1-5-45　肝囊肿

（七）急性胰腺炎（执业助理医师不考）

1. 急性水肿性胰腺炎　胰腺局部或弥漫性肿大，密度稍减低，胰腺边缘常模糊，邻近肾前间隙积液。CT 增强扫描示胰腺均匀强化（图 1-5-46）。

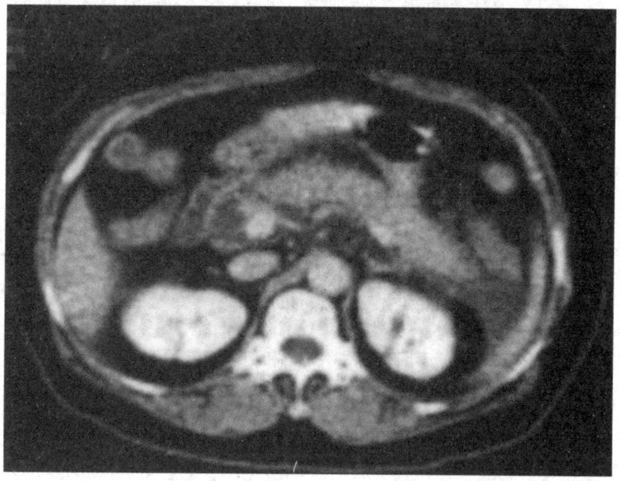

图 1-5-46　急性水肿性胰腺炎

2. 出血坏死性胰腺炎　胰腺明显肿大，密度不均匀，可见更低密度坏死区和高密度出血灶，胰腺周围积液增多并可向周围扩散。CT 增强扫描示腺内坏死区不强化。

（八）腹部外伤（执业助理医师不考）

最易受累的脏器是脾脏、肝脏和肾脏。

1. 包膜下血肿　CT 平扫示包膜下见新月形或双凸透镜样高密度或等密度影，边缘清楚，脏器实质局限性受压或内陷。

2. 脏器内血肿　CT 平扫示新鲜血肿密度较高，明显高于脏器实质；出血时间较久，血肿可呈等密度或低密度。

3. 实质脏器破裂　包膜不完整，CT 平扫示脏器实质内可见血肿表现，腹腔内或腹膜后间隙显示积血或积液。

（九）颅脑外伤

1. 颅骨骨折　一般可见明显的骨折线（图 1-5-47A）。

2. 急性硬脑膜外血肿　颅骨内板下梭形或双凸透镜样均匀一致的高密度区，边缘光滑、锐利，多位于骨折附近，一般不跨越颅缝（图 1-5-47B）。

3. 急性硬脑膜下血肿　颅骨内板下“新月形”或弧形高密度影，血肿范围广泛，可超越颅缝（图 1-5-47C）。

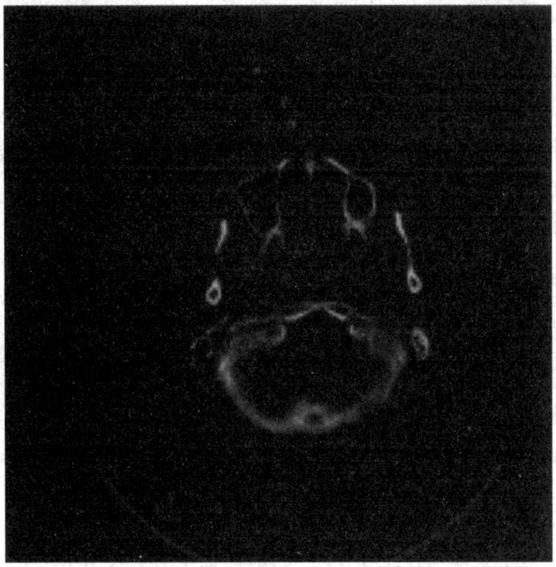

A

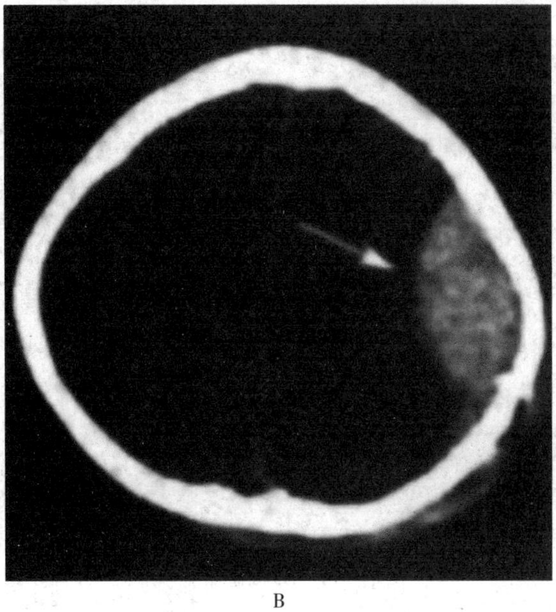

B

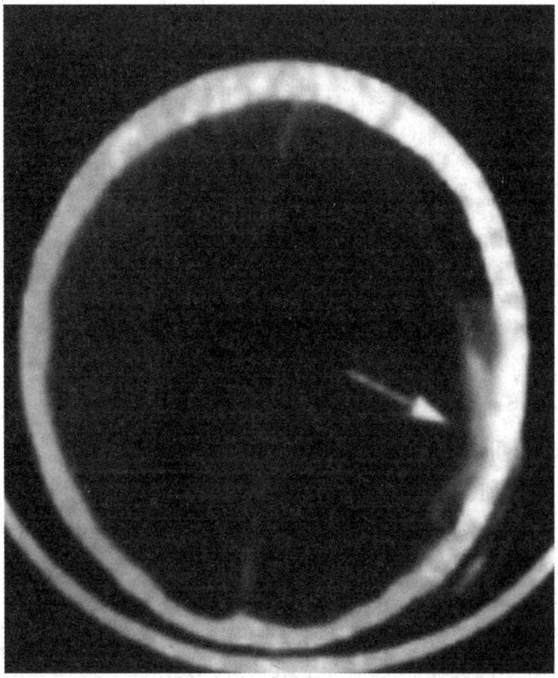

C

图 1-5-47　颅脑外伤

A. 颅骨骨折，骨折线清晰可见；B. 急性硬脑膜外血肿；C. 急性硬脑膜下血肿

（十）脑出血

1. 急性期　发病 1 周内，CT 检查示高密度影（图 1-5-48），边缘清楚、水肿带小。

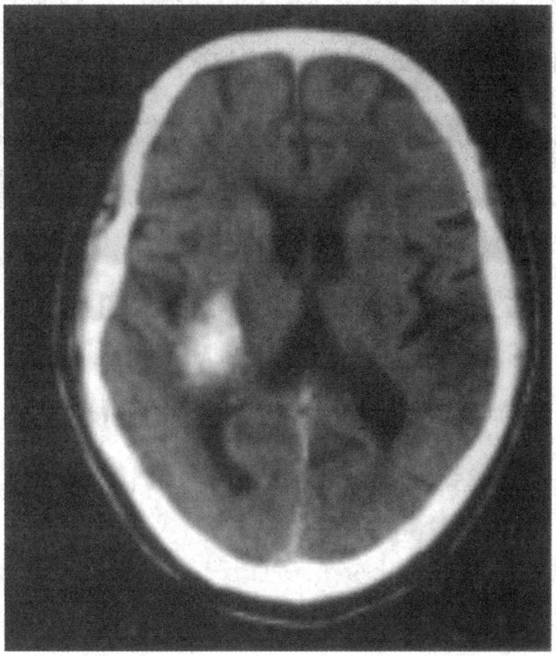

图 1-5-48　急性脑出血

2. 吸收期　1周至2个月内，CT检查示阴影密度降低、边缘模糊、水肿带明显。

3. 囊变期　2个月后，CT检查示低密度囊腔、边界清晰、脑沟增宽。

（十一）脑梗死

1. Ⅰ期　发病24小时内。CT检查可无阳性发现或仅显示局部模糊的低密度影。

2. Ⅱ期　发病第2天至2个月。CT平扫表现为低密度灶，部位、范围与闭塞血管供血区一致，皮质、髓质同时受累（图1-5-49）。

3. Ⅲ期　发病2个月以后。梗死区形成边界清晰、锐利的低密度影，病灶无强化，伴局限性脑萎缩，邻近的脑室及脑沟扩大，大脑中线结构向患侧移位。

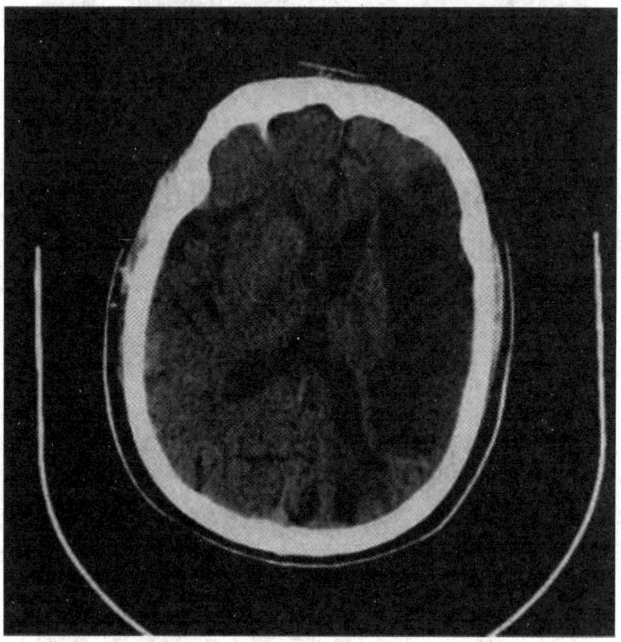

图1-5-49　脑梗死

（十二）经典图例

急性胰腺炎（图1-5-50）、肾被膜下血肿（图1-5-51）、肝破裂（图1-5-52）、脾破裂（图1-5-53）、肺癌（图1-5-54）、原发性肝癌（图1-5-55）、颅骨骨折（图1-5-56）、脑出血（图1-5-57）的CT表现如下。

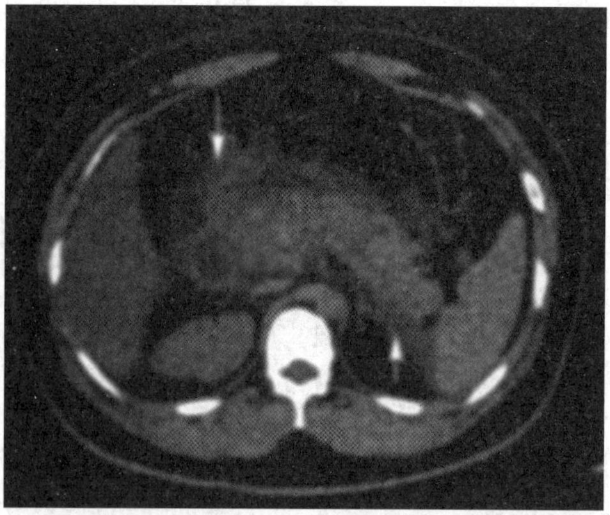

A

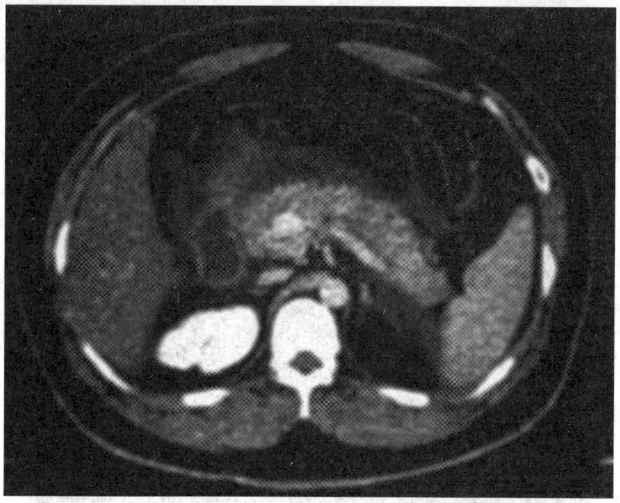

B

图1-5-50　急性胰腺炎

A. 急性胰腺炎平扫CT；B. 急性胰腺炎增强CT

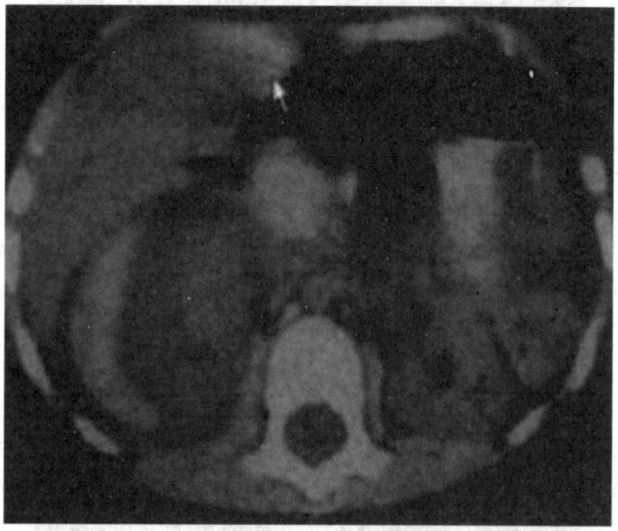

图1-5-51　肾被膜下血肿

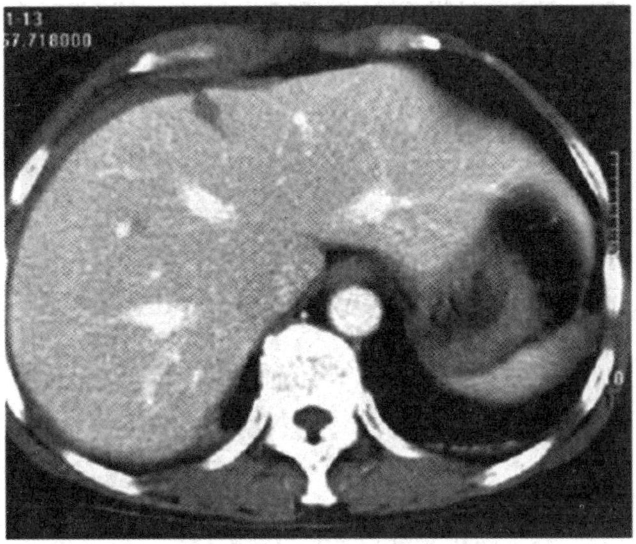

图 1-5-52　肝破裂

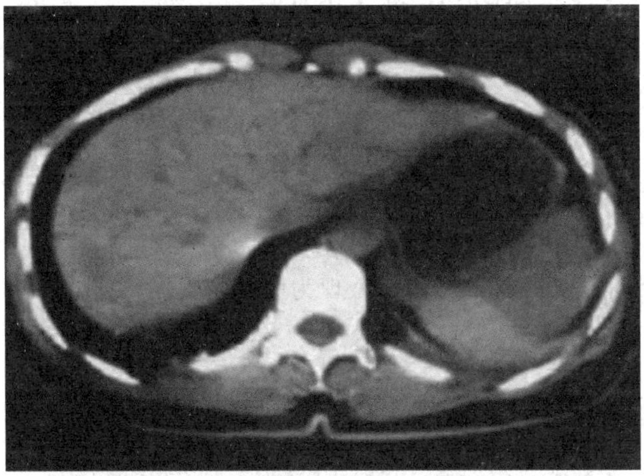

图 1-5-53　脾破裂

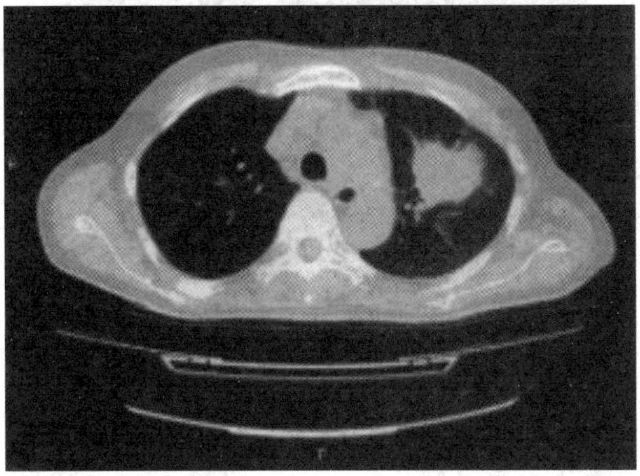

A

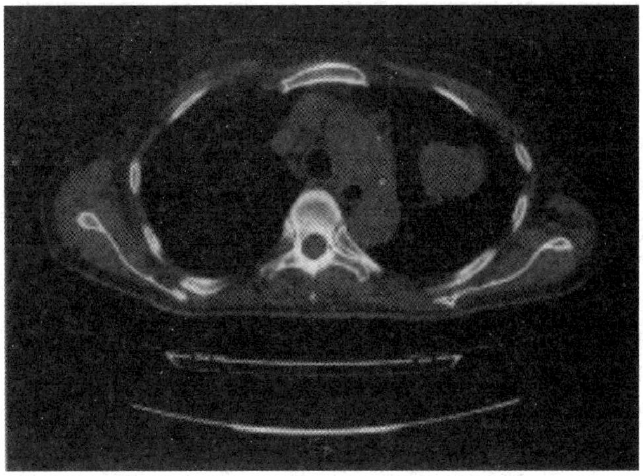

B

图 1-5-54　肺癌

A. 肺癌 CT 窗；B. 肺癌 CT 纵隔窗

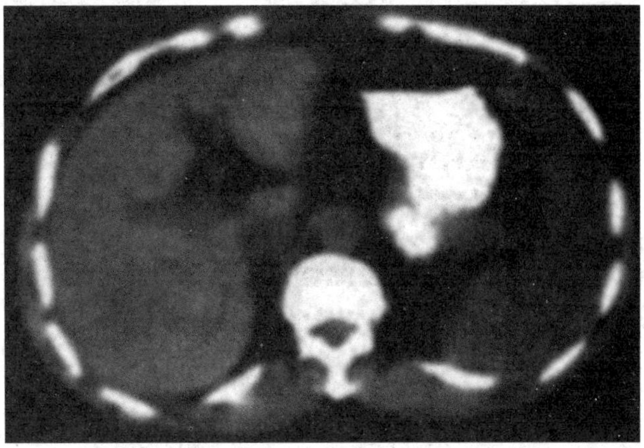

A

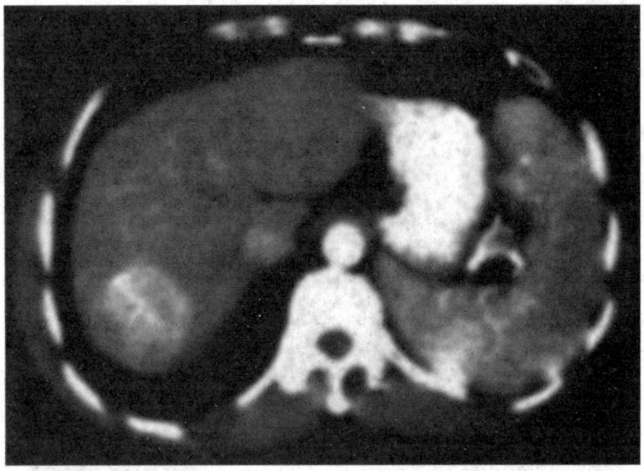

B

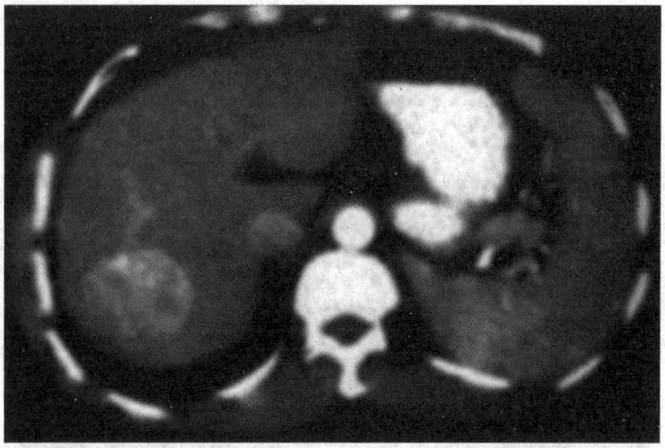

C

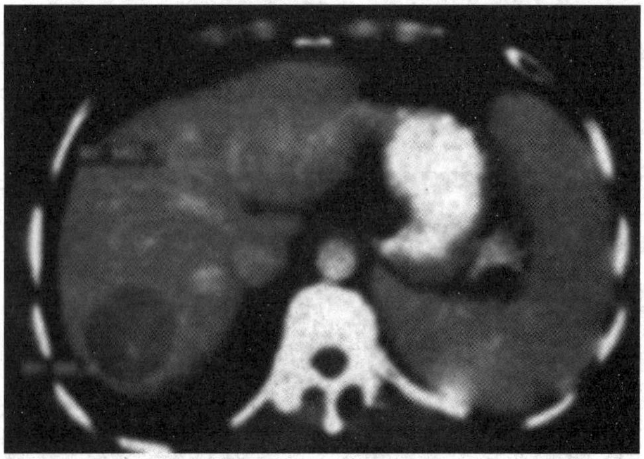

D

图 1-5-55　原发性肝癌

A. 肝癌 CT 平扫；B. 肝癌动脉期；

C. 肝癌门静脉期；D. 肝癌平衡期

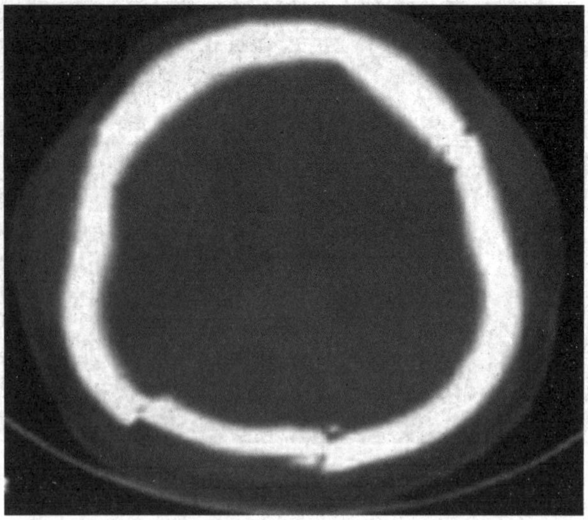

图 1-5-56　颅骨骨折

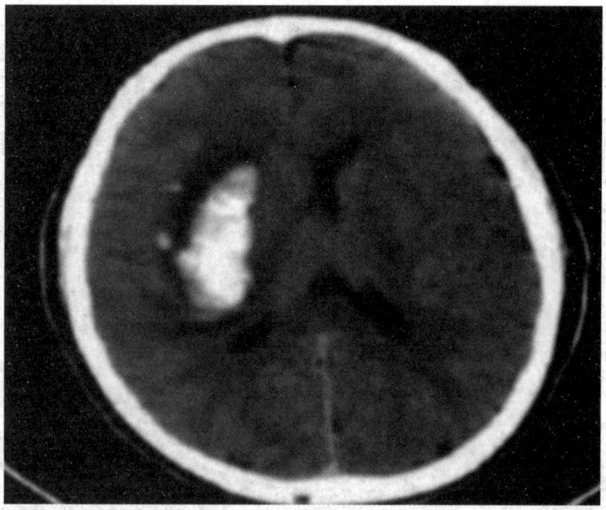

图 1-5-57　脑出血

四、超声诊断（执业助理医师不考）

（一）肝硬化

肝硬化的 B 型超声特点见图 1-5-58。

1. 肝体积变小。肝包膜呈锯齿状或波浪状。内部光点增粗，分布不均匀。

2. 肝内管道内径以及走行异常。门静脉主干 > 1. 4cm。门静脉高压表现为肝外侧支循环建立、脾大。可有胆囊壁增厚，呈“双边影”。可有腹水。

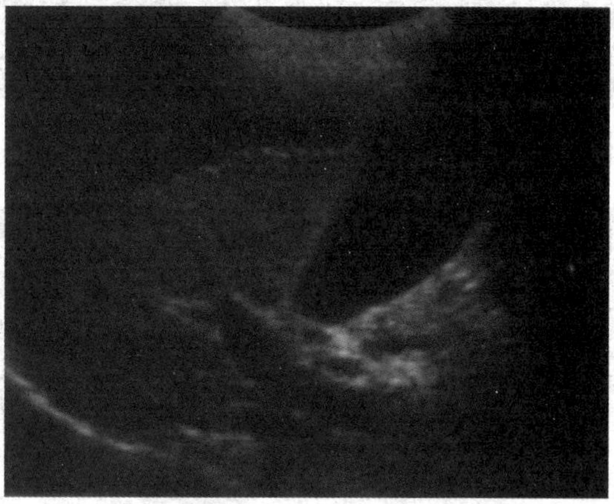

图 1-5-58　肝硬化

（二）急性胆囊炎

急性胆囊炎 B 型超声特点见图 1-5-59。

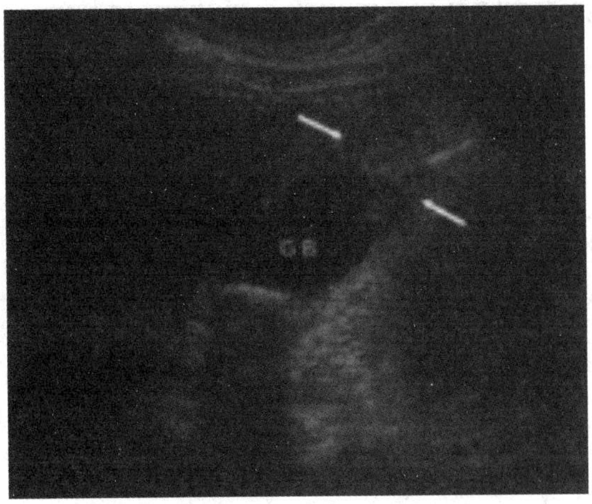

图 1-5-59　急性胆囊炎
箭头示胆囊壁增厚，呈“双边影”

1. 胆囊体积增大，囊壁增厚呈“双边影”。囊内可见稀疏或致密的细小或粗大的强回声点。可伴结石。

2. 穿孔时可见胆囊壁局部外膨或回声缺损，胆囊窝局限性积液以及包裹的大网膜强回声。

（三）胆囊结石

胆囊结石 B 型超声特点：

1. 胆囊腔内一个或多个形态固定的强回声团、光斑或弧形强光带。

2. 强回声后伴声影（条状无回声暗带），强回声随体位改变而移动。

（四）肾结石

肾结石 B 型超声特点：

1. 肾内有单发或多发的圆形、扁圆形或鹿角形的强回声光团，其后伴声影（图 1-5-60）。

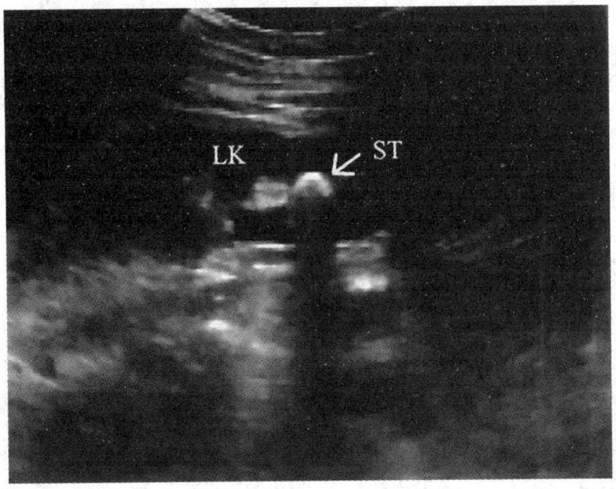

图 1-5-60　肾结石
LK：左肾；ST：结石

2. 出现肾积水时可见液性暗区。

（五）经典图例

胆囊炎（图 1-5-61）、胆囊结石（图 1-5-62，图 1-5-63）、肾结石（图 1-5-64）、肝硬化（图 1-5-65）的超声表现如下。

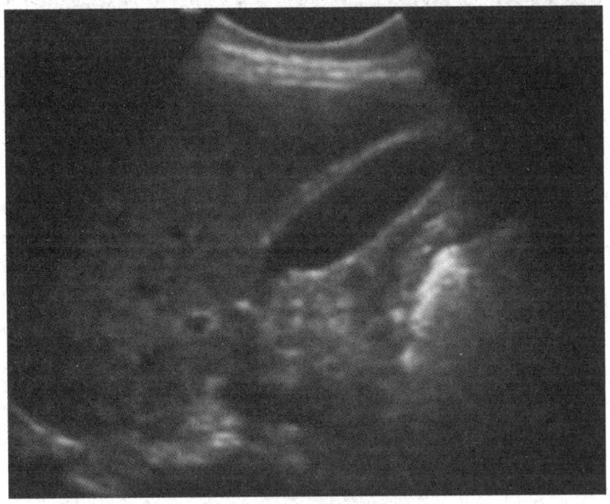

图 1-5-61　胆囊炎

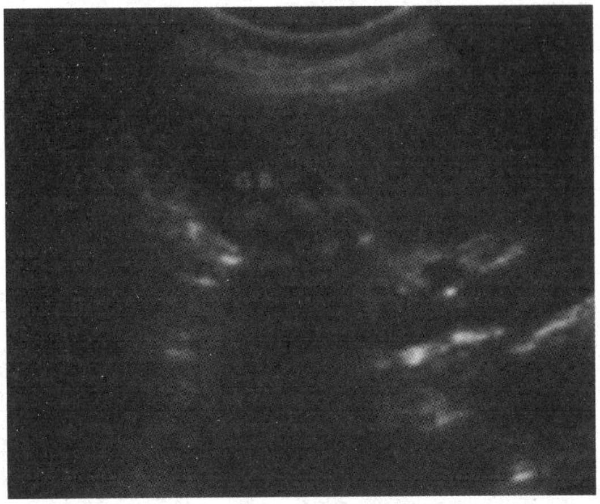

图 1-5-62　胆囊结石

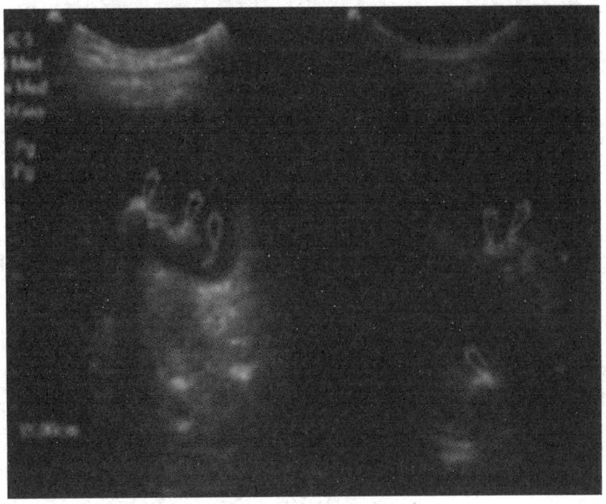

图 1-5-63　胆囊结石

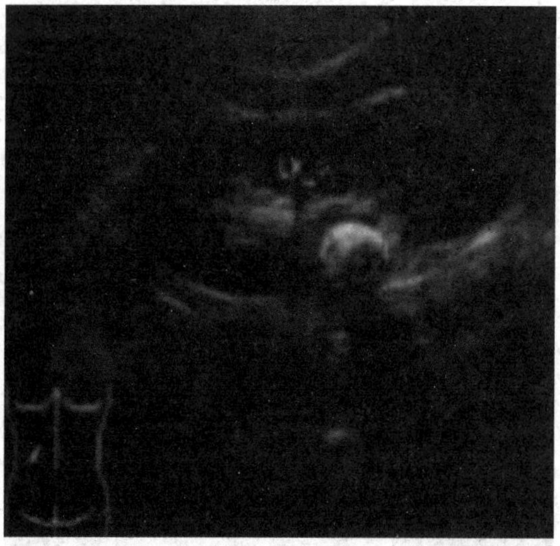

图 1-5-64　肾结石

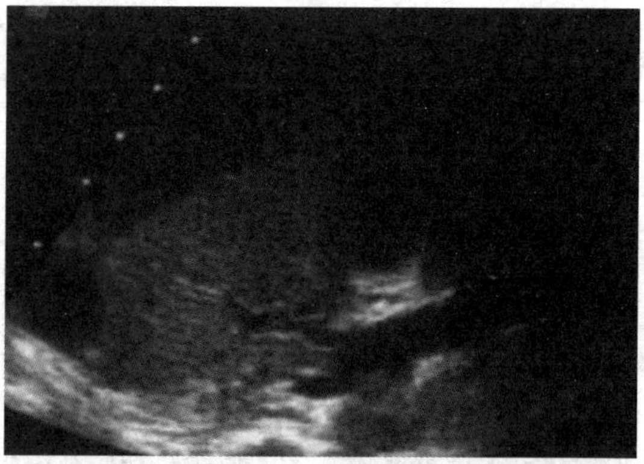

图 1-5-65　肝硬化

第六章　心肺听诊

一、心脏听诊

1. 位置　心脏瓣膜听诊区与瓣膜在前胸壁上投影的位置并不一致。

心脏瓣膜听诊区：①二尖瓣听诊区（图1-6-1），位于心尖搏动最强点，即心尖部。②肺动脉瓣听诊区，位于胸骨左缘第2肋间。③主动脉瓣第一听诊区（图1-6-2），位于胸骨右缘第2肋间。④主动脉瓣第二听诊区，位于胸骨左缘第3肋间。⑤三尖瓣听诊区，位于胸骨体下端稍偏左处，即胸骨左缘第4、5肋间。

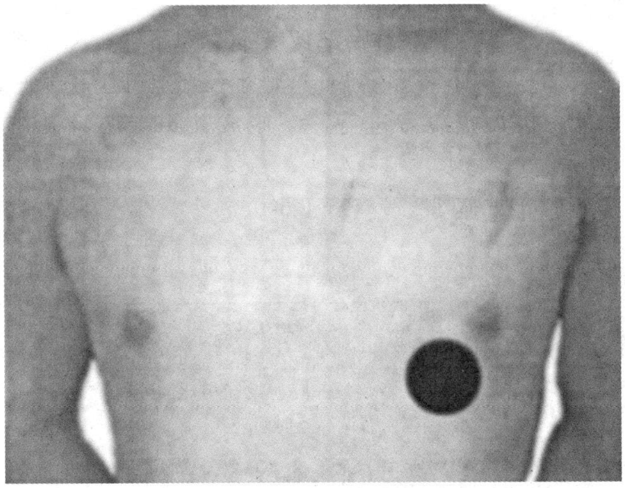

图1-6-1　二尖瓣听诊区

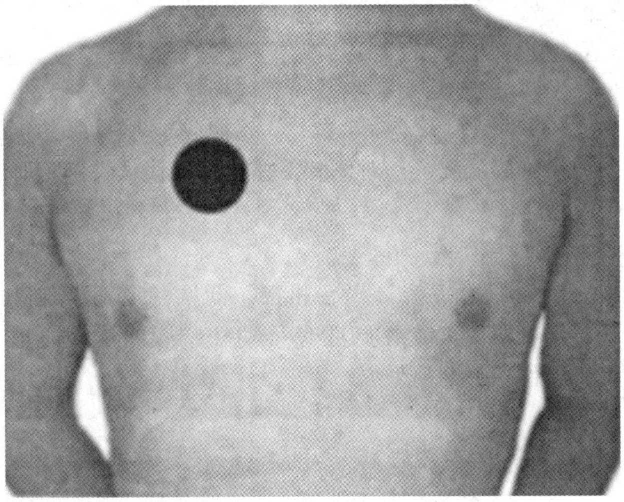

图1-6-2　主动脉瓣第一听诊区

2. 顺序　从二尖瓣听诊区开始，沿逆时针方向依次听诊肺动脉瓣听诊区、主动脉瓣第一听诊区、主动脉瓣第二听诊区和三尖瓣听诊区。

3. 内容

（1）心率：听诊心尖部，以第一心音为准。正常成年人心率为60～100次/分。>100次/分为心动过速。<60次/分为心动过缓。

（2）心律：节律听诊部位仍为心尖部，以第一心音为准。正常人多表现为节律规整。常见的心律不规则有以下几种。

1）窦性心律失常：部分青少年可出现；吸气时心率增快，呼气时减慢，一般无临床意义。

2）心房颤动：听诊时心律绝对不规则，第一心音强弱不一和心率快于脉率（脉搏短绌现象），常见于二尖瓣狭窄、冠状动脉粥样硬化性心脏病和甲状腺功能亢进症。

3）期前收缩：表现为规则心律基础上突然提前出现一次心搏，其后有一较长间歇。若期前收缩规律出现，可形成联律现象。如每一次窦性搏动后紧跟一次期前收缩，称二联律；每2次正常搏动后出现一次期前收缩则称为三联律，以此类推。

（3）心音

1）种类：正常人能听到第一心音、第二心音。儿童和青少年有时能听到第三心音，成年人听到第三心音则是病理性的。第四心音是病理性的。

2）心尖部第一心音（S_1）：①增强，见于二尖瓣狭窄、预激综合征、交感神经兴奋性增加、高动力状态（贫血、甲状腺功能亢进症等）。②减弱，见于二尖瓣关闭不全、PR间期延长、二尖瓣狭窄、心肌收缩力下降、急性主动脉瓣关闭不全。③强弱不等，见于心房颤动、期前收缩、二度房室传导阻滞和三度房室传导阻滞等。

3）心底部第二心音：①A_2增强，见于高血压、动脉粥样硬化。②P_2增强，见于二尖瓣狭窄、二尖瓣关闭不全、左心衰竭等、左向右分流的先天性心脏病、肺栓塞。③S_2分裂，生理性分裂，于吸气时出现，多见于青少年。通常分裂，吸气时分裂较呼气时明显，见于右束支传导阻滞、二尖瓣狭窄、肺动脉瓣狭窄、二尖瓣关闭不全、室间隔缺损。固定分裂，不受呼吸影响，见于房间隔缺损。逆分裂，呼气时分裂较吸气时明显，见于左束支传导阻滞、主动脉瓣狭窄、重度高血压。

4）三音律：在原有两个心音之外，出现一个额外的声音，则形成三音律。三音律在心率较快时常构成奔马律。

（4）心脏杂音：是心音以外持续时间较长的声音，可与心音分开或相连续，甚至完全掩盖心音。心脏杂音对心脏瓣膜性疾病的诊断具有重要意义。

如果听到杂音，应注意杂音的部位、时相（收缩期、舒张期、连续性）、性质、强度（收缩期杂音的分级）、传导方向以及杂音与体位和呼吸的关系，是否伴有震颤。在听诊杂音时，除上述的瓣膜区外还要注意心前区其他部位和锁骨下缘等部位有无杂音。

（5）心包摩擦音：音质粗糙，高音调，似用指腹摩擦耳壳声，近在耳边；其发生与心脏活动一致，而与呼吸运动无关；在心脏收缩期与舒张期均可听到，有时只在收缩期听到；通常在胸骨左缘第3~4肋间处较易听到。坐位或前倾时听诊更明显。见于感染性和非感染性心包炎。

二、肺部听诊

1. 前、侧胸听诊　①从肺尖开始听诊（一般先听左侧，后听右侧）。②由上至下沿逐个肋间进行。③由内向外或相反，进行点对点两侧对比听诊。④第1、2、3肋间听取锁骨中线、胸骨旁线与肋间隙之交点。至第4肋间时，因左侧出现心脏影响两侧对比听诊，所以要注意避开心脏，去除胸骨旁线上的听诊。而此时肋间已经延续到了侧胸（腋下出现的第1个肋间隙），所以要加上侧胸听诊。

2. 后胸部听诊　从肩胛上区开始，在肩胛下角线和脊柱旁线与肋间隙交点处进行两侧对比听诊。然后为肩胛间区，只听脊柱旁线与肋间隙的交点（1个点），由上至下，两侧对比。听至肩胛下区时，沿肩胛下角线和脊柱旁线，由上至下，两侧对比听诊至第9肋间。

3. 注意事项　每个部位听诊时间不能少于1个呼吸周期（即一吸一呼）。若听不清楚可延长听诊时间，也可嘱患者进行深呼吸或让患者咳嗽几声再听。

4. 正常肺呼吸音（表1-6-1）

表1-6-1　正常肺呼吸音

类别	听诊部位	听诊特点
支气管呼吸音	正常人在喉部，胸骨上窝，背部第6、第7颈椎和第1、2胸椎处可以听到	音调高，音响强；呼、吸气相比，呼气音较吸气音音响强、音调高且时间较长
肺泡呼吸音	正常人胸部除支气管呼吸音和支气管肺泡呼吸音部位外，其余的部位均可闻及肺泡呼吸音	柔软吹风样性质，音调较低，音响较弱。呼、吸气相比，吸气音较呼气音音响强、音调高且时间较长
支气管肺泡呼吸音	正常人在胸骨两侧第1、2肋间，肩胛间区的第3、4胸椎水平及肺尖前后部可闻及	兼有支气管呼吸音和肺泡呼吸音的特点，所以又称混合呼吸音

5. 异常呼吸音

（1）异常支气管呼吸音（病理性支气管呼吸音）：常见于大叶性肺炎、肺内大空洞或大量胸腔积液上方的压迫性肺不张。

（2）异常支气管肺泡呼吸音：常见于支气管肺炎、肺结核、大叶性肺炎初期或在胸腔积液上方肺膨胀不全的区域闻及。

（3）呼吸音减弱：见于气道阻塞、呼吸泵功能障碍、胸膜病变等。对侧肺部往往出现代偿性肺泡呼吸音增强。

6. 啰音（表1-6-2）

7. 胸膜摩擦音　声音粗糙，低调，吸气相与呼气相均可听到。常在胸膜炎早期和胸膜间皮瘤时出现。屏住呼吸则消失。

表 1-6-2　啰音

听诊音	形成机制	分类	听诊部位	听诊特点
湿啰音	吸气时气体通过呼吸道内的稀薄分泌物如渗出物、痰液、血液、黏液、脓液，使形成的水泡破裂所产生的声音	粗湿啰音（吸气早期）	气管、主支气管	断续而短暂，一次常连续多个出现，多见于吸气，部位较恒定
		中湿啰音（吸气中期）	中等大小支气管	
		细湿啰音（吸气后期）	小支气管	
		捻发音（吸气终末）	细支气管	
干啰音	气管、支气管或细支气管狭窄或部分阻塞，空气吸入或呼出时发生湍流所产生的声音	高调性干啰音（哮鸣音或哨笛音）	小支气管或细支气管病变	音调较高，持续时间较长，吸气及呼气时均可听及，但以呼气时为明显。强度、性质、部位易改变
		低调性干啰音（鼾音）	气管或主支气管病变	
		喘鸣	上呼吸道或大气道狭窄	

第七章　实验室检查结果判读

一、血、尿、粪常规

（一）血常规

1. 健康人群血红蛋白和红细胞参考值（表1-7-1）

表1-7-1　健康人群血红蛋白和红细胞参考值

人群	血红蛋白（g/L）	红细胞计数（$\times10^{12}$/L）
成年男性	120～160	4.0～5.5
成年女性	110～150	3.5～5.0
新生儿	170～220	6.0～7.0

2. 贫血　贫血的诊断标准及形态分类见表1-7-2及表1-7-3。

表1-7-2　贫血诊断标准

人群	WHO标准（g/L）	中国标准（g/L）
成年男性（血红蛋白）	＜130	＜120
成年女性（血红蛋白）	＜120	＜110
怀孕妇女（血红蛋白）	＜110	＜100

注：WHO为世界卫生组织。

表1-7-3　贫血的形态分类

项目	MCV（fl）	MCH（pg）	MCHC（g/L）	疾病
正细胞性贫血	80～100	27～34	320～360	急性失血性贫血、再生障碍性贫血
大细胞性贫血	＞100	＞34	320～360	巨幼细胞贫血
低色素小细胞性贫血	＜80	＜27	＜320	缺铁性贫血、铁粒幼细胞贫血，地中海贫血

注：MCV，平均红细胞体积；MCH，平均红细胞血红蛋白量；MCHC，平均红细胞血红蛋白浓度。

3. 白细胞

（1）参考值：成年人白细胞计数（4～10）×10^9/L。白细胞分类及各分类细胞绝对值与百分数见表1-7-4。

表1-7-4　白细胞分类及各分类细胞绝对值与百分数

细胞类型		百分数（%）	绝对值（$\times10^9$/L）
中性粒细胞	杆状核	0～5	0.04～0.05
	分叶核	50～70	2～7
嗜酸性粒细胞		0.5～5.0	0.05～0.50
嗜碱性粒细胞		0～1	0～0.1
淋巴细胞		20～40	0.8～4.0
单核细胞		3～8	0.12～0.80

（2）意义

1）中性粒细胞：增多见于急性感染、严重组织损伤、急性大出血、白血病等。减少见于革兰阴性杆菌感染、病毒感染、再生障碍性贫血等。出现中毒性改变见于感染、恶性肿瘤、大面积烧伤等；棒状小体见于急性非淋巴细胞白血病。核左移见于急性化脓性感染、急性失血、急性溶血、白血病和类白血病反应。核右移见于巨幼细胞贫血和应用抗代谢药物。

2）嗜酸性粒细胞：增多见于过敏性疾病、寄生虫病、皮肤病、猩红热和血液病等。

3）嗜碱性粒细胞：增多见于过敏性疾病、转移癌和血液病等。

4）淋巴细胞：增多见于病毒感染、肿瘤、移植物抗宿主病等。

5）单核细胞：增多见于疟疾、急性感染恢复期、活动性肺结核和一些血液病等。

4. 网织红细胞

（1）参考值：0.005～0.015；绝对数（24～84）×10^9/L。

（2）意义：网织红细胞增多见于溶血性贫血、急性失血及缺铁性贫血、巨幼细胞贫血治疗后；减少见于再生障碍性贫血、急性白血病。

5. 血细胞比容（HCT）测定

（1）参考值：男性，平均0.45L/L；女性，平均0.40L/L。

（2）意义：HCT 增高见于脱水患者、真性红细胞增多症。减低见于贫血。

6. 血小板计数（PLT）

（1）参考值：（100～300）$\times10^9$/L。

（2）意义：血小板减少见于再生障碍性贫血、急性白血病、巨幼细胞贫血。血小板破坏或消耗增多见于原发免疫性血小板减少症、系统性红斑狼疮等。血小板分布异常见于脾大。血小板增多见于骨髓增殖性疾病、慢性髓系白血病、急性感染、急性溶血和癌症患者。

（二）尿常规

1. 尿量

（1）参考值：每24小时1000～2000ml（成年人）。

（2）意义：尿量增多见于内分泌疾病，如糖尿病，肾病，如急性肾衰竭多尿期等。少尿分为肾前性、肾性、肾后性。

2. 尿液外观

（1）血尿：多见于泌尿系统炎症、结石、肿瘤、结核、外伤等，也见于血液系统疾病。

（2）血红蛋白尿：主要见于严重的血管内溶血，如溶血性贫血、血型不合的输血反应等。

（3）肌红蛋白尿：见于挤压综合征、缺血性肌坏死等。

（4）脓尿和菌尿：见于泌尿系统感染，如肾盂肾炎、膀胱炎等。

（5）乳糜尿和乳糜血尿：可见于丝虫病及肾周围淋巴管梗阻。

（6）胆红素尿：见于阻塞性黄疸和肝细胞性黄疸。

（7）脂肪尿：见于脂肪挤压损伤、骨折和肾病综合征等。

3. 气味　有机磷农药中毒者的尿带蒜臭味。糖尿病酮症酸中毒时尿呈烂苹果味，苯丙酮尿症者有鼠臭味。

4. 尿液 pH

（1）参考值：约6.5，波动在4.5～8.0。

（2）意义：尿 pH 降低见于酸中毒、高热、痛风、糖尿病等。尿 pH 增高见于碱中毒、尿潴留、膀胱炎等。

5. 尿液比重

（1）参考值：1.015～1.025。

（2）意义：尿比重增高见于血容量不足，降低见于大量饮水、慢性肾小球肾炎等。

6. 尿蛋白

（1）参考值：定性，阴性；定量，0～80mg/24h。尿蛋白定性与定量的关系见表1-7-5。

表1-7-5　尿蛋白定性与定量的关系

定性	定量（g/24h）
±～+	0.2～1.0
+～++	常为1～2
+++～++++	常>3

（2）意义：肾小球性蛋白尿，见于原发性肾小球损害性疾病，如肾小球肾炎。肾小管性蛋白尿，见于肾盂肾炎、间质性肾炎等。混合性蛋白尿，见于糖尿病、系统性红斑狼疮等。溢出性蛋白尿，见于溶血性贫血和挤压综合征等；本-周蛋白见于多发性骨髓瘤、浆细胞病等。假性蛋白尿，肾以外的泌尿系统疾病如膀胱炎、尿道炎、尿道出血，尿蛋白定性试验可阳性。

7. 尿糖

（1）参考值：定性，阴性。定量，0.56～5.00mmol/24h。

（2）意义：血糖增高性糖尿，糖尿病最为常见；血糖正常性糖尿又称肾性糖尿，常见于慢性肾炎、肾病综合征等。暂时性糖尿见于生理性、应激性因素所致。假性糖尿，尿中很多具有还原性的物质，如维生素C、尿酸或一些随尿液排出的药物如异烟肼、阿司匹林等，可使尿糖定性试验出现假阳性反应。

8. 尿液酮体

（1）参考值：阴性。

（2）意义：糖尿病性酮尿；非糖尿病性酮尿见于高热、严重呕吐、腹泻、长期饥饿、禁食等。

9. 尿胆红素与尿胆原

（1）参考值：尿胆红素定性为阴性，定量≤2mg/L。尿胆原定性为阴性或弱阳性，定量≤10mg/L。

（2）意义：尿胆红素增高见于急性黄疸性肝炎；门静脉周围炎等所致胆汁淤积；先天性高胆红素血症。尿胆原增高见于肝细胞性、溶血性黄疸；减少见于阻塞性黄疸。

10. 尿红细胞

（1）参考值：玻片法平均0～3个/HP，定量检查0～5个/μl。

（2）意义：血尿见于肾小球性血尿、非肾小球性血尿。

11. 尿白细胞和脓细胞

（1）参考值：玻片法平均0～5个/HP，定量检查0～10个/μl。

（2）意义：尿中含大量白细胞，多为泌尿系统感染。

12. 上皮细胞

（1）肾小管上皮细胞：在尿中出现，常提示肾小管病变。

（2）移行上皮细胞：正常尿中无或偶见，在输尿管、膀胱、尿道有炎症时可出现。大量出现警惕移行上皮细胞癌。

（3）复层扁平上皮细胞：见于尿道炎。

13. 管型

（1）透明管型：正常人0～偶见/LP，老年人清晨浓缩尿中也可见到。在运动、重体力劳动、发热时等可一过性增多。肾病综合征、慢性肾炎、恶性高血压和心力衰竭时可见增多。

（2）颗粒管型：粗颗粒管型见于慢性肾炎、肾盂肾炎或某些原因引起的肾小管损伤。细颗粒管型见于慢性肾炎或急性肾小球肾炎后期。

（3）红细胞管型：常与肾小球性血尿同时存在。

（4）白细胞管型：常见于肾盂肾炎、间质性肾炎等。

（5）肾小管上皮细胞管型：各种原因所致的肾小管损伤时出现。

（6）蜡样管型：多提示有严重的肾小管变性坏死。

（7）脂肪管型：常见于肾病综合征、慢性肾炎急性发作及其他肾小管损伤性疾病。

（三）粪常规

1. 一般性状

（1）鲜血便：见于直肠息肉、直肠癌、肛裂及痔疮等。

（2）柏油样便：见于消化道出血。

（3）白陶土样便：见于各种原因引起的胆管阻塞患者。

（4）脓性及脓血便：当肠道下段有病变，如痢疾、溃疡性结肠炎、局限性肠炎、结肠或直肠癌，常表现为脓性及脓血便。阿米巴痢疾以血为主，血中带脓，呈暗红色稀果酱样；细菌性痢疾则以黏液及脓为主，脓中带血。

（5）米泔样便：见于重症霍乱、副霍乱患者。

（6）稀糊状或水样便：大量黄绿色稀汁样便（3000ml或更多），含有膜状物则见于假膜性肠炎。

（7）细条样便：多见于直肠癌。

2. 显微镜检查

（1）白细胞：正常粪便中不见或偶见。肠炎症时白细胞数量一般< 15个/HP，细菌性痢疾时可见大量白细胞。过敏性肠炎、肠道寄生虫病时可见较多嗜酸性粒细胞。

（2）红细胞：正常粪便中无红细胞。当下消化道出血、痢疾、溃疡性结肠炎、结肠癌和直肠癌时，粪便中可见到红细胞。

3. 粪隐血试验

（1）参考值：阴性。

（2）意义：对消化道出血鉴别诊断有一定意义。24小时内出血量在3～5ml者仅表现为粪隐血试验阳性。

二、红细胞沉降率

1. 参考值　男性：0～15mm/第1小时末。女性：0～20mm/第1小时末。

2. 红细胞沉降率病理性增快　见于炎症性疾病；各种急性全身性或局部性感染；各种胶原病，如类风湿关节炎、系统性红斑狼疮等；组织损伤和坏死；其他，如严重贫血、慢性肝炎等。

3. 红细胞沉降率减慢　见于真性红细胞增多症。

三、骨髓检查（执业助理医师不考）

（一）血细胞的细胞化学染色

1. 常见急性白血病的细胞化学染色（表1-7-6）

表1-7-6　常见急性白血病的细胞化学染色

细胞化学染色	急性淋巴细胞白血病	急性粒细胞白血病	急性单核细胞白血病
髓过氧化物酶（MPO）	-	+～+++	-～+
α-乙酸萘酚酯酶（α-NAE）	—	-～++	++～+++
α-NAE+ NaF	—	不被NaF抑制	可被NaF抑制
中性粒细胞碱性磷酸酶（NAP）	增加	减少	正常或增加
糖原染色（PAS）	+，粗颗粒状或块状	-或+，弥漫性淡红色	-或+，弥漫性淡红色或细颗粒状

2. 铁染色

(1) 参考值：细胞外铁(+)~(++)，多为(++)。细胞内铁20%~90%，平均值65%。

(2) 意义

1) 缺铁性贫血时，早期骨髓中贮存铁就已耗尽，细胞外铁呈“-”。铁粒幼细胞百分率减低，常<15%，甚至为“0”。

2) 铁粒幼细胞贫血时，铁粒幼细胞增多，可见到环状铁粒幼细胞，占幼红细胞的15%以上。

3) 珠蛋白生成障碍性贫血、铁粒幼细胞贫血、溶血性贫血、巨幼细胞贫血、再生障碍性贫血及骨髓病性贫血时细胞外铁多增加，常>(+++)~(++++)。

(二) 常见血液病的骨髓象特征

1. 再生障碍性贫血骨髓象(表1-7-7)

表1-7-7 再生障碍性贫血骨髓象

骨髓象	重型	非重型
骨髓增生	明显减低，细胞稀少，造血细胞罕见，大多为非造血细胞	多为增生减低
粒系细胞	极度减少	不同程度减少
红系细胞	极度减少	不同程度减少
淋巴细胞	相对增高，可达80%以上	相对增多
巨核细胞	显著减少，大多数病例常无巨核细胞可见	不同程度减少
浆细胞	比值增高，有时还可有肥大细胞、网状细胞增多	可增高，肥大细胞和网状细胞也可增多

2. 急性白血病骨髓象

(1) 骨髓增生明显活跃或极度活跃。

(2) 原始细胞明显增多，根据世界卫生组织(WHO)2000年分类标准，原始细胞需≥20%非红系细胞。

(3) 其他系列血细胞均受抑制而减少。

(4) 涂片中分裂型细胞和退化细胞增多。在急性淋巴细胞白血病中，肌上皮细胞(“篮细胞”)较其他类型白血病中多见；在急性粒细胞白血病和急性单核细胞白血病中，可见到Auer小体；急性红白血病时，可见幼红细胞呈巨幼样变。

四、凝血功能及纤溶活性检查

(一) 血浆凝血酶原时间(PT)测定

1. 参考值 11~13秒。测定值超过正常对照值3秒及以上为异常。

2. 意义

(1) PT延长：先天性凝血因子Ⅰ(纤维蛋白原)、Ⅱ(凝血酶原)、Ⅴ、Ⅶ、Ⅹ缺乏；获得性凝血因子缺乏。

(2) PT缩短：血液高凝状态如弥散性血管内凝血早期、心肌梗死等。

(3) 酶原时间比值(PTR)及国际标准化比值(INR)：是监测口服抗凝血药物的首选指标。国人INR以2.0~2.5为宜。

(二) 活化的部分凝血活酶时间(APTT)测定

1. 参考值 31~43秒。测定值与正常对照值比较，延长超过10秒及以上为异常。

2. 意义

(1) APTT延长：见于凝血因子Ⅻ、Ⅺ、Ⅸ、Ⅷ、Ⅹ、Ⅴ、Ⅱ、激肽释放酶原(PK)、高分子量激肽原(HMWK)和纤维蛋白原缺乏。APTT是监测普通肝素和诊断狼疮抗凝物质的常用试验。

(2) APTT缩短：见于血栓性疾病和血栓前状态。

(三) 血浆纤维蛋白原测定

1. 参考值 2~4g/L。

2. 意义

(1) 增高：见于糖尿病、急性心肌梗死、风湿性疾病、妊娠高血压综合征、急性感染等。

(2) 减低：见于弥散性血管内凝血(DIC)、原发性纤溶症、重型肝炎、肝硬化等。

(四) D-二聚体(执业助理医师不考)

1. 考值 定性，阴性。定量，<200μg/L。

2. 意义

(1) 正常：是排除深静脉血栓(DVT)、肺血栓栓塞(PE)和DIC的重要试验。

(2) 增高或阳性：见于继发性纤维蛋白溶解功能亢进，如高凝状态、DIC、肾病、器官移植排斥反应、溶栓治疗等。

(3) 只要机体血管内有活化的血栓形成及纤维溶解活动，D-二聚体就会升高。如心肌梗死、脑梗死、肺栓塞、静脉血栓形成等。老年人及住院患者，易导致D-二聚体升高。

五、痰液病原学检验

(一) 一般性状检查

1. 量 呼吸道病变时痰量增多，突然增加并呈脓性见于肺脓肿或脓胸破入支气管腔。

2. 颜色

（1）红或棕红色：血性痰见于肺癌、肺结核、支气管扩张症等，粉红色泡沫样痰见于急性肺水肿，铁锈色痰见于大叶性肺炎、肺梗死等。

（2）黄或黄绿色：黄痰见于呼吸道化脓性感染，如化脓性支气管炎、金黄色葡萄球菌肺炎、支气管扩张、肺脓肿等。铜绿假单胞菌感染或干酪性肺炎时痰呈黄绿色。

（3）棕褐色：见于阿米巴肺脓肿及慢性充血性心力衰竭肺淤血时。

3. 性状

（1）黏液性痰：见于支气管炎、支气管哮喘和早期肺炎等。

（2）浆液性痰：见于肺水肿、肺淤血。

（3）脓性痰：将痰液静置，分为3层，上层为泡沫和黏液，中层为浆液，下层为脓细胞及坏死组织。见于呼吸系统化脓性感染，如支气管扩张症、肺脓肿及脓胸向肺组织溃破等。

（4）血性痰：见于肺结核、支气管扩张症、肺癌、肺吸虫病等。

4. 气味　有血腥气味，见于各种原因所致的呼吸道出血。肺脓肿、支气管扩张合并厌氧菌感染时痰液有恶臭。

（二）显微镜检查

1. 直接涂片

（1）中性粒细胞（或脓细胞）：增多见于呼吸道化脓性炎症或有混合感染。

（2）嗜酸性粒细胞：增多见于支气管哮喘、过敏性支气管炎、肺吸虫病等。

（3）淋巴细胞：增多见于肺结核患者。

（4）红细胞：脓性痰可见少量红细胞，呼吸道疾病及出血性疾病可见大量红细胞。

（5）肺泡巨噬细胞：吞噬炭粒者称为炭末细胞，见于炭末沉着症及吸入大量烟尘者。吞噬含铁血黄素者称含铁血黄素细胞，又称心力衰竭细胞，见于心力衰竭引起的肺淤血、肺梗死及肺出血患者。

（6）上皮细胞：正常情况下痰中可有少量柱状上皮细胞。在炎症或患其他呼吸系统疾病时大量增加。

（7）硫黄样颗粒：见于放线菌病患者。

2. 脱落细胞检测

（1）正常痰涂片：以鳞状上皮细胞为主，若痰液确系肺部咳出，则多见纤毛柱状细胞和尘细胞。

（2）支气管炎、支气管扩张症、肺结核等急、慢性呼吸道炎症，均可引起上皮细胞发生形态改变。

（3）肺癌患者痰中可带有脱落的癌细胞，对肺癌有较大诊断价值。

3. 细菌学检测

（1）涂片检查：革兰染色，可用来检测细菌和真菌；抗酸染色，用于检测结核分枝杆菌感染；荧光染色，用于检测真菌和支原体等。

（2）细菌培养。

六、脑脊液常规及生化检查

（一）一般性状检查

1. 颜色

（1）正常：无色透明。

（2）红色：主要见于穿刺损伤、蛛网膜下腔出血或脑室出血。

（3）黄色：见于出血、黄疸、淤滞和梗阻时。

（4）乳白色：常见于化脓性脑膜炎。

（5）绿色：见于铜绿假单胞菌、肺炎链球菌、甲型链球菌引起的脑膜炎等。

（6）褐色或黑色：见于脑膜黑色素瘤等。

2. 透明度

（1）正常：清晰透明。

（2）清晰透明或微浊：病毒性脑膜炎、流行性乙型脑膜炎、中枢神经系统梅毒等。

（3）磨玻璃样混浊：见于结核性脑膜炎。

（4）乳白色混浊：见于化脓性脑膜炎。

3. 凝固物

（1）正常：放置24小时后不会形成薄膜及凝块。

（2）急性化脓性脑膜炎：脑脊液静置1～2小时，可出现凝块或沉淀物。

（3）结核性脑膜炎：脑脊液静置12～24小时后，有纤细的薄膜形成。

（4）蛛网膜下腔阻塞：脑脊液呈黄色胶冻状。

4. 压力

（1）正常成年人，卧位时0.78～1.76kPa（80～180mmH_2O）或40～50滴/分。儿童，0.4～1.0kPa（40～100mmH_2O）。

（2）压力增高：见于化脓性脑膜炎、结核性脑膜炎等；脑肿瘤、脑出血、脑积水等颅内非炎症性病变；高血压、动脉硬化等颅外因素；其他，如咳嗽等。

（3）压力减低：见于脑脊液循环受阻、流失过多、分泌减少等。

（二）化学检查

1. 蛋白质测定

（1）参考值：定性，阴性或弱阳性。定量，腰椎穿刺0.20～0.40g/L。

（2）蛋白含量增加：见于脑膜炎、出血等脑神经系统病变；脑部肿瘤或椎管内梗阻等脑脊液循环障碍；胶原血管疾病等鞘内免疫球蛋白合成增加伴血-脑屏障通透性增加。

2. 葡萄糖测定

（1）参考值：2.5～4.4mmol/L。

（2）含量降低：见于化脓性脑膜炎、结核性脑膜炎、累及脑膜的肿瘤（如脑膜白血病）、结节病、梅毒性脑膜炎等。

（3）含量增高：主要见于病毒性神经系统感染、脑出血、下丘脑损害、糖尿病等。

3. 氯化物测定

（1）参考值：120～130mmol/L。

（2）含量减少：见于结核性脑膜炎、化脓性脑膜炎，非中枢系统疾病如大量呕吐、腹泻、脱水等。

（3）含量增高：主要见于慢性肾功能不全、肾炎、尿毒症、呼吸性碱中毒等。

4. 酶学测定　参考值及临床意义见表1-7-8。

表1-7-8　酶学测定参考值及临床意义

酶	参考值（U/L）	临床意义
乳酸脱氢酶（LDH）	成年人8～32	增高见于细菌性脑膜炎、脑血管疾病、脑肿瘤、脱髓鞘病进展期
谷草转氨酶（GOT）	5～20	增高见于脑血管病变、中枢神经系统感染、脑肿瘤、脱髓鞘病、颅脑外伤等
溶菌酶（LZM）		结核性脑膜炎增高
腺苷脱氨酶（ADA）	0～8	结核性脑膜炎明显增高

（三）白细胞计数

1. 参考值　成年人（0～8）×10^6/L；儿童（0～15）×10^6/L。

2. 细胞增多　见于中枢神经系统感染性疾病、中枢神经系统肿瘤性疾病、脑寄生虫病、脑室出血和蛛网膜下腔出血。

七、胸、腹水常规及生化检查

漏出液和渗出液的鉴别见表1-7-9。

表1-7-9　漏出液和渗出液的鉴别

鉴别要点	漏出液	渗出液
原因	非炎症所致	炎症、肿瘤、化学或物理性刺激
外观	淡黄，浆液性	不定，可为血性、脓性、乳糜性等
透明度	透明或微混	多混浊
比重	<1.015	>1.018
凝固	不自凝	能自凝
黏蛋白定性	阴性	阳性
蛋白定量	<25g/L	>30g/L
葡萄糖定量	与血糖相近	<3.33mmol/L
细胞计数	常<100×10^6/L	常>500×10^6/L
细胞分类	以淋巴细胞、间皮细胞为主	不同病因分别以中性粒细胞或淋巴细胞为主
细菌学检测	阴性	可找到病原菌
积液/血清蛋白	<0.5	>0.5
积液/血清乳酸脱氢酶比值	<0.6	>0.6
乳酸脱氢酶	<200U/L	>200U/L

八、肝功能

（一）蛋白质代谢功能检测

1. 血清总蛋白和清蛋白、球蛋白比值测定

（1）参考值：成年人血清总蛋白60～80g/L，白蛋白（A）40～55g/L，球蛋白（G）20～30g/L，A/G为（1.5～2.5）：1。

（2）血清总蛋白及白蛋白：增高见于血液浓缩（严重脱水、休克、饮水量不足）、肾上腺皮质功能减退等。降低见于肝细胞损害疾病、营养不良、蛋白丢失过多、消耗增加、血清水分增加等。

（3）血清总蛋白及球蛋白：增高见于慢性肝病、M球蛋白血症、自身免疫性疾病、慢性炎症与慢性感染如结核病等。血清球蛋白浓度降低见于免疫功能抑制、先天性低γ球蛋白血症。

（4）A/G倒置：见于严重肝功能损伤及M蛋白血症。

2. 血清前清蛋白测定

（1）参考值：1岁，100mg/L；1～3岁，168～281mg/L；成年人，280～360mg/L。

（2）降低：见于营养不良、慢性感染、晚期恶性肿瘤、肝胆系统疾病。对早期肝炎、急性重型肝炎有特殊诊断价值。

（3）增高：见于霍奇金淋巴瘤。

3. 血氨测定

（1）参考值：18～72μmol/L。

（2）病理性增高：见于严重肝损害、上消化道

出血、尿毒症及肝外门静脉系统分流形成和药物。

4. 血清蛋白电泳

（1）参考值：醋酸纤维素膜法，清蛋白（62%～71%）；α_1球蛋白（3%～4%）；α_2球蛋白（6%～10%）；β球蛋白（7%～11%）；γ球蛋白（9%～18%）。

（2）意义

1）肝脏疾病：如慢性肝炎、肝硬化、肝细胞型肝癌（常合并肝硬化）时，清蛋白降低，α_1、α_2、β球蛋白也有减少倾向；γ球蛋白增加，在慢性活动性肝炎和失代偿的肝硬化增加尤为显著。

2）M蛋白血症：如多发性骨髓瘤、华氏巨球白血症等，清蛋白浓度降低，单克隆γ球蛋白明显升高，亦有β球蛋白升高，偶有α球蛋白升高。

3）肾病综合征、糖尿病、肾病：由于血脂增高，可致α_2及β球蛋白增高，清蛋白及γ球蛋白降低。

4）结缔组织病伴有多克隆γ球蛋白增高。

5. 血浆凝血因子测定

（1）凝血酶原时间（PT）测定：急性病毒性或酒精性肝炎PT延长极少超过3秒；慢性肝炎患者PT一般均在正常范围内，但在进展为肝硬化后，PT则延长。

（2）活化部分凝血活酶时间测定（APTT）：严重肝病时，致使APTT延长；维生素K缺乏时，APTT亦可延长。

（3）凝血酶时间（TT）测定：肝硬化或急性暴发性肝衰竭合并DIC时，TT是一个常用的检测手段。

（4）抗凝血酶-Ⅲ（AT-Ⅲ）测定：严重肝病时AT-Ⅲ活性明显降低，合并DC时降低更显著。

（二）脂类代谢功能检测

1. 参考值　总胆固醇，2.9～6.0mmol/L；胆固醇酯，2.34～3.38mmol/L；胆固醇酯/游离胆固醇，3∶1。

2. 意义

（1）肝细胞损害：血中胆固醇酯减少；肝细胞严重损害，如肝硬化，血中总胆固醇降低。

（2）胆汁淤积：血中总胆固醇增加，以游离胆固醇增加为主；胆固醇酯与游离胆固醇比值降低。

（3）营养不良及甲状腺功能亢进症：血中总胆固醇减少。

（三）胆红素代谢检测（表1-7-10）

表1-7-10　胆红素检测参考值及临床意义

胆红素	参考值	临床意义
血清总胆红素（STB）	成人3.4～17.1μmol/L	①判断有无黄疸、程度及演变过程，判断疗效和指导治疗。②推断黄疸病因。③判断黄疸类型
血清结合胆红素（CB） 血清非结合胆红素（UCB）	0～6.8μmol/L 1.7～10.2μmol/L	①CB/STB < 20%：提示为溶血性黄疸。②CB/STB = 20%～50%：常为肝细胞性黄疸。③CB/STB > 50%：胆汁淤积性黄疸
尿内胆红素测定	阴性	尿胆红素试验阳性见于肝外胆管阻塞、肝细胞损害、黄疸鉴别诊断、碱中毒
尿中尿胆原测定	阴性或弱阳性	①尿胆原增多：肝细胞受损；溶血性贫血及巨幼细胞贫血；内出血、充血性心力衰竭伴肝淤血时；肠梗阻、顽固性便秘。②尿胆原减少或缺如：胆道梗阻，完全梗阻时尿胆原缺如，不完全梗阻时则减少，同时伴尿胆红素增加

（四）胆汁酸代谢检测

1. 参考值　总胆汁酸0～10μmol/L。

2. 胆汁酸增高　见于肝细胞损害如急性肝炎、肝硬化、肝癌；胆道梗阻；门静脉分流。

（五）血清酶及同工酶检测

1. 血清氨基转移酶及其同工酶测定

（1）参考值：谷丙转氨酶（GPT）5～40U/L。谷草转氨酶（GOT）8～40U/L。GPT/GOT≤1。

（2）意义

1）急性病毒性肝炎：通常GPT > 300U/L、GOT > 200U/L，GPT/GOT > 1。

2）慢性病毒性肝炎：氨基转移酶轻度上升或正常，GPT/GOT > 1。

3）酒精性肝病、药物性肝炎、脂肪肝、肝癌等非病毒性肝病：氨基转移酶轻度升高或正常，且GPT/GOT < 1。

4）肝硬化：氨基转移酶活性取决于肝细胞进行性坏死程度，终末期肝硬化氨基转移酶活性正常或降低。

5）肝内、外胆汁淤积：氨基转移酶活性通常正常或轻度上升。

2. 碱性磷酸酶（ALP）测定

（1）参考值：女性，20～49岁为30～100U/L；50～79岁为50～135U/L。男性，45～125U/L。

（2）意义：生理性活性增高主要与骨生长、妊娠、成长等相关。病理性增高见于肝胆系统疾病、骨骼疾病。

3. γ-谷氨酰转移酶（GGT）测定

（1）参考值：男性，11～50U/L；女性，7～32U/L。

（2）增高：见于胆道阻塞性疾病；急、慢性病毒性肝炎，肝硬化；急性和慢性酒精性肝炎、药物性肝炎；脂肪肝和胰腺炎、胰腺肿瘤、前列腺肿瘤等。

九、肾功能

（一）肾小球功能检测

1. 血清肌酐（Cr）测定

（1）参考值：全血Cr为88.4～176.8μmol/L。

（2）意义

1）血Cr增高见于各种原因引起的肾小球滤过功能减退。

2）鉴别肾前性和肾实质性少尿［结合BUN/Cr（单位为mmol/L）比值］。

3）生理变化：老年人、肌肉消瘦者Cr可能偏低。

2. 内生肌酐清除率（Ccr）测定

（1）参考值：成年人80～120ml/min，老年人随年龄增长，有自然下降趋势。

（2）意义

1）判断肾小球损害的敏感指标。

2）评估肾功能，根据Ccr一般可将肾功能分为4期。

3）指导治疗。

4）肾衰竭时根据Ccr降低的程度来调节用药剂量和决定用药的时间间隔。

3. 血尿素氮（BUN）测定

（1）参考值：成年人3.2～7.1mmol/L。

（2）增高：见于器质性肾功能损害，慢性肾衰竭尤其是尿毒症BUN增高的程度一般与病情严重性一致；肾前性少尿；蛋白质分解或摄入过多；血BUN作为肾衰竭透析充分性指标。

4. 血β_2微球蛋白（β_2-MG）测定

（1）参考值：成年人血清1～2mg/L。

（2）意义

1）评价肾小球功能。肾小球滤过功能受损，β_2-MG潴留于血中。在评估肾小球滤过功能上，血β_2-MG升高比血肌酐更灵敏。

2）IgG肾病、恶性肿瘤及多种炎性疾病可致β_2-MG生成增多。

（二）肾小管功能检测

1. 近端肾小管功能检测

（1）尿β_2-MG测定

1）参考值：成人尿β_2-MG＜0.3mg/L，或以尿肌酐校正＜0.2mg/g肌酐。

2）尿β_2-MG增多：较敏感地反映近端肾小管重吸收功能受损，以及肾移植后急性排斥反应早期。

（2）α_1微球蛋白（α_1-MG）测定

1）参考值：成年人尿α_1-MG＜15mg/24h或＜10mg/g肌酐；血清游离α_1-MG为10～30mg/L。

2）意义：①近端肾小管功能损害。尿α_1-MG升高，是反映早期近端肾小管功能损伤的特异、敏感指标。α_1-MG不受恶性肿瘤的影响。②评估肾小球滤过功能。血清和尿中α_1-MG均升高，表明肾小球滤过、肾小管重吸收功能均受损。③血清α_1-MG降低，见于严重肝实质性病变。

2. 远端肾小管功能检测

（1）昼夜尿比重试验

1）参考值：成年人尿量1000～2000ml/24h，其中，夜尿量＜750ml；昼尿量/夜尿量一般为（3～4）∶1；夜尿或昼尿中至少1次尿比重＞1.018；昼尿中最高尿比重与最低尿比重差值＞0.009。

2）临床意义：见表1-7-11。

表1-7-11　昼夜尿比重试验临床意义

临床意义	具体表现
浓缩功能早期受损	夜尿＞750ml或昼夜尿量比值降低，而尿比重值及变化率仍正常，为浓缩功能受损的早期改变，可见于间质性肾炎、慢性肾小球肾炎等
稀释-浓缩功能严重受损	夜尿增多及尿比重无一次＞1.018或昼尿比重差值＜0.009
稀释-浓缩功能丧失	尿比重固定在1.010～1.012的低值，称为等渗尿（与血浆比），表明肾只有滤过功能
肾小球病变	尿量少而比重增高、固定在1.018左右（差值＜0.009）
尿崩症	尿量明显增多（＞4L/24h）而尿比重均＜1.006

（2）尿渗量测定

1）参考值

禁饮后：尿渗量为600～1000mOsm/(kg·H_2O)。血浆为275～305mOsm/(kg·H_2O)。尿/血浆渗量比值为（3.0～4.5）：1。

2）意义：①判断肾浓缩功能。正常人禁水8小时后尿渗量<600mOsm/(kg·H_2O)，再加尿/血浆渗量比值≤1，均表明肾浓缩功能障碍。见于慢性肾盂肾炎、多囊肾、尿酸性肾病等，也可见于慢性肾炎后期。②一次性尿渗量检测用于鉴别肾前性、肾性少尿。

（三）血尿酸检测

1. 参考值　男性，150～416μmol/L；女性，89～357μmol/L。

2. 意义

（1）升高：见于肾小球滤过功能损伤、体内尿酸生成异常增多，亦见于长期使用利尿药和抗结核药吡嗪酰胺、慢性铅中毒和长期禁食者。

（2）降低：见于肾小管重吸收尿酸功能损害及肝功能严重损害，亦可见于慢性镉中毒、使用磺胺及大剂量糖皮质激素。

十、血清电解质

（一）血钾测定

1. 参考值　3.5～5.5mmol/L。

2. 意义

（1）增高：见于高钾饮食、急性肾衰竭少尿期、缺氧和酸中毒等。血管外溶血等产生假性高钾血症。

（2）减低：见于应用大量胰岛素、频繁呕吐、长期低钾饮食等。

（二）血钠测定

1. 参考值　135～145mmol/L。

2. 意义

（1）高钠血症：见于进食困难、大量出汗、烧伤、肾上腺皮质功能亢进症、输注大量高渗盐水等。

（2）低钠血症：见于大量应用利尿药、严重的呕吐、反复腹泻、饮水过多、营养不良等。

（三）血钙测定

1. 参考值　总钙，2.25～2.58mmol/L；离子钙，1.10～1.34mmol/L。

2. 意义

（1）高钙血症：见于原发性甲状旁腺功能亢进症、骨折后、急性肾功能不全、大量应用维生素D等。

（2）低钙血症：见于甲状旁腺功能减退症、恶性肿瘤骨转移、佝偻病、乳糜泻、急性坏死性胰腺炎等。

（四）血氯测定

1. 参考值　95～105mmol/L。

2. 意义

（1）血氯增高：见于急性或慢性肾衰竭的少尿期、频繁呕吐、反复腹泻、肾上腺皮质功能亢进、低蛋白血症、补充大量的NaCl等。

（2）血氯减低：见于饥饿、营养不良、腹泻、胃肠引流、糖尿病、呼吸性酸中毒等。

十一、血糖及糖化血红蛋白

（一）空腹血糖（FBG）检测

1. 参考值　3.9～6.1mmol/L。

2. 意义

（1）生理性：增高见于餐后1～2小时、高糖饮食、剧烈运动、情绪激动、胃倾倒综合征等。减低见于饥饿、长期剧烈运动、妊娠期等。

（2）病理性：增高见于各型糖尿病、内分泌疾病、应激性因素（如颅内压增高、颅脑损伤等）、药物影响（如噻嗪类利尿药、口服避孕药等）、肝和胰腺疾病。减低见于胰岛素过多如胰岛素用量过大、对抗胰岛素的激素分泌不足如肾上腺皮质激素缺乏、肝糖原储存缺乏如急性重型肝炎、急性酒精中毒、先天性糖原代谢酶缺乏、消耗性疾病如严重营养不良等。

（二）糖化血红蛋白（HbA1c）（执业助理医师不考）

1. 参考值　目前我国将糖尿病患者糖化血红蛋白的控制标准定为6.5%以下。

2. 意义

（1）评价糖尿病控制程度：HbA1c < 7%说明糖尿病控制良好。HbA1c可作为糖尿病长期控制的良好观察指标。

（2）有助于对糖尿病慢性并发症的认识，指导对血糖的调整。

（3）鉴别高血糖：糖尿病高血糖的HbA1c水平增高，而应激性高血糖的HbA1c则正常。

十二、血脂

（一）总胆固醇（TC）测定

1. 参考值　合适水平，< 5.20mmol/L。边缘水平，5.2～6.2mmol/L。升高，> 6.2mmol/L。

2. 意义

（1）增高：见于动脉粥样硬化所致的心、脑血管疾病，高脂蛋白血症，甲状腺功能减退症，类脂性肾病，肾病综合征，糖尿病等，长期吸烟、饮酒，应用某些药物，如环孢素、糖皮质激素等。

（2）减低：见于甲状腺功能亢进症、严重的肝病、贫血、营养不良和恶性肿瘤等，应用某些药物，如雌激素、甲状腺激素等。

（二）甘油三酯（TG）测定

1. 参考值　合适水平，0.56～1.70mmol/L；边缘水平，1.70～2.30mmol/L；升高，＞2.30mmol/L。

2. 意义

（1）增高：见于冠状动脉粥样硬化性心脏病、原发性高脂血症、动脉粥样硬化症、肥胖症、糖尿病、痛风、甲状旁腺功能减退症、肾病综合征、高脂饮食和阻塞性黄疸等。

（2）减低：见于低β-脂蛋白血症和无β-脂蛋白血症、严重的肝病、吸收不良、甲状腺功能亢进症、肾上腺皮质功能减退症等。

（三）高密度脂蛋白（HDL）测定

1. 参考值　减低，≤1.0mmol/L。

2. 意义

（1）增高：对防止动脉粥样硬化、预防冠状动脉粥样硬化性心脏病的发生有重要作用。可见于慢性肝炎、原发性胆汁性肝硬化等。

（2）减低：常见于动脉粥样硬化、急性感染、糖尿病、肾病综合征，以及应用雄激素、β受体阻滞药和孕酮等。

（四）低密度脂蛋白（LDL）测定

1. 参考值　合适水平，≤3.4mmol/L；边缘水平，3.4～4.1mmol/L；升高，＞4.1mmol/L。

2. 意义

（1）增高：可用来判断发生冠状动脉粥样硬化性心脏病的危险性，LDL水平增高与冠状动脉粥样硬化性心脏病发病呈正相关。可见于遗传性高脂蛋白血症、甲状腺功能减退症、肾病综合征、肥胖症等。

（2）减低：常见于无β-脂蛋白血症、甲状腺功能亢进症、吸收不良、肝硬化以及低脂饮食和运动等。

十三、心肌损伤标志物

（一）肌酸激酶（CK）（执业助理医师不考）

1. 参考值　速率法，男性，50～310U/L；女性，40～200U/L。

2. 意义　增高见于急性心肌梗死、心肌炎和肌肉疾病、溶栓治疗、转复心律、心导管术以及冠状动脉成形术等。减低见于长期卧床、甲状腺功能亢进症、激素治疗等。

（二）肌酸激酶同工酶（CK-MB）

1. 参考值　＜5%。

2. 意义　增高见于急性心肌梗死；其他心肌损伤（如心绞痛、心包炎、心房颤动伴慢性心室率、植入起搏器等）；肌肉疾病及手术，骨骼肌疾病。

（三）肌钙蛋白（cTnT）

1. 参考值　0.02～0.13μg/L。＞0.2μg/L为临界值，＞0.5μg/L可以诊断急性心肌梗死。

2. 意义　诊断急性心肌梗死（cTnT是诊断急性心肌梗死的确定性标志物）；判断微小心肌损伤；预测血液透析患者心血管事件；cTnT也可作为判断急性心肌梗死后溶栓治疗是否出现冠状动脉再灌注，以及评价围手术期和经皮冠状动脉腔内血管成形术（PTCA）心肌受损程度的较好指标。钝性心肌外伤、心肌挫伤等也可升高。

（四）急性心肌梗死时常见心肌损伤标志物（表1-7-12）

表1-7-12　急性心肌梗死时常见心肌损伤标志物

标志物	开始升高	峰值	恢复时间
肌酸激酶	发病3～8小时	10～36小时	3～4天
肌酸激酶同工酶	发病后3～8小时	9～30小时	48～72小时
肌钙蛋白	发病后3～6小时	10～24小时	10～15天

十四、血、尿淀粉酶

（一）参考值

血淀粉酶：35～135U/L。24小时尿淀粉酶：＜1000U/L。

（二）意义

增高见于急性胰腺炎（最常见的原因）、慢性胰腺炎急性发作、胰腺囊肿、胰腺管阻塞、胰腺癌早期、非胰腺疾病（腮腺炎，消化性溃疡穿孔、上腹部手术后、急性胆囊炎等，服用镇静药如吗啡等，肾衰竭）。减低见于慢性胰腺炎、胰腺癌。

十五、血清铁、铁蛋白、总铁结合力

（一）血清铁

1. 参考值　男性，10.6～36.7μmol/L；女性，7.8～32.2μmol/L。

2. 意义　增高见于铁粒幼细胞贫血、再生障碍性贫血、溶血性贫血、急性肝炎、白血病、铁剂治疗过量时等。减低见于缺铁性贫血、月经过多、恶性肿瘤、长期缺铁饮食、生育期、妊娠及哺乳期的妇女等。

（二）血清铁蛋白（SF）

1. 参考值　男性，15～200μg/L；女性，12～150μg/L。

2. 意义　增高见于原发性血色病、炎症、肿瘤、白血病、溶血性贫血、再生障碍性贫血、恶性贫血、肝坏死、慢性肝病等。减低常见于缺铁性贫血、大量失血、长期腹泻、营养不良等。

（三）血清总铁结合力（TIBC）

1. 参考值　男性，50～77μmol/L；女性，54～77μmol/L。

2. 意义

（1）TIBC增高：转铁蛋白（Tf）合成增加，如缺铁性贫血、红细胞增多症、妊娠后期；Tf释放增加，如急性肝炎、亚急性重型肝炎等。

（2）TIBC减低：Tf合成减少，如肝硬化、慢性肝损伤等；Tf丢失，如肾病综合征；铁缺乏，如肝病、慢性炎症、消化性溃疡等。

十六、甲状腺功能（执业助理医师不考）

（一）促甲状腺激素（TSH）

1. 参考值　2～10mU/L。

2. 意义　增高常见于原发性甲状腺功能减退症、单纯性甲状腺肿、伴有甲状腺功能减退的桥本甲状腺炎、亚急性甲状腺炎恢复期等；摄入金属锂、碘化钾、促甲状腺激素释放激素可使TSH增高。减低常见于甲状腺功能亢进症、腺垂体功能减退、皮质醇增多症等，也可见于过量应用糖皮质激素和抗甲状腺药物等。

（二）甲状腺激素

1. 参考值　TT_3，1.6～3.0nmol/L。TT_4，65～155nmol/L。

2. 意义　升高见于弥漫性或结节性毒性甲状腺肿伴功能亢进症、亚急性甲状腺炎、局限性垂体小腺瘤及急性肝炎、妊娠、新生儿或应用雌激素、碘化物治疗等。降低见于甲状腺功能减退症、甲状腺次全切除术后、腺垂体功能减退症及地方性甲状腺肿等。

十七、乙型肝炎病毒免疫标志物

（一）参考值

各项指标：ELISA法为阴性，放射免疫分析（RIA）法为阴性。

（二）乙型肝炎病毒（HBV）标志物检测与分析（表1-7-13）

表1-7-13　乙型肝炎病毒标志物检测与分析

HBsAg	HBeAg	抗-HBc	抗-HBe	抗-HBs	检测结果分析
+	+	-	-	-	急性HBV感染早期，HBV复制活跃
+	+	+	-	-	急性或慢性乙型肝炎，HBV复制活跃
+	-	+	-	-	急性或慢性乙型肝炎，HBV复制减弱
+	-	+	+	-	急性或慢性乙型肝炎，HBV复制减弱
+	-	+	+	-	HBV复制停止
-	-	+	-	-	既往HBV感染，未产生抗-HBs
-	-	+	+	-	抗-HBs出现前阶段，HBV低度复制
-	-	+	-	+	HBV感染恢复阶段
-	-	+	+	+	HBV感染恢复阶段
+	+	+	-	+	不同亚型（变异型）HBV再感染
+	-	-	-	-	HBV-DNA处于整合状态
-	-	-	-	+	病后或接种乙型肝炎疫苗后获得性免疫
-	+	+	-	-	HBsAg变异的结果
+	-	-	+	+	表面抗原、e抗原变异

十八、自身抗体（执业助理医师不考）

（一）类风湿因子（RF）

1. 参考值　＜20U/ml。

2. 意义　RF阳性见于约70%的患者血清，其效价一般与类风湿关节炎的活动性和严重性成比例。其他感染性、自身免疫性疾病及约5%的正常人也可以出现低效价的类风湿因子。

（二）抗核抗体（ANA）、抗环瓜氨酸肽抗体、抗双链 DNA 抗体

1. 参考值　阴性。

2. 抗核抗体的意义　按照其核内各个分子的性能不同可将 ANA 分为如下 4 种：①抗 dsDNA 抗体。②抗组蛋白抗体。③抗非组蛋白抗体。④抗核仁抗体等。

3. 抗环瓜氨酸肽抗体（CCP）的意义

（1）抗 CCP 抗体是对类风湿关节炎最具特异性的自身抗体，对早期类风湿关节炎的诊断非常重要，也是类风湿关节炎预后不良的因素。

（2）抗 CCP 抗体大于 3 倍以上正常值高限为高滴度阳性，对类风湿关节炎有较高诊断意义。

4. 抗双链 DNA 抗体（dsDNA）的意义　主要见于系统性红斑狼疮患者。高效价的抗 dsDNA 抗体不仅表示疾病的活动性，而且提示疾病累及肾的可能性。

十九、血气分析

（一）动脉血氧分压（PaO_2）

1. 参考值　12.6～13.3kPa（95～100mmHg）。

2. 意义　判断有无缺氧及其程度、有无呼吸衰竭。

（二）动脉血氧饱和度（SaO_2）

1. 参考值　95%～98%。

2. 意义　可作为判断机体是否缺氧的指标。

（三）动脉血二氧化碳分压（$PaCO_2$）

1. 参考值　35～45mmHg，平均值 40mmHg。

2. 意义　判断呼吸衰竭类型与程度的指标，判断呼吸性酸碱平衡失调的指标，判断代谢性酸碱失调的代偿反应。

（四）pH

1. 参考范围　7.35～7.45，平均为 7.40。

2. 意义　可作为判断酸碱失调中机体代偿程度的重要指标。

（五）标准碳酸氢盐（SB）（执业助理医师不考）

1. 参考值　22～27mmol/L，平均 24mmol/L。

2. 意义　是准确反映代谢性酸碱平衡的指标。SB 一般不受呼吸的影响。

（六）实际碳酸氢盐（AB）（执业助理医师不考）

1. 参考值　22～27mmol/L。

2. 意义

（1）反映酸碱平衡中的代谢性因素，在一定程度上受呼吸因素的影响。

（2）增高可见于代谢性碱中毒、呼吸性酸中毒经肾代偿时的反映。

（3）降低见于代谢性酸中毒、呼吸性碱中毒经肾代偿的结果。

（4）AB 与 SB 的差数，反映呼吸因素对血浆 HCO_3^- 影响的程度。

（七）缓冲碱（BB）（执业助理医师不考）

1. 参考值　45～55mmol/L。

2. 意义

（1）反映机体对酸碱平衡失调时总的缓冲能力，不受呼吸因素、CO_2 改变的影响。

（2）BB 减少提示代谢性酸中毒，增加提示代谢性碱中毒。

（八）剩余碱（BE）（执业助理医师不考）

1. 参考值　（0±2.3）mmol/L。

2. 意义　只反映代谢性因素的指标，与 SB 的意义大致相同。

（九）阴离子间隙（AG）（执业助理医师不考）

1. 参考值　8～16mmol/L。

2. 意义

（1）高 AG 代谢性酸中毒，见于乳酸酸中毒、尿毒症、酮症酸中毒。

（2）正常 AG 代谢性酸中毒，可由 HCO_3^- 减少（如腹泻）、酸排泄衰竭（如肾小管酸中毒）或过多使用含氯的酸（如盐酸精氨酸）引起。

（3）判断三重酸碱失衡中 AG 增大的代谢性酸中毒。AG ＞ 30mmol/L 时肯定酸中毒；AG 20～30mmol/L 时，酸中毒的可能性很大；AG 17～19mmol/L，酸中毒的可能性只有 20%。

二十、肿瘤标志物

（一）甲胎蛋白（AFP）测定

1. 参考值　血清 AFP ＜ 25μg/L。

2. 意义

（1）原发性肝细胞癌。

（2）生殖腺胚胎肿瘤（如睾丸癌、卵巢癌、畸胎瘤等），胃癌或胰腺癌时。

（3）病毒性肝炎、肝硬化。

（4）妊娠 3～4 个月，孕妇甲胎蛋白开始升高，7～8 个月达高峰，但多低于 400μg/L，分娩后 3 周恢复正常。胎儿神经管畸形、双胎、先兆流产等均会使孕妇血液和羊水中甲胎蛋白水平升高。

（二）癌胚抗原（CEA）测定

1. 参考值　血清 CEA < 5μg/L。

2. 意义

（1）升高主要见于胰腺癌、结肠癌、直肠癌、乳腺癌、胃癌、肺癌等。

（2）结肠炎、胰腺炎、肝病、肺气肿及支气管哮喘等也可轻度升高。

（3）大量吸烟者可升高。

（三）糖链抗原19-9（CA19-9）测定（执业助理医师不考）

1. 参考值　ELISA，血清 CA19-9 < 3.7 万 U/L。

2. 意义　胰腺癌、肝胆和胃肠道疾病时血中 CA19-9 的水平可明显升高。

（四）癌抗原125（CA125）测定

1. 参考值　ELISA，血清 CA125 < 3.5 万 U/L。

2. 意义

（1）CA125 存在于卵巢癌组织细胞和浆液性腺癌组织中，卵巢上皮癌患者的 CA125 浓度可明显升高。

（2）用于鉴别卵巢包块，特别适用于绝经后妇女。

（3）宫颈癌、乳腺癌、胰腺癌、胆道癌、肝癌、胃癌、结肠癌、肺癌等也有一定的阳性反应。

（4）部分良性卵巢瘤、子宫肌瘤患者，血清 CA125 有时也会明显升高。

（5）肝硬化失代偿期血清 CA125 明显升高。

（6）早孕期（3 个月）CA125 可升高。

二十一、血、尿人绒毛膜促性腺激素检测

（一）参考值

男性、女性（未妊娠）血清 hCG < 5U/L。尿液 hCG 定性：阴性。

（二）意义

1. 检测尿 hCG 可用于早期妊娠的诊断，判断妊娠早期胎盘功能和异位妊娠及流产的诊断。

2. 作为葡萄胎、绒毛膜癌、睾丸畸胎瘤的诊断、鉴别诊断以及病情观察的重要参考指标。其升高常见于滋养体瘤和绒毛膜上皮细胞癌，70% 非精原细胞性睾丸癌和部分精原细胞性睾丸癌、乳腺癌、胃肠道癌、肺癌。脑脊液中出现 hCG 并和血清中浓度 hCG 比例> 60∶1，说明肿瘤脑转移。

第二考站

体格检查

一、一般检查

（一）全身状况

1. 生命体征　包括体温、脉搏、呼吸、血压。

（1）体温

1）测量前：安静休息30分钟，体温计读数小于35℃。

2）方法：口测法、肛测法和腋测法。口测法正常值为36.3～37.2℃，肛测法为36.5～37.7℃，腋测法为36～37℃。

3）腋测法使用最广泛，37.3～38.0℃为**低热**，38.1～39.0℃为**中度发热**，39.1～41.0℃为**高热**，41℃以上为**超高热**。

> ※易扣分点：①测量前未将体温计的汞柱甩到35℃以下。②腋测法时未将腋窝擦干再放体温计。③未将体温计夹紧。④取出体温计时用手接触体温计水银头。

（2）脉搏

1）脉率、脉律、强弱：多**触诊桡动脉**，注意**脉搏的速率、节律、强弱**以及**两侧是否对称**。

2）常见异常脉搏：①**水冲脉**。②**交替脉**，常见于左心衰竭。③**奇脉**，见于右心室充盈受限（如心脏压塞和心包缩窄）或胸膜腔内压显著增加（重症支气管哮喘）。

当脉搏细弱而数不清时，以测1分钟心率来代替诊脉。对于脉搏短绌的患者，应由两人在同一时间内，同时开始测量，分别听心率、测脉率，计数1分钟。

> ※易扣分点：①触诊时手指未并拢。②测的时间太短，应至少测30秒。③双侧桡动脉进行对比检查。

（3）呼吸：**呼吸频率12～20次/分**，与脉搏之比约为1∶4。节律均匀而整齐。呼吸频率>20次/分称为呼吸过速，<12次/分称为呼吸过缓。

> ※易扣分点：①呼吸频率的结果表述错误，应以每分钟多少次表示。②未告知被检者休息后观察。

（4）血压

1）直接测量法：用于危重症，在动脉穿刺后直接测定动脉内压力。

2）间接测量法

①使用**血压计**测量。②测量过程：被检者半小时内禁烟、禁咖啡，排空膀胱，在安静环境休息至少5分钟，采取**仰卧位或坐位**，被测上肢裸露，伸直并**轻度外展**，**肘部与心脏相平**（**坐位平第4肋间、卧位平腋中线**）。袖带气囊部分对准肱动脉，紧贴皮肤缚于上臂，**袖带下缘在肘窝上2.5cm**。检查者在肘窝处触知肱动脉搏动，将听诊器体件置于肘窝处肱动脉上，轻压体件与皮肤紧密接触，然后向袖带内充气，**待听诊肱动脉搏动消失，再将汞柱升高30mmHg后**，缓慢放气（2～6mmHg/s），视线随汞柱下降，平视汞柱上缘，听到**第一次声响的数值为收缩压，声音消失时数值为舒张压**。③血压至少应测量2次。

3）血压标准：正常血压为收缩压<120mmHg，舒张压<80mmHg；正常高值为收缩压120～139mmHg，舒张压80～89mmHg。

> ※易扣分点：①被检者体位不当。②检查前未体现爱伤意识。③测量前未检查血压计水银柱是否在“0”点。④袖带所放位置错误（应放在肘窝上2.5cm处）。⑤袖带松紧不合适（以能放进一个手指为宜）。⑥听诊器体件压在袖带下。⑦读取血压值时双眼未平视观察水银柱。

2. 发育　通常以年龄、智力和体格成长状态之间的关系来判断，以良好、中等、差来表示。体格成长状态指身高、体重、第二性征等。儿童应测量头围。

※易扣分点：①身高，测量前未嘱被测量者脱鞋；被检者的头、臀及足未保持一条线。②体重，测量前未将体重计校正到零点；测量前未嘱被测量者脱鞋。

3. 体型

（1）无力型：体型瘦长，腹上角小于90°。

（2）超力型：体型矮胖，腹上角大于90°。

（3）正力型：体型匀称，腹上角约为90°。

4. 营养状态

（1）根据皮肤、皮下脂肪和肌肉的情况，作出良好、中等、不良的分级。

（2）判断脂肪充实程度：测量前臂屈侧或上臂背侧下1/3的脂肪厚度。

（3）体重减轻至低于正常的10%称消瘦，极度消瘦者称恶病质。超过标准体重的20%称肥胖。

5. 意识状态　分为意识清楚、嗜睡、昏睡、浅昏迷、深昏迷、谵妄等。

6. 面容

（1）急性病容：面色潮红、鼻翼扇动、表情痛苦。

（2）慢性病容：面容憔悴、面色灰暗、目光暗淡。

（3）贫血面容：面白唇淡、表情疲惫。

（4）肝病面容：面颊消瘦、面色晦暗、面部有褐色色素沉着。

（5）肾病面容：面色苍白、眼睑水肿。

（6）甲亢面容：面容惊愕、眼裂增宽、眼球突出、目光闪烁、兴奋不安。

（7）黏液水肿面容：颜面水肿、睑厚面宽、目光迟钝、眼眉稀疏。

（8）满月面容：面圆、皮肤发红，常有痤疮和体毛增多。

7. 体位

（1）自主体位：无病、轻病或疾病早期，被检者活动自如，不受限制。

（2）被动体位：被检者不能随意调整或变换体位，见于极度衰弱或意识丧失患者。

（3）强迫体位：为减轻痛苦，患者不得不采用某种体位，如强迫仰卧位、强迫侧卧位等。

8. 姿势　可受某些疾病的影响。

9. 步态

（1）蹒跚步态：左右摇摆，行如鸭步，见于佝偻病、髋关节脱位等。

（2）醉酒步态：行走时步态不稳，见于酒精中毒、小脑疾病等。

（3）共济失调步态：起步时高抬骤落、双目下视、脚间距宽，见于脊髓病变。

（4）慌张步态：小步前行、身体前倾、有难于止步之势，见于帕金森病。

踩点演练

例题1

【考查项目】

1. 测脉率（腕部）、呼吸频率　须口述检查时间，报告检查结果。

2. 测头围　须报告测量结果。

3. 心脏触诊检查　须口述检查内容，报告检查结果。

4. 心脏听诊检查　须指出听诊部位和名称，报告检查结果。

【评分标准】总分20分。

（一）测脉率（腕部）、呼吸频率（3分）

1. 检查方法、部位（1.8分）

（1）考生一手示、中、环三指并拢（0.3分），指腹置于被检者腕部桡动脉处，以适当压力触诊桡动脉搏动（0.3分）。

（2）对侧原则，即考生左手检测被检者右侧桡动脉（0.3分），考生右手检测被检者左侧桡动脉（0.3分）。

（3）双侧桡动脉进行对比。（0.3分）

（4）观察胸部或腹部起伏，计数呼吸次数。（0.3分）

2. 口述检查时间，报告检查结果（1.2分）

（1）数脉率时间至少30秒（0.2分），报告被检者脉率，以每分钟多少次表示（0.2分）；报告脉律是否整齐（0.2分）。

（2）数呼吸频率时间至少30秒（0.3分），报告被检者呼吸频率，以每分钟多少次表示（0.3分）。

（二）测头围（2分）

1. 测量方法（1.4分）

（1）告知被检者取坐位或立位。（0.4分）

（2）用皮尺从被检者眉间（0.5分）绕到颅后

通过枕骨粗隆部（0.5 分），围成一圈（头围最大径）。

2. 报告测量结果（0.6 分）

报告测得头围值，以厘米表示。

（三）心脏触诊检查（6 分）

1. 考生站位，告知被检者体位（0.5 分）

告知被检者取坐位或仰卧位（0.2 分），充分暴露前胸部（0.2 分），考生位于被检者前面或右侧（0.1 分）。

2. 检查内容和方法（4 分）

（1）心尖搏动及心前区搏动检查（1 分）

1）考生用右手全手掌置于心前区。（0.4 分）

2）用右手示指、中指指腹并拢触诊心尖搏动。（0.6 分）

（2）震颤检查（1.8 分）

用手掌尺侧（小鱼际）（0.3 分），在各瓣膜听诊区触诊二尖瓣区（心尖区）开始→肺动脉瓣区→主动脉瓣区→主动脉瓣第二听诊区→三尖瓣区（每个瓣膜区 0.3 分，共 1.5 分）。

（3）心包摩擦感检查（1.2 分）

1）在心前区或胸骨左缘第 3、4 肋间用小鱼际或并拢四指的掌面触诊（0.3 分），嘱被检者屏住呼吸（0.3 分），判断有无心包摩擦感。

2）若被检者取卧位，检查时应请被检者改为坐位前倾，检查摩擦感是否增强。（0.6 分）

3. 报告检查结果（1.5 分）

（1）心尖搏动的具体位置（正常成人心尖搏动位于第 5 肋间，左锁骨中线内侧 0.5 ~ 1.0cm）（0.3 分），有无增强或减弱（0.3 分）。

（2）心前区有无异常搏动，有无震颤和心包摩擦感（每项 0.3 分）。（0.9 分）

（四）心脏听诊检查（6 分）

1. 考生站位，告知被检者体位（0.5 分）

告知被检者取坐位或仰卧位，充分暴露前胸部（0.3 分），考生位于被检者前面或右侧（0.2 分）。

2. 听诊顺序、时间及内容（3.5 分）

（1）心脏瓣膜听诊区及心包摩擦音听诊部位（1.8 分）

1）二尖瓣区（心尖区）位于心尖搏动最强点。（0.3 分）

2）肺动脉瓣区位于胸骨左缘第 2 肋间。（0.3 分）

3）主动脉瓣区位于胸骨右缘第 2 肋间。（0.3 分）

4）主动脉瓣第二听诊区位于胸骨左缘第 3 肋间。（0.3 分）

5）三尖瓣区位于胸骨左缘第 4、5 肋间。（0.3 分）

6）心包摩擦音听诊部位在心前区或胸骨左缘第 3、4 肋间。（0.3 分）

（2）心脏瓣膜听诊区听诊顺序和时间（1.7 分）

1）通常按逆时针方向依次听诊：从二尖瓣区（心尖区）开始→肺动脉瓣区→主动脉瓣区→主动脉瓣第二听诊区→三尖瓣区（顺序错扣 0.6 分）。（1.2 分）

2）心尖区听诊时间不少于 30 秒。（0.5 分）

3. 报告检查结果（2 分）

（1）每分钟实测心率次数，以每分钟多少次表示。（0.4 分）

（2）心律是否规整。（0.4 分）

（3）心音有无异常（0.3 分），有无额外心音（0.3 分）。

（4）有无心脏杂音（0.3 分）和心包摩擦音（0.3 分）。

（五）职业素质（3 分）

1. 仪表端庄，举止大方，着装（工作服）整洁。（0.5 分）

2. 查体中动作规范，认真细致（0.5 分），有体现关爱被检者的动作（0.5 分），注意保护隐私（0.5 分）。

3. 语言文明，态度和蔼（0.5 分），主动自我介绍，说明检查目的及注意事项（0.5 分）。

（注：本考站例题的此项要求均同此题，以下不再赘述。）

例题 2

【考查项目】

1. 测量血压　间接测量法，须报告测量结果。
2. 测身高　须报告测量结果。
3. 滑车上淋巴结检查　须报告检查结果和淋巴结肿大需描述的内容。
4. 瞳孔、巩膜视诊检查　须口述视诊内容。
5. 语音震颤检查　须报告检查结果。

【评分标准】 总分 20 分。

（一）测量血压（5 分）

1. 测量前准备（0.5 分）

了解被检者半小时内是否禁烟、禁咖啡、排空膀胱（0.3 分），安静状态下休息至少 5 分钟（0.2 分）（考生口述）。

2. 测量方法（3.5 分）

（1）打开血压计开关，检查水银柱是否在“0”点（0.2 分），被检者取坐位或仰卧位，保持肘部与心脏在同一水平（0.3分）。

（2）被检查者手臂轻度外展。（0.2分）

（3）气袖均匀紧贴皮肤，缠于上臂，其下缘在肘窝以上2.5cm。（0.3分）

（4）气袖的中央位于肱动脉表面，其松紧度适宜（可容一指）。（0.2分）

（5）考生触诊肘部确定肱动脉搏动位置后（0.2分），将听诊器体件置于肱动脉搏动处（不能将体件塞于气袖下），听诊动脉搏动音（0.3分）。

（6）向袖带内充气，边充气边听诊至肱动脉搏动声音消失后（0.3分），水银柱再升高30mmHg（0.2分）。

（7）双眼平视观察水银柱。（0.3分）

（8）缓慢放气（水银柱下降速度为2～6mmHg/s）（0.2分），根据听诊动脉搏动音变化和水银柱位置读出收缩压、根据舒张压数值（0.3分）。

（9）取下被检者上臂的袖带，排空袖带内气体，折叠好放入血压计。（0.2分）

（10）倾斜血压计，使水银柱完全回归水银壶后关闭血压计开关，合上血压计盖。（0.3分）

3. 报告测量结果（1分）

（1）要求测量两次，取平均值（考生口述）。（0.3分）

（2）报告测得实际血压，读数正确，报告单位（mmHg）正确（考官复测，验证考生测定的血压值是否正确）。（0.5分）

（3）先报收缩压，后报舒张压。（0.2分）

（二）测身高（2分）

1. 测量方法（1.6分）

（1）告知被检者脱鞋。（0.4分）

（2）站立于体重身高测量仪上（背靠站立）。（0.4分）

（3）头（枕）部、臀部、足跟三点紧靠于测量仪立柱。（0.4分）

（4）过头顶最高点做测量仪立柱的垂直线，两者交叉点即身高读数。（0.4分）

2. 报告测量结果（0.4分）

报告测得身高，以厘米表示。

（三）滑车上淋巴结检查（3分）

1. 考生站位，告知被检者体位、姿势（0.4分）

告知被检者取坐位或仰卧位（0.2分），考生位于被检者前面或右侧（0.2分）。

2. 检查方法（1.4分）

（1）确定检查部位，上臂内侧，肱二头肌与肱三头肌之间的间沟内。（0.2分）

（2）检查被检者左侧时用左手（0.2分）扶托被检者左前臂（0.2分）；右手示、中、环指并拢，于检查部位由浅及深进行滑动触诊（0.2分）。

（3）检查被检者右侧时用右手（0.2分）扶托被检者右前臂（0.2分）；左手示、中、环指并拢，于检查部位由浅及深进行滑动触诊（0.2分）。

3. 报告检查结果和淋巴结肿大需描述的内容（1.2分）

（1）是否触及滑车上淋巴结。（0.4分）

（2）淋巴结肿大需描述：部位、数目、大小、质地、活动度、压痛、局部皮肤有无红肿和瘘管形成（每报告1项得0.1分）。（0.8分）

（四）瞳孔、巩膜视诊检查（4分）

1. 视诊方法（0.8分）

观察被检者双侧瞳孔，嘱被检者向上看和向下看，充分暴露巩膜。（0.8分）

2. 视诊内容（3.2分）

（1）观察瞳孔：大小、形状、双侧瞳孔是否对称（每项0.8分）。（2.4分）

（2）观察巩膜：有无黄染。（0.8分）

（五）语音震颤检查（3分）

1. 考生站位，告知被检者体位（0.6分）

（1）考生位于被检者前面或右侧。（0.3分）

（2）告知被检者取坐位或仰卧位，充分暴露前胸部和背部。（0.3分）

2. 检查方法（2.1分）

（1）考生双手掌或手掌尺侧缘（小鱼际）（0.3分）平放于被检者前和后胸壁两侧的对称部位（0.3分），嘱被检者发同等强度的“yi”长音（0.3分）。

（2）检查部位：前胸壁（上、中、下肺野）（0.3分），后胸壁（肩胛上区、肩胛间区和肩胛下区）（0.3分）。

（3）自上而下（0.3分），双手交换（反复比较左右两侧对应部位语音震颤的异同）（0.3分）。

3. 报告检查结果（0.3分）

语音震颤有无增强或减弱。

（六）职业素质（3分）

（二）皮肤

皮肤检查包括视诊和触诊。

1. 颜色　注意有无苍白、发红、发绀、黄染和色素沉着等。

（1）苍白：见于贫血。

（2）发红：由皮肤血管扩张、血流加速引起，如饮酒、发热。

（3）发绀：皮肤呈青紫色。主要原因为血液中还原型血红蛋白增多，见于右向左分流性先天性心脏病、呼吸衰竭等。

（4）黄染：主要见于黄疸。过多食用胡萝卜等可引起皮肤黄染，一般为手掌、足底、前额和鼻部，不见于巩膜和口腔黏膜。

（5）色素沉着：见于慢性肝肾疾病、原发性慢性肾上腺皮质功能减退症等。

2. 湿度与出汗

（1）出汗过多：见于甲状腺功能亢进症、佝偻病等。

（2）无汗：见于维生素 A 缺乏症、硬皮病等。

3. 弹性　常取**手背或上臂内侧皮肤**，用**示指和拇指**捏起，正常人于松手后皮肤迅速恢复平整；弹性减退时恢复减慢，见于老年人、消耗性疾病和严重脱水患者。

4. 皮疹　常见斑疹、丘疹、斑丘疹、麻疹等。

5. 出血点和紫癜　**直径＜2mm 为瘀点；3～5mm 为紫癜；＞5mm 为瘀斑**；片状出血伴皮肤隆起为血肿。

6. 蜘蛛痣

（1）大多分布在上腔静脉引流区域。

（2）检查方法是用**钝头细物（如棉签）压迫蜘蛛痣中心，其放射状小血管消失，去除压力后又复出现**。常见于肝功能明显减退者及妊娠妇女。

7. 毛发

（1）体毛脱落：见于甲状腺功能减退症、脂溢性皮炎等。

（2）体毛异常增多：见于肾上腺皮质功能亢进症、长期肾上腺皮质激素治疗等。

8. 水肿　可分为凹陷性水肿和非凹陷性水肿。根据严重程度分为以下 3 度。

（1）**轻度**：仅见于眼睑、胫骨前和踝部水肿，指压后可见组织出现凹陷，平复较快。

（2）**中度**：全身疏松组织均可见水肿。

（3）**重度**：全身组织严重水肿，皮肤发亮甚至有液体渗出，并有浆膜腔积液。

❖易扣分点：①水肿检查部位不正确，应常检查胫骨前皮肤。②未行双侧对比检查。

9. 其他　还需检查妊娠纹（女性）、紫纹、瘢痕、皮下气肿、皮下结节等。

踩点演练

例题 1

【考查项目】

1. 皮肤弹性和下肢水肿检查　须报告检查结果。

2. 眼集合反射检查　须报告检查结果和正常表现。

3. 心脏触诊检查　须报告检查结果。

4. 心脏听诊检查　须报告检查结果。

【评分标准】总分 20 分。

（一）皮肤弹性和下肢水肿检查（2 分）

1. 检查部位（0.8 分）

（1）皮肤弹性：选择手背或上臂内侧部位（任选其一）。（0.4 分）

（2）下肢水肿：选择下肢足背、踝部或胫前（任选其一）。（0.4 分）

2. 检查方法（1.2 分）

（1）皮肤弹性（0.6 分）

1）以拇指和示指将检查部位皮肤提起，然后松开，观察皮肤恢复情况。（0.4 分）

2）两侧对比。（0.2 分）

（2）下肢水肿（0.6 分）

1）用手指按压检查部位，待手指松开后观察按压部位皮肤有无凹陷和凹陷程度。（0.4 分）

2）两侧对比。（0.2 分）

（二）眼集合反射检查（3 分）

1. 检查方法（1.8 分）

（1）辐辏反射：嘱被检者头部固定，注视距离 1m 外目标（0.3 分）（通常用考生的示指尖）；将目标物缓慢逐渐移近至距离眼球 5～10cm（0.3 分），观察眼球活动（0.3 分）。

（2）调节反射：嘱被检者注视距离 1 米处目标（0.3 分），将目标物快速移近至距离眼球约 5～10cm（0.3 分），观察瞳孔变化（0.3 分）。

2. 报告检查结果和正常表现（1.2 分）

（1）报告被检者检查结果。（0.6 分）

（2）正常表现：随目标物移近，眼球内聚，瞳孔缩小。（0.6 分）

（三）心脏触诊检查（6 分）

1. 考生站位，告知被检者体位（0.5 分）

告知被检者取坐位或仰卧位（0.2 分），充分暴露前胸部（0.2 分），考生位于被检者前面或右侧（0.1 分）。

2. 检查内容和方法（4分）

（1）心尖搏动及心前区搏动检查（1分）

1）考生用右手全手掌置于心前区。（0.4分）

2）用右手示指、中指指腹并拢触诊心尖搏动。（0.6分）

（2）震颤检查（1.8分）

用手掌尺侧（小鱼际）（0.3分），在各瓣膜听诊区触诊二尖瓣区（心尖区）开始→肺动脉瓣区→主动脉瓣区→主动脉瓣第二听诊区→三尖瓣区（每个瓣膜区0.3分，共1.5分）。

（3）心包摩擦感检查（1.2分）

1）在心前区或胸骨左缘第3、4肋间用小鱼际或并拢四指的掌面触诊（0.3分），嘱被检者屏住呼吸（0.3分），判断有无心包摩擦感。

2）若被检者取卧位，检查时应请被检者改为坐位前倾，检查摩擦感是否增强。（0.6分）

3. 报告检查结果（1.5分）

（1）心尖搏动的具体位置（正常成人心尖搏动位于第5肋间，左锁骨中线内侧0.5～1.0cm）（0.3分），有无增强或减弱（0.3分）。

（2）心前区有无异常搏动，有无震颤和心包摩擦感（每项0.3分）。（0.9分）

（四）心脏听诊检查（6分）

1. 考生站位，告知被检者体位（0.5分）

告知被检者取坐位或仰卧位，充分暴露前胸部（0.3分），考生位于被检者前面或右侧（0.2分）。

2. 听诊顺序、时间及内容（3.5分）

（1）心脏瓣膜听诊区及心包摩擦音听诊部位（1.8分）

1）二尖瓣区（心尖区）位于心尖搏动最强点。（0.3分）

2）肺动脉瓣区位于胸骨左缘第2肋间。（0.3分）

3）主动脉瓣区位于胸骨右缘第2肋间。（0.3分）

4）主动脉瓣第二听诊区位于胸骨左缘第3肋间。（0.3分）

5）三尖瓣区位于胸骨左缘第4、5肋间。（0.3分）

6）心包摩擦音听诊部位在心前区或胸骨左缘第3、4肋间。（0.3分）

（2）心脏瓣膜听诊区听诊顺序和时间（1.7分）

1）通常按逆时针方向依次听诊：从二尖瓣区（心尖区）开始→肺动脉瓣区→主动脉瓣区→主动脉瓣第二听诊区→三尖瓣区（顺序错扣0.6分）。（1.2分）

2）心尖区听诊时间不少于30秒。（0.5分）

3. 报告检查结果（2分）

（1）每分钟实测心率次数，以每分钟多少次表示。（0.4分）

（2）心律是否规整。（0.4分）

（3）心音有无异常（0.3分），有无额外心音（0.3分）。

（4）有无心脏杂音（0.3分）和心包摩擦音（0.3分）。

（五）职业素质（3分）

例题2

【考查项目】

1. 皮肤弹性和下肢水肿检查　须报告检查结果。

2. 指出肋脊角、胸骨旁线、肩胛线、后正中线、锁骨上窝体表位置　须边指点边描述体表位置。

3. 肝上界叩诊　须报告检查结果。

4. 膀胱叩诊　须口述检查内容。

5. 病理反射（Babinski征）检查　须报告检查结果和阳性表现。

【评分标准】总分20分。

（一）皮肤弹性和下肢水肿检查（2分）

1. 检查部位（0.8分）

（1）皮肤弹性：选择手背或上臂内侧部位（任选其一）。（0.4分）

（2）下肢水肿：选择下肢足背、踝部或胫前（任选其一）。（0.4分）

2. 检查方法（1.2分）

（1）皮肤弹性（0.6分）

1）以拇指和示指将检查部位皮肤提起，然后松开，观察皮肤恢复情况。（0.4分）

2）两侧对比。（0.2分）

（2）下肢水肿（0.6分）

1）用手指按压检查部位，待手指松开后观察按压部位皮肤有无凹陷和凹陷程度。（0.4分）

2）两侧对比。（0.2分）

（二）指出肋脊角、胸骨旁线、肩胛线、后正中线、锁骨上窝体表位置（5分）

1. 考生站位，告知被检者体位（0.5分）

（1）告知被检者取坐位或站位，充分暴露前胸部和腰背部（0.3分）。

（2）考生位于被检者右侧（0.2分）。

2. 视诊检查时边指点边描述体表位置（指点正确描述不正确得一半分，指点不正确不得分）（4.5分）

（1）肋脊角（左右）：第12肋骨与脊柱构成的

夹角（1分）。

（2）胸骨旁线（左右）：通过胸骨线和锁骨中线中间的垂直线（1分）。

（3）肩胛线（左右）：被检者坐正，双臂自然下垂时通过肩胛下角与后正中线平行的垂直线（1分）。

（4）后正中线：通过椎骨棘突或沿脊柱正中下行的垂直线（0.7分）。

（5）锁骨上窝（左右）：锁骨上方的凹陷部（0.8分）。

（三）肝上界叩诊（3分）

1. 考生站位，告知被检者体位（0.6分）

告知被检者取仰卧位（0.2分），暴露胸部、上腹部（0.2分），平静呼吸，考生位于被检者右侧（0.2分）。

2. 检查方法（1.8分）

（1）考生沿右锁骨中线（0.3分），自第2肋间起从上而下逐个肋间进行叩诊（0.3分）。

（2）当叩诊音由清音转为浊音时即为肝上界。（0.4分）

（3）叩诊手法：考生左手中指第二指节紧贴于肋间隙，其他手指不与体表接触（0.2分），右手中指指端垂直叩击左手中指第二节指骨的远端（0.2分）；叩诊时以腕关节与掌指关节的活动为主，叩击后右手中指应立即抬起（0.2分），叩诊的力度要适中、均匀，同一部位可连续叩击2～3次（0.2分）。

3. 报告检查结果（0.6分）

报告被检者肝上界的位置，正常人肝上界位于右锁骨中线（0.3分）第5肋间（0.3分）。

（四）膀胱叩诊（4分）

1. 考生站位，告知被检者体位、姿势（0.8分）

告知被检者取仰卧位（0.2分），暴露腹部（0.2分），腹部放松，双腿屈曲（0.2分），考生位于被检者右侧（0.2分）。

2. 检查方法和内容（3.2分）

（1）自脐部开始（0.4分），沿腹中线向下叩诊（0.4分），板指与腹中线垂直（0.8分）。

（2）逐渐向耻骨联合方向移动（边叩边移）（0.8分），直至叩诊音由鼓音转为浊音（0.8分），即可能为充盈膀胱上界。

（五）病理反射（巴宾斯基征）检查（3分）

1. 考生站位，告知被检者体位、姿势（0.6分）

告知被检者取仰卧位（0.1分），双上肢自然伸直置于躯干两旁（0.2分），双下肢自然伸直放松（0.2分），考生位于被检者右侧（0.1分）。

2. 检查方法（1.2分）

（1）考生左手扶持被检者踝关节。（0.2分）

（2）右手用钝针或棉签等钝性器具（0.2分）沿足底外侧缘（0.1分）由后向前划至小趾近根部时转向内侧（0.1分）。

（3）用上述方法检查另一侧。（0.6分）

3. 报告检查结果和阳性表现（1.2分）

（1）报告检查结果：巴宾斯基征阳性或阴性（正常成人巴宾斯基征阴性）。（0.6分）

（2）巴宾斯基征阳性表现为踇趾背伸（0.3分），其余四趾呈扇形张开（0.3分）。

（六）职业素质（3分）

（三）浅表淋巴结

1. 注意事项　淋巴结的**部位**、**数目**、**大小**、**硬度**、**压痛**、**活动度**、**粘连**、**窦道**等。

2. 检查部位

（1）颌下淋巴结：检查者用左手扶被检者头部，使头**倾向左前下方**，用右手**四指并拢**手指的**指腹触摸左颌下淋巴结**，然后使头倾向右前下方，再用左手四指并拢触摸右颌下淋巴结。

（2）颈部淋巴结：颈部淋巴结以**胸锁乳突肌**为界分为**前后两区**。检查时被检者头稍低，使皮肤松弛。检查者双手四指并拢，紧贴检查部位，进行**滑动触诊**。**依次检查前、后区**。

（3）锁骨上窝淋巴结：被检者头稍前屈，检查者用双手四指并拢进行触诊，**左手检查右侧，右手检查左侧，滑动触诊**。

（4）腋窝淋巴结：检查右侧时，检查者右手握被检者右手，使其前臂稍外展，左手四指并拢手指稍弯曲，自被检者右上臂前方插入右侧腋窝，直达腋窝顶部，自腋窝顶部沿胸壁自上而下进行触摸，**依次检查右侧腋窝的腋尖群、中央群、胸肌群、肩胛下群和外侧群**。检查左侧时用右手进行。

（5）滑车上淋巴结：检查左侧时，检查者以左手托被检者左前臂，用右手在被检者左上臂内侧的肱二头肌和肱三头肌间沟触诊。检查右侧时用左手触诊。

（6）腹股沟淋巴结：被检者**平卧**，下肢伸直，检查者四指并拢手指，分别触摸腹股沟淋巴结的上群和下群。

❖易扣分点：①检查手法不规范。②未进行双侧检查。

踩点演练

例题1

【考查项目】

1. 测身高　须报告测量结果。

2. 腋窝淋巴结检查　须口述检查内容，报告检查结果和淋巴结肿大需描述的内容。

3. 指出胸骨角、前正中线、腋前线、腋窝、肩胛上区体表位置　须边指点边描述体表位置。

4. 肱二头肌反射检查　坐位、仰卧位两种检查方法任选一种，报告检查结果和正常表现。

【评分标准】总分20分。

（一）测身高（2分）

1. 测量方法（1.6分）

（1）告知被检者脱鞋。（0.4分）

（2）站立于体重身高测量仪上（背靠站立）。（0.4分）

（3）头（枕）部、臀部、足跟三点紧靠于测量仪立柱。（0.4分）

（4）过头顶最高点做测量仪立柱的垂直线，二者交叉点即身高读数。（0.4分）

2. 报告测量结果（0.4分）

报告测得身高，以厘米表示。

（二）腋窝淋巴结检查（7分）

1. 考生站位，告知被检者体位（0.7分）

考生位于被检者前面或右侧（0.4分），告知被检者取坐位或仰卧位（0.3分）。

2. 检查内容、部位（2.5分）

腋窝有5组淋巴结群：

（1）腋尖群：位于腋窝顶部。（0.5分）

（2）中央群：位于腋窝内侧壁近肋骨及前锯肌处。（0.5分）

（3）胸肌群：位于胸大肌下缘深部。（0.5分）

（4）肩胛下群：位于腋窝后皱襞深部。（0.5分）

（5）外侧群：位于腋窝外侧壁。（0.5分）

3. 检查方法（2.6分）

（1）检查左侧时，考生左手握被检者左手，将其左上臂稍外展。（0.5分）

（2）右手三指（示、中、环指）并拢，稍弯曲（0.2分），由浅入深触诊被检者左侧腋窝淋巴结（0.3分）：检查顺序为腋尖群、中央群、胸肌群、肩胛下群和外侧群（0.3分）。

（3）检查右侧时，考生用右手握被检者右手，将其右上臂稍外展。（0.5分）

（4）左手检查被检者右侧腋窝，方法同左侧。（0.8分）

4. 报告检查结果和淋巴结肿大需描述的内容（1.2分）

（1）是否触及淋巴结。（0.4分）

（2）淋巴结肿大需描述：部位、数目、大小、质地、活动度、压痛、局部皮肤有无红肿和瘘管形成（口头报告，每报告1项得0.1分）。（0.8分）

（三）指出胸骨角、前正中线、腋前线、腋窝、肩胛上区体表位置（5分）

1. 考生站位，告知被检者体位（0.5分）

（1）告知被检者取坐位或站位，充分暴露前胸部和背部。（0.3分）

（2）考生位于被检者右侧。（0.2分）

2. 视诊检查时边指点边描述体表位置（指点正确描述不正确得一半分，指点不正确不得分）（4.5分）

（1）胸骨角：胸骨柄与胸骨体的连接向前突起处，其两侧分别与左右第2肋软骨相连接。（1分）

（2）前正中线（即胸骨中线）：通过胸骨正中的垂直线。其上端位于胸骨柄上缘的中点，向下通过剑突中央的垂直线。（0.5分）

（3）腋前线（左右）通过腋窝前皱襞，沿前侧胸壁向下的垂直线。（1分）

（4）腋窝（左右）：上肢内侧与胸壁相连的凹陷部。（1分）

（5）肩胛上区（左右）：肩胛冈以上的区域，其外上界为斜方肌的上缘。（1分）

（四）肱二头肌反射检查（3分）

1. 检查方法（检查方法任选其一，须检查双侧反射，若只查一侧扣0.6分）（1.8分）

（1）坐位检查（1.8分）

1）告知被检者取坐位（0.3分），考生左手托起被检者肘部（0.3分），使其屈肘（0.3分），被检者前臂置于考生前臂上（0.3分）。

2）考生左手拇指置于肱二头肌肌腱上（0.3分），右手持叩诊锤叩击考生左手拇指（0.3分）。

（2）仰卧位检查（1.8分）

1）告知被检者取仰卧位（0.3分），考生位于被检者右侧（0.3分），左手托起被检者肘部（0.3分），使其屈曲成直角（0.3分）。

2）考生左手指置于被检者肱二头肌上（0.3分），右手持叩诊锤叩击考生左手拇指（0.3分）。

2. 报告检查结果和正常表现（1.2分）

（1）报告检查结果：双侧肱二头肌反射是否存在、对称（0.3分），有无亢进、减弱或消失

(0.3 分)。

(2) 肱二头肌反射正常表现为叩击肱二头肌肌腱时引发肱二头肌收缩 (0.3 分)、前臂屈曲动作 (0.3 分)。

(五) 职业素质 (3 分)

例题 2

【考查项目】

1. 测身高 须报告测量结果。

2. 腹股沟淋巴结检查 须指点及描述部位，报告检查结果和淋巴结肿大需描述的内容。

3. 右肋下肝脏触诊检查 单、双手触诊，须报告检查结果和肝可触及时需描述的内容。

4. 跟腱反射检查 报告检查结果和正常表现。

【评分标准】总分 20 分。

(一) 测身高 (2 分)

1. 测量方法 (1.6 分)

(1) 告知被检者脱鞋。(0.4 分)

(2) 站立于体重身高测量仪上 (背靠站立)。(0.4 分)

(3) 头 (枕) 部、臀部、足跟三点紧靠于测量仪立柱。(0.4 分)

(4) 过头顶最高点做测量仪立柱的垂直线，两者交叉点即身高读数。(0.4 分)

2. 报告测量结果 (0.4 分)

报告测得身高，以厘米表示。

(二) 腹股沟淋巴结检查 (4 分)

1. 考生站位，告知被检者体位、姿势 (0.8 分)

(1) 考生位于被检者右侧。(0.4 分)

(2) 告知被检者取仰卧位，下肢自然伸直，暴露腹股沟区。(0.4 分)

2. 检查部位 (0.4 分)

主要检查上、下两群 (考生必须找准部位并描述正确)。

(1) 上群 (水平组) 位于腹股沟韧带下方，与韧带平行排列。(0.2 分)

(2) 下群 (垂直组) 位于大隐静脉的上段，沿静脉走向排列。(0.2 分)

3. 检查方法 (1.6 分)

(1) 考生三指 (示、中、环指) 并拢。(0.4 分)

(2) 用手指指腹紧贴腹股沟检查部位皮肤。(0.4 分)

(3) 由浅入深进行滑动触诊。(0.4 分)

(4) 左右腹股沟淋巴结均应进行检查 (仅检查一侧得 0.2 分)。(0.4 分)

4. 报告检查结果和淋巴结肿大需描述的内容 (1.2 分)

(1) 是否触及淋巴结。(0.4 分)

(2) 淋巴结肿大需描述：部位、数目、大小、质地、活动度、压痛、局部皮肤有无红肿和瘘管形成 (每报告 1 项得 0.1 分)。(0.8 分)

(三) 右肋下肝脏触诊检查 (8 分)

1. 考生站位，告知被检者体位、姿势 (1.2 分)

告知被检者取仰卧位，暴露腹部 (0.3 分)，腹部放松，双腿屈曲 (0.3 分)，做腹式呼吸 (0.3 分)，考生位于被检者右侧 (0.3 分)。

2. 检查方法 (6 分)

(1) 单手触诊 (4.4 分)

1) 考生将右手四指并拢 (0.2 分)，掌指关节伸直 (0.3 分)，与肋缘大致平行 (0.2 分)，置于被检者平脐处 (0.2 分)，用指前外侧指腹末端或示指前端的桡侧进行触诊 (0.3 分)。

2) 配合被检者腹式呼吸 (0.4 分)，当被检者呼气时 (0.2 分)，手指压向腹深部 (0.2 分)。

3) 当被检者吸气时 (0.4 分)，手指向前上迎触下移的肝下缘 (0.4 分)。

4) 如此反复进行，并逐渐向肋缘方向滑动，直至触及肝下缘或右肋缘 (0.6 分)。分别在右锁骨中线 (0.5 分) 和前正中线 (0.5 分) 两条线上进行触诊。

(2) 双手触诊 (1.6 分)

1) 考生右手位置同单手触诊。(0.4 分)

2) 左手放在被检者右背部第 12 肋骨与髂嵴之间脊柱旁肌肉的外侧，拇指张开置于季肋部，触诊时左手向上托。(0.8 分)

3) 右手触诊方法同单手触诊。(0.4 分)

3. 报告检查结果和肝可触及时需描述的内容 (0.8 分)

(1) 肝脏肋下是否触及。(0.4 分)

(2) 若触及应描述：大小、质地、边缘和表面，有无压痛、搏动、肝区摩擦感、肝震颤 (每报告 1 项得 0.1 分，满分 0.4 分)。

(四) 跟腱反射检查 (3 分)

1. 考生站位，告知被检者体位、姿势 (0.6 分)

告知被检者取卧位 (0.1 分)，外展、外旋下肢 (0.2 分) 并屈曲髋、膝关节 (0.2 分)，考生位于被检者右侧 (0.1 分)。

2. 检查方法 (1.2 分)

(1) 考生左手握住被检者左足部 (0.2 分)，使其踝关节背屈成直角 (0.2 分)，右手持诊锤叩击跟腱 (0.2 分)。

(2) 同样方法检查右侧跟腱反射。(0.6 分)

3. 报告检查结果和正常表现（1.2分）

（1）报告检查结果：双侧跟腱反射是否存在、对称（0.3分），有无亢进、减弱或消失（0.3分）。

（2）正常表现为叩击跟腱时，引发腓肠肌收缩（0.3分），足向跖面屈曲（0.3分）。

（五）职业素质（3分）

二、头颈部检查

（一）眼

1. 眼眉　眉毛稀疏或脱落，多见于腺垂体功能减退症、甲状腺功能减退症。

2. 眼睑　双侧上睑下垂见于重症肌无力，单侧上睑下垂常见于动眼神经麻痹。

3. 结膜　检查**上睑结膜、下睑结膜和球结膜**。

4. 巩膜　**巩膜黄染见于黄疸**。

5. 角膜　**检查透明度，有无云翳、白斑、溃疡、软化、新生血管等**。角膜边缘出现黄、棕褐色的色素环，为KaySer-Fleischer环，见于**肝豆状核变性**（Wilson病）。

> ❖易扣分点：①检查动作粗暴。②检查完毕未规范报告检查结果。

6. 瞳孔

（1）检查**形状、大小、位置，是否等大、等圆**，反射包括**对光反射**、**调节反射和辐辏反射**（将调节反射和辐辏反射合称为**集合反射**）。

（2）形状：椭圆形多见于青光眼；形状不规则见于虹膜粘连。

（3）大小：瞳孔缩小见于虹膜炎、有机磷中毒等。瞳孔扩大见于青光眼、阿托品作用等。双侧瞳孔散大伴对光反射消失，常见于小脑扁桃体疝。双侧瞳孔不等大常见于海马沟回疝。

（4）瞳孔对光反射：是检查瞳孔功能活动的测验。传入神经为视神经，传出神经为动眼神经。检查直接和间接对光反射。注意**勿使患者直接注视光源**。**双侧瞳孔对光反射消失见于深昏迷患者**。

> ❖易扣分点：①检查方法错误。应注意检查直接对光反射时，手电筒照哪只眼就观察哪只眼，而间接对光反射时，手电筒照哪只眼，则观察对侧眼。②检查间接对光反射时，忘记用手遮住视线。

（5）调节反射：先注视1m远处的目标，然后**快速**移至眼球稍前方，被检者出现**瞳孔缩小**。

（6）辐辏反射：先注视1m远处的目标，然后**逐渐**移至眼球稍前方，被检者出现**双眼内聚**。

7. 眼球

（1）检查**眼球外形，有无突出、下陷及眼球运动**。

（2）眼球外形：双侧眼球突出→甲状腺功能亢进，单侧眼球突出→局部炎症或眶内占位病变。双侧球下陷→见于高度脱水。单侧眼球下陷→霍纳综合征。

（3）运动：检查六条眼外肌的运动，了解眼外肌（分别受动眼、滑车、外展三对脑神经支配）功能。

（4）震颤：双眼发生一系列规律、快速的水平或垂直不自主往返运动为眼球震颤。

> ❖易扣分点：①检查眼球运动时六个方向的顺序混乱。正确顺序是左→左上→左下→右→右上→右下，是一个“H”形。②被检者的头部跟随手指转动。

踩点演练

例题1

【考查项目】

1. 眼集合反射检查　须报告检查结果和正常表现。
2. 气管位置检查　须报告检查结果。
3. 胸廓扩张度（前）检查　报告检查结果。
4. 胸膜摩擦感检查　须报告检查结果。
5. 胸（肺）部间接叩诊检查　须报告检查结果。

【评分标准】总分20分。

（一）眼集合反射检查（3分）

1. 检查方法（1.8分）

（1）辐辏反射：嘱被检者头部固定，注视距离1m外目标（0.3分）（通常用考生的示指尖）；将目标物缓慢逐渐移近至距离眼球5～10cm（0.3分），观察眼球活动（0.3分）。

（2）调节反射：嘱被检者注视距离1m处目标（0.3分），将目标物快速移近至距离眼球5～10cm（0.3分），观察瞳孔变化（0.3分）。

2. 报告检查结果和正常表现（1.2分）

（1）报告被检者检查结果。（0.6分）

（2）正常表现：随目标物移近，眼球内聚，瞳孔缩小。（0.6分）

（二）气管位置检查（2分）

1. 考生站位，告知被检者体位、姿势（0.4分）

（1）考生位于被检者前面或右侧。（0.2分）

（2）告知被检者取坐位或仰卧位，颈部处于自然状态。（0.2分）

2. 检查方法（任选其一）（1.2分）

（1）方法一（1.2分）

①考生一手示指与环指分别置于被检者两侧胸锁关节上。（0.4分）。②将中指置于气管之上。（0.4分）。③观察中指是否在示指与环指中间。（0.4分）

（2）方法二（1.2分）

①考生一手示指与环指分别置于被检者两侧胸锁关节上（0.4分）。②以中指置于气管与两侧胸锁乳突肌之间的间隙（0.4分）。③根据两侧间隙是否等宽来判断气管有无偏移（0.4分）。

3. 报告检查结果（0.4分）

气管位置有无偏移，有偏移时需报告偏移方向（正常人气管位置居中）。（0.4分）

（三）胸廓扩张度（前）检查（2分）

1. 考生站位，告知被检者体位（0.4分）

（1）考生位于被检者前面或右侧。（0.2分）

（2）告知被检者取坐位或仰卧位，充分暴露前胸部。（0.2分）

2. 检查方法（1.2分）

（1）考生双手放在被检者胸廓前侧部（0.2分），双拇指分别沿两侧肋缘指向剑突（0.2分）。

（2）拇指尖在前正中线两侧对称部位。（0.2分）

（3）手掌和伸展的手指置于前侧胸壁。（0.2分）

（4）嘱被检者做深呼吸运动（0.2分），观察比较两手的动度是否一致（0.2分）。

3. 报告检查结果（0.4分）

两侧胸廓扩张度是否一致（正常人两侧胸廓扩张度一致）。

（四）胸膜摩擦感检查（2分）

1. 考生站位，告知被检者体位（0.4分）

（1）考生位于被检者前面或右侧。（0.2分）

（2）告知被检者取坐位或仰卧位，充分暴露前胸部。（0.2分）

2. 检查方法（1.4分）

（1）考生将手掌平放于被检者两侧前下胸部。（0.4分）

（2）嘱被检者深慢呼吸（0.2分），注意吸气相和呼气相有无如皮革互相摩擦的感觉（0.2分）。

（3）嘱被检者屏住呼吸（0.2分），重复前述动作（0.2分）；注意胸部摩擦感是否消失（0.2分）。

3. 报告检查结果（0.2分）

有无触及胸膜摩擦感。

（五）胸（肺）部间接叩诊检查（8分）

1. 考生站位，告知被检者体位（0.8分）

（1）告知被检者取坐位或仰卧位（0.2分），充分暴露前胸部和背部（0.2分）。

（2）考生位于被检者前面或右侧。（0.4分）

2. 检查方法（6.4分）

（1）间接叩诊方法（3.6分）

1）将左手中指第二指节紧贴于叩诊部位，其他手指稍抬起，勿与体表接触。（0.4分）

2）右手手指自然弯曲，用中指指端垂直叩击左手中指第二节指骨的远端。（0.4分）

3）板指平贴肋间隙，与肋骨平行，逐个肋间进行叩诊。（0.4分）

4）叩肩胛间区时，板指应与脊柱平行。（0.4分）

5）叩击方向应与叩诊部位的体表垂直（0.4分），叩诊时以腕关节与掌指关节的活动为主（0.4分），叩击动作要灵活、短促、富有弹性（0.4分），叩击后右手中指应立即抬起（0.4分）。

6）同一部位可连续叩击2～3下。（0.4分）

（2）胸（肺）部叩诊顺序（2.8分）

1）依次检查前胸、侧胸和背部（0.2分），检查前胸时胸部稍向前挺（0.1分），从锁骨上窝开始（0.1分），沿锁骨中线（0.1分）、腋前线（0.1分）自第1肋间从上至下逐一肋间进行叩诊（0.2分）。

2）检查侧胸壁时，嘱被检者举起上臂置于头部（0.1分），检查者自腋窝开始（0.1分），沿腋中线（0.1分）、腋后线（0.1分）向下叩诊至肋缘（0.2分）。

3）背部叩诊时，要求被检者双手交叉抱肘或抱胸（0.3分），自肺尖开始（0.1分），叩诊肩胛间区（0.1分）、肩胛下区（0.1分）。

4）叩诊时应左右（0.4分）、上下（0.2分）、内外（0.2分）对比进行。

3. 报告检查结果（0.8分）

正常双肺叩诊为清音。

（六）职业素质（3分）

例题2

【考查项目】

1. 眼球运动检查　须报告检查结果。

2. 指出第7颈椎棘突、腋后线、锁骨下窝、肩胛下区体表位置　须边指点边描述体表位置。

3. 胸壁视诊检查　须口述检查内容。

4. 肺部听诊检查　须报告检查结果。

5. 肱二头肌反射检查　坐位、仰卧位两种检查方法任选一种，报告检查结果和正常表现。

【评分标准】总分20分。

（一）眼球运动检查（2分）

1. 检查方法（0.8分）

（1）考生手执目标物（如棉签或示指尖），置于被检者眼前30～40cm处。（0.4分）

（2）告知被检者头部不要转动（0.2分），眼球随目标物移动（0.2分）。

2. 检查顺序（0.8分）

目标物按左、左上、左下，右、右上、右下6个方向的顺序进行移动，观察被检者眼球运动情况（每个方向0.1分，顺序0.2分）。（0.8分）

3. 报告检查结果（0.4分）

双眼眼球运动是否正常或某一方向运动受限。（0.4分）

（二）指出第7颈椎棘突、腋后线、锁骨下窝、肩胛下区体表位置（4分）

1. 考生站位，告知被检者体位（0.5分）

告知被检者取坐位或站位，充分暴露前胸部和颈背部（0.3分），考生位于被检者右侧（0.2分）。

2. 视诊检查时边指点边描述体表位置（指点正确描述不正确得一半分，指点不正确不得分）（3.5分）

（1）第7颈椎棘突：头部前屈时最突出的颈椎棘突。（1分）

（2）腋后线（左右）：通过腋窝后皱襞，沿后侧胸壁向下的垂直线。（0.8分）

（3）锁骨下窝（左右）：锁骨下方的凹陷部，下界为第3肋骨下缘。（0.8分）

（4）肩胛下区（左右）：两肩胛下角的连线与第12胸椎水平线之间的区域。（0.9分）

（三）胸壁视诊检查（2分）

1. 考生站位，告知被检者体位（0.4分）

（1）考生位于被检者前面或右侧。（0.2分）

（2）告知被检者取坐位或仰卧位，充分暴露前胸部。（0.2分）

2. 检查内容（1.6分）

（1）胸壁有无皮疹、瘢痕、包块、蜘蛛痣（每项0.2分）。（0.8分）

（2）胸壁静脉有无充盈、曲张。（0.4分）

（3）肋间隙有无回缩或膨隆。（0.4分）

（四）肺部听诊检查（6分）

1. 考生站位，告知被检者体位（0.8分）

（1）告知被检者取坐位或仰卧位（0.2分），充分暴露前胸部和背部（0.2分）。

（2）考生位于被检者右侧。（0.4分）

2. 检查内容和方法（4分）

（1）呼吸音及啰音检查（2.2分）

1）考生用听诊器体件置于胸壁，要求被检者均匀而平静地呼吸（0.3分），必要时嘱被检者深呼吸、屏气或咳嗽（0.3分）（隔衣听诊此项不得分）。

2）听诊顺序：由肺尖开始，自上而下，由前胸、侧胸到背部。（0.6分）

3）左右两侧对称部位进行比较。（0.6分）

4）每处至少听1～2个呼吸周期。（0.4分）

（2）语音共振检查（0.8分）

1）嘱被检者用一般声音强度重复发“yi”长音（或耳语“1、2、3”）。（0.4分）

2）考生用听诊器体件置于被检者前、后胸壁，由上而下、左右两侧对称部位对比听诊。（0.4分）

（3）胸膜摩擦音检查（1分）

1）将听诊器体件分别置于被检者两侧前下胸部进行听诊。（0.4分）

2）嘱被检者深呼吸，注意吸气相和呼气相有无胸膜摩擦的声音（0.3分），嘱被检者屏气，听诊摩擦音是否消失（0.3分）。

3. 报告检查结果（1.2分）

双肺呼吸音是否清晰，有无增强或减弱，有无异常呼吸音，有无啰音，有无胸膜摩擦音，语音共振有无增强或减弱（每项0.2分）。

（五）肱二头肌反射检查（3分）

1. 检查方法（检查方法任选其一，须检查双侧反射，若只查一侧扣0.6分）（1.8分）

（1）坐位检查（1.8分）

1）告知被检者取坐位（0.3分），考生左手托起被检者肘部（0.3分），使其屈肘（0.3分），被检者前臂置于考生前臂上（0.3分）。

2）考生左手拇指置于肱二头肌肌腱上（0.3分），右手持叩诊锤叩击考生左手拇指（0.3分）。

（2）仰卧位检查（1.8分）

1）告知被检者取仰卧位（0.3分），考生位于被检者右侧（0.3分），左手托起被检者肘部（0.3

分），使其屈曲成直角（0.3 分）。

2）考生左手指置于被检者肱二头肌上（0.3 分），右手持叩诊锤叩击考生左手拇指（0.3 分）。

2. 报告检查结果和正常表现（1.2 分）

（1）报告检查结果：双侧肱二头肌反射是否存在、对称（0.3 分），有无亢进、减弱或消失（0.3 分）。

（2）肱二头肌反射正常表现为叩击肱二头肌肌腱时引发肱二头肌收缩（0.3 分）、前臂屈曲动作（0.3 分）。

（六）职业素质（3 分）

（三）口

1. 口唇　检查有无苍白、发绀、水肿、疱疹。

2. 黏膜检查　有无出血、麻疹黏膜斑（Koplik 斑）、黏膜疹，黏膜疹常见于猩红热、风疹等。鹅口疮为白念珠菌感染。

3. 牙齿检查　有无龋齿、残根、缺齿和义齿等。

4. 牙龈　牙龈水肿及溢脓见于牙周炎。

5. 舌　伸舌偏斜见于舌下神经麻痹，草莓舌见于长期发热和猩红热等。

6. 咽及扁桃体　咽部黏膜充血、水肿见于急性咽炎；检查扁桃体有无充血、肿大和脓性分泌物，了解扁桃体肿大的分度（**不超过腭咽弓为Ⅰ度肿大；超过腭咽弓为Ⅱ度肿大；达到或超过咽后壁中线为Ⅲ度肿大**）。

❖易扣分点：检查时忘记嘱咐被检者发“啊”音。

7. 口腔异味　牙龈炎、牙周炎可引起口臭。

踩点演练

例题 1

【考查项目】

1. 测体温　腋测法，须口述测量时间，报告体温度数。

2. 滑车上淋巴结检查　须报告检查结果和淋巴结肿大需描述的内容。

3. 扁桃体检查　须口述检查内容。

4. 脊柱检查　须口述检查内容。

【评分标准】总分 20 分。

（一）测体温（2 分）

1. 检查方法（1.8 分）

（1）考生取消毒后体温计，观察体温计水银柱读数。（0.2 分）

（2）如高于 35℃则必须甩到低于 35℃。（0.2 分）

（3）考生用手触摸被检者腋窝（检查影响体温的因素：有无汗液、致热或降温物品）。（0.2 分）

（4）擦干腋窝。（0.2 分）

（5）将体温计头端置于被检者腋窝深处并夹紧上臂。（0.4 分）

（6）测量时间 10 分钟（考生口述）。（0.4 分）

（7）取出体温计，观察读数，报告结果。（0.2 分）

2. 报告体温度数（0.2 分）

考官取出准备好的体温计，让考生读数（读数不正确不得分）。

（考官可事先准备三支不同体温测量结果的体温计，考试时选择其中一支体温计让考生当场读数）（0.2 分）

（二）滑车上淋巴结检查（3 分）

1. 考生站位，告知被检者体位、姿势（0.4 分）

告知被检者取坐位或仰卧位（0.2 分），考生位于被检者前面或右侧（0.2 分）。

2. 检查方法（1.4 分）

（1）确定检查部位：上臂内侧，肱二头肌与肱三头肌之间的间沟内。（0.2 分）

（2）检查被检者左侧时用左手（0.2 分）扶托被检者左前臂（0.2 分）；右手示、中、环指并拢，于检查部位由浅及深进行滑动触诊（0.2 分）。

（3）检查被检者右侧时用右手（0.2 分）扶托被检者右前臂（0.2 分）；左手示、中、环指并拢，于检查部位由浅及深进行滑动触诊（0.2 分）。

3. 报告检查结果和淋巴结肿大需描述的内容（1.2 分）

（1）是否触及滑车上淋巴结。（0.4 分）

（2）淋巴结肿大需描述：部位、数目、大小、质地、活动度、压痛、局部皮肤有无红肿和瘘管形成（每报告 1 项得 0.1 分）。（0.8 分）

（三）扁桃体检查（4 分）

1. 检查方法（2.4 分）

（1）告知被检者取坐位，头略后仰，嘱其口张大并发长“啊”音。（0.8 分）

（2）此时考生用压舌板在被检者舌前 2/3 与后 1/3 交界处迅速下压。（0.8 分）

（3）在光照的配合下观察扁桃体。（0.8 分）

2. 检查内容（1.6 分）

（1）有无红肿。（0.4 分）

（2）有无肿大及肿大的程度。（0.4 分）

（3）有无分泌物及其颜色、性状。（0.4 分）

（4）有无苔片状假膜。（0.4 分）

（四）脊柱检查（8分）

1. 考生站位，告知被检者体位（0.8分）

告知被检者取坐位或站立位，充分暴露躯干（0.4分），考生位于被检者后面（0.4分）。

2. 检查内容和方法（7.2分）

（1）脊柱弯曲度检查（1.6分）

1）观察脊柱生理弯曲是否存在（需从侧位和后面两个方位观察）。（0.4分）

2）观察有无脊柱侧弯、病理性前凸和后凸畸形。（0.4分）

3）用示、中指或拇指沿脊椎的棘突尖以适当压力往下划压，划压后出现皮肤一条红色充血痕，以此痕判断有无脊柱侧弯。（0.8分）

（2）脊柱活动度检查（3.2分）

1）颈椎活动度检查（1.6分）：①考生双手固定被检者双肩（0.4分）。②嘱被检者做颈部前屈、后伸、左右侧屈，观察被检者颈椎活动度（0.8分）。③嘱被检者做颈部左右旋转运动，观察被检者颈椎活动度（0.4分）。

2）腰椎活动度检查（1.6分）

①如被检者为坐位，嘱其改为站立位，考生双手固定被检者骨盆（0.4分）。②嘱被检者做腰部前屈、后伸、左右侧屈，观察被检者腰椎活动度（0.8分）。③嘱被检者做腰部左右旋转运动，观察被检者腰椎活动度（0.4分）。

（3）脊柱压痛和叩击痛检查（2.4分）

1）脊柱压痛检查（0.8分）

考生用右手拇指自上而下依次按压脊椎棘突和椎旁肌肉，发现压痛点时须重复检查确认。（0.8分）

2）脊柱叩击痛检查（1.6分）

①直接叩击法，考生用中指或叩诊锤依次轻叩各个椎体棘突，了解各部位有无疼痛（0.8分）。②间接叩击法：嘱被检者挺直头颈部及脊柱，考生将左手置于被检者头顶部，右手半握拳以小鱼际部位叩击左手背，了解各部位有无疼痛（0.8分）。

（五）职业素质（3分）

例题2

【考查项目】

1. 扁桃体检查　须口述检查内容。
2. 锁骨上淋巴结检查　须报告检查结果和淋巴结肿大需描述的内容。
3. 胸廓视诊检查　须口述检查内容。
4. 肝上界叩诊　须报告检查结果。
5. 麦氏点检查　须报告检查结果。

【评分标准】 总分20分。

（一）扁桃体检查（4分）

1. 检查方法（2.4分）

（1）告知被检者取坐位，头略后仰，嘱其口张大并发长“啊”音。（0.8分）

（2）此时考生用压舌板在被检者舌前2/3与后1/3交界处迅速下压。（0.8分）

（3）在光照的配合下观察扁桃体。（0.8分）

2. 检查内容（1.6分）

（1）有无红肿。（0.4分）

（2）有无肿大及肿大的程度。（0.4分）

（3）有无分泌物及其颜色、性状。（0.4分）

（4）有无苔片状假膜。（0.4分）

（二）锁骨上淋巴结检查（4分）

1. 考生站位，告知被检者体位、姿势（0.8分）

（1）考生位于被检者前面、右侧或后面。（0.4分）

（2）告知被检者取坐位或仰卧位，嘱其头部稍向前屈。（0.4分）

2. 检查方法（2分）

（1）考生三指（示、中、环指）并拢（0.5分），手指指腹紧贴锁骨上窝检查部位的皮肤（锁骨与胸锁乳突肌所形成的夹角处）（0.5分）。

（2）由浅入深进行滑动触诊。（0.6分）

（3）双侧检查（仅检查一侧得0.2分）。（0.4分）

3. 报告检查结果和淋巴结肿大需描述的内容（1.2分）

（1）是否触及淋巴结。（0.4分）

（2）淋巴结肿大需描述：部位、数目、大小、质地、活动度、压痛、局部皮肤有无红肿和瘘管形成（口头报告，每报告1项得0.1分）。（0.8分）

（三）胸廓视诊检查（2分）

1. 考生站位，告知被检者体位（0.4分）

（1）考生位于被检者前面或右侧。（0.2分）

（2）告知被检者取坐位或仰卧位，充分暴露前胸部和背部。（0.2分）

2. 检查内容（1.6分）

（1）胸廓形态。（0.4分）

（2）两侧胸廓是否对称。（0.4分）

（3）胸廓有无畸形。（0.4分）

（4）胸廓有无局部隆起或塌陷。（0.4分）

（四）肝上界叩诊（3分）

1. 考生站位，告知被检者体位（0.6分）

告知被检者取仰卧位（0.2分），暴露胸部、上腹部（0.2分），平静呼吸，考生位于被检者右侧（0.2分）。

2. 检查方法（1.8 分）

（1）考生沿右锁骨中线（0.3 分），自第 2 肋间起从上而下逐个肋间进行叩诊（0.3 分）。

（2）当叩诊音由清音转为浊音时即为肝上界。（0.4 分）

（3）叩诊手法：考生左手中指第二指节紧贴于肋间隙，其他手指不与体表接触（0.2 分），右手中指指端垂直叩击左手中指第二节指骨的远端（0.2 分）；叩诊时以腕关节与掌指关节的活动为主，叩击后右手中指应立即抬起（0.2 分），叩诊的力度要适中、均匀，同一部位可连续叩击 2～3 次（0.2 分）。

3. 报告检查结果（0.6 分）

报告被检者肝上界的位置，正常人肝上界位于右锁骨中线（0.3 分）第 5 肋间（0.3 分）。

（五）麦氏点检查（4 分）

1. 考生站位，告知被检者体位、姿势（0.8 分）

告知被检者取仰卧位（0.2 分），暴露腹部（0.2 分），腹部放松，双腿屈曲（0.2 分），考生位于被检者右侧（0.2 分）。

2. 检查方法（2.8 分）

（1）用右手平压（0.4 分）在脐与右髂前上棘连线中外 1/3 交界处（0.4 分），观察被检者的表情，并了解有无疼痛（0.4 分）。

（2）用并拢的 2～3 个手指（示、中、环指）（0.4 分）压于原处稍停片刻（0.4 分），然后迅速抬起（0.4 分），了解有无疼痛或疼痛是否骤然加重（0.4 分）。

3. 报告检查结果（0.4 分）

麦氏点有无压痛（0.2 分）及反跳痛（0.2 分）。

（六）职业素质（3 分）

（三）颈部

1. 颈部血管

平卧时颈静脉充盈水平**仅限于锁骨上缘至下颌角之间距离的 2/3 以内**。**坐位或半坐位**时**颈静脉明显充盈**、扭曲称为**颈静脉怒张**，**提示静脉压增高**。常见于右心功能不全、心包积液等。颈动脉搏动增强常见于主动脉瓣关闭不全、甲状腺功能亢进症等。

2. 甲状腺

（1）视诊：检查时嘱被检者做**吞咽动作**，可见甲状腺随吞咽动作而上下移动。

（2）触诊

1）甲状腺峡部检查：检查者站在被检者**前面**用**拇指**，或站在被检者**后面**用**示指**，从**胸骨上切迹**向上触摸，感受气管前软组织有无增厚，配合被检者吞咽动作判断有无增大和肿块。

2）甲状腺侧叶检查

①前面检查：检查者可站在被检者**前面**，用一手**拇指**将**甲状软骨**轻轻**推向对侧**，另一手**示、中指**在**对侧胸锁乳突肌后缘向前推挤甲状腺侧叶**，**拇指**则在**胸锁乳突肌前缘对甲状腺**进行**触诊**，并嘱被检者做**吞咽动作**，同法**检查另一侧甲状腺**。②后面检查：检查者站在被检者**后面**，用一手**示、中指**施压于一侧甲状软骨，将**气管推向对侧**，另一手**拇指**在**对侧胸锁乳突肌后缘向前推挤甲状腺**，**示、中指**在其**前缘触诊甲状腺**。配合**吞咽动作**，重复检查。用同样方法**检查另一侧甲状腺**。

※易扣分点：①检查者、被检者体位错误。②检查手法不规范。③检查时忘记嘱咐被检者做吞咽动作。④未进行双侧检查。

（3）听诊：出现杂音常见于甲状腺功能亢进症。

3. 气管检查

（1）检查方法：检查者将**示指与环指**置于**双侧胸锁关节**上，然后以**中指自甲状软骨向下移动触摸气管**，感觉并观察气管是否居中。或检查者将**中指**置于**气管与双侧胸锁乳突肌之间的间隙**，通过感觉两侧间隙的宽度判断气管是否居中。

（2）气管移位：向健侧移位，见于大量胸腔积液、气胸等；向患侧移位，见于肺不张、胸膜粘连等。

踩点演练

例题 1

【考查项目】

1. 气管位置检查　须报告检查结果。

2. 指出第 7 颈椎棘突、腋后线、锁骨下窝、肩胛下区体表位置　须边指点边描述体表位置。

3. 胸壁视诊检查　须口述检查内容。

4. 肺部听诊检查　须报告检查结果。

5. 膝反射检查　仰卧位、坐位姿势 1、坐位姿势 2，三种检查方法任选一种，须报告检查结果和正常表现。

【评分标准】总分 20 分。

（一）气管位置检查（2 分）

1. 考生站位，告知被检者体位、姿势（0.4 分）

（1）考生位于被检者前面或右侧。（0.2 分）

（2）告知被检者取坐位或仰卧位，颈部处于自然状态。(0.2 分)

2. 检查方法（任选其一）(1.2 分)

（1）方法一（1.2 分）：①考生一手示指与环指分别置于被检者两侧胸锁关节上（0.4 分）。②将中指置于气管之上（0.4 分）。③观察中指是否在示指与环指中间（0.4 分）。

（2）方法二（1.2 分）：①考生一手示指与环指分别置于被检者两侧胸锁关节上（0.4 分）。②以中指置于气管与两侧胸锁乳突肌之间的间隙（0.4 分）。③根据两侧间隙是否等宽来判断气管有无偏移（0.4 分）。

3. 报告检查结果（0.4 分）

气管位置有无偏移，有偏移时需报告偏移方向（正常人气管位置居中）。(0.4 分)

（二）指出第 7 颈椎棘突、腋后线、锁骨下窝、肩胛下区体表位置（4 分）

1. 考生站位，告知被检者体位（0.5 分）

告知被检者取坐位或站位，充分暴露前胸部和颈背部（0.3 分），考生位于被检者右侧（0.2 分）。

2. 视诊检查时边指点边描述体表位置（指点正确描述不正确得一半分，指点不正确不得分）(3.5 分)

（1）第 7 颈椎棘突：头部前屈时最突出的颈椎棘突。(1 分)

（2）腋后线（左右）：通过腋窝后皱襞，沿后侧胸壁向下的垂直线。(0.8 分)

（3）锁骨下窝（左右）：锁骨下方的凹陷部，下界为第 3 肋骨下缘。(0.8 分)

（4）肩胛下区（左右）：两肩胛下角的连线与第 12 胸椎水平线之间的区域。(0.9 分)

（三）胸壁视诊检查（2 分）

1. 考生站位，告知被检者体位（0.4 分）

（1）考生位于被检者前面或右侧。(0.2 分)

（2）告知被检者取坐位或仰卧位，充分暴露前胸部。(0.2 分)

2. 检查内容（1.6 分）

（1）胸壁有无皮疹、瘢痕、包块、蜘蛛痣（每项 0.2 分）。(0.8 分)

（2）胸壁静脉有无充盈、曲张。(0.4 分)

（3）肋间隙有无回缩或膨隆。(0.4 分)

（四）肺部听诊检查（6 分）

1. 考生站位，告知被检者体位（0.8 分）

（1）告知被检者取坐位或仰卧位（0.2 分），充分暴露前胸部和背部（0.2 分）。

（2）考生位于被检者右侧。(0.4 分)

2. 检查内容和方法（4 分）

（1）呼吸音及啰音检查（2.2 分）

1）考生用听诊器体件置于胸壁，要求被检者均匀而平静地呼吸（0.3 分），必要时嘱被检者深呼吸、屏气或咳嗽（0.3 分）（隔衣听诊此项不得分）。

2）听诊顺序：由肺尖开始，自上而下，由前胸、侧胸到背部。(0.6 分)

3）左右两侧对称部位进行比较。(0.6 分)

4）每处至少听 1～2 个呼吸周期。(0.4 分)

（2）语音共振检查（0.8 分）

1）嘱被检者用一般声音强度重复发“yi”长音（或耳语“1、2、3”）。(0.4 分)

2）考生用听诊器体件置于被检者前、后胸壁，由上而下、左右两侧对称部位对比听诊。(0.4 分)

（3）胸膜摩擦音检查（1 分）

1）将听诊器体件分别置于被检者两侧前下胸部进行听诊。(0.4 分)

2）嘱被检者深呼吸，注意吸气相和呼气相有无胸膜摩擦的声音（0.3 分），嘱被检者屏气，听诊摩擦音是否消失（0.3 分）。

3. 报告检查结果（1.2 分）

双肺呼吸音是否清晰，有无增强或减弱，有无异常呼吸音，有无啰音，有无胸膜摩擦音，语音共振有无增强或减弱（每项 0.2 分）。

（五）膝反射检查（3 分）

1. 检查方法（检查方法任选其一，须检查双侧反射，若只查一侧扣 0.6 分）

（1）仰卧位检查（1.5 分）

1）考生站位，告知被检者体位（0.3 分）

告知被检者取仰卧位（0.2 分），考生位于被检者右侧（0.1 分）。

2）检查方法（1.2 分）：①考生左手置于被检者腘窝处（0.3 分），托起被检者膝关节，使之屈曲 120°～135°（0.3 分）。②右手持叩诊锤叩击髌骨下缘和胫骨粗隆之间的股四头肌肌腱。(0.6 分)

（2）坐位姿势 1 检查（1.5 分）

1）考生站位，告知被检者体位、姿势（0.6 分）

告知被检者取坐位（0.1 分）坐于床边并自然放松，悬垂小腿（0.2 分），屈曲膝关节成 90°左右（0.2 分），考生位于被检者右侧（0.1 分）。

2）检查方法（0.9 分）：①考生左手置于被检者髌骨上方（0.3 分）。②右手持叩诊锤叩击髌骨下缘和胫骨粗隆之间的股四头肌肌腱。(0.6 分)

（3）坐位姿势 2 检查（1.5 分）

1）考生站位，告知被检者体位、姿势（0.6 分）

告知被检者取坐位（0.1 分）并自然屈曲膝关节

成90°左右（0.2分），将一侧下肢架于另一侧下肢之上、放松（架二郎腿姿势）（0.2分），考生位于被检者右侧（0.1分）。

2）检查方法（0.9分）

考生右手持叩诊锤叩击髌骨下缘和胫骨粗隆之间的股四头肌肌腱。（0.9分）

2. 报告检查结果和正常表现（1.5分）

（1）报告检查结果：双侧膝反射是否存在、对称（0.3分），有无亢进、减弱或消失（0.3分）。

（2）膝反射正常表现为叩击股四头肌肌腱时，引发股四头肌收缩（0.6分），小腿伸展的动作（0.3分）。

（六）职业素质（3分）

例题2

【考查项目】

1. 测脉率（腕部）、呼吸频率　须口述检查时间，报告检查结果。

2. 锁骨上淋巴结检查　须报告检查结果和淋巴结肿大需描述的内容。

3. 气管位置检查　须报告检查结果。

4. 心脏叩诊检查　须叩出被检者心脏相对浊音界，体表标记并测量，报告检查结果。

【评分标准】总分20分。

（一）测脉率（腕部）、呼吸频率（3分）

1. 检查方法、部位（1.8分）

（1）考生一手示、中、环三指并拢（0.3分），指腹置于被检者腕部桡动脉处，以适当压力触诊桡动脉搏动（0.3分）。

（2）对侧原则，即考生左手检测被检者右侧桡动脉（0.3分），考生右手检测被检者左侧桡动脉（0.3分）。

（3）双侧桡动脉进行对比。（0.3分）

（4）观察胸部或腹部起伏，计数呼吸次数。（0.3分）

2. 口述检查时间，报告检查结果（1.2分）

（1）数脉率时间至少30秒（0.2分），报告被检者脉率，以每分钟多少次表示（0.2分）；报告脉律是否整齐（0.2分）。

（2）数呼吸频率时间至少30秒（0.3分），报告被检者呼吸频率，以每分钟多少次表示（0.3分）。

（二）锁骨上淋巴结检查（4分）

1. 考生站位，告知被检者体位、姿势（0.8分）

（1）考生位于被检者前面、右侧或后面。（0.4分）

（2）告知被检者取坐位或仰卧位，嘱其头部稍向前屈。（0.4分）

2. 检查方法（2分）

（1）考生三指（示、中、环指）并拢（0.5分），手指指腹紧贴锁骨上窝检查部位的皮肤（锁骨与胸锁乳突肌所形成的夹角处）（0.5分）。

（2）由浅入深进行滑动触诊。（0.6分）

（3）双侧检查（仅检查一侧得0.2分）。（0.4分）

3. 报告检查结果和淋巴结肿大需描述的内容（1.2分）

（1）是否触及淋巴结。（0.4分）

（2）淋巴结肿大需描述：部位、数目、大小、质地、活动度、压痛、局部皮肤有无红肿和瘘管形成（口头报告，每报告1项得0.1分）。（0.8分）

（三）气管位置检查（2分）

1. 考生站位，告知被检者体位、姿势（0.4分）

（1）考生位于被检者前面或右侧。（0.2分）

（2）告知被检者取坐位或仰卧位，颈部处于自然状态。（0.2分）

2. 检查方法（任选其一）（1.2分）

（1）方法一（1.2分）：①考生一手示指与环指分别置于被检者两侧胸锁关节上（0.4分）。②将中指置于气管之上（0.4分）。③观察中指是否在示指与环指中间（0.4分）。

（2）方法二（1.2分）：①考生一手示指与环指分别置于被检者两侧胸锁关节上（0.4分）。②以中指置于气管与两侧胸锁乳突肌之间的间隙（0.4分）。③根据两侧间隙是否等宽来判断气管有无偏移（0.4分）。

3. 报告检查结果（0.4分）

气管位置有无偏移，有偏移时需报告偏移方向（正常人气管位置居中）。（0.4分）

（四）心脏叩诊检查（8分）

1. 考生站位，告知被检者体位（0.5分）

告知被检者取坐位或仰卧位（0.2分），充分暴露前胸部（0.2分），考生位于被检者前面或右侧（0.1分）。

2. 检查内容和方法（5.5分）

（1）心脏相对浊音界叩诊方法（2.9分）

1）被检者仰卧位时，考生板指与肋间平行；被检者坐位时，考生板指可与肋间垂直，与心缘平行（两种检查体位任选一种）。（0.6分）

2）采取轻叩诊法，考生左手中指第二指节紧贴于叩诊部位（0.3分），其他手指不能与体表接触（0.3分），右手中指指端垂直叩击左手中指末端指关节处或第二节指骨的远端（0.2分）；叩诊时以腕关节与掌指关节的活动为主（0.2分），叩击后右手中指应立即抬起（0.2分），叩诊的力度要适中、均匀（0.2分），同一部位可连续叩击2～3次（0.2分），注意叩诊的力度要适中和均匀，板指每次移动的距离不宜过大（0.2分）。

3）在叩诊音由清音变为浊音时做标记，为心脏的相对浊音界。（0.5分）

（2）叩诊顺序（2.6分）

1）叩诊顺序：先左后右，由外向内，自下而上。（0.6分）

2）左侧从心尖搏动最强点所在肋间的外侧2～3cm处开始叩诊（0.4分），心尖搏动不能触及时，则从左侧第5肋间锁骨中线外2～3cm处开始，其余各肋间从锁骨中线开始（0.4分），逐肋向上叩诊，直至第2肋间（0.4分）。

（3）沿右侧锁骨中线上先叩出肝上界。（0.4分）

（4）再从肝上界的上一肋间开始，依次向上叩至第2肋间。（0.4分）

3. 测量方法（1.2分）

（1）测量胸骨中线至心浊音界（各肋间）界线的垂直距离。（0.8分）

（2）测量胸骨中线与左锁骨中线的距离。（0.4分）

4. 报告检查结果（0.8分）

报告实际测量结果，判断心脏相对浊音界是否正常。（0.8分）

正常成人心脏相对浊音界见表2-0-1，左锁骨中线距胸骨中线的距离为8～10cm。

表2-0-1　正常成人心脏相对浊音界

右界（cm）	肋间	左界（cm）
2～3	Ⅱ	2～3
2～3	Ⅲ	3.5～4.5
3～4	Ⅳ	5～6
	Ⅴ	7～9

（五）职业素质（3分）

三、胸部检查

（一）胸部视诊

1. 胸部的体表标志

（1）骨性标志

1）**胸骨角（Louis角）**：胸骨柄与胸骨体的连接处，其两侧分别与**左右第2肋软骨相连接**。平气管分叉、心房上缘、上下纵隔交界、第4胸椎下缘。

2）**肩胛骨**：被检者双臂下垂，**肩胛下角平第7或第8肋骨水平**，或相当于**第8胸椎水平**。

3）**C_7棘突：最明显的棘突**，用于计数椎体。

4）**肋脊角**：第12肋与脊柱的夹角，其内为肾脏和输尿管起始部。

（2）垂直线标志

1）包括**前正中线、锁骨中线、腋前线、腋中线、腋后线、肩胛下角线（肩胛线）、后正中线**。

2）标注锁骨中线时，利用直尺测定锁骨胸骨端和肩峰端之间的中点，然后用皮尺向下引，测量并记录左锁骨中线距前正中线之间的投影距离，作为心脏测量的参照。

（3）**胸部陷窝**：包括**腋窝、胸骨上窝、锁骨上窝**等。腋窝和锁骨上窝是触诊浅表淋巴结的重要部位。

（4）肺和胸膜的界限：肺下界最重要，分别位于**锁骨中线（右）第6肋间、腋中线第8肋间、肩胛线第10肋间**。

※易扣分点：对胸部骨性标志和/或垂直线标志，描述不清楚或错误。

2. 胸壁、胸廓

（1）胸壁

1）观察**胸壁静脉有无充盈、曲张**：前胸壁静脉曲张常见于上腔静脉阻塞，血流方向向下。侧胸壁和腹壁静脉曲张，血流方向向上见于下腔静脉阻塞。

2）观察**胸壁皮肤有无皮疹、蜘蛛痣**。

（2）胸廓：正常胸廓两侧大致对称，呈椭圆形，**前后径：左右径约为1：1.5**。

1）胸廓形态异常：桶状胸（见于肺气肿）、佝偻病胸（如漏斗胸、鸡胸等）、脊柱畸形所致胸廓畸形。

2）单侧胸廓形态异常：①单侧胸廓膨隆：见于大量胸腔积液、气胸等。②单侧胸廓塌陷：见于胸膜肥厚粘连、大面积肺不张、肺叶切除术后等。

※易扣分点：①视诊时未充分暴露被检者的胸部。②视诊完毕后未体现爱伤意识。

3. 呼吸运动、呼吸运动的频率和节律、呼吸时相变化

（1）呼吸运动

1）类型：胸式呼吸多见于成年女性；腹式呼吸多见于成年男性及儿童。

2）意义：胸式呼吸减弱或消失，见于肺及胸膜炎症等；腹式呼吸减弱或消失，见于腹膜炎、大量腹水等。

（2）呼吸运动频率：正常呼吸频率12～20次/分。呼吸过快，见于缺氧、酸中毒等；呼吸过缓，见于呼吸中枢抑制及颅内压增高等。

（3）呼吸运动节律：正常呼吸节律均匀而整齐。节律异常包括：

1）**潮式呼吸（Cheyne-Stokes呼吸）**：见于药物所致呼吸抑制、充血性心力衰竭、大脑损害（通常在脑皮质水平）。

2）**间停呼吸（Biots呼吸）**：见于颅内压增高、药物所致呼吸抑制、大脑损害（通常在延髓水平）。

3）**Kussmaul呼吸**：见于代谢性酸中毒。

4）**叹息样呼吸**：见于焦虑症或抑郁症等。

（4）呼吸时相变化（执业助理医师不考）

1）吸气相延长：主要见于上呼吸道狭窄、大气道（气管）狭窄，常伴**“三凹征”**，即**吸气时出现胸骨上窝、锁骨上窝和肋间隙凹陷**。

2）呼气相延长：主要见于**支气管哮喘、慢性阻塞性肺疾病**。常伴桶状胸、哮鸣音等异常体征。急性左心衰竭时亦可出现，称为心源性哮喘。

踩点演练

例题1

【考查项目】

1. 胸壁视诊检查　须口述检查内容。

2. 颈前、颈后淋巴结触诊　须报告检查结果和淋巴结肿大需描述的内容。

3. 心前区视诊（仰卧位）检查　须口述检查内容，报告检查结果。

4. 肺部听诊检查　须报告检查结果。

5. 肝上界叩诊　须报告检查结果。

【评分标准】总分20分。

（一）胸壁视诊检查（2分）

1. 考生站位，告知被检者体位（0.4分）

（1）考生位于被检者前面或右侧。（0.2分）

（2）告知被检者取坐位或仰卧位，充分暴露前胸部。（0.2分）

2. 检查内容（1.6分）

（1）胸壁有无皮疹、瘢痕、包块、蜘蛛痣（每项0.2分）。（0.8分）

（2）胸壁静脉有无充盈、曲张。（0.4分）

（3）肋间隙有无回缩或膨隆。（0.4分）

（二）颈前、颈后淋巴结触诊（4分）

1. 考生站位，告知被检者体位、姿势（0.8分）

（1）考生位于被检者前面、右侧或后面。（0.4分）

（2）告知被检者取坐位或仰卧位，边检查边告知被检者正确姿势（如嘱被检者头稍低或偏向检查侧）。（0.4分）

2. 检查部位（0.8分）

（1）颈前淋巴结位于胸锁乳突肌表面及下颌角处。（0.4分）

（2）颈后淋巴结位于斜方肌前缘。（0.4分）

3. 检查方法（1.2分）

（1）考生三指（示、中、环指）并拢，手指指腹紧贴检查部位皮肤。（0.4分）

（2）进行滑动触诊。（0.4分）

（3）双侧检查（仅检查一侧得0.2分）。（0.4分）

4. 报告检查结果和淋巴结肿大需描述的内容（1.2分）

（1）是否触及淋巴结。（0.4分）

（2）淋巴结肿大需描述：部位、数目、大小、质地、活动度、压痛、局部皮肤有无红肿和瘘管形成（口头报告，每报告1项得0.1分）。（0.8分）

（三）心前区视诊（仰卧位）检查（2分）

1. 考生站位，告知被检者体位（0.2分）

（1）告知被检者取仰卧位，充分暴露前胸部。（0.1分）

（2）考生位于被检者右侧。（0.1分）

2. 检查内容和方法（1.2分）

（1）考生视线与胸廓同高（0.2分）观察心前区有无隆起或凹陷（0.2分）。

（2）再俯视（0.2分）有无异常搏动（0.2分）。

（3）观察心尖搏动的位置、强度、范围和有无负性心尖搏动（每项0.1分）。（0.4分）

3. 报告检查结果（0.6分）

（1）心前区有无隆起或凹陷（0.1分），有无异常搏动（0.1分）。

（2）心尖搏动的位置、强度、范围和有无负性心尖搏动（每项0.1分）。（0.4分）

（四）肺部听诊检查（6分）

1. 考生站位，告知被检者体位（0.8分）

（1）告知被检者取坐位或仰卧位（0.2分），充分暴露前胸部和背部（0.2分）。

（2）考生位于被检者右侧。（0.4分）

2. 检查内容和方法（4分）

（1）呼吸音及啰音检查（2.2分）

1）考生用听诊器体件置于胸壁，要求被检者均匀而平静地呼吸（0.3分），必要时嘱被检者深呼吸、屏气或咳嗽（0.3分）（隔衣听诊此项不得分）。

2）听诊顺序：由肺尖开始，自上而下，由前胸、侧胸到背部。（0.6分）

3）左右两侧对称部位进行比较。（0.6分）

4）每处至少听1～2个呼吸周期。（0.4分）

（2）语音共振检查（0.8分）

1）嘱被检者用一般声音强度重复发“yi”长音（或耳语“1、2、3”）。（0.4分）

2）考生用听诊器体件置于被检者前、后胸壁，由上而下、左右两侧对称部位对比听诊。（0.4分）

（3）胸膜摩擦音检查（1分）

1）将听诊器体件分别置于被检者两侧前下胸部进行听诊。（0.4分）

2）嘱被检者深呼吸，注意吸气相和呼气相有无胸膜摩擦的声音（0.3分），嘱被检者屏气，听诊摩擦音是否消失（0.3分）。

3. 报告检查结果（1.2分）

双肺呼吸音是否清晰，有无增强或减弱，有无异常呼吸音，有无啰音，有无胸膜摩擦音，语音共振有无增强或减弱（每项0.2分）。

（五）肝上界叩诊（3分）

1. 考生站位，告知被检者体位（0.6分）

告知被检者取仰卧位（0.2分），暴露胸部、上腹部（0.2分），平静呼吸，考生位于被检者右侧（0.2分）。

2. 检查方法（1.8分）

（1）考生沿右锁骨中线（0.3分），自第2肋间起从上而下逐个肋间进行叩诊（0.3分）。

（2）当叩诊音由清音转为浊音时即为肝上界。（0.4分）

（3）叩诊手法：考生左手中指第二指节紧贴于肋间隙，其他手指不与体表接触（0.2分），右手中指指端垂直叩击左手中指第二节指骨的远端（0.2分）；叩诊时以腕关节与掌指关节的活动为主，叩击后右手中指应立即抬起（0.2分），叩诊的力度要适中、均匀，同一部位可连续叩击2～3次（0.2分）。

3. 报告检查结果（0.6分）

报告被检者肝上界的位置，正常人肝上界位于右锁骨中线（0.3分）第5肋间（0.3分）。

（六）职业素质（3分）

例题2

【考查项目】

1. 指出肩胛下角、胸骨上窝、锁骨中线、腋中线、肩胛间区体表位置　须边指点边描述体表位置。

2. 甲状腺检查（坐位）　须口述视诊内容，报告检查结果，触诊检查时，前面触诊和后面触诊可任选其一。

3. 胸膜摩擦感检查　须报告检查结果。

4. 胸壁视诊检查　须口述检查内容。

【评分标准】总分20分。

（一）指出肩胛下角、胸骨上窝、锁骨中线、腋中线、肩胛间区体表位置（5分）

1. 考生站位，告知被检者体位（0.5分）

告知被检者取坐位或站位，充分暴露前胸部和背部（0.3分），考生位于被检者右侧（0.2分）。

2. 视诊检查时边指点边描述体表位置（指点正确描述不正确得一半分，指点不正确不得分）（4.5分）

（1）肩胛下角（左右）：肩胛骨的最下端称为肩胛下角。（1分）

（2）胸骨上窝：胸骨柄上方的凹陷部。（0.5分）

（3）锁骨中线（左右）：通过锁骨的胸骨端和肩峰端之间的中点的垂直线，即通过锁骨中点向下的垂直线。（1分）

（4）腋中线（左右）：通过腋窝顶点，沿侧胸壁向下的垂直线。（1分）

（5）肩胛间区（左右）：两肩胛骨内缘之间的区域。（1分）

（二）甲状腺检查（坐位）（8分）

1. 视诊（口述内容）　观察甲状腺大小，是否对称（0.8分）。

2. 触诊方法（4.8分）

（1）甲状腺侧叶触诊（前面触诊和后面触诊可任选一）

1）后面触诊（3.2分）：①告知被检者取坐位，考生站在其后，一手示、中指施压于甲状软骨一侧，将气管推向对侧（0.6分）。②另一手拇指在对侧胸锁乳突肌后缘向前推挤甲状腺，示、中指在其前缘触诊甲状腺（0.8分）。③检查过程中，嘱被检者做吞咽动作，检查者用指腹感受随吞咽上下滑动的甲状腺腺体（0.8分）。④用同样方法检查甲状腺另一侧（1.0分）。

2）前面触诊（3.2分）：①告知被检者取坐位，考生面对被检者，考生一手拇指施压于甲状软骨一侧，将气管推向对侧（0.6分）。②另一手示、中指在对侧胸锁乳突肌后缘向前推挤甲状腺，拇指在胸锁乳突肌前缘触诊（0.8 分）。③嘱被检者做吞咽动作，检查者用指腹感受随吞咽上下滑动的甲状腺腺体并随吞咽动作重复检查（0.8 分）。④用同样方法检查甲状腺另一侧（1.0 分）。

（2）甲状腺峡部触诊（1.6 分）

1）考生面对被检者用单手拇指或站在被检者后面用示指（0.4），自胸骨上切迹向上触诊气管前甲状腺组织至环状软骨水平，判断有无增厚（0.4 分）。

2）嘱被检者做吞咽动作，检查者用指腹感受随吞咽上下滑动的甲状腺腺体。（0.8 分）

3. 听诊方法（0.8 分）

考生将听诊器体件放在甲状腺部位听诊（0.4 分），需检查两侧（0.4 分）。

4. 报告检查结果（1.6 分）

甲状腺是否肿大，有无结节、震颤，听诊有无血管杂音（每项 0.4 分）。

（三）胸膜摩擦感检查（2 分）

1. 考生站位，告知被检者体位（0.4 分）

（1）考生位于被检者前面或右侧。（0.2 分）

（2）告知被检者取坐位或仰卧位，充分暴露前胸部。（0.2 分）

2. 检查方法（1.4 分）

（1）考生将手掌平放于被检者两侧前下胸部。（0.4 分）

（2）嘱被检者深慢呼吸（0.2 分），注意吸气相和呼气相有无如皮革互相摩擦的感觉（0.2 分）。

（3）嘱被检者屏住呼吸（0.2 分），重复前述动作（0.2 分）；注意胸部摩擦感是否消失（0.2 分）。

3. 报告检查结果（0.2 分）

有无触及胸膜摩擦感。

（四）胸壁视诊检查（2 分）

1. 考生站位，告知被检者体位（0.4 分）

（1）考生位于被检者前面或右侧。（0.2 分）

（2）告知被检者取坐位或仰卧位，充分暴露前胸部。（0.2 分）

2. 检查内容（1.6 分）

（1）胸壁有无皮疹、瘢痕、包块、蜘蛛痣（每项 0.2 分）。（0.8 分）

（2）胸壁静脉有无充盈、曲张。（0.4 分）

（3）肋间隙有无回缩或膨隆。（0.4 分）

（五）职业素质（3 分）

（二）胸部触诊

1. 胸廓扩张度

（1）前胸廓扩张度检查：检查者将双手置于被检者胸廓的前下侧部，两手拇指分别沿两侧肋缘指向剑突，拇指尖在前正中线两侧对称部位，手掌及其余手指置于前侧胸壁。嘱被检者做深呼吸运动，观察比较两手的动度是否一致。

（2）后胸廓扩张度检查：检查者将双手平置于背部，约于第 10 肋骨水平，拇指与后正中线平行，并将两侧皮肤向中线轻推。嘱被检者做深呼吸运动，观察比较两手的动度是否一致。

（3）意义：胸廓扩张度减弱的一侧往往为病变侧。

> ❖易扣分点：①检查者双手的位置错误。②检查胸廓扩张度时，忘记嘱咐被检者做深呼吸运动。

2. 语音震颤

（1）检查语音震颤时，检查者用左、右**手掌的尺侧缘或掌面轻放于胸壁**，嘱被检者用同等强度**发“yi”长音，由上而下，左右对比**两侧相应部位语音震颤的异同。

（2）意义：语音震颤减弱常见于肺气肿、大量胸腔积液、气胸、阻塞性肺不张等；增强见于肺实变（如大叶性肺炎）、接近胸膜的肺内巨大空腔等。

> ❖易扣分点：①检查过程中，忘记嘱咐被检者发“yi”长音。②检查顺序错误。正确顺序为：由上而下，左右对比。

3. 胸膜摩擦感　检查时，检查者以手掌平放于**前胸下前侧部**，嘱被检者**深慢呼吸**。触到吸气和呼气双相的粗糙摩擦感为阳性，常见于纤维素性胸膜炎。

> ❖易扣分点：①检查前未体现爱伤意识，如注意搓热双手。②双手位置错误。

踩点演练

例题 1

【考查项目】

1. 胸廓扩张度（前）检查　须报告检查结果。

2. 右肺下界移动度检查　仅在右肩胛线上叩，须报告检查结果。

3. 腹壁反射检查　须报告检查结果和正常表现。

4. 眼集合反射检查　须报告检查结果和正常表现。

【评分标准】 总分20分。

（一）胸廓扩张度（前）检查（2分）

1. 考生站位，告知被检者体位（0.4分）

（1）考生位于被检者前面或右侧。（0.2分）

（2）告知被检者取坐位或仰卧位，充分暴露前胸部。（0.2分）

2. 检查方法（1.2分）

（1）考生双手放在被检者胸廓前侧部（0.2分），双拇指分别沿两侧肋缘指向剑突（0.2分）。

（2）拇指尖在前正中线两侧对称部位。（0.2分）

（3）手掌和伸展的手指置于前侧胸壁。（0.2分）

（4）嘱被检者做深呼吸运动（0.2分），观察比较两手的动度是否一致（0.2分）。

3. 报告检查结果（0.4分）

两侧胸廓扩张度是否一致（正常人两侧胸廓扩张度一致）。

（二）右肺下界移动度检查（8分）

1. 考生站位，告知被检者体位（0.8分）

（1）告知被检者取坐位（双手交叉抱肘），充分暴露背部。（0.4分）

（2）考生位于被检者右侧或后面。（0.4分）

2. 检查方法（6.4分）

（1）间接叩诊方法（3分）

1）考生将左手中指第二指节紧贴于叩诊部位，其他手指稍抬起，勿与体表接触。（0.6分）

2）右手手指自然弯曲，用中指指端叩击左手中指第二节指骨的远端。（0.6分）

3）叩击方向应与叩诊部位的体表垂直，叩诊时应以腕关节与掌指关节的活动为主（0.5分），叩击动作要灵活、短促、富有弹性，叩击后右手中指应立即抬起（0.5分）。

4）同一部位可连续叩击2～3下。（0.8分）

（2）右肺下界移动度检查方法（3.4分）

1）先于平静呼吸时在右肩胛线上叩出肺下界。（0.8分）

2）然后嘱被检者深吸气后屏气（0.4分），同时向下叩诊，在清音变为浊音时做标记（0.4分）。

3）嘱被检者恢复平静呼吸，然后再深呼气后屏气（0.5分），自上（肩胛下角处）而下叩至浊音（也可由下而上叩诊），做标记（0.5分）。

4）测量两标记之间的距离即为右肺下界移动度。（0.8分）

3. 报告检查结果（0.8分）

被检者右肺下界移动度（正常人为6～8cm）。

（三）腹壁反射检查（4分）

1. 考生站位，告知被检者体位、姿势（0.8分）

告知被检者取仰卧位（0.2分），暴露腹部（0.2分），腹部放松，双上肢自然伸直置于躯干两旁，双下肢屈曲（0.2分），考生位于被检者右侧（0.2分）。

2. 检查方法（2.4分）

（1）考生用钝针或棉签等钝性器具（0.6分）分别沿左、右腹壁肋缘下方由外向内轻划皮肤（上腹壁反射）（0.6分）。

（2）沿左、右脐水平由外向内轻划皮肤（中腹壁反射）。（0.6分）

（3）沿左、右腹股沟上方由外向内轻划皮肤（下腹壁反射）。（0.6分）

3. 报告检查结果和正常表现（0.8分）

（1）两侧上、中、下腹壁反射是否存在、减弱或消失。（0.4分）

（2）正常表现为腹壁反射两侧对称，局部腹肌收缩。（0.4分）

（四）眼集合反射检查（3分）

1. 检查方法（1.8分）

（1）辐辏反射：嘱被检者头部固定，注视距离1m外目标（0.3分）（通常用考生的示指尖）；将目标物缓慢逐渐移近至距离眼球5～10cm（0.3分），观察眼球活动（0.3分）。

（2）调节反射：嘱被检者注视距离1m处目标（0.3分），将目标物快速移近至距离眼球约5～10cm（0.3分），观察瞳孔变化（0.3分）。

2. 报告检查结果和正常表现（1.2分）

（1）报告被检者检查结果。（0.6分）

（2）正常表现：随目标物移近，眼球内聚，瞳孔缩小。（0.6分）

（五）职业素质（3分）

例题2

【考查项目】

1. 语音震颤检查　须报告检查结果。

2. 腹壁紧张度和腹部压痛、反跳痛检查　须报告检查结果。

3. 乳房视诊检查　使用女性胸部模具，须口述检查内容。

4. 眼集合反射检查　须报告检查结果和正常表现。

5. 气管位置检查　须报告检查结果。

【评分标准】总分20分。

（一）语音震颤检查（3分）

1. 考生站位，告知被检者体位（0.6分）

（1）考生位于被检者前面或右侧。（0.3分）

（2）告知被检者取坐位或仰卧位，充分暴露前胸部和背部。（0.3分）

2. 检查方法（2.1分）

（1）考生双手掌或手掌尺侧缘（小鱼际）（0.3分）平放于被检者前和后胸壁两侧的对称部位（0.3分），嘱被检者发同等强度的“yi”长音（0.3分）。

（2）检查部位：前胸壁（上、中、下肺野）（0.3分），后胸壁（肩胛上区、肩胛间区和肩胛下区）（0.3分）。

（3）自上而下（0.3分），双手交换（反复比较左右两侧对应部位语音震颤的异同）（0.3分）。

3. 报告检查结果（0.3分）

语音震颤有无增强或减弱。

（二）腹壁紧张度和腹部压痛、反跳痛检查（5分）

1. 考生站位，告知被检者体位、姿势（1.1分）

（1）告知被检者取仰卧位，暴露腹部（0.2分），腹部放松，双腿屈曲（0.3分），考生位于被检者右侧（0.2分）。

（2）询问被检者有无腹痛及其腹痛部位。（0.4分）

2. 检查方法（3.3分）

（1）腹壁紧张度（1.6分）

1）考生先将右手全手掌放于被检者腹壁上，让被检者适应片刻（0.3分），此时可感受被检者腹壁紧张程度，然后以轻柔动作开始触诊（0.3分）。

2）检查完一个区域后，考生的手应抬起并离开腹壁，再以上述手法检查下一区域。（0.5分）

3）一般先从左下腹开始，逆时针方向进行触诊；如果有腹痛，先从无痛部位开始检查，最后检查病痛部位。（0.5分）

（2）腹部压痛、反跳痛（1.7分）

1）考生先将右手全手掌放于被检者腹壁上，让被检者适应片刻，然后用手指指腹压于腹壁，观察被检者有无疼痛反应。（0.6分）

2）当出现疼痛时，手指在原处停留片刻。（0.5分）

3）然后迅速将手指抬起，观察被检者疼痛有无骤然加重。（0.6分）

3. 报告检查结果（0.6分）

有无壁紧张（0.2分）和腹部压痛（0.2分）、反跳痛（0.2分）。

（正常人腹软，无腹部压痛和反跳痛）

（三）乳房视诊检查（4分）

1. 考生站位，告知被检者体位（0.4分）

摆放模具呈坐位或仰卧位，充分暴露前胸部（0.2分），考生位于其前面或右侧（0.2分）。

2. 检查方法（3.6分）

（1）两侧乳房是否对称。（0.4分）

（2）皮肤有无发红（0.4分）、溃疡（0.4分）。

（3）有无橘皮样改变（0.2分），乳房皮肤有无回缩（0.2分）。

（4）乳头的位置、大小、对称性。（1.2分）

（5）乳头有无内陷。（0.4分）

（6）乳头有无分泌物。（0.4分）

（四）眼集合反射检查（3分）

1. 检查方法（1.8分）

（1）辐辏反射：嘱被检者头部固定，注视距离1m外目标（0.3分）（通常用考生的示指尖）；将目标物缓慢逐渐移近至距离眼球5～10cm（0.3分），观察眼球活动（0.3分）。

（2）调节反射：嘱被检者注视距离1m处目标（0.3分），将目标物快速移近至距离眼球5～10cm（0.3分），观察瞳孔变化（0.3分）。

2. 报告检查结果和正常表现（1.2分）

（1）报告被检者检查结果。（0.6分）

（2）正常表现：随目标物移近，眼球内聚，瞳孔缩小。（0.6分）

（五）气管位置检查（2分）

1. 考生站位，告知被检者体位、姿势（0.4分）

（1）考生位于被检者前面或右侧。（0.2分）

（2）告知被检者取坐位或仰卧位，颈部处于自然状态。（0.2分）

2. 检查方法（任选其一）（1.2分）

（1）方法一（1.2分）：①考生一手示指与环指分别置于被检者两侧胸锁关节上（0.4分）。②将中指置于气管之上（0.4分）。③观察中指是否在示指与环指中间（0.4分）。

（2）方法二（1.2分）：①考生一手示指与环指分别置于被检者两侧胸锁关节上（0.4分）。②以中指置于气管与两侧胸锁乳突肌之间的间隙（0.4分）。③根据两侧间隙是否等宽来判断气管有无偏移（0.4分）。

3. 报告检查结果（0.4分）

气管位置有无偏移，有偏移时需报告偏移方向（正常人气管位置居中）。（0.4分）

（六）职业素质（3分）

（三）胸部叩诊

1. 对比叩诊

（1）叩诊由锁骨上窝开始，沿第1肋间依次向下，**左右对比，上下对比**，自上而下，**逐个肋间进行叩诊**。叩诊肩胛间区时，**板指与脊柱平行**。

（2）正常肺野叩诊呈清音。心肺及肝肺交界处叩诊呈浊音，肝脏和心脏部位叩诊呈实音，胃泡区叩诊呈鼓音。叩诊肺野时若出现浊音或实音、过清音、鼓音，则为叩诊音异常。

1）浊音或实音：见于肺大面积含气量减少或不含气的病变，如大叶性肺炎、肺不张、肺肿瘤等；胸膜增厚或胸腔积液（实音）等。

2）过清音：见于肺含气量增多的情况，如肺气肿、肺充气过度（支气管哮喘发作）。

3）鼓音：常见于气胸，偶见于靠近胸壁的直径3～4cm及以上的空洞或空腔。

❈易扣分点：①未用手腕力量进行叩诊。②叩诊板指的位置错误。③肩胛间区叩诊时，板指未与脊柱平行。

2. 肺界叩诊

（1）通常检查**锁骨中线、腋中线和肩胛线**上的肺下界。叩诊音**由清音移向浊或实音时为肺下界**。

（2）正常肺下界：**右锁骨中线第6肋间、左右腋中线第8肋间、左右肩胛下角线第10肋间，体型瘦长者可下移1个肋间，体型肥胖者可上移1个肋间**。左锁骨中线上因有心脏影响，不检查肺下界。

（3）肺下界异常

1）肺下界上移：见于肺不张、胸腔积液、膈肌瘫痪、肝大等。

2）肺下界下移：单侧下移常见于气胸，双侧下移常见于阻塞性肺气肿。

3. 肺下界移动度

（1）先于**平静呼吸**时于肩胛线上叩出**肺下界**，然后嘱被检者**深吸气后屏气**，同时向下叩诊，**清音转为浊音标记**。恢复平静呼吸，同样先于肩胛线上叩出平静呼吸时的肺下界，然后再深呼气后屏气，由下向上叩诊，直至浊音变清音时，**标记**。**两标记之间的距离即为肺下界移动度**。

（2）**正常为6～8cm**。肺下界移动度减小见于多种肺实质和肺间质疾病，以及胸腔积液和胸膜粘连等。

踩点演练

例题1

【考查项目】

1. 瞳孔对光反射检查　须报告检查结果。

2. 右肺下界移动度检查　仅在右肩胛线上叩，须报告检查结果。

3. 腹部包块检查　假定包块位于左下腹，深部触诊法，须报告腹部包块需要描述的内容。

4. 测腹围　须报告测量结果。

【评分标准】总分20分。

（一）瞳孔对光反射检查（4分）

1. 直接对光反射检查方法（1.6分）

（1）用手电筒自外向内移动照射被检者一侧瞳孔，观察该侧瞳孔变化。（0.6分）

（2）移开光源后再次观察该侧瞳孔变化。（0.4分）

（3）用上述方法检查另一侧瞳孔。（0.6分）

2. 间接对光反射检查方法（1.6分）

（1）用手或遮挡物在被检者鼻梁处遮挡光线（0.3分），用手电筒自外向内照射一侧瞳孔，观察对侧瞳孔变化（0.3分）。

（2）移开光源后再次观察对侧瞳孔变化。（0.4分）

（3）用上述方法检查另一侧瞳孔。（0.6分）

3. 报告检查结果（0.8分）

被检者双侧瞳孔对光反射灵敏、迟钝或消失。

（二）右肺下界移动度检查（8分）

1. 考生站位，告知被检者体位（0.8分）

（1）告知被检者取坐位（双手交叉抱肘），充分暴露背部。（0.4分）

（2）考生位于被检者右侧或后面。（0.4分）

2. 检查方法（6.4分）

（1）间接叩诊方法（3分）

1）考生将左手中指第二指节紧贴于叩诊部位，其他手指稍抬起，勿与体表接触。（0.6分）

2）右手手指自然弯曲，用中指指端叩击左手中指第二节指骨的远端。（0.6分）

3）叩击方向应与叩诊部位的体表垂直，叩诊时应以腕关节与掌指关节的活动为主（0.5分），叩击动作要灵活、短促、富有弹性，叩击后右手中指应立即抬起（0.5分）。

4）同一部位可连续叩击2～3下。（0.8分）

（2）右肺下界移动度检查方法（3.4分）

1）先于平静呼吸时在右肩胛线上叩出肺下界。（0.8分）

2）然后嘱被检者深吸气后屏气（0.4分），同时向下叩诊，在清音变为浊音时做标记（0.4分）。

3）嘱被检者恢复平静呼吸，然后再深呼气后屏气（0.5分），自上（肩胛下角处）而下叩至浊音（也可由下而上叩诊），做标记（0.5分）。

4）测量两标记之间的距离，即为右肺下界移动度。（0.8分）

3. 报告检查结果（0.8分）

被检者右肺下界移动度（正常人为6～8cm）。

（三）腹部包块检查（3分）

1. 考生站位，告知被检者体位、姿势（0.6分）

告知被检者取仰卧位（0.1分），暴露腹部（0.1分），腹部放松，双腿屈曲（0.2分），考生位于被检者右侧（0.2分）。

2. 检查方法（2.4分）

（1）考生右手四指并拢触诊。（0.4分）

（2）将被检者腹壁下压至少2cm（0.3分），以了解包块情况，然后将指端逐渐触向包块（0.3分）。

（3）进行滑动触诊（0.4分），滑动方向应与包块长轴垂直（0.4分）。

（4）若触及腹部包块，应描述：大小、形态、质地、移动度和有无压痛、搏动感（每项0.1分）。（0.6分）

（四）测腹围（2分）

1. 考生站位，告知被检者体位（0.6分）

（1）告知被检者排尿后取仰卧位。（0.4分）

（2）考生位于被检者右侧。（0.2分）

2. 测量方法（0.8分）

考生用软尺经脐绕腹一周，测得的周长即为腹围（脐周腹围）。（0.8分）

3. 报告测量结果（0.6分）

报告测得腹围值，以厘米表示。

（五）职业素质（3分）

例题2

【考查项目】

1. 气管位置检查　报告检查结果和正常表现。

2. 右肺下界移动度检查　仅在右肩胛线上叩，须报告检查结果。

3. 辨别腹壁曲张静脉的血流方向　检查血流方向时用被检者手背静脉替代。

4. 上肢肌力及肌张力检查　须报告检查结果。

【评分标准】总分20分。

（一）气管位置检查（2分）

1. 考生站位，告知被检者体位、姿势（0.4分）

（1）考生位于被检者前面或右侧。（0.2分）

（2）告知被检者取坐位或仰卧位，颈部处于自然状态。（0.2分）

2. 检查方法（任选其一）（1.2分）

（1）方法一（1.2分）：①考生一手示指与环指分别置于被检者两侧胸锁关节上（0.4分）。②将中指置于气管之上（0.4分）。③观察中指是否在示指与环指中间（0.4分）。

（2）方法二（1.2分）：①考生一手示指与环指分别置于被检者两侧胸锁关节上（0.4分）。②以中指置于气管与两侧胸锁乳突肌之间的间隙（0.4分）。③根据两侧间隙是否等宽来判断气管有无偏移（0.4分）。

3. 报告检查结果（0.4分）

气管位置有无偏移，有偏移时需报告偏移方向（正常人气管位置居中）。（0.4分）

（二）右肺下界移动度检查（8分）

1. 考生站位，告知被检者体位（0.8分）

（1）告知被检者取坐位（双手交叉抱肘），充分暴露背部。（0.4分）

（2）考生位于被检者右侧或后面。（0.4分）

2. 检查方法（6.4分）

（1）间接叩诊方法（3分）

1）考生将左手中指第二指节紧贴于叩诊部位，其他手指稍抬起，勿与体表接触。（0.6分）

2）右手手指自然弯曲，用中指指端叩击左手中指第二节指骨的远端。（0.6分）

3）叩击方向应与叩诊部位的体表垂直，叩诊时应以腕关节与掌指关节的活动为主（0.5分），叩击动作要灵活、短促、富有弹性，叩击后右手中指应立即抬起（0.5分）。

4）同一部位可连续叩击2～3下。（0.8分）

（2）右肺下界移动度检查方法（3.4分）

1）先于平静呼吸时在右肩胛线上叩出肺下界。（0.8分）

2）然后嘱被检者深吸气后屏气（0.4分），同时向下叩诊，在清音变为浊音时做标记（0.4分）。

3）嘱被检者恢复平静呼吸，然后再深呼气后屏气（0.5分），自上（肩胛下角处）而下叩至浊音（也可由下而上叩诊），做标记（0.5分）。

4）测量两标记之间的距离即为右肺下界移动度。（0.8分）

3. 报告检查结果（0.8分）

被检者右肺下界移动度（正常人为6～8cm）。

（三）辨别腹壁曲张静脉的血流方向（3分）

1. 考生站位，告知被检者体位、姿势（0.6分）

（1）告知被检者取仰卧位（0.1分），暴露腹部（0.2分）；考生位于被检者右侧（0.1分）。

（2）腹部放松，双腿屈曲。（0.2分）

2. 检查方法（2.4分）

（1）考生将示指和中指并拢放在曲张的腹壁（可用被检者手背替代静脉上）（0.2分）。一只手指紧压静脉不动，另一手指向外滑动，挤出该段静脉内血液（0.3分）。

（2）放松该手指，看静脉是否充盈。（0.2分）

（3）如迅速充盈，则血流方向是从放松的一端流向紧压手指的一端。（0.3分）

（4）再用同法［同（1）］操作（0.5分），放松另一手指，观察静脉充盈速度（0.5分）。

（5）若无明显充盈，则确定血流方向的上述判断。（0.4分）

（四）上肢肌力及肌张力检查（4分）

1. 考生站位，告知被检者体位、姿势（0.4分）

告知被检者取坐位或仰卧位（0.2分），考生位于被检者右侧（0.2分）。

2. 检查方法（3.2分）

（1）左上肢肌力检查：嘱被检者做上肢伸屈动作（0.2分），考生从相反方向给予阻力（0.2分），测试被检者对阻力的克服能力（0.2分）并注意两侧对比（0.2分）。

（2）左上肢肌张力检查：被检者放松肌肉（0.2分），考生根据感知肌肉的硬度（0.3分）及伸屈其上肢时感知肌肉对被动伸屈的阻力（0.3分）作出判断。

（3）同样方法检测右上肢肌力（0.8分）和肌张力（0.8分）。

3. 报告检查结果（0.4分）

双侧上肢肌力（0.2分）及肌张力（0.2分）是否正常。

（五）职业素质（3分）

（四）胸部听诊

1. 内容　包括**呼吸音、啰音、语音共振和胸膜摩擦音**。

2. 方法　听诊时由**肺尖**开始，**自上而下**分别检查**前胸部、侧胸部和背部，对称部位进行对比**。被检者微张口均匀呼吸，深呼吸有助于发现不明显的体征。如听到少量或不对称的啰音，可嘱被检者咳嗽数声后听诊，如消失，提示为气道内分泌物或坠积性因素（多见于老年人）所致。

> ※易扣分点：①听诊顺序错误。②遗漏听诊部位。③未体现爱伤意识，如应捂热听诊器。④隔着衣服听、听诊的时间太短。

3. 正常呼吸音

（1）**肺泡呼吸音**：见于大部分胸部听诊区域。

（2）**支气管肺泡呼吸音**：见于**胸骨两侧第1、2肋间，肩胛间区**。

（3）**支气管呼吸音**：见于**喉部，锁骨上窝，背部T_1、T_2水平**。

4. 异常呼吸音

（1）病理性支气管呼吸音和支气管肺泡呼吸音：在正常肺泡呼吸音分布区域听到支气管呼吸音或支气管肺泡呼吸音均为异常。见于肺实变、大的空洞以及大量积液上方的压迫性肺不张。

（2）呼吸音减弱：见于各种原因所致的肺泡通气量下降，如气道阻塞、呼吸泵（呼吸肌病变或胸廓活动受限）功能障碍、胸膜病变（胸腔积液、气胸、胸膜肥厚）等。对侧肺部往往出现代偿性肺泡呼吸音增强。

5. 啰音

（1）干啰音

1）发生机制：气管支气管或细支气管狭窄，包括炎症、平滑肌痉挛、外压、新生物、黏稠分泌物。特点为**持续时间长，呼气相明显，强度及性质易变**。

2）高调性干啰音（哮鸣音或哨笛音）：见于**小支气管或细支气管病**变。双肺弥漫性分布的哮鸣音常见于**支气管哮喘**、慢性支气管炎、心源性哮喘等；局限性哮鸣音常见于气道局部狭窄，如肿瘤、气道内异物。

3）低调性干啰音（鼾音）：见于**气管或主支气管病变**。

4）喘鸣：发生于**吸气相**，高调而单一。见于上呼吸道或大气道狭窄，如喉头痉挛、声带功能紊乱、气管肿物等。

（2）湿啰音

1）发生机制：气体通过呼吸道内存在的稀薄分泌物时产生水泡并破裂。特点为**断续而短暂，多见于吸气相**。

2）分为**粗湿啰音、中湿啰音、细湿啰音（又称大、中、小水泡音）、捻发音**。主要见于支气管病变（慢性支气管炎、支气管扩张症）、感染性或非感染性肺部炎症、肺水肿、肺泡出血。

6. 语音共振　**意义同触觉语颤**，包括**羊鸣音、耳语音**等。

7. 胸膜摩擦音　意义同胸膜摩擦感。较局限的摩擦音见于累及胸膜的肺炎或肺栓塞。

踩点演练

例题1

【考查项目】

1. 肺下界叩诊检查　须报告检查结果。
2. 膀胱叩诊　须口述检查内容。
3. 语音震颤检查　须报告检查结果。
4. 手部及其关节视诊检查　须口述视诊内容。

【评分标准】 总分20分。

（一）肺下界叩诊检查（8分）

1. 考生站位，告知被检者体位（0.8分）

（1）告知被检者取坐位（双手自然下垂）或仰卧位，充分暴露前胸部和背部。(0.3分)

（2）考生位于被检者前面或右侧。(0.1分)

（3）侧胸叩诊时嘱被检者双手抱枕，背部叩诊时嘱被检者双手抱肘。(0.4分)

2. 检查方法（5.6分）

（1）间接叩诊方法（2.4分）

1）检查者将左手中指第二指节紧贴于叩诊部位，其他手指稍抬起，勿与体表接触。(0.4分)

2）右手手指自然弯曲，用中指指端叩击左手中指第二节指骨的远端。(0.4分)

3）叩击方向应与叩诊部位的体表垂直，叩诊时以腕关节与掌指关节的活动为主（0.4分），叩击动作要灵活、短促、富有弹性，叩击后右手中指应立即抬起（0.4分）。

4）同一部位应连续叩击2～3下（0.8分）。

（2）肺下界叩诊检查方法及位置（3.2分）

1）嘱被检者均匀呼吸，板指平贴肋间隙，与肋骨平行（0.4分），分别检查右锁骨中线、左右腋中线和左右肩胛线进行叩诊（0.4分）。

2）自上而下逐个肋间进行叩诊（0.4分），右锁骨中线从第2肋间（0.4分）、左右腋中线从腋窝顶部（0.4分）、左右肩胛线从肩胛下角开始（0.4分）。

3）叩诊音由清音变为浊音时为肺下界（0.8分）。

3. 报告检查结果（1.6分）

被检者肺下界的位置，正常人肺下界在右锁骨中线第6肋间（0.4分），左、右腋中线第8肋间（0.6分），左、右肩胛线上第10肋间（0.6分）。

（二）膀胱叩诊（4分）

1. 考生站位，告知被检者体位、姿势（0.8分）

告知被检者取仰卧位（0.2分），暴露腹部（0.2分），腹部放松，双腿屈曲（0.2分），考生位于被检者右侧（0.2分）。

2. 检查方法和内容（3.2分）

（1）自脐部开始（0.4分），沿腹中线向下叩诊（0.4分），板指与腹中线垂直（0.8分）。

（2）逐渐向耻骨联合方向移动（边叩边移）（0.8分），直至叩诊音由鼓音转为浊音（0.8分），即可能为充盈膀胱上界。

（三）语音震颤检查（3分）

1. 考生站位，告知被检者体位（0.6分）

（1）考生位于被检者前面或右侧。(0.3分)

（2）告知被检者取坐位或仰卧位，充分暴露前胸部和背部。(0.3分)

2. 检查方法（2.1分）

（1）考生双手掌或手掌尺侧缘（小鱼际）（0.3分）平放于被检者前和后胸壁两侧的对称部位（0.3分），嘱被检者发同等强度的“yi”长音（0.3分）。

（2）检查部位：前胸壁（上、中、下肺野）（0.3分）、后胸壁（肩胛上区、肩胛间区和肩胛下区）（0.3分）。

（3）自上而下（0.3分），双手交换（反复比较左右两侧对应部位语音震颤的异同）（0.3分）。

3. 报告检查结果（0.3分）

语音震颤有无增强或减弱。

（四）手部及其关节视诊检查（2分）

1. 考生站位，告知被检者体位、姿势（0.6分）

告知被检者取立位、坐位或仰卧位（0.2分），双手自然放松并充分暴露（0.2分），考生位于被检者前面或右侧（0.2分）。

2. 视诊内容（1.4分）

（1）被检者双手有无红肿、皮肤破损、皮下出血，有无肌萎缩等（每项0.1分）。(0.4分)

（2）手指末端有无发绀、苍白，有无杵状指、反甲（匙状甲）（每项0.1分）。(0.4分)

（3）双手指关节有无畸形、肿胀、活动受限等（每项0.2分）。(0.6分)

（五）职业素质（3分）

例题2

【考查项目】

1. 胸膜摩擦感检查　须报告检查结果。
2. 腹部四区分法　须口述划分部位和名称。
3. 肺部听诊检查　须报告检查结果。
4. 小腿和膝关节检查（包括浮髌试验）　须口述检查内容和浮髌试验阳性表现。

【评分标准】总分20分。

（一）胸膜摩擦感检查（2分）

1. 考生站位，告知被检者体位（0.4分）

（1）考生位于被检者前面或右侧。(0.2分)

（2）告知被检者取坐位或仰卧位，充分暴露前胸部。(0.2分)

2. 检查方法（1.4分）

（1）考生将手掌平放于被检者两侧前下胸部。(0.4分)

（2）嘱被检者深慢呼吸（0.2分），注意吸气相和呼气相有无如皮革互相摩擦的感觉（0.2分）。

（3）嘱被检者屏住呼吸（0.2分），重复前述动作（0.2分）；注意胸部摩擦感是否消失（0.2分）。

3. 报告检查结果（0.2分）

有无触及胸膜摩擦感。

（二）腹部四区分法（3分）

1. 考生站位，告知被检者体位（0.6分）

告知被检者取仰卧位（0.2分），暴露腹部（0.3分），考生位于被检者右侧（0.1分）。

2. 指点部位与名称（2.4分）

（1）通过脐画一水平线与一垂直线，将腹部分为四区。(1.2分)

（2）四区名称：左上腹、右上腹、左下腹、右下腹（每项0.3分）。(1.2分)

（三）肺部听诊检查（6分）

1. 考生站位，告知被检者体位（0.8分）

（1）告知被检者取坐位或仰卧位（0.2分），充分暴露前胸部和背部（0.2分）。

（2）考生位于被检者右侧。(0.4分)

2. 检查内容和方法（4分）

（1）呼吸音及啰音检查（2.2分）

1）考生用听诊器体件置于胸壁，要求被检者均匀而平静地呼吸（0.3分），必要时嘱被检者深呼吸、屏气或咳嗽（0.3分）（隔衣听诊此项不得分）。

2）听诊顺序：由肺尖开始，自上而下，由前胸、侧胸到背部。(0.6分)

3）左右两侧对称部位进行比较。(0.6分)

4）每处至少听1~2个呼吸周期。(0.4分)

（2）语音共振检查（0.8分）

1）嘱被检者用一般声音强度重复发“yi”长音（或耳语“1、2、3”）。(0.4分)

2）考生用听诊器体件置于被检者前、后胸壁，由上而下、左右两侧对称部位对比听诊。(0.4分)

（3）胸膜摩擦音检查（1分）

1）将听诊器体件分别置于被检者两侧前下胸部进行听诊。(0.4分)

2）嘱被检者深呼吸，注意吸气相和呼气相有无胸膜摩擦的声音（0.3分），嘱被检者屏气，听诊摩擦音是否消失（0.3分）。

3. 报告检查结果（1.2分）

双肺呼吸音是否清晰，有无增强或减弱，有无异常呼吸音，有无啰音，有无胸膜摩擦音，语音共振有无增强或减弱（每项0.2分）。

（四）小腿和膝关节检查（6分）

1. 考生站位，告知被检者体位、姿势（0.6分）

告知被检者取坐位或仰卧位，双侧下肢自然放松并充分暴露（0.3分）。考生位于被检者前面或右侧（0.3分）。

2. 检查内容和方法（5.4分）

（1）双侧小腿和膝关节视诊（2分）

1）被检者双侧小腿有无皮损或溃烂、皮下出血、表浅静脉曲张、水肿、肌萎缩，有无隆起，双下肢是否对称等（每项0.2分）。(1.4分)

2）双侧膝关节有无畸形（0.3分）、肿胀（0.3分）等。

（2）双侧小腿和膝关节触诊（需检查双侧，只检查单侧扣1分）(2.2分)

1）按压被检者胫前皮肤，观察有无凹陷。(0.4分)

2）按压膝关节，观察膝关节有无压痛，周围有无包块。(0.4分)

3）浮髌试验（1.4分）：①被检者取仰卧位，考生左手拇指和其余手指分别固定在被检者膝关节上方两侧，并加压压迫髌上囊（0.4分）。②右手拇指和中指分别固定在被检者膝关节下方两侧（0.3分），以右手示指按压髌骨，手指不能离开髌骨表皮，了解髌骨有无浮动感（0.3分）。③髌骨若有浮动感，为浮髌试验阳性（0.4分）。

（3）膝关节活动度检查（仰卧位）(1.2分)

考生使被检者屈髋屈膝各成90°，左手扶住被检者膝关节处以固定其大腿（0.3分），右手握住小腿踝部，使被检者膝关节屈曲（0.3分）、伸展（0.3分）、内旋和外旋活动（0.3分），了解关节活动度。

（五）职业素质（3分）

（五）乳房检查

1. 视诊

（1）注意**两侧乳房是否对称**。

（2）**表面皮肤有无发红、溃疡**。“橘皮样”改变多见于乳腺恶性肿瘤。

（3）乳头：①近期出现乳头内陷提示肿瘤的可

能。②出现乳头分泌物时应注意其颜色、有无出血等。出血常见于导管内良性乳突状瘤或恶性肿瘤。

（4）皮肤回缩：可见于外伤、炎症或肿瘤。

2. 触诊

（1）检查者的手指和手掌平置于乳房上，以**指腹施压**，**旋转或滑动触诊**。检查**左侧**乳房时，从**外上象限**开始沿**顺时针**分别触诊四个象限；检查**右侧乳房**时，从**外上象限**开始沿**逆时针**分别触诊四个象限，最后触诊**乳头**。

（2）检查乳房的**硬度和弹性**、**有无压痛和肿块**。发现肿块时注意其**部位**、**大小**、**表面硬度**、**活动度及有无压痛等**。

※易扣分点：①检查前未体现爱伤意识，应搓热双手。②检查方向错误。正确顺序：检查左侧乳房时，从外上象限顺时针触诊四个象限；检查右侧时则为逆时针触诊，最后触诊乳头。③触诊顺序错误。应先检查健侧乳房，后检查患侧乳房。④检查完毕后未注意保护被检者的隐私。

踩点演练

例题 1

【考查项目】

1. 测体温　腋测法，须口述测量时间，报告体温度数。

2. 眼集合反射检查　须报告检查结果和正常表现。

3. 右肺下界移动度检查　仅在右肩胛线上叩，须报告检查结果。

4. 乳房视诊检查　使用女性胸部模具，须口述检查内容。

【评分标准】 总分 20 分。

（一）测体温（2 分）

1. 检查方法（1.8 分）

（1）考生取消毒后体温计，观察体温计水银柱读数。（0.2 分）

（2）如高于 35℃则必须甩到低于 35℃。（0.2 分）

（3）考生用手触摸被检者腋窝（检查影响体温的因素：有无汗液、致热或降温物品）。（0.2 分）

（4）擦干腋窝。（0.2 分）

（5）将体温计头端置于被检者腋窝深处并夹紧上臂。（0.4 分）

（6）测量时间 10 分钟（考生口述）。（0.4 分）

（7）取出体温计，观察读数，报告结果。（0.2 分）

2. 报告体温度数（0.2 分）

考官取出准备好的体温计，让考生读数（读数不正确不得分）。

（考官可事先准备三支不同体温测量结果的体温计，考试时选择其中一支体温计让考生当场读数。）（0.2 分）

（二）眼集合反射检查（3 分）

1. 检查方法（1.8 分）

（1）辐辏反射：嘱被检者头部固定，注视距离 1m 外目标（0.3 分）（通常用考生的示指尖）；将目标物缓慢逐渐移近至距离眼球 5 ~ 10cm（0.3 分），观察眼球活动（0.3 分）。

（2）调节反射：嘱被检者注视距离 1m 处目标（0.3 分），将目标物快速移近至距离眼球 5 ~ 10cm（0.3 分），观察瞳孔变化（0.3 分）。

2. 报告检查结果和正常表现（1.2 分）

（1）报告被检者检查结果。（0.6 分）

（2）正常表现：随目标物移近，眼球内聚，瞳孔缩小。（0.6 分）

（三）右肺下界移动度检查（8 分）

1. 考生站位，告知被检者体位（0.8 分）

（1）告知被检者取坐位（双手交叉抱肘），充分暴露背部。（0.4 分）

（2）考生位于被检者右侧或后面。（0.4 分）

2. 检查方法（6.4 分）

（1）间接叩诊方法（3 分）

1）考生将左手中指第二指节紧贴于叩诊部位，其他手指稍抬起，勿与体表接触。（0.6 分）

2）右手手指自然弯曲，用中指指端叩击左手中指第二节指骨的远端。（0.6 分）

3）叩击方向应与叩诊部位的体表垂直，叩诊时应以腕关节与掌指关节的活动为主（0.5 分），叩击动作要灵活、短促、富有弹性，叩击后右手中指应立即抬起（0.5 分）。

4）同一部位可连续叩击 2 ~ 3 下。（0.8 分）

（2）右肺下界移动度检查方法（3.4 分）

1）先于平静呼吸时在右肩胛线上叩出肺下界。（0.8 分）

2）然后嘱被检者深吸气后屏气（0.4 分），同时向下叩诊，在清音变为浊音时做标记（0.4 分）。

3）嘱被检者恢复平静呼吸，然后再深呼气后屏气（0.5分），自上（肩胛下角处）而下叩至浊音（也可由下而上叩诊），做标记（0.5分）。

4）测量两标记之间的距离即为右肺下界移动度。（0.8分）

3. 报告检查结果（0.8分）

被检者右肺下界移动度（正常人为6～8cm）。

（四）乳房视诊检查（4分）

1. 考生站位，告知被检者体位（0.4分）

摆放模具呈坐位或仰卧位，充分暴露前胸部（0.2分），考生位于其前面或右侧（0.2分）。

2. 检查方法（3.6分）

（1）两侧乳房是否对称。（0.4分）

（2）皮肤有无发红（0.4分）、溃疡（0.4分）。

（3）有无橘皮样改变（0.2分），乳房皮肤有无回缩（0.2分）。

（4）乳头的位置、大小、对称性。（1.2分）

（5）乳头有无内陷。（0.4分）

（6）乳头有无分泌物。（0.4分）

（五）职业素质（3分）

例题2

【考查项目】

1. 测头围　须报告测量结果。

2. 指出肩胛下角、胸骨上窝、锁骨中线、腋中线、肩胛间区体表位置　须边指点边描述体表位置。

3. 乳房触诊检查　使用女性胸部模具，须报告检查结果和乳房包块需描述的内容。

4. 膝反射检查　仰卧位、坐位姿势1、坐位姿势2，三种检查方法任选一种，须报告检查结果和正常表现。

【评分标准】总分20分。

（一）测头围（2分）

1. 测量方法（1.4分）

（1）告知被检者取坐位或立位。（0.4分）

（2）用皮尺从被检者眉间（0.5分）绕到颅后通过枕骨粗隆部（0.5分），围成一圈（头围最大径）。

2. 报告测量结果（0.6分）

报告测得头围值，以厘米表示。

（二）指出肩胛下角、胸骨上窝、锁骨中线、腋中线、肩胛间区体表位置（5分）

1. 考生站位，告知被检者体位（0.5分）

告知被检者取坐位或站位，充分暴露前胸部和背部（0.3分），考生位于被检者右侧（0.2分）。

2. 视诊检查时边指点边描述体表位置（指点正确描述不正确得一半分，指点不正确不得分）（4.5分）

（1）肩胛下角（左右）：肩胛骨的最下端称为肩胛下角。（1分）

（2）胸骨上窝：胸骨柄上方的凹陷部。（0.5分）

（3）锁骨中线（左右）：通过锁骨的胸骨端和肩峰端之间的中点的垂直线，即通过锁骨中点向下的垂直线。（1分）

（4）腋中线（左右）：通过腋窝顶点，沿侧胸壁向下的垂直线。（1分）

（5）肩胛间区（左右）：两肩胛骨内缘之间的区域。（1分）

（三）乳房触诊检查（7分）

1. 考生站位，告知被检者体位（0.5分）

摆放模具呈坐位或仰卧位（0.1分），充分暴露前胸部（0.2分），考生位于其前面或右侧（0.2分）。

2. 检查方法（3.6分）

（1）双侧乳房触诊先由健侧开始，后检查患侧（口述）；如果未口述，需在模型上检查顺序为先左乳后右乳。（0.8分）

（2）检查左侧乳房时由外上象限开始（0.2分），沿顺时针方向由浅入深连续触诊，直至4个象限检查完毕（0.4分）。

（3）考生的右手指和手掌平放于左乳房上（0.2分），用手指指腹轻施压力，以旋转或来回滑动进行触诊（0.4分）。

（4）最后触诊乳晕、乳头。（0.2分）

（5）检查右侧乳房也从外上象限开始（0.2分），沿逆时针方向由浅入深连续触诊，直至4个象限检查完毕（0.4分）。

（6）检查方法同左侧。（0.8分）

3. 报告检查结果和乳房包块需描述的内容（2.9分）

（1）双侧乳房硬度、弹性、有无触（压）痛，有无包块；如有包块应报告包块的部位、大小、外形、硬度、压痛、活动度（每报告1项得0.2分）。（2.0分）

（2）乳头有无触痛，有无硬结、弹性消失，挤压有无异常分泌物（每报告1项得0.3分）。（0.9分）

（四）膝反射检查（3分）

1. 检查方法（检查方法任选其一，须检查双侧反射，若只查一侧扣0.6分）（1.5分）

（1）仰卧位检查（1.5分）

1）考生站位，告知被检者体位（0.3分）

告知被检者取仰卧位（0.2分），考生位于被检者右侧（0.1分）。

2）检查方法（1.2分）：①考生左手置于被检者腘窝处（0.3分），托起被检者膝关节，使之屈曲

120°～135°（0.3 分）。②右手持叩诊锤叩击髌骨下缘和胫骨粗隆之间的股四头肌肌腱（0.6 分）。

（2）坐位姿势 1 检查（1.5 分）

1）考生站位，告知被检者体位、姿势（0.6 分）

告知被检者取坐位（0.1 分）坐于床边并自然放松，悬垂小腿（0.2 分），屈曲膝关节成 90° 左右（0.2 分），考生位于被检者右侧（0.1 分）。

2）检查方法（0.9 分）：①考生左手置于被检者髌骨上方（0.3 分）。②右手持叩诊锤叩击髌骨下缘和胫骨粗隆之间的股四头肌肌腱（0.6 分）。

（3）坐位姿势 2 检查（1.5 分）

1）考生站位，告知被检者体位、姿势（0.6 分）

告知被检者取坐位（0.1 分）并自然屈曲膝关节 90°左右（0.2 分），将一侧下肢架于另一侧下肢之上、放松（架二郎腿姿势）（0.2 分），考生位于被检者右侧（0.1 分）。

2）检查方法（0.9 分）

考生右手持叩诊锤叩击髌骨下缘和胫骨粗隆之间的股四头肌肌腱。（0.9 分）

2. 报告检查结果和正常表现（1.5 分）

（1）报告检查结果：双侧膝反射是否存在、对称（0.3 分），有无亢进、减弱或消失（0.3 分）。

（2）膝反射正常表现为叩击股四头肌肌腱时，引发股四头肌收缩（0.6 分），小腿伸展的动作（0.3 分）。

（五）职业素质（3 分）

（六）心脏视诊

包括**心前区隆起、心尖搏动、心前区异常搏动**。

1. 心前区隆起　检查者站在被检者右侧，双眼**视线与胸廓同高**，观察**心前区有无隆起**。

心前区隆起常见于先天性心脏病或儿童时期心脏病。胸骨下段及胸骨左缘第 3～4 肋间局部隆起，常见于法洛四联症、二尖瓣狭窄等。

> ❈易扣分点：视诊心前区有无隆起时，视线未与胸廓同高。

2. 心尖搏动

（1）**顺切线位**观察心尖搏动的位置和范围。

（2）正常心尖搏动在**左侧第 5 肋间锁骨中线内 0.5～1.0cm**，范围 2.0～2.5cm。体型**瘦长或肥胖者可下移或上移 1 个肋间**。

（3）心尖搏动的确切情况应结合心脏触诊进行检查。

（4）影响心尖搏动位置的因素：①心室大小，**左心室扩大**时心尖搏动**向左下移位**，**右心室扩大**时心尖搏动**向左侧移位**。②心尖搏动受纵隔位置的影响。③心脏收缩时心尖搏动内陷称为负性心尖搏动，见于缩窄性心包炎。

3. 心前区异常搏动　观察**心前区其他部位有无异常搏动**。胸骨右缘第 2 肋间异常搏动见于升主动脉瘤。

踩点演练

例题 1

【考查项目】

1. 测脉率（腕部）、呼吸频率　须口述检查时间，报告检查结果。

2. 颈前、颈后淋巴结触诊　须报告检查结果和淋巴结肿大需描述的内容。

3. 心前区视诊（仰卧位）检查　须口述检查内容，报告检查结果。

4. 脑膜刺激征检查　须报告检查结果和阳性表现。

【评分标准】总分 20 分。

（一）测脉率（腕部）、呼吸频率（3 分）

1. 检查方法、部位（1.8 分）

（1）考生一手示、中、环三指并拢（0.3 分），指腹置于被检者腕部桡动脉处，以适当压力触诊桡动脉搏动（0.3 分）。

（2）对侧原则，即考生左手检测被检者右侧桡动脉（0.3 分），考生右手检测被检者左侧桡动脉（0.3 分）。

（3）双侧桡动脉进行对比。（0.3 分）

（4）观察胸部或腹部起伏，计数呼吸次数。（0.3 分）

2. 口述检查时间，报告检查结果（1.2 分）

（1）数脉率时间至少 30 秒（0.2 分），报告被检者脉率，以每分钟多少次表示（0.2 分）；报告脉律是否整齐（0.2 分）。

（2）数呼吸频率时间至少 30 秒（0.3 分），报告被检者呼吸频率，以每分钟多少次表示（0.3 分）。

（二）颈前、颈后淋巴结触诊（4 分）

1. 考生站位，告知被检者体位、姿势（0.8 分）

（1）考生位于被检者前面、右侧或后面。（0.4 分）

（2）告知被检者取坐位或仰卧位，边检查边告知被检者正确姿势（如嘱被检者头稍低或偏向检查

侧）。（0.4分）

2. 检查部位（0.8分）

（1）颈前淋巴结位于胸锁乳突肌表面及下颌角处。（0.4分）

（2）颈后淋巴结位于斜方肌前缘。（0.4分）

3. 检查方法（1.2分）

（1）考生三指（示、中、环指）并拢，手指指腹紧贴检查部位皮肤。（0.4分）

（2）进行滑动触诊。（0.4分）

（3）双侧检查（仅检查一侧得0.2分）。（0.4分）

4. 报告检查结果和淋巴结肿大需描述的内容（1.2分）

（1）是否触及淋巴结。（0.4分）

（2）淋巴结肿大需描述：部位、数目、大小、质地、活动度、压痛、局部皮肤有无红肿和瘘管形成（口头报告，每报告1项得0.1分）。（0.8分）

（三）心前区视诊（仰卧位）检查（2分）

1. 考生站位，告知被检者体位（0.2分）

（1）告知被检者取仰卧位，充分暴露前胸部。（0.1分）

（2）考生位于被检者右侧。（0.1分）

2. 检查内容和方法（1.2分）

（1）考生视线与胸廓同高（0.2分）观察心前区有无隆起或凹陷（0.2分）。

（2）再俯视（0.2分）有无异常搏动（0.2分）。

（3）观察心尖搏动的位置、强度、范围和有无负性心尖搏动（每项0.1分）。（0.4分）

3. 报告检查结果（0.6分）

（1）心前区有无隆起或凹陷（0.1分），有无异常搏动（0.1分）。

（2）心尖搏动的位置、强度、范围和有无负性心尖搏动（每项0.1分）。（0.4分）

（四）脑膜刺激征检查（8分）

1. 考生站位，告知被检者体位、姿势（1.2分）

告知被检者取仰卧位（0.3分），双上肢自然伸直置于躯干两旁（0.3分），双下肢自然伸直、放松（0.3分），考生位于被检者右侧（0.3分）。

2. 检查内容及方法（4.8分）

（1）颈强直（1.6分）

考生用左手托被检者枕部（0.4分），右手置于胸前做屈颈动作（0.4分），观察或感觉被动运动时颈部有无抵抗（0.4分），在除外颈部肌肉或局部椎体病变后可认为有脑膜刺激征（0.4分）。

（2）凯尔尼格征（1.6分）

1）考生左手固定被检者膝关节，右手托持于被检者足跟部（0.2分），屈曲髋、膝关节使之均成90°（0.2分）。

2）右手抬高被检者小腿并使之伸膝达135°以上（0.2分），询问被检者有无疼痛感（0.2分）。

3）用上述方法检查另一侧。（0.8分）

（3）布鲁津斯基征（1.6分）

1）考生用左手托被检者枕部（0.4分），右手置于被检者胸前作屈颈动作（0.4分）。

2）观察被检者髋、膝关节有无屈曲动作。（0.8分）

3. 报告检查结果和阳性表现（2分）

（1）报告检查结果：脑膜刺激征为阳性或阴性（正常人脑膜刺激征为阴性）。（0.8分）

（2）颈强直阳性表现为被动屈颈时抵抗力增强。（0.4分）

（3）凯尔尼格征阳性表现为伸膝受阻伴有疼痛或下肢屈肌牵拉痉挛。（0.4分）

（4）布鲁津斯基征阳性表现为被动屈颈时双侧膝关节和髋关节屈曲。（0.4分）

（五）职业素质（3分）

例题2

【考查项目】

1. 测体温　腋测法，须口述测量时间，报告体温度数。

2. 甲状腺检查（坐位）　须口述视诊内容，报告检查结果，触诊检查时，前面触诊和后面触诊可任选其一。

3. 乳房触诊检查　使用女性胸部模具，须报告检查结果和乳房包块需描述的内容。

【评分标准】总分20分。

（一）测体温（2分）

1. 检查方法（1.8分）

（1）考生取消毒后体温计，观察体温计水银柱读数。（0.2分）

（2）如高于35℃则必须甩到低于35℃。（0.2分）

（3）考生用手触摸被检者腋窝（检查影响体温的因素：有无汗液、致热或降温物品）。（0.2分）

（4）擦干腋窝。（0.2分）

（5）将体温计头端置于被检者腋窝深处并夹紧上臂。（0.4分）

（6）测量时间10分钟（考生口述）。（0.4分）

（7）取出体温计，观察读数，报告结果。（0.2分）

2. 报告体温度数（0.2分）

考官取出准备好的体温计，让考生读数（读数不正确不得分）。

（考官可事先准备三支不同体温测量结果的体温计，考试时选择其中一支体温计让考生当场读数）（0.2分）

（二）甲状腺检查（坐位）（8分）

1. 视诊（口述内容）　观察甲状腺大小，是否对称（0.8分）。

2. 触诊方法（4.8分）

（1）甲状腺侧叶触诊（前面触诊和后面触诊可任选一）

1）后面触诊（3.2分）：①告知被检者取坐位，考生站在其后，一手示、中指施压于甲状软骨一侧，将气管推向对侧（0.6分）。②另一手拇指在对侧胸锁乳突肌后缘向前推挤甲状腺，示、中指在其前缘触诊甲状腺（0.8分）。③检查过程中，嘱被检者做吞咽动作，检查者用指腹感受随吞咽上下滑动的甲状腺腺体（0.8分）。④用同样方法检查甲状腺另一侧（1.0分）。

2）前面触诊（3.2分）：①告知被检者取坐位，考生面对被检者，考生一手拇指施压于甲状软骨一侧，将气管推向对侧（0.6分）。②另一手示、中指在对侧胸锁乳突肌后缘向前推挤甲状腺，拇指在胸锁乳突肌前缘触诊（0.8分）。③嘱被检者做吞咽动作，检查者用指腹感受随吞咽上下滑动的甲状腺腺体并随吞咽动作重复检查（0.8分）。④用同样方法检查甲状腺另一侧（1.0分）。

（2）甲状腺峡部触诊（1.6分）

1）考生面对被检者用单手拇指或站在被检者后面用示指（0.4），自胸骨上切迹向上触诊气管前甲状腺组织至环状软骨水平，判断有无增厚（0.4分）。

2）嘱被检者做吞咽动作，检查者用指腹感受随吞咽上下滑动的甲状腺腺体。（0.8分）

3. 听诊方法（0.8分）

考生将听诊器体件放在甲状腺部位听诊（0.4分），需检查两侧（0.4分）。

4. 报告检查结果（1.6分）

甲状腺是否肿大，有无结节、震颤，听诊有无血管杂音（每项0.4分）。

（三）乳房触诊检查（7分）

1. 考生站位，告知被检者体位（0.5分）

摆放模具呈坐位或仰卧位（0.1分），充分暴露前胸部（0.2分），考生位于其前面或右侧（0.2分）。

2. 检查方法（3.6分）

（1）双侧乳房触诊先由健侧开始，后检查患侧（口述）；如果未口述，需在模型上检查顺序为先左乳后右乳。（0.8分）

（2）检查左侧乳房时由外上象限开始（0.2分），沿顺时针方向由浅入深连续触诊，直至4个象限检查完毕（0.4分）。

（3）考生的右手手指和手掌平放于左乳房上（0.2分），用手指指腹轻施压力，以旋转或来回滑动进行触诊（0.4分）。

（4）最后触诊乳晕、乳头。（0.2分）

（5）检查右侧乳房也从外上象限开始（0.2分），沿逆时针方向由浅入深连续触诊，直至4个象限检查完毕（0.4分）。

（6）检查方法同左侧。（0.8分）

3. 报告检查结果和乳房包块需描述的内容（2.9分）

（1）双侧乳房硬度、弹性、有无触（压）痛，有无包块；如有包块应报告包块的部位、大小、外形、硬度、压痛、活动度（每报告1项得0.2分）。（2.0分）

（2）乳头有无触痛，有无硬结、弹性消失，挤压有无异常分泌物（每报告1项得0.3分）。（0.9分）

（四）职业素质（3分）

（七）心脏触诊

1. 内容　包括**心尖搏动、心前区震颤和心包摩擦感**等。

2. 方法　首先用**手掌**感觉心脏搏动的**大体位置**，然后用**手掌尺侧**或**示指和中指指腹**对心尖搏动进行**详细触诊**。触诊**心前区震颤**和**心包摩擦感**时用**手掌小鱼际**检查。

3. 心尖搏动

（1）位置同视诊，正常范围为2.0～2.5cm。

（2）心尖搏动增强见于严重贫血、甲状腺功能亢进症、高血压等。**抬举性搏动**是左心室肥厚的可靠体征。心尖搏动减弱且弥散见于心肌炎或扩张型心肌病。

4. 心前区震颤

（1）触诊时手掌感觉的细小振动，一旦发现说明心脏存在器质性病变。触及震颤后，注意**震颤的部位以及发生时相**。

（2）震颤的时相可以通过同时触诊**心尖搏动**或**颈动脉搏动**来确定，心尖搏动时冲击手掌或颈动脉搏动后出现的为收缩期震颤，而在之前出现的为舒张期震颤。

1）收缩期：**胸骨右缘第2肋间→主动脉瓣狭窄；胸骨左缘第2肋间→肺动脉瓣狭窄；胸骨左缘第3～4肋间→室间隔缺损**。

2）舒张期：**心尖部→二尖瓣狭窄**。

3）连续性：**胸骨左缘第2肋间→动脉导管未闭**。

5. 心包摩擦感　触诊部位在**心前区或胸骨左缘第3、4肋间**。特征为收缩期和舒张期双相的粗糙摩擦感，收缩期更易触及，**坐位前倾呼气末明显**。常见于心包炎。

❈易扣分点：①检查前未体现爱伤意识，应搓热双手。②心脏触诊时遗漏检查，触诊内容包括心尖搏动、心前区震颤和心包摩擦感等。③触诊方法错误，力度太大或未贴近胸壁。

踩点演练

例题1

【考查项目】

1. 眼睑、巩膜、结膜检查　须口述检查内容。

2. 心前区视诊（仰卧位）检查　须口述检查内容，报告检查结果。

3. 心脏触诊检查　须报告检查结果。

4. 腹壁紧张度和腹部压痛、反跳痛检查　须报告检查结果。

【评分标准】总分20分。

（一）眼睑、巩膜、结膜检查（4分）

1. 检查内容（1.4分）

（1）眼睑有无水肿。（0.2分）

（2）上睑有无下垂。（0.2分）

（3）眼睑有无闭合障碍。（0.2分）

（4）有无倒睫。（0.2分）

（5）巩膜有无黄染。（0.2分）

（6）睑结膜有无苍白或充血。（0.2分）

（7）球结膜有无充血或水肿。（0.2分）

2. 检查方法（2.6分）

（1）考生洗手或消毒手指。（0.4分）

（2）告知被检者闭眼（0.2分）、睁眼（0.2分）。

（3）以示指和拇指捏起上睑中外1/3交界处的边缘（0.2分），告知被检者向下看（0.2分），趁机将眼睑轻轻向前下方牵拉，示指向下压睑板上缘，与拇指配合将睑缘向上捻转，翻开眼睑（0.2分）。

（4）观察后，轻轻向前下牵拉上睑（0.2分），同时嘱被检者往上看，使眼睑恢复正常位置（0.2分）。

（5）嘱被检者向上看（0.2分），以拇指轻压下眼睑下缘，充分暴露巩膜与结膜（0.2分）。

（6）同样方法检查另一侧。（0.4分）

（二）心前区视诊（仰卧位）检查（2分）

1. 考生站位，告知被检者体位（0.2分）

（1）告知被检者取仰卧位，充分暴露前胸部。（0.1分）

（2）考生位于被检者右侧。（0.1分）

2. 检查内容和方法（1.2分）

（1）考生视线与胸廓同高（0.2分），观察心前区有无隆起或凹陷（0.2分）。

（2）再俯视（0.2分）有无异常搏动（0.2分）。

（3）观察心尖搏动的位置、强度、范围和有无负性心尖搏动（每项0.1分）。（0.4分）

3. 报告检查结果（0.6分）

（1）心前区有无隆起或凹陷（0.1分），有无异常搏动（0.1分）。

（2）心尖搏动的位置、强度、范围和有无负性心尖搏动（每项0.1分）。（0.4分）

（三）心脏触诊检查（6分）

1. 考生站位，告知被检者体位（0.5分）

告知被检者取坐位或仰卧位（0.2分），充分暴露前胸部（0.2分），考生位于被检者前面或右侧（0.1分）。

2. 检查内容和方法（4分）

（1）心尖搏动及心前区搏动检查（1分）

1）考生用右手全手掌置于心前区。（0.4分）

2）用右手示指、中指指腹并拢触诊心尖搏动。（0.6分）

（2）震颤检查（1.8分）

用手掌尺侧（小鱼际）（0.3分），在各瓣膜听诊区触诊二尖瓣区（心尖区）开始→肺动脉瓣区→主动脉瓣区→主动脉瓣第二听诊区→三尖瓣区（每个瓣膜区0.3分，共1.5分）。

（3）心包摩擦感检查（1.2分）

1）在心前区或胸骨左缘第3、4肋间用小鱼际或并拢四指的掌面触诊（0.3分），嘱被检者屏住呼吸（0.3分），判断有无心包摩擦感。

2）若被检者取卧位，检查时应请被检者改为坐位前倾，检查摩擦感是否增强。（0.6分）

3. 报告检查结果（1.5分）

（1）心尖搏动的具体位置（正常成人心尖搏动位于第5肋间，左锁骨中线内侧0.5～1.0cm）（0.3分），有无增强或减弱（0.3分）。

（2）心前区有无异常搏动，有无震颤和心包摩擦感（每项0.3分）。（0.9分）

（四）腹壁紧张度和腹部压痛、反跳痛检查（5分）

1. 考生站位，告知被检者体位、姿势（1.1 分）

（1）告知被检者取仰卧位，暴露腹部（0.2 分），腹部放松，双腿屈曲（0.3 分），考生位于被检者右侧（0.2 分）。

（2）询问被检者有无腹痛及其腹痛部位。（0.4 分）

2. 检查方法（3.3 分）

（1）腹壁紧张度（1.6 分）

1）考生先将右手全手掌放于被检者腹壁上，让被检者适应片刻（0.3 分），此时可感受被检者腹壁紧张程度，然后以轻柔动作开始触诊（0.3 分）。

2）检查完一个区域后，考生的手应抬起并离开腹壁，再以上述手法检查下一区域。（0.5 分）

3）一般先从左下腹开始，逆时针方向进行触诊；如果有腹痛，先从无痛部位开始检查，最后检查病痛部位。（0.5 分）

（2）腹部压痛、反跳痛（1.7 分）

1）考生先将右手全手掌放于被检者腹壁上，让被检者适应片刻，然后用手指指腹压于腹壁，观察被检者有无疼痛反应。（0.6 分）

2）当出现疼痛时，手指在原处停留片刻。（0.5 分）

3）然后迅速将手指抬起，观察被检者疼痛有无骤然加重。（0.6 分）

3. 报告检查结果（0.6 分）

有无腹壁紧张（0.2 分）和腹部压痛（0.2 分）、反跳痛（0.2 分）。

（正常人腹软，无腹部压痛和反跳痛）

（五）职业素质（3 分）

例题 2

【考查项目】

1. 心脏触诊检查　须口述检查内容，报告检查结果。

2. 肝上界叩诊　须报告检查结果。

3. 脑膜刺激征检查　须报告检查结果和阳性表现。

【评分标准】总分 20 分。

（一）心脏触诊检查（6 分）

1. 考生站位，告知被检者体位（0.5 分）

告知被检者取坐位或仰卧位（0.2 分），充分暴露前胸部（0.2 分），考生位于被检者前面或右侧（0.1 分）。

2. 检查内容和方法（4 分）

（1）心尖搏动及心前区搏动检查（1 分）

1）考生用右手全手掌置于心前区。（0.4 分）

2）用右手示指、中指指腹并拢触诊心尖搏动。（0.6 分）

（2）震颤检查（1.8 分）

用手掌尺侧（小鱼际）（0.3 分），在各瓣膜听诊区触诊二尖瓣区（心尖区）开始→肺动脉瓣区→主动脉瓣区→主动脉瓣第二听诊区→三尖瓣区（每个瓣膜区 0.3 分，共 1.5 分）。

（3）心包摩擦感检查（1.2 分）

1）在心前区或胸骨左缘第 3、4 肋间用小鱼际或并拢四指的掌面触诊（0.3 分），嘱被检者屏住呼吸（0.3 分），判断有无心包摩擦感。

2）若被检者取卧位，检查时应请被检者改为坐位前倾，检查摩擦感是否增强。（0.6 分）

3. 报告检查结果（1.5 分）

（1）心尖搏动的具体位置（正常成人心尖搏动位于第 5 肋间，左锁骨中线内侧 0.5 ~ 1.0cm）（0.3 分），有无增强或减弱（0.3 分）。

（2）心前区有无异常搏动，有无震颤和心包摩擦感（每项 0.3 分）。（0.9 分）

（二）肝上界叩诊（3 分）

1. 考生站位，告知被检者体位（0.6 分）

告知被检者取仰卧位（0.2 分），暴露胸部、上腹部（0.2 分），平静呼吸，考生位于被检者右侧（0.2 分）。

2. 检查方法（1.8 分）

（1）考生沿右锁骨中线（0.3 分），自第 2 肋间起从上而下逐个肋间进行叩诊（0.3 分）。

（2）当叩诊音由清音转为浊音时即为肝上界。（0.4 分）

（3）叩诊手法：考生左手中指第二指节紧贴于肋间隙，其他手指不与体表接触（0.2 分），右手中指指端垂直叩击左手中指第二节指骨的远端（0.2 分）；叩诊时以腕关节与掌指关节的活动为主，叩击后右手中指应立即抬起（0.2 分），叩诊的力度要适中、均匀，同一部位可连续叩击 2 ~ 3 次（0.2 分）。

3. 报告检查结果（0.6 分）

报告被检者肝上界的位置，正常人肝上界位于右锁骨中线（0.3 分）第 5 肋间（0.3 分）。

（三）脑膜刺激征检查（8 分）

1. 考生站位，告知被检者体位、姿势（1.2 分）

告知被检者取仰卧位（0.3 分），双上肢自然伸直置于躯干两旁（0.3 分），双下肢自然伸直、放松（0.3 分），考生位于被检者右侧（0.3 分）。

2. 检查内容及方法（4.8 分）

（1）颈强直（1.6 分）

考生用左手托被检者枕部（0.4 分），右手置于胸前做屈颈动作（0.4分），观察或感觉被动运动时颈部有无抵抗（0.4分），在除外颈部肌肉或局部椎体病变后可认为有脑膜刺激征（0.4分）。

（2）凯尔尼格征（1.6分）

1）考生左手固定被检者膝关节，右手托持于被检者足跟部（0.2分），屈曲髋、膝关节使之均成90°（0.2分）。

2）右手抬高被检者小腿并使之伸膝达135°以上（0.2分），询问被检者有无疼痛感（0.2分）。

3）用上述方法检查另一侧。（0.8分）

（3）布鲁津斯基征（1.6分）

1）考生用左手托被检者枕部（0.4分），右手置于被检者胸前做屈颈动作（0.4分）。

2）观察被检者髋、膝关节有无屈曲动作。（0.8分）

3. 报告检查结果和阳性表现（2分）

（1）报告检查结果：脑膜刺激征为阳性或阴性（正常人脑膜刺激征为阴性）。（0.8分）

（2）颈强直阳性表现为被动屈颈时抵抗力增强。（0.4分）

（3）凯尔尼格征阳性表现为伸膝受阻伴有疼痛或下肢屈肌牵拉痉挛。（0.4分）

（4）布鲁津斯基征阳性表现为被动屈颈时双侧膝关节和髋关节屈曲。（0.4分）

（四）职业素质（3分）

（八）心脏叩诊

1. 检查方法

（1）叩诊方法：常用间接叩诊法，受检者一般取**平卧位**，以左手中指作为叩诊板指，板指与肋间**平行放置**，如受检者取**坐位**时，板指可与肋间**垂直**。叩诊时，以右手中指借右腕关节活动均匀叩击板指，注意力度要**适中**、**均匀**，板指每次移动距离**不宜过大**。

（2）叩诊顺序：通常先叩**左界**，后叩**右界**。左侧在**心尖搏动最强点外2~3cm处**（心尖搏动不能触及时，则从左侧第5肋间锁骨中线外侧2~3cm）开始，**由外向内**叩诊，**由清音变浊音时**即为心脏**相对浊音界**，用笔标记；其余各肋间从锁骨中线开始，逐个肋间**向上**，直至**第2肋间**。右界叩诊时，先在右侧锁骨中线上叩出**肝上界**，然后于其**上一肋间**由外向内，叩出浊音界，用笔标记，再逐一肋间向上叩诊，直至第2肋间。

2. 测量　叩诊结束后，以胸骨中线至心脏相对浊音界线的垂直距离（cm）表示心界，并标出胸骨中线与左锁骨中线的间距（8~10cm）。正常成人心脏相对浊音界及组成见表2-0-2。

表2-0-2　正常成人心脏相对浊音界及组成

右浊音界组成	右界	肋间	左界	左浊音界组成
升主动脉和腔静脉	2~3cm	Ⅱ	2~3cm	肺动脉段
右心房	2~3cm	Ⅲ	3.5~4.5cm	左心房耳部
	3~4cm	Ⅳ	5~6cm	左心室
		Ⅴ	7~9cm	

❖易扣分点：①混淆坐位、卧位心脏叩诊检查时板指与肋间的放置关系。②叩诊时板指每次移动的距离过大。③未注意标记位置。

踩点演练

例题1

【考查项目】

1. 心脏叩诊检查　须叩出被检者心脏相对浊音界，体表标记并测量，报告检查结果。

2. 测量血压　间接测量法，须报告测量结果。

3. 扁桃体检查　须口述检查内容。

【评分标准】总分20分。

（一）心脏叩诊检查（8分）

1. 考生站位，告知被检者体位（0.5分）

告知被检者取坐位或仰卧位（0.2分），充分暴露前胸部（0.2分），考生位于被检者前面或右侧（0.1分）。

2. 检查内容和方法（5.5分）

（1）心脏相对浊音界叩诊方法（2.9分）

1）被检者仰卧位时，考生板指与肋间平行；被检者坐位时，考生板指可与肋间垂直，与心缘平行（两种检查体位任选一种）。（0.6分）

2）采取轻叩诊法，考生左手中指第二指节紧贴于叩诊部位（0.3分），其他手指不能与体表接触（0.3分），右手中指指端垂直叩击左手中指末端指关节处或第二节指骨的远端（0.2分）；叩诊时以腕关节与掌指关节的活动为主（0.2分），叩击后右手中指应立即抬起（0.2分），叩诊的力度要适中、均匀（0.2分），同一部位可连续叩击2~3次（0.2分），注意叩诊的力度要适中和均匀，板指每次移动的距离不宜过大（0.2分）。

3）在叩诊音由清音变为浊音时做标记，为心脏的相对浊音界。(0.5分)

(2) 叩诊顺序（2.6分）

1）叩诊顺序：先左后右，由外向内，自下而上。(0.6分)

2）左侧从心尖搏动最强点所在肋间的外侧2~3cm处开始叩诊（0.4分），心尖搏动不能触及时，则从左侧第5肋间锁骨中线外2~3cm处开始，其余各肋间从锁骨中线开始（0.4分），逐肋向上叩诊，直至第2肋间（0.4分）。

(3) 沿右侧锁骨中线上先叩出肝上界。(0.4分)

(4) 再从肝上界的上一肋间开始，依次向上叩至第2肋间。(0.4分)

3. 测量方法（1.2分）

(1) 测量胸骨中线至心浊音界（各肋间）界线的垂直距离。(0.8分)

(2) 测量胸骨中线与左锁骨中线的距离。(0.4分)

4. 报告检查结果（0.8分）

报告实际测量结果，判断心脏相对浊音界是否正常。(0.8分)

正常成人心脏相对浊音界见表2-0-1，左锁骨中线距胸骨中线的距离为8~10cm。

(二) 测量血压（5分）

1. 测量前准备（0.5分）

了解被检者半小时内是否禁烟、禁咖啡、排空膀胱（0.3分），安静状态下休息至少5分钟（0.2分）（考生口述）。

2. 测量方法（3.5分）

(1) 打开血压计开关，检查水银柱是否在“0”点（0.2分），被检者取坐位或仰卧位，保持肘部与心脏在同一水平（0.3分）。

(2) 被检者手臂轻度外展。(0.2分)

(3) 气袖均匀紧贴皮肤，缠于上臂，其下缘在肘窝以上2.5cm。(0.3分)

(4) 气袖的中央位于肱动脉表面，其松紧度适宜（可容一指）。(0.2分)

(5) 考生触诊肘部确定肱动脉搏动位置后（0.2分），将听诊器体件置于肱动脉搏动处（不能将体件塞于气袖下），听诊动脉搏动音（0.3分）。

(6) 向袖带内充气，边充气边听诊至肱动脉搏动声音消失后（0.3分），水银柱再升高30mmHg（0.2分）。

(7) 双眼平视观察水银柱。(0.3分)

(8) 缓慢放气（水银柱下降速度为2~6mmHg/s）（0.2分），根据听诊动脉搏动音变化和水银柱位置读出收缩压、根据舒张压数值（0.3分）。

(9) 取下被检者上臂的袖带，排空袖带内气体，折叠好放入血压计。(0.2分)

(10) 倾斜血压计，使水银柱完全回归水银壶后关闭血压计开关，合上血压计盖。(0.3分)

3. 报告测量结果（1分）

(1) 要求测量两次，取平均值（考生口述）。(0.3分)

(2) 报告测得实际血压，读数正确，报告单位（mmHg）正确（考官复测，验证考生测定的血压值是否正确）。(0.5分)

(3) 先报收缩压，后报舒张压。(0.2分)

(三) 扁桃体检查（4分）

1. 检查方法（2.4分）

(1) 告知被检者取坐位，头略后仰，嘱其口张大并发长“啊”音。(0.8分)

(2) 此时考生用压舌板在被检者舌前2/3与后1/3交界处迅速下压。(0.8分)

(3) 在光照的配合下观察扁桃体。(0.8分)

2. 检查内容（1.6分）

(1) 有无红肿。(0.4分)

(2) 有无肿大及肿大的程度。(0.4分)

(3) 有无分泌物及其颜色、性状。(0.4分)

(4) 有无苔片状假膜。(0.4分)

(四) 职业素质（3分）

例题2

【考查项目】

1. 心脏叩诊检查　须叩出被检者心脏相对浊音界，体表标记并测量，报告检查结果。

2. 气管位置检查　须报告检查结果。

3. 乳房视诊检查　使用女性胸部模具，须口述检查内容。

4. 腹部四区分法　须口述划分部位和名称。

【评分标准】 总分20分。

(一) 心脏叩诊检查（8分）

1. 考生站位，告知被检者体位（0.5分）

告知被检者取坐位或仰卧位（0.2分），充分暴露前胸部（0.2分），考生位于被检者前面或右侧（0.1分）。

2. 检查内容和方法（5.5分）

(1) 心脏相对浊音界叩诊方法（2.9分）

1）被检者仰卧位时，考生板指与肋间平行；被检者坐位时，考生板指可与肋间垂直，与心缘平行（两种检查体位任选一种）。(0.6分)

2）采取轻叩诊法，考生左手中指第二指节紧贴于叩诊部位（0.3分），其他手指不能与体表接触（0.3分），右手中指指端垂直叩击左手中指末端指关节处或第二节指骨的远端（0.2分）；叩诊时以腕关节与掌指关节的活动为主（0.2分），叩击后右手中指应立即抬起（0.2分），叩诊的力度要适中、均匀（0.2分），同一部位可连续叩击2～3次（0.2分），注意叩诊的力度要适中和均匀，板指每次移动的距离不宜过大（0.2分）。

3）在叩诊音由清音变为浊音时做标记，为心脏的相对浊音界。（0.5分）

（2）叩诊顺序（2.6分）

1）叩诊顺序：先左后右，由外向内，自下而上。（0.6分）

2）左侧从心尖搏动最强点所在肋间的外侧2～3cm处开始叩诊（0.4分），心尖搏动不能触及时，则从左侧第5肋间锁骨中线外2～3cm处开始，其余各肋间从锁骨中线开始（0.4分），逐肋向上叩诊，直至第2肋间（0.4分）。

（3）沿右侧锁骨中线上先叩出肝上界。（0.4分）

（4）再从肝上界的上一肋间开始，依次向上叩至第2肋间。（0.4分）

3. 测量方法（1.2分）

（1）测量胸骨中线至心浊音界（各肋间）界线的垂直距离。（0.8分）

（2）测量胸骨中线与左锁骨中线的距离。（0.4分）

4. 报告检查结果（0.8分）

报告实际测量结果，判断心脏相对浊音界是否正常。（0.8分）

正常成人心脏相对浊音界见表2-0-1，左锁骨中线距胸骨中线的距离为8～10cm。

（二）气管位置检查（2分）

1. 考生站位，告知被检者体位、姿势（0.4分）

（1）考生位于被检者前面或右侧。（0.2分）

（2）告知被检者取坐位或仰卧位，颈部处于自然状态。（0.2分）

2. 检查方法（任选其一）（1.2分）

（1）方法一（1.2分）：①考生一手示指与环指分别置于被检者两侧胸锁关节上（0.4分）。②将中指置于气管之上（0.4分）。③观察中指是否在示指与环指中间（0.4分）。

（2）方法二（1.2分）：①考生一手示指与环指分别置于被检者两侧胸锁关节上（0.4分）。②以中指置于气管与两侧胸锁乳突肌之间的间隙（0.4分）。③根据两侧间隙是否等宽来判断气管有无偏移（0.4分）。

3. 报告检查结果（0.4分）

气管位置有无偏移，有偏移时需报告偏移方向（正常人气管位置居中）。（0.4分）

（三）乳房视诊检查（4分）

1. 考生站位，告知被检者体位（0.4分）

摆放模具呈坐位或仰卧位，充分暴露前胸部（0.2分），考生位于其前面或右侧（0.2分）。

2. 检查方法（3.6分）

（1）两侧乳房是否对称。（0.4分）

（2）皮肤有无发红（0.4分）、溃疡（0.4分）。

（3）有无橘皮样改变（0.2分），乳房皮肤有无回缩（0.2分）。

（4）乳头的位置、大小、对称性。（1.2分）

（5）乳头有无内陷。（0.4分）

（6）乳头有无分泌物。（0.4分）

（四）腹部四区分法（3分）

1. 考生站位，告知被检者体位（0.6分）

告知被检者取仰卧位（0.2分），暴露腹部（0.3分），考生位于被检者右侧（0.1分）。

2. 指点部位与名称（2.4分）

（1）通过脐划一水平线与一垂直线，将腹部分为四区。（1.2分）

（2）四区名称：左上腹、右上腹、左下腹、右下腹（每项0.3分）。（1.2分）

（五）职业素质（3分）

（九）心脏听诊

1. 内容　包括心脏瓣膜区听诊、听诊顺序、听诊内容（心率、心律、心音、额外心音、心脏杂音、心包摩擦音）。

2. 听诊顺序　**二尖瓣区（心尖部）→肺动脉瓣区（胸骨左缘第2肋间）→主动脉瓣区（胸骨右缘第2肋间）→主动脉瓣第二听诊区（胸骨左缘第3肋间）→三尖瓣区（胸骨左缘第4、5肋间）。**

> ❖易扣分点：①未体现对被检者的关爱意识，如检查前应捂热听诊器体件。②听诊的位置及顺序错误。

3. 心音变化

（1）心尖部S_1增强，见于二尖瓣狭窄、甲亢等；S_1减弱，见于二尖瓣关闭不全、心肌收缩力下降等。S_1强弱不等，见于心房颤动等。

（2）主动脉瓣区第二心音（A_2）增强：见于主

动脉压增高，如高血压、动脉粥样硬化等。

（3）肺动脉瓣区第二心音（P_2）增强：见于肺动脉压增高，如二尖瓣狭窄、二尖瓣关闭不全等。

（4）心底部 S_2 分裂：①生理性分裂，多见于青少年。②通常分裂，见于二尖瓣狭窄、二尖瓣关闭不全等。③固定分裂，见于房间隔缺损。④逆分裂，见于左束支传导阻滞、主动脉瓣狭窄等。

（5）舒张期额外心音：①奔马律。②包括开瓣音、心包叩击音、肿瘤扑落音等。

（6）收缩期额外心音：①收缩早期喷射音（喀喇音），心底部最清晰。②收缩中晚期喀喇音，见于二尖瓣脱垂，在心尖部及内侧清晰，随体位变化，常合并收缩晚期杂音。

4. 心率及心律

（1）正常成人心率 > 100 次/分为心动过速，< 60 次/分为心动过缓。

（2）心房颤动的特点：**心律绝对不齐、第一心音强弱不等和脉短绌**。

5. 心脏杂音

（1）注意**杂音的部位、时相、性质、强度、传导方向以及杂音与体位和呼吸的关系，是否伴震颤**。

（2）心包摩擦音的听诊部位同心包摩擦感的触诊部位。

（3）临床意义

1）收缩期杂音：①二尖瓣区，功能性杂音（柔和的吹风样杂音），见于甲亢、妊娠等；器质性二尖瓣反流（粗糙的吹风样杂音），见于风湿性心脏病、二尖瓣脱垂等。②三尖瓣区，瓣膜相对性关闭不全（右心室扩大），器质性三尖瓣反流少见。③主动脉瓣区，相对性狭窄（如主动脉扩张）和器质性狭窄（如退行性变）。④肺动脉瓣区，功能性杂音（儿童和青少年常见）；相对性狭窄（肺动脉高压所致肺动脉扩张）、器质性肺动脉瓣狭窄（先天性）。⑤左缘第 3～4 肋间杂音，室间隔缺损或室间隔穿孔。

2）舒张期杂音：①二尖瓣区，相对性狭窄（Austin-Flint 杂音）、器质性狭窄（风湿性或先天性）。②三尖瓣区，三尖瓣狭窄（极少见）。③主动脉瓣区，主动脉瓣关闭不全。④肺动脉瓣区，Graham-Steel 杂音（多见于二尖瓣狭窄伴明显的肺动脉高压）。⑤连续性杂音，见于动脉导管未闭。

6. 心包摩擦音 听诊部位同触诊，性质粗糙、高调、搔抓样，与心搏一致，**收缩期和舒张期均可闻及、屏气时不消失**等可和胸膜摩擦音鉴别。

踩点演练

例题 1

【考查项目】

1. 测脉率（腕部）、呼吸频率 须口述检查时间，报告检查结果。

2. 心脏听诊检查 须报告检查结果。

3. 心脏叩诊检查 须叩出被检者心脏相对浊音界，体表标记并测量，报告检查结果。

【评分标准】总分 20 分。

（一）测脉率（腕部）、呼吸频率（3 分）

1. 检查方法、部位（1.8 分）

（1）考生一手示、中、环三指并拢（0.3 分），指腹置于被检者腕部桡动脉处，以适当压力触诊桡动脉搏动（0.3 分）。

（2）对侧原则，即考生左手检测被检者右侧桡动脉（0.3 分），考生右手检测被检者左侧桡动脉（0.3 分）。

（3）双侧桡动脉进行对比。（0.3 分）

（4）观察胸部或腹部起伏，计数呼吸次数。（0.3 分）

2. 口述检查时间，报告检查结果（1.2 分）

（1）数脉率时间至少 30 秒（0.2 分），报告被检者脉率，以每分钟多少次表示（0.2 分）；报告脉律是否整齐（0.2 分）。

（2）数呼吸频率时间至少 30 秒（0.3 分），报告被检者呼吸频率，以每分钟多少次表示（0.3 分）。

（二）心脏听诊检查（6 分）

1. 考生站位，告知被检者体位（0.5 分）

告知被检者取坐位或仰卧位，充分暴露前胸部（0.3 分），考生位于被检者前面或右侧（0.2 分）。

2. 听诊顺序、时间及内容（3.5 分）

（1）心脏瓣膜听诊区及心包摩擦音听诊部位（1.8 分）

1）二尖瓣区（心尖区）位于心尖搏动最强点。（0.3 分）

2）肺动脉瓣区位于胸骨左缘第 2 肋间。（0.3 分）

3）主动脉瓣区位于胸骨右缘第 2 肋间。（0.3 分）

4）主动脉瓣第二听诊区位于胸骨左缘第 3 肋间。（0.3 分）

5）三尖瓣区位于胸骨左缘第 4、5 肋间。（0.3 分）

6）心包摩擦音听诊部位在心前区或胸骨左缘第 3、4 肋间。（0.3 分）

（2）心脏瓣膜听诊区听诊顺序和时间（1.7分）

1）通常按逆时针方向依次听诊：从二尖瓣区（心尖区）开始→肺动脉瓣区→主动脉瓣区→主动脉瓣第二听诊区→三尖瓣区（顺序错扣0.6分）。（1.2分）

2）心尖区听诊时间不少于30秒。（0.5分）

3. 报告检查结果（2分）

（1）每分钟实测心率次数，以每分钟多少次表示。（0.4分）

（2）心律是否规整。（0.4分）

（3）心音有无异常（0.3分），有无额外心音（0.3分）。

（4）有无心脏杂音（0.3分）和心包摩擦音（0.3分）。

（三）心脏叩诊检查（8分）

1. 考生站位，告知被检者体位（0.5分）

告知被检者取坐位或仰卧位（0.2分），充分暴露前胸部（0.2分），考生位于被检者前面或右侧（0.1分）。

2. 检查内容和方法（5.5分）

（1）心脏相对浊音界叩诊方法（2.9分）

1）被检者仰卧位时，考生板指与肋间平行；被检者坐位时，考生板指可与肋间垂直，与心缘平行（两种检查体位任选一种）。（0.6分）

2）采取轻叩诊法，考生左手中指第二指节紧贴于叩诊部位（0.3分），其他手指不能与体表接触（0.3分），右手中指指端垂直叩击左手中指末端指关节处或第二节指骨的远端（0.2分）；叩诊时以腕关节与掌指关节的活动为主（0.2分），叩击后右手中指应立即抬起（0.2分），叩诊的力度要适中、均匀（0.2分），同一部位可连续叩击2～3次（0.2分），注意叩诊的力度要适中和均匀，板指每次移动的距离不宜过大（0.2分）。

3）在叩诊音由清音变为浊音时做标记，为心脏的相对浊音界。（0.5分）

（2）叩诊顺序（2.6分）

1）叩诊顺序：先左后右，由外向内，自下而上。（0.6分）

2）左侧从心尖搏动最强点所在肋间的外侧2～3cm处开始叩诊（0.4分），心尖搏动不能触及时，则从左侧第5肋间锁骨中线外2～3cm处开始，其余各肋间从锁骨中线开始（0.4分），逐肋向上叩诊，直至第2肋间（0.4分）。

（3）沿右侧锁骨中线上先叩出肝上界。（0.4分）

（4）再从肝上界的上一肋间开始，依次向上叩至第2肋间。（0.4分）

3. 测量方法（1.2分）

（1）测量胸骨中线至心浊音界（各肋间）界线的垂直距离。（0.8分）

（2）测量胸骨中线与左锁骨中线的距离。（0.4分）

4. 报告检查结果（0.8分）

报告实际测量结果，判断心脏相对浊音界是否正常。（0.8分）

正常成人心脏相对浊音界见表2-0-1，左锁骨中线距胸骨中线的距离为8～10cm。

（四）职业素质（3分）

例题2

【考查项目】

1. 心脏听诊检查　须报告检查结果。
2. 测腹围　须报告测量结果。
3. 胸膜摩擦感检查　须报告检查结果。
4. 呼吸运动检查（呼吸运动类型、呼吸频率、呼吸节律）　须报告检查结果。
5. 肱二头肌反射检查　坐位、仰卧位两种检查方法任选一种，报告检查结果和正常表现。

【评分标准】总分20分。

（一）心脏听诊检查（6分）

1. 考生站位，告知被检者体位（0.5分）

告知被检者取坐位或仰卧位，充分暴露前胸部（0.3分），考生位于被检者前面或右侧（0.2分）。

2. 心脏瓣膜听诊区及心包摩擦音听诊部位（1.8分）

（1）二尖瓣区（心尖区）位于心尖搏动最强点。（0.3分）

（2）肺动脉瓣区位于胸骨左缘第2肋间。（0.3分）

（3）主动脉瓣区位于胸骨右缘第2肋间。（0.3分）

（4）主动脉瓣第二听诊区位于胸骨左缘第3肋间。（0.3分）

（5）三尖瓣区位于胸骨左缘第4、5肋间。（0.3分）

（6）心包摩擦音听诊部位在心前区或胸骨左缘第3、4肋间。（0.3分）

3. 心脏瓣膜听诊区听诊顺序和时间（1.7分）

（1）通常按逆时针方向依次听诊：从二尖瓣区（心尖区）开始→肺动脉瓣区→主动脉瓣区→主动脉瓣第二听诊区→三尖瓣区（顺序错扣0.6分）。（1.2分）

（2）心尖区听诊时间不少于30秒。（0.5分）

4. 报告检查结果（2分）

（1）每分钟实测心率次数，以每分钟多少次表示。（0.4分）

（2）心律是否规整。（0.4分）

（3）心音有无异常（0.3分），有无额外心音（0.3分）。

（4）有无心脏杂音（0.3分）和心包摩擦音（0.3分）。

（二）测腹围（2分）

1. 考生站位，告知被检者体位（0.6分）

（1）告知被检者排尿后取仰卧位。（0.4分）

（2）考生位于被检者右侧。（0.2分）

2. 测量方法（0.8分）

考生用软尺经脐绕腹一周，测得的周长即为腹围（脐周腹围）。（0.8分）

3. 报告测量结果（0.6分）

报告测得腹围值，以厘米表示。

（三）胸膜摩擦感检查（2分）

1. 考生站位，告知被检者体位（0.4分）

（1）考生位于被检者前面或右侧。（0.2分）

（2）告知被检者取坐位或仰卧位，充分暴露前胸部。（0.2分）

2. 检查方法（1.4分）

（1）考生将手掌平放于被检者两侧前下胸部。（0.4分）

（2）嘱被检者深慢呼吸（0.2分），注意吸气相和呼气相有无如皮革互相摩擦的感觉（0.2分）。

（3）嘱被检者屏住呼吸（0.2分），重复前述动作（0.2分）；注意胸部摩擦感是否消失（0.2分）。

3. 报告检查结果（0.2分）

有无触及胸膜摩擦感。（0.2分）

（四）呼吸运动检查（呼吸运动类型、呼吸频率、呼吸节律）（4分）

1. 考生站位，告知被检者体位（0.8分）

（1）告知被检者取坐位或仰卧位，充分暴露前胸部。（0.4分）

（2）考生位于被检者前面或右侧。（0.4分）

2. 视诊检查（2.4分）

（1）呼吸运动类型：正常成年男性和儿童的呼吸以腹式呼吸为主，成年女性以胸式呼吸为主。（0.8分）

（2）呼吸频率：观察胸部或腹部起伏，计数呼吸次数，观察时间至少30秒（0.8分）；观察呼吸深度的变化（0.4分）。

（3）呼吸节律：节律是否均匀、整齐。（0.4分）

3. 报告检查结果（0.8分）

被检者为腹（胸）式呼吸，呼吸频率为多少次/分（考生报告实测次数），呼吸深浅度，呼吸节律是否规整（每报告1项得0.2分）。

（五）肱二头肌反射检查（3分）

1. 检查方法（检查方法任选其一，须检查双侧反射，若只查一侧扣0.6分）（1.8分）

（1）坐位检查（1.8分）

1）告知被检者取坐位（0.3分），考生左手托起被检者肘部（0.3分），使其屈肘（0.3分），被检者前臂置于考生前臂上（0.3分）。

2）考生左手拇指置于肱二头肌肌腱上（0.3分），右手持叩诊锤叩击考生左手拇指（0.3分）。

（2）仰卧位检查（1.8分）

1）告知被检者取仰卧位（0.3分），考生位于被检者右侧（0.3分），左手托起被检者肘部（0.3分），使其屈曲成直角（0.3分）。

2）考生左手指置于被检者肱二头肌上（0.3分），右手持叩诊锤叩击考生左手拇指（0.3分）。

2. 报告检查结果和正常表现（1.2分）

（1）报告检查结果：双侧肱二头肌反射是否存在、对称（0.3分），有无亢进、减弱或消失（0.3分）。

（2）肱二头肌反射正常表现为叩击肱二头肌肌腱时引发肱二头肌收缩（0.3分）、前臂屈曲动作（0.3分）。

（六）职业素质（3分）

（十）外周血管检查

1. 脉搏

（1）脉率、脉律、强弱：多**触诊桡动脉**，注意**脉搏的速率、节律、强弱以及两侧是否对称**。

（2）常见异常脉搏：①**水冲脉**。②**交替脉**，常见于左心衰竭。③**奇脉**，见于右心室充盈受限（如心脏压塞和心包缩窄）或胸膜腔内压显著增加（重症支气管哮喘）。

2. 血管杂音

（1）静脉杂音：肝硬化门**静脉高压**所致**腹壁静脉曲张时可在上腹或脐周出现静脉营营声**。

（2）动脉杂音：多见于局部血流丰富（如甲状腺功能亢进症）、**血管狭窄**（粥样硬化、大动脉炎）等。

3. 周围血管征

（1）见于脉压增大的疾病，如主动脉瓣关闭不全、甲状腺功能亢进症等。

（2）包括**水冲脉、毛细血管搏动征、枪击音和**

Duroziez 双重杂音。

❖易扣分点：①周围血管征检查时，未进行两侧检查，有遗漏。②检查力度不合适，正确做法是听诊枪击音时轻放听诊器，不用力压；听诊 Duroziez 双重杂音时需稍微用力压。

四、腹部检查

（一）腹部视诊

1. 体表标志　包括**肋弓下缘、腹上角、剑突、脐、髂前上棘、腹直肌外缘、腹中线、腹股沟韧带和肋脊角**等。

2. 腹部分区

（1）九区分法：**两条水平线**中，上水平线为两侧肋弓下缘连线，下水平线为两侧髂前上棘连线，**两条垂直线**通过左右髂前上棘至腹中线连线的中点。**四线相交将腹部分为左右上腹部（季肋部）、左右侧腹部（腰部）、左右下腹部（髂窝部）及上腹部、中腹部和下腹部**9个区域。

（2）四区分法：**画一水平线与垂直线**，两线相交于脐部，将腹部分为四区，即**右上腹、右下腹、左上腹和左下腹**。

3. 腹部外形、腹围

（1）外形：全腹膨隆见于腹水、积气、胃肠胀气、腹腔巨大包块。局部膨隆见于脏器肿大、肿瘤、炎性包块、腹壁肿物、瘢痕等。全腹凹陷见于消瘦、脱水、恶病质。

（2）腹围测量：被检者**排尿**后平卧，**软尺绕脐一周**的周长为腹围。在同样条件下进行动态测量，主要用于观察腹水量的变化。

❖易扣分点：腹围测量前，忘记嘱咐被检者排尿。

4. 呼吸运动　腹式呼吸减弱见于腹膜炎症、腹水等；腹式呼吸消失见于胃肠穿孔致急性腹膜炎或膈肌瘫痪。

5. 腹壁静脉

（1）腹壁静脉曲张血流方向的判断：选一段没有分支的腹壁静脉，用一手**示指和中指指腹压在静脉上**，然后**一指紧压不动，另一指紧压静脉向外滑动**，挤出该段静脉内血液，**至一定距离后抬起该手指**，看静脉是否迅速充盈，帮助判断血流方向。

（2）**门静脉高压**：血流方向以脐为中心向四周伸展，称为“**海蛇头**”或“**水母头**”；**上腔静脉阻塞**时**上腹壁和胸壁静脉血流方向向下**；**下腔静脉阻塞**时**静脉血流方向向上**。

6. 胃肠型和蠕动波　正常人一般不出现。

（1）胃型和蠕动波：蠕动波自左季肋部向右推进，至右腹直肌下消失，此为正蠕动波。有时可见逆蠕动波。

（2）肠型和蠕动波：常伴高调肠鸣音。小肠梗阻肠型位于脐部，蠕动波方向不定；结肠远端梗阻时肠型和蠕动波位于腹部周边。

踩点演练

例题 1

【考查项目】

1. 测身高　须报告测量结果。

2. 腹部四区分法　须口述划分部位和名称。

3. 腹壁紧张度和腹部压痛、反跳痛检查　须报告检查结果。

4. 液波震颤检查　须报告检查结果和阳性表现。

5. 病理反射（巴宾斯基征）检查　须报告检查结果和阳性表现。

【评分标准】总分20分。

（一）测身高（2分）

1. 测量方法（1.6分）

（1）告知被检者脱鞋。(0.4分)

（2）站立于体重身高测量仪上（背靠站立）。(0.4分)

（3）头（枕）部、臀部、足跟三点紧靠于测量仪立柱。(0.4分)

（4）过头顶最高点做测量仪立柱的垂直线，两者交叉点即身高读数。(0.4分)

2. 报告测量结果（0.4分）

报告测得身高，以厘米表示。(0.4分)

（二）腹部四区分法（3分）

1. 考生站位，告知被检者体位（0.6分）

告知被检者取仰卧位（0.2分），暴露腹部（0.3分），考生位于被检者右侧（0.1分）。

2. 指点部位与名称（2.4分）

（1）通过脐划1根水平线与1根垂直线，将腹部分为四区。(1.2分)

（2）四区名称：左上腹、右上腹、左下腹、右下腹（每项0.3分）。(1.2分)

（三）腹壁紧张度和腹部压痛、反跳痛检查（5分）

1. 考生站位，告知被检者体位、姿势（1.1分）

（1）告知被检者取仰卧位，暴露腹部（0.2分），腹部放松，双腿屈曲（0.3分），考生位于被检者右侧（0.2分）。

（2）询问被检者有无腹痛及其腹痛部位。（0.4分）

2. 检查方法（3.3分）

（1）腹壁紧张度（1.6分）

1）考生先将右手全手掌放于被检者腹壁上，让被检者适应片刻（0.3分），此时可感受被检者腹壁紧张程度，然后以轻柔动作开始触诊（0.3分）。

2）检查完一个区域后，考生的手应抬起并离开腹壁，再以上述手法检查下一区域。（0.5分）

3）一般先从左下腹开始，逆时针方向进行触诊；如果有腹痛，先从无痛部位开始检查，最后检查病痛部位。（0.5分）

（2）腹部压痛、反跳痛（1.7分）

1）考生先将右手全手掌放于被检者腹壁上，让被检者适应片刻，然后用手指指腹压于腹壁，观察被检者有无疼痛反应。（0.6分）

2）当出现疼痛时，手指在原处停留片刻。（0.5分）

3）然后迅速将手指抬起，观察被检者疼痛有无骤然加重。（0.6分）

3. 报告检查结果（0.6分）

有无腹壁紧张（0.2分）和腹部压痛（0.2分）、反跳痛（0.2分）。

（正常人腹软，无腹部压痛和反跳痛）。

（四）液波震颤检查（4分）

1. 考生站位，告知被检者体位、姿势（0.8分）

告知被检者取仰卧位（0.2分），暴露腹部（0.2分），腹部放松，双腿屈曲（0.2分），考生位于被检者右侧（0.2分）。

2. 检查方法（2.4分）

（1）考生将一手掌掌面贴于被检者一侧腹壁（0.4分），另一手四指并拢稍屈曲（0.4分），用指端叩击对侧腹壁或指端冲击对侧腹壁（0.4分）。

（2）如腹腔内有大量液体存在，贴于腹壁的手掌随叩击有被液体波动冲击的感觉（口述）。（0.4分）

（3）为防止腹壁本身的震动传至对侧，应请另一人（可以是被检者）用手掌尺侧缘压于腹中线上协助检查。（0.8分）

3. 报告检查结果（0.8分）

是否存在腹部液波震颤（正常人腹部液波震颤阴性）。

（五）病理反射（巴宾斯基征）检查（3分）

1. 考生站位，告知被检者体位、姿势（0.6分）

告知被检者取仰卧位（0.1分），双上肢自然伸直置于躯干两旁（0.2分），双下肢自然伸直放松（0.2分），考生位于被检者右侧（0.1分）。

2. 检查方法（1.2分）

（1）考生左手扶持被检者踝关节。（0.2分）

（2）右手用钝针或棉签等钝性器具（0.2分）沿足底外侧缘（0.1分）由后向前划至小趾近根部时转向内侧（0.1分）。

（3）用上述方法检查另一侧。（0.6分）

3. 报告检查结果和阳性表现（1.2分）

（1）报告检查结果：巴宾斯基征阳性或阴性（正常成人巴宾斯基征阴性）。（0.6分）

（2）巴宾斯基征阳性表现为踇趾背伸（0.3分），其余四趾呈扇形张开（0.3分）。

（六）职业素质（3分）

例题2

【考查项目】

1. 测脉率（腕部）、呼吸频率　须口述检查时间，报告检查结果。

2. 测头围　须报告测量结果。

3. 辨别腹壁曲张静脉的血流方向　检查血流方向时者手背静脉替代。

4. 腹壁紧张度和腹部压痛、反跳痛检查　须报告检查结果。

5. 振水音检查　须报告检查结果。

【评分标准】总分20分

（一）测脉率（腕部）、呼吸频率（3分）

1. 检查方法、部位（1.8分）

（1）考生一手示、中、环三指并拢（0.3分），指腹置于被检者腕部桡动脉处，以适当压力触诊桡动脉搏动（0.3分）。

（2）对侧原则，即考生左手检测被检者右侧桡动脉（0.3分），考生右手检测被检者左侧桡动脉（0.3分）。

（3）双侧桡动脉进行对比。（0.3分）

（4）观察胸部或腹部起伏，计数呼吸次数。（0.3分）

2. 口述检查时间，报告检查结果（1.2分）

（1）数脉率时间至少30秒（0.2分），报告被检者脉率，以每分钟多少次表示（0.2分）；报告脉律是否整齐（0.2分）。

（2）数呼吸频率时间至少30秒（0.3分），报告被检者呼吸频率，以每分钟多少次表示（0.3分）。

（二）测头围（2分）

1. 测量方法（1.4分）

（1）告知被检者取坐位或立位。(0.4分)

（2）用皮尺从被检者眉间（0.5分）绕到颅后通过枕骨粗隆部（0.5分），围成一圈（头围最大径）。

2. 报告测量结果（0.6分）

报告测得头围值，以厘米表示。

（三）辨别腹壁曲张静脉的血流方向（3分）

1. 考生站位，告知被检者体位、姿势（0.6分）

（1）告知被检者取仰卧位（0.1分），暴露腹部（0.2分）；考生位于被检者右侧（0.1分）。

（2）腹部放松，双腿屈曲。(0.2分)

2. 检查方法（2.4分）

（1）考生将示指和中指并拢放在曲张的腹壁（可用被检者手背静脉替代）（0.2分）。一只手指紧压静脉不动，另一手指向外滑动，挤出该段静脉内血液（0.3分）。

（2）放松该手指，看静脉是否充盈。(0.2分)

（3）如迅速充盈，则血流方向是从放松的一端流向紧压手指的一端。(0.3分)

（4）再用同法［同（1）］操作（0.5分），放松另一手指，观察静脉充盈速度（0.5分）。

（5）若无明显充盈，则确定血流方向的上述判断。(0.4分)

（四）腹壁紧张度和腹部压痛、反跳痛检查（5分）

1. 考生站位，告知被检者体位、姿势（1.1分）

（1）告知被检者取仰卧位，暴露腹部（0.2分），腹部放松，双腿屈曲（0.3分），考生位于被检者右侧（0.2分）。

（2）询问被检者有无腹痛及其腹痛部位。(0.4分)

2. 检查方法（3.3分）

（1）腹壁紧张度（1.6分）

1）考生先将右手全手掌放于被检者腹壁上，让被检者适应片刻（0.3分），此时可感受被检者腹壁紧张程度，然后以轻柔动作开始触诊（0.3分）。

2）检查完一个区域后，考生的手应抬起并离开腹壁，再以上述手法检查下一区域。(0.5分)

3）一般先从左下腹开始，逆时针方向进行触诊；如果有腹痛，先从无痛部位开始检查，最后检查病痛部位。(0.5分)

（2）腹部压痛、反跳痛（1.7分）

1）考生先将右手全手掌放于被检者腹壁上，让被检者适应片刻，然后用手指指腹压于腹壁，观察被检者有无疼痛反应。(0.6分)

2）当出现疼痛时，手指在原处停留片刻。(0.5分)

3）然后迅速将手指抬起，观察被检者疼痛有无骤然加重。(0.6分)

3. 报告检查结果（0.6分）

有无腹壁紧张（0.2分）和腹部压痛（0.2分）、反跳痛（0.2分）。

（正常人腹软，无腹部压痛和反跳痛）

（五）振水音检查（4分）

1. 考生站位，告知被检者体位、姿势（0.8分）

告知被检者取仰卧位（0.2分），暴露腹部（0.2分），腹部放松，双腿屈曲（0.2分），考生位于被检者右侧（0.2分）。

2. 检查方法（2.4分）

（1）考生以耳凑近被检者上腹部或将听诊器体件置于被检者上腹部。(0.8分)

（2）右手四指并拢，于左上腹部（胃部）腹壁向下冲击振动。(0.8分)

（3）听诊有无气、液相撞的声音。(0.8分)

3. 报告检查结果（0.8分）

是否闻及振水音（正常人空腹时不能闻及振水音）。(0.8分)

（六）职业素质（3分）

（二）腹部触诊

1. 腹壁紧张度

（1）局限性腹壁紧张：见于炎症波及局部腹膜。

（2）全腹壁紧张

1）板状腹：见于弥漫性腹膜炎。

2）揉面感：见于结核性腹膜炎、癌性腹膜炎。

> ❖易扣分点：①检查前未让被检者双腿屈曲。②触诊方向错误，一般为逆时针方向检查。

2. 压痛和反跳痛

（1）局部压痛

1）麦氏（McBurney）点压痛：**脐与右髂前上棘连线中、外1/3交界处压痛**，见于阑尾炎。

2）墨菲（Murphy）征：检查者**左手掌**平放于**右肋下部**，**拇指**放在**腹直肌外缘和肋弓交界处**，余四指与肋骨垂直交叉，**拇指指腹勾压于右肋弓**下，嘱被检者**缓慢深吸气**，有炎症的胆囊碰到拇指按压部位，出现剧烈疼痛，被检者**突然终止呼吸**，**表情痛苦**，称为**墨菲（Murphy）征阳性**，见于胆囊炎。

（2）反跳痛

1）腹部触诊出现压痛时，手指于原处稍停片刻，使压痛感趋于稳定，然后**迅速将手抬起**，如果被检者感觉腹痛骤然加重，并伴有痛苦表情或呻吟，称为**反跳痛**。

❖易扣分点：①动作粗暴。②触诊原则错误，一般先触诊健侧（未诉疼痛部位），再触诊患侧。

2）腹膜炎时被检者可同时出现**压痛、反跳痛和肌紧张**，称**腹膜刺激征**，亦称为“**腹膜炎三联征**”。

3. 腹腔脏器触诊

（1）肝脏触诊

1）检查方法：①检查者将右手四指并拢，**掌指关节伸直，与肋缘平行放置于脐右侧**。②检查前，嘱被检者进行**腹式呼吸**并按照检查者的要求进行**呼气和吸气**，以配合检查者的触诊。在被检者**呼气时**手指压**向腹深部**，再次**吸气时**手指**向上向前迎下移的肝缘**。如果**没有触到肝脏则手指上移**，重复上述的动作。如此反复，直到触及肝脏或肋缘。③**肝下缘触诊**需要在**右锁骨中线和前正中线**上分别进行。可采用双手触诊。

❖易扣分点：①检查时，未配合被检者的腹式呼吸。②肝下缘触诊的位置错误，应该在右锁骨中线、前正中线上进行。

2）肝大的测量：①第一测量，右锁骨中线上，肝上界（肝相对浊音界）至下缘之间的距离。②第二测量，右锁骨中线上，肝下缘距肋弓的距离。③第三测量，前正中线上，剑突基底部至肝下缘的距离。

3）正常肝脏：**肋下≤1cm，剑突下≤3～5cm，上下径9～11cm**。触及肝脏后要注意其**大小、硬度、表面情况、压痛、边缘情况、搏动、摩擦感、震颤**等。

（2）脾脏触诊

1）检查方法：①触诊脾脏时，一般先用单手自左下腹向肋缘触摸，如不能摸到，可用双手触诊。②被检者**仰卧**，检查者左手放在被检者左下胸第9～11肋处，**稍用力向前方托起**。右手掌平放于脐部，与**左肋弓大致呈垂直方向**，自脐平面开始，向左肋缘触摸。③嘱被检者按照检查者的要求进行腹式呼吸，以配合检查者的触诊（方法见肝脏触诊）。在吸气时触到脾脏下缘提示脾大。

估计被检者脾脏巨大或叩诊提示脾脏巨大，检查从**下腹部**开始。**平卧位**没有触及脾脏，可嘱被检者**右侧卧位进行触诊**（右下肢伸直，左下肢屈曲，使腹壁放松）。检查方法同上。

触及脾脏后要注意其**大小、硬度、表面情况、压痛、摩擦感**等。

❖易扣分点：①脾脏触诊时手法过重、用力过大。②触诊时左右手放置错误。

2）脾大的测量：①第一测量，又称甲乙线。左锁骨中线上，肋缘至脾脏下缘之间的距离。②第二测量，又称甲丙线。左锁骨中线与肋缘交点至脾脏最远点之间的距离。③第三测量，又称丁戊线。脾脏右缘距前正中线之间的距离。脾脏向右越过前正中线，结果以正值表示，反之以负值表示。

3）**正常人脾脏不能触及**。脾脏显著大时，记录第二、三测量。

（3）胆囊触诊：可采用**单手滑动触诊**。正常人不能触及。

（4）肾脏触诊：一般不进行。

4. 腹部包块

（1）正常腹腔可能触到的脏器：腹直肌肌腹及腱划、乙状结肠、横结肠、盲肠、肝下缘、右肾下极、充盈的膀胱等。

（2）触及肿块时应注意其**位置、大小、形态、质地、压痛、移动度、搏动、与腹壁的关系**。

（3）腹壁肿块与腹腔内肿块的鉴别：嘱被检者**仰卧抬头**，使腹壁肌肉紧张，如**肿块更为明显**，提示为**腹壁肿块**。反之，不明显或消失提示肿块在腹腔内。

5. 液波震颤

（1）被检者平卧，医师以一手掌面贴于被检者一侧腹壁，另一手四指并拢屈曲，用**指端叩击对侧腹壁**，贴于腹壁的手掌随叩击有**被液体波动冲**击的感觉，为液波震颤，**见于大量腹**水，腹水量常在3000～4000ml。

（2）为防止震动波沿腹壁传导出现假阳性，可嘱被检者（或第三人）用**手掌尺侧缘轻压在脐部**。

6. 振水音

（1）检查时**被检者仰卧**，医师检查者以耳凑近上腹部，同时以**冲击触诊法**震动上腹部，可听到**气、液撞击**的声音，为**振水音**。也可用听诊器进行听诊。

（2）正常人出现在餐后或饮大量液体时。如果清晨空腹或餐后6～8小时仍有振水音存在，提示幽门梗阻或胃扩张。

踩点演练

例题1

【考查项目】

1. 气管位置检查　须报告检查结果。

2. 脾脏触诊检查　双手触诊，须报告检查结果和脾可触及时需描述的内容。

3. 墨菲征检查　须报告检查结果和阳性体征。

4. 病理反射（巴宾斯基征）检查　须报告检查结果和阳性表现。

【评分标准】总分20分

（一）气管位置检查（2分）

1. 考生站位，告知被检者体位、姿势（0.4分）

（1）考生位于被检者前面或右侧。（0.2分）

（2）告知被检者取坐位或仰卧位，颈部处于自然状态。（0.2分）

2. 检查方法（任选其一）（1.2分）

（1）方法一（1.2分）：①考生一手示指与环指分别置于被检者两侧胸锁关节上（0.4分）。②将中指置于气管之上（0.4分）。③观察中指是否在示指与环指中间（0.4分）。

（2）方法二（1.2分）：①考生一手示指与环指分别置于被检者两侧胸锁关节上（0.4分）。②以中指置于气管与两侧胸锁乳突肌之间的间隙（0.4分）。③根据两侧间隙是否等宽来判断气管有无偏移（0.4分）。

3. 报告检查结果（0.4分）

气管位置有无偏移，有偏移时需报告偏移方向（正常人气管位置居中）。（0.4分）

（二）脾脏触诊检查（8分）

1. 仰卧位触诊（3.6分）

（1）考生站位，告知被检者体位、姿势（1.2分）

告知被检者取仰卧位，暴露腹部（0.4分），腹部放松，双腿屈曲，做腹式呼吸（0.4分），考生位于被检者右侧（0.4分）。

（2）检查方法（2.4分）

1）考生左手掌置于被检者左胸下部第9～11肋处，将脾脏从后向前托起。（0.4分）

2）右手掌平放于脐部。（0.4分）

3）右手四指并拢，与左侧肋缘大致垂直。（0.8分）

4）从脐水平开始（0.1分），配合被检者腹式呼吸（0.2分），掌指关节伸直（0.1分），用示指前外侧指腹末端，或手指前端的桡侧迎触脾尖（0.2分），直至触及脾下缘或左肋缘为止（0.2分）。

2. 侧卧位触诊（3.6分）

（1）考生站位，告知被检者体位、姿势（1.2分）

告知被检者取右侧卧位（0.4分），左下肢屈曲（0.4分），考生位于被检者右侧（0.4分）。

（2）检查方法（2.4分）

1）考生左手掌置于被检者左胸下部第9～11肋处，将脾脏从后向前托起。（0.4分）

2）右手掌平放于脐部。（0.4分）

3）右手四指并拢，与左侧肋缘大致垂直。（0.8分）

4）配合被检者腹式呼吸（0.2分），掌指关节伸直（0.2分），用示指前外侧指腹末端，或手指前端的桡侧迎触脾尖（0.2分），直至触及脾下缘或左肋缘为止（0.2分）。

3. 报告检查结果和脾可触及时需描述的内容（0.8分）

（1）脾脏肋下是否触及。（0.4分）

（2）若触及脾脏，应描述：大小、质地、边缘和表面，有无压痛及摩擦感（每项0.1分）。（0.4分）

（三）墨菲征检查（4分）

1. 考生站位，告知被检者体位、姿势（0.8分）

告知被检者取仰卧位（0.2分），暴露腹部（0.2分），腹部放松，双腿屈曲（0.2分），考生位于被检者右侧（0.2分）。

2. 检查方法（2.4分）

（1）考生左手掌平放于被检者右胸下部（0.4分），拇指指腹勾压（0.4分）于腹直肌外缘和肋缘交界处或右锁骨中线与肋缘交界处（胆囊点）（0.4分）。

（2）嘱被检者缓慢深吸气。（0.8分）

（3）若被检者突然出现拇指指腹勾压处触痛（0.2分）和因疼痛而屏住呼吸（0.2分）为墨菲征阳性（口述）。

3. 报告检查结果（0.8分）

墨菲征阳性或阴性（正常人墨菲征阴性）。（0.8分）

（四）病理反射（巴宾斯基征）检查（3分）

1. 考生站位，告知被检者体位、姿势（0.6分）

告知被检者取仰卧位（0.1分），双上肢自然伸直置于躯干两旁（0.2分），双下肢自然伸直放松（0.2分），考生位于被检者右侧（0.1分）。

2. 检查方法（1.2分）

（1）考生左手扶持被检者踝关节。（0.2分）

（2）右手用钝针或棉签等钝性器具（0.2分）沿足底外侧缘（0.1分）由后向前划至小趾近根部时转向内侧（0.1分）。

（3）用上述方法检查另一侧。（0.6分）

3. 报告检查结果和阳性表现（1.2分）

（1）报告检查结果：巴宾斯基征阳性或阴性（正常成人巴宾斯基征阴性）。（0.6分）

（2）巴宾斯基征阳性表现为踇趾背伸（0.3分），其余四趾呈扇形张开（0.3分）。

（五）职业素质（3分）

例题2

【考查项目】

1. 心前区视诊（仰卧位）检查　须口述检查内容，报告检查结果。

2. 麦氏点检查　须报告检查结果。

3. 语音震颤检查　须报告检查结果。

4. 右肋下肝脏触诊检查　单、双手触诊，须报告检查结果和肝可触及时需描述的内容。

【评分标准】总分20分

（一）心前区视诊（仰卧位）检查（2分）

1. 考生站位，告知被检者体位（0.2分）

（1）告知被检者取仰卧位，充分暴露前胸部。（0.1分）

（2）考生位于被检者右侧。（0.1分）

2. 检查内容和方法（1.2分）

（1）考生视线与胸廓同高（0.2分），观察心前区有无隆起或凹陷（0.2分）。

（2）再俯视（0.2分），有无异常搏动（0.2分）。

（3）观察心尖搏动的位置、强度、范围和有无负性心尖搏动（每项0.1分）。（0.4分）

3. 报告检查结果（0.6分）

（1）心前区有无隆起或凹陷（0.1分），有无异常搏动（0.1分）。

（2）心尖搏动的位置、强度、范围和有无负性心尖搏动（每项0.1分）。（0.4分）

（二）麦氏点检查（4分）

1. 考生站位，告知被检者体位、姿势（0.8分）

告知被检者取仰卧位（0.2分），暴露腹部（0.2分），腹部放松，双腿屈曲（0.2分），考生位于被检者右侧（0.2分）。

2. 检查方法（2.8分）

（1）用右手平压（0.4分）在脐与右髂前上棘连线中外1/3交界处（0.4分），观察被检者的表情，并了解有无疼痛（0.4分）。

（2）用并拢的2～3个手指（示、中、环指）（0.4分）压于原处稍停片刻（0.4分），然后迅速抬起（0.4分），了解有无疼痛或疼痛是否骤然加重（0.4分）。

3. 报告检查结果（0.4分）

麦氏点有无压痛（0.2分）及反跳痛（0.2分）。

（三）语音震颤检查（3分）

1. 考生站位，告知被检者体位（0.6分）

（1）考生位于被检者前面或右侧。（0.3分）

（2）告知被检者取坐位或仰卧位，充分暴露前胸部和背部。（0.3分）

2. 检查方法（2.1分）

（1）考生双手掌或手掌尺侧缘（小鱼际）（0.3分）平放于被检者前和后胸壁两侧的对称部位（0.3分），嘱被检者发同等强度的“yi”长音（0.3分）。

（2）检查部位：前胸壁（上、中、下肺野）（0.3分），后胸壁（肩胛上区、肩胛间区和肩胛下区）（0.3分）。

（3）自上而下（0.3分），双手交换（反复比较左右两侧对应部位语音震颤的异同）（0.3分）。

3. 报告检查结果（0.3分）

语音震颤有无增强或减弱。（0.3分）

（四）右肋下肝脏触诊检查（8分）

1. 考生站位，告知被检者体位、姿势（1.2分）

告知被检者取仰卧位，暴露腹部（0.3分），腹部放松，双腿屈曲（0.3分），做腹式呼吸（0.3分），考生位于被检者右侧（0.3分）。

2. 检查方法（6分）

（1）单手触诊（4.4分）

1）考生将右手四指并拢（0.2分），掌指关节伸直（0.3分），与肋缘大致平行（0.2分），置于被检者平脐处（0.2分），用指前外侧指腹末端或示指前端的桡侧进行触诊（0.3分）。

2）配合被检者腹式呼吸（0.4分），当被检者呼气时（0.2分），手指压向腹深部（0.2分）。

3）当被检者吸气时（0.4分），手指向前上迎触下移的肝下缘（0.4分）。

4）如此反复进行，并逐渐向肋缘方向滑动，直至触及肝下缘或右肋缘（0.6分）。分别在右锁骨中线（0.5分）和前正中线（0.5分）两条线上进行触诊。

（2）双手触诊（1.6分）

1）考生右手位置同单手触诊。（0.4分）

2）左手放在被检者右背部第12肋骨与髂嵴之间脊柱旁肌肉的外侧，拇指张开置于季肋部，触诊时左手向上托。（0.8分）

3）右手触诊方法同单手触诊。（0.4分）

3. 报告检查结果和肝可触及时需描述的内容（0.8分）

（1）肝脏肋下是否触及。（0.4分）

（2）若触及应描述：大小、质地、边缘和表面，有无压痛、搏动、肝区摩擦感、肝震颤（每报告1项得0.1分）。（0.4分）

（五）职业素质（3分）

（三）腹部叩诊

1. 全腹叩诊　腹部叩诊以**鼓音**为主。叩诊可从左下腹开始，逆时针方向叩至右下腹，最后叩脐部。

2. 肝脏叩诊　**自上至下沿右锁骨中线**叩诊，**叩诊呈浊音**的肋间为**肝上界**。肝下界：自下至上沿右锁骨中线及正中线叩诊至出现浊音或肋下缘。正常上界为肝肺相对浊音界，肝下界不如触诊准确。

同时检查肝区叩击痛，叩击痛阳性对诊断病毒性肝炎、肝脓肿或肝癌有一定的临床意义。

❈易扣分点：混淆肝上、下界的叩诊顺序，注意肝上界是由上而下（由清而浊）叩诊，肝下界是由下而上（由鼓音变为浊音）叩诊。

3. 脾脏叩诊　正常脾脏浊音区位于**左腋中线第9～11肋间**范围内，长度为4～7cm，**前界不超过腋前线**。

4. 移动性浊音

（1）体位：被检者**仰卧**，双腿屈曲，腹部放松，考生站在被检者**右侧**。

（2）检查方法：由**脐部**开始向左侧叩诊，**直至出现浊音**，叩诊板指不动，嘱被检者**右侧卧位**，**再次叩诊原浊音变为鼓音**，叩诊板指向右侧（下方）逐步平移，**继续叩诊；若浊音**，嘱被检者**左侧卧位**，**叩诊板指不动**，**再次叩诊该部位由浊音变为鼓音**，这种因体位不同而出现的浊音区变动的现象称为移动性浊音。

（3）临床意义：腹腔存在游离液体，且液体量超过1000ml。

❈易扣分点：①检查前忘记嘱被检者双腿屈曲。②操作时把被检者体位弄错，正确体位是平卧位→脐向左叩+右侧卧位；平卧位→脐向右叩→左侧卧位。③操作时只叩诊，未描述叩诊音的变化。④被检者改变体位时，手指离开腹壁。

5. 肾区（肋脊角）叩击痛　被检者采取**坐位或侧卧位**，医师用**左手掌平放在其肋脊角处**，**右手握拳**用由**轻到中等的力量**叩击左手背，正常无叩击痛。

❈易扣分点：①被检者体位错误。②叩诊位置错误。③叩诊的力量过重。

6. 膀胱叩诊　用来判断膀胱的膨胀程度，在**耻骨联合上方由上而下进行叩诊**。**膀胱空虚**时该部位叩诊呈**鼓音**，膀胱**充盈**时该区叩诊呈**圆形浊音区**。排尿后仍为浊音提示尿潴留。

踩点演练

例题1

【考查项目】

1. 测头围　须报告检查结果。

2. 腹部体表标志及四区分法　须边指点边描述体表位置。

3. 腹部包块检查　假定包块位于左下腹，深部触诊法，须报告腹部包块需描述的内容。

4. 肋脊角叩击痛检查　须报告检查结果。

5. 病理反射（巴宾斯基征）检查　须报告检查结果和阳性表现。

【评分标准】总分20分

（一）测头围（2分）

1. 测量方法（1.4分）

（1）告知被检者取坐位或立位。（0.4分）

（2）用皮尺从被检者眉间（0.5分）绕到颅后通过枕骨粗隆部（0.5分），围成一圈（头围最大径）。

2. 报告测量结果（0.6分）

报告测得头围值，以厘米表示。

（二）腹部体表标志及四区分法（5分）

1. 考生站位，告知被检者体位（0.5分）

告知被检者取坐位或仰卧位，充分暴露腹部（0.3分），考生位于被检者右侧（0.2分）。

2. 边指点边描述体表位置（指点正确描述不正确得一半分，指点不正确不得分）（3.5分）

（1）肋弓下缘：由第8～10肋软骨连接形成的肋缘和第11、12浮肋构成。（0.5分）

（2）腹上角：两侧肋弓至剑突根部的交角。（0.5分）

（3）腹中线：胸骨中线的延续。（0.5分）

（4）腹直肌外缘：腹直肌体表投影的外侧界限，相当于锁骨中线的延续。（0.5分）

（5）髂前上棘：髂嵴前方突出点。（0.5分）

（6）腹股沟韧带：腹部体表的下界，常是腹股沟疝的通过部位和所在。（0.5分）

（7）脐：位于腹部中心。（0.5分）

3. 腹部四区分法（1分）

（1）通过脐一水平线与一垂直线，将部分为四区。（0.6分）

（2）腹部四区名称（0.4分）：左上腹和右上腹（0.2分）；左下腹和右下腹（0.2分）。

（三）腹部包块检查（3分）

1. 考生站位，告知被检者体位、姿势（0.6分）

告知被检者取仰卧位（0.1分），暴露腹部（0.1分），腹部放松，双腿屈曲（0.2分），考生位于被检者右侧（0.2分）。

2. 检查方法（2.4分）

（1）考生右手四指并拢触诊。（0.4分）

（2）将被检者腹壁下压至少2cm（0.3分），以了解包块情况，然后将指端逐渐触向包块（0.3分）。

（3）进行滑动触诊（0.4分），滑动方向应与包块长轴垂直（0.4分）。

（4）若触及腹部包块应描述：大小、形态、质地、移动度和有无压痛、搏动感（每项0.1分）。（0.6分）

（四）肋脊角叩击痛检查（4分）

1. 考生站位，告知被检者体位（0.8分）

告知被检者取坐位或侧卧位（0.2分），暴露腰背部（0.4分）考生位于被检者后面或右侧（0.2分）。

2. 检查方法（2.4分）

（1）肋脊角部位：选择第12肋与脊柱之间的夹角处。（0.8分）

（2）叩击方法（1.6分）

1）考生左手掌平放在被检者肋脊角处（0.2分），右手握拳（0.2分），用由轻到中等的力量叩击左手背（0.2分），每叩1～2下，停一停（0.2分），反复2～3次（0.2分），同时询问被检者是否有疼痛（0.2分）。

2）两侧进行对比叩击。（0.4分）

3. 报告检查结果（0.8分）

（左侧或右侧或双侧）肋脊角叩击痛阳性或阴性（正常人双侧肋脊角叩击痛阴性）（报告部位和结果各0.4分）。

（五）病理反射（巴宾斯基征）检查（3分）

1. 考生站位，告知被检者体位、姿势（0.6分）

告知被检者取仰卧位（0.1分），双上肢自然伸直置于躯干两旁（0.2分），双下肢自然伸直放松（0.2分），考生位于被检者右侧（0.1分）。

2. 检查方法（1.2分）

（1）考生左手扶持被检者踝关节。（0.2分）

（2）右手用钝针或棉签等钝性器具（0.2分）沿足底外侧缘（0.1分）由后向前划至小趾近根部时转向内侧（0.1分）。

（3）用上述方法检查另一侧。（0.6分）

3. 报告检查结果和阳性表现（1.2分）

（1）报告检查结果：巴宾斯基征阳性或阴性（正常成人巴宾斯基征阴性）。（0.6分）

（2）巴宾斯基征阳性表现为踇趾背伸（0.3分），其余四趾呈扇形张开（0.3分）。

（六）职业素质（3分）

例题2

【考查项目】

1. 腹股沟淋巴结检查　须口述检查内容，报告检查结果需边指点边描述体表位置。

2. 腹部移动性浊音检查　须报告检查结果。

3. 手部及其关节视诊检查　须口述视诊内容。

4. 病理反射（巴宾斯基征）检查　须报告检查结果和阳性表现。

【评分标准】总分20分。

（一）腹股沟淋巴结检查（4分）

1. 考生站位，告知被检者体位、姿势（0.8分）

（1）考生位于被检者右侧。（0.4分）

（2）告知被检者取仰卧位，下肢自然伸直，暴露腹股沟区。（0.4分）

2. 检查部位（0.4分）

主要检查上、下两群（考生必须找准部位并描述正确）。

（1）上群（水平组）位于腹股沟韧带下方，与韧带平行排列。（0.2分）

（2）下群（垂直组）位于大隐静脉的上段，沿静脉走向排列。（0.2分）

3. 检查方法（1.6分）

（1）考生三指（示、中、环指）并拢。（0.4分）

（2）用手指指腹紧贴腹股沟检查部位皮肤。（0.4分）

（3）由浅入深进行滑动触诊。（0.4分）

（4）左右腹股沟淋巴结均应进行检查（仅检查一侧得0.2分）。（0.4分）

4. 报告检查结果和淋巴结肿大需描述的内容（1.2分）

（1）是否触及淋巴结。（0.4分）

（2）淋巴结肿大需描述：部位、数目、大小、质地、活动度、压痛、局部皮肤有无红肿和瘘管形成（每报告1项得0.1分）。(0.8分)

（二）腹部移动性浊音检查（8分）

1. 考生站位，告知被检者体位、姿势（1.6分）

告知被检者取仰卧位（0.4分），暴露腹部（0.4分），腹部放松，双腿屈曲（0.4分），考生位于被检者右侧（0.4分）

2. 检查方法（任选其一）

（1）方法一（5.6分）

1）考生自被检者腹中部脐水平（0.4分）向左侧腹部叩诊（0.4分），直至出现浊音（0.4分），此时左手板指固定不离开腹壁（0.4分）。

2）请被检者向右侧卧位。(0.8分)

3）于原处再继续叩诊（0.4分），若叩诊音呈鼓音，表明浊音移动（0.4分）。

4）自该处沿脐水平继续向右侧腹叩诊，直至再度出现浊音（0.4分）；此时左手板指固定不动（0.4分）。

5）再请被检者左侧卧位（0.8分），在左手板指固定处再次叩诊（0.4分），判断浊音是否转为鼓音（0.4分），如呈鼓音，则为移动性浊音阳性。

（2）方法二（5.6分）

1）考生自被检者腹中部脐水平（0.4分）向左侧腹部叩诊（0.4分），直至出现浊音（0.4分），此时左手板指固定不离开腹壁（0.4分）。

2）请被检者右侧卧位。(0.8分)

3）于原处再叩诊，若叩诊音呈鼓音（0.4分），则表明浊音移动，叩诊后板指离开腹部（0.4分）。

4）请被检者恢复平卧位。(0.8分)

5）再从脐水平向右侧腹部叩诊，鼓音转为浊音时固定板指（0.4分），嘱被检者左侧卧位（0.4分），在左手板指固定处再次叩诊（0.4分），判断浊音是否转为鼓音（0.4分），如呈鼓音，则为移动性浊音阳性。

3. 报告检查结果（0.8分）

移动性浊音阳性或阴性（正常人移动性浊音检查为阴性）。(0.8分)

（三）手部及其关节视诊检查（2分）

1. 考生站位，告知被检者体位、姿势（0.6分）

告知被检者取立位、坐位或仰卧位（0.2分），双手自然放松并充分暴露（0.2分），考生位于被检者前面或右侧（0.2分）。

2. 视诊内容（1.4分）

（1）被检者双手有无红肿、皮肤破损、皮下出血，有无肌萎缩等（每项0.1分）。(0.4分)

（2）手指末端有无发绀、苍白，有无杵状指、反甲（匙状甲）（每项0.1分）。(0.4分)

（3）双手指关节有无畸形、肿胀、活动受限等（每项0.2分）。(0.6分)

（四）病理反射（巴宾斯基征）检查（3分）

1. 考生站位，告知被检者体位、姿势（0.6分）

告知被检者取仰卧位（0.1分），双上肢自然伸直置于躯干两旁（0.2分），双下肢自然伸直放松（0.2分），考生位于被检者右侧（0.1分）。

2. 检查方法（1.2分）

（1）考生左手扶持被检者踝关节。(0.2分)

（2）右手用钝针或棉签等钝性器具（0.2分）沿足底外侧缘（0.1分）由后向前划至小趾近根部时转向内侧（0.1分）。

（3）用上述方法检查另一侧。(0.6分)

3. 报告检查结果和阳性表现（1.2分）

（1）报告检查结果：巴宾斯基征阳性或阴性（正常成人巴宾斯基征阴性）。(0.6分)

（2）巴宾斯基征阳性表现为踇趾背伸（0.3分），其余四趾呈扇形张开（0.3分）。

（五）职业素质（3分）

（四）腹部听诊

1. 肠鸣音

（1）一般在**脐周**进行，正常为**每分钟4～5次**。

（2）临床意义

1）活跃：**每分钟达10次以上**，音调不特别高亢，见于急性胃肠炎等。

2）亢进：次数多，**肠鸣音响亮，高亢甚至金属音**，见于机械性肠梗阻。

3）减弱：明显减少，**数分钟一次**，见于老年性便秘、低血钾等。

4）消失：**持续3～5分钟未听到**，见于急性腹膜炎或麻痹性肠梗阻。

2. 血管杂音

（1）动脉血管杂音

1）听诊部位：**腹中部或腹部两侧**。

2）临床意义：腹中部的收缩期杂音见于腹主动脉瘤或腹主动脉狭窄；收缩期血管杂音在左右上腹，见于相应部位的肾动脉狭窄。

（2）静脉血管杂音：**脐周**的连续嗡鸣音，见于**门静脉高压**。

> ❖易扣分点：①听诊部位错误。②检查前未体现爱伤意识，如应捂热听诊器。③检查完毕忘记报告检查结果。

踩点演练

例题 1

【考查项目】

1. 肠鸣音听诊　须报告检查结果。
2. 振水音检查　须报告检查结果。
3. 肺部听诊检查　须报告检查结果。
4. 测量血压　间接测量法，须报告测量结果。

【评分标准】总分 20 分

（一）肠鸣音听诊（2 分）

1. 考生站位，告知被检者体位（0.4 分）

告知被检者取仰卧位（0.1 分），暴露腹部（0.1 分），腹部放松（0.1 分），考生位于被检者右侧（0.1 分）。

2. 检查方法（1 分）

（1）将听诊器体件置于被检者右下腹或脐周。（0.4 分）

（2）听诊时间不少于 1 分钟。（0.6 分）

3. 报告检查结果（0.6 分）

被检者肠鸣音是否存在（0.2 分）和每分钟实测到的肠鸣音次数，以每分钟多少次表示（正常为 4～5 次/分）（0.2 分），判断肠鸣音是否活跃、亢进、减弱或消失（0.2 分）。

（二）振水音检查（4 分）

1. 考生站位，告知被检者体位、姿势（0.8 分）

告知被检者取仰卧位（0.2 分），暴露腹部（0.2 分），腹部放松，双腿屈曲（0.2 分），考生位于被检者右侧（0.2 分）。

2. 检查方法（2.4 分）

（1）考生以耳凑近被检者上腹部或将听诊器体件置于被检者上腹部。（0.8 分）

（2）右手四指并拢，于左上腹部（胃部）腹壁向下冲击振动。（0.8 分）

（3）听诊有无气、液相撞的声音。（0.8 分）

3. 报告检查结果（0.8 分）

是否闻及振水音（正常人空腹时不能闻及振水音）。（0.8 分）

（三）肺部听诊检查（6 分）

1. 考生站位，告知被检者体位（0.8 分）

（1）告知被检者取坐位或仰卧位（0.2 分），充分暴露前胸部和背部（0.2 分）。

（2）考生位于被检者右侧。（0.4 分）

2. 检查内容和方法（4 分）

（1）呼吸音及啰音检查（2.2 分）

1）考生用听诊器体件置于胸壁，要求被检者均匀而平静地呼吸（0.3 分），必要时嘱被检者深呼吸、屏气或咳嗽（0.3 分）（隔衣听诊此项不得分）。

2）听诊顺序：由肺尖开始，自上而下，由前胸、侧胸到背部。（0.6 分）

3）左右两侧对称部位进行比较。（0.6 分）

4）每处至少听 1～2 个呼吸周期。（0.4 分）

（2）语音共振检查（0.8 分）

1）嘱被检者用一般声音强度重复发“yi”长音（或耳语“1、2、3”）。（0.4 分）

2）考生用听诊器体件置于被检者前、后胸壁，由上而下、左右两侧对称部位对比听诊。（0.4 分）

（3）胸膜摩擦音检查（1 分）

1）将听诊器体件分别置于被检者两侧前下胸部进行听诊。（0.4 分）

2）嘱被检者深呼吸，注意吸气相和呼气相有无胸膜摩擦的声音（0.3 分），嘱被检者屏气，听诊摩擦音是否消失（0.3 分）。

3. 报告检查结果（1.2 分）

双肺呼吸音是否清晰，有无增强或减弱，有无异常呼吸音，有无啰音，有无胸膜摩擦音，语音共振有无增强或减弱（每项 0.2 分）。

（四）测量血压（5 分）

1. 测量前准备（0.5 分）

了解被检者半小时内是否禁烟、禁咖啡、排空膀胱（0.3 分），安静状态下休息至少 5 分钟（0.2 分）（考生口述）。

2. 测量方法（3.5 分）

（1）打开血压计开关，检查水银柱是否在“0”点（0.2 分），被检者取坐位或仰卧位，保持肘部与心脏在同一水平（0.3 分）。

（2）被检者手臂轻度外展。（0.2 分）

（3）气袖均匀紧贴皮肤，缠于上臂，其下缘在肘窝以上 2.5cm。（0.3 分）

（4）气袖的中央位于肱动脉表面，其松紧度适宜（可容一指）。（0.2 分）

（5）考生触诊肘部确定肱动脉搏动位置后（0.2 分），将听诊器体件置于肱动脉搏动处（不能将体件塞于气袖下），听诊动脉搏动音（0.3 分）。

（6）向袖带内充气，边充气边听诊至肱动脉搏动声音消失后（0.3 分），水银柱再升高 30mmHg（0.2 分）。

（7）双眼平视观察水银柱。（0.3 分）

（8）缓慢放气（水银柱下降速度为 2～6mmHg/s）（0.2 分），根据听诊动脉搏动音变化和水银柱位置读出收缩压、根据舒张压数值（0.3 分）。

（9）取下被检者上臂的袖带，排空袖带内气体，折叠好放入血压计。（0.2分）

（10）倾斜血压计，使水银柱完全回归水银壶后关闭血压计开关，合上血压计盖。（0.3分）

3. 报告测量结果（1分）

（1）要求测量两次，取平均值（考生口述）。（0.3分）

（2）报告测得实际血压，读数正确，报告单位（mmHg）正确（考官复测，验证考生测定的血压值是否正确）。（0.5分）

（3）先报收缩压，后报舒张压。（0.2分）

（五）职业素质（3分）

例题2

【考查项目】

1. 乳房触诊检查　使用女性胸部模具，须报告检查结果和乳房包块需描述的内容。
2. 腹部四区分法　须口述划分部位和名称。
3. 肠鸣音听诊　须报告检查结果。
4. 语音震颤检查　须报告检查结果。
5. 胸壁视诊检查　须口述检查内容。

【评分标准】总分20分

（一）乳房触诊检查（7分）

1. 考生站位，告知被检者体位（0.5分）

摆放模具呈坐位或仰卧位（0.1分），充分暴露前胸部（0.2分），考生位于其前面或右侧（0.2分）。

2. 检查方法（3.6分）

（1）双侧乳房触诊先由健侧开始，后检查患侧（口述）；如果未口述，需在模型上检查顺序为先左乳后右乳。（0.8分）

（2）检查左侧乳房时由外上象限开始（0.2分），沿顺时针方向由浅入深连续触诊，直至4个象限检查完毕（0.4分）。

（3）考生的右手指和手掌平放于左乳房上（0.2分），用手指指腹轻施压力，以旋转或来回滑动进行触诊（0.4分）。

（4）最后触诊乳晕、乳头。（0.2分）

（5）检查右侧乳房也从外上象限开始（0.2分），沿逆时针方向由浅入深连续触诊，直至4个象限检查完毕（0.4分）。

（6）检查方法同左侧。（0.8分）

3. 报告检查结果和乳房包块需描述的内容（2.9分）

（1）双侧乳房硬度、弹性、有无触（压）痛，有无包块；如有包块应报告包块的部位、大小、外形、硬度、压痛、活动度（每报告1项得0.2分）。（2.0分）

（2）乳头有无触痛，有无硬结、弹性消失，挤压有无异常分泌物（每报告1项得0.3分）。（0.9分）

（二）腹部四区分法（3分）

1. 考生站位，告知被检者体位（0.6分）

告知被检者取仰卧位（0.2分），暴露腹部（0.3分），考生位于被检者右侧（0.1分）。

2. 指点部位与名称（2.4分）

（1）通过脐画一水平线与一垂直线，将腹部分为四区。（1.2分）

（2）四区名称：左上腹、右上腹、左下腹、右下腹（每项0.3分）。（1.2分）

（三）肠鸣音听诊（2分）

1. 考生站位，告知被检者体位（0.4分）

告知被检者取仰卧位（0.1分），暴露腹部（0.1分），腹部放松（0.1分），考生位于被检者右侧（0.1分）。

2. 检查方法（1分）

（1）将听诊器体件置于被检者右下腹或脐周。（0.4分）

（2）听诊时间不少于1分钟。（0.6分）

3. 报告检查结果（0.6分）

被检者肠鸣音是否存在（0.2分）和每分钟实测到的肠鸣音次数，以每分钟多少次表示（正常为4～5次/分）（0.2分），判断肠鸣音是否活跃、亢进、减弱或消失（0.2分）。

（四）语音震颤检查（3分）

1. 考生站位，告知被检者体位（0.6分）

（1）考生位于被检者前面或右侧。（0.3分）

（2）告知被检者取坐位或仰卧位，充分暴露前胸部和背部。（0.3分）

2. 检查方法（2.1分）

（1）考生双手掌或手掌尺侧缘（小鱼际）（0.3分）平放于被检者前和后胸壁两侧的对称部位（0.3分），嘱被检者发同等强度的“yi”长音（0.3分）。

（2）检查部位：前胸壁（上、中、下肺野）（0.3分），后胸壁（肩胛上区、肩胛间区和肩胛下区）（0.3分）。

（3）自上而下（0.3分），双手交换（反复比较左右两侧对应部位语音震颤的异同）（0.3分）。

3. 报告检查结果（0.3分）

语音震颤有无增强或减弱。

（五）胸壁视诊检查（2分）

1. 考生站位，告知被检者体位（0.4分）

（1）考生位于被检者前面或右侧。（0.2分）

（2）告知被检者取坐位或仰卧位，充分暴露前胸部。（0.2分）

2. 检查内容（1.6分）

（1）胸壁有无皮疹、瘢痕、包块、蜘蛛痣（每项0.2分）。（0.8分）

（2）胸壁静脉有无充盈、曲张。（0.4分）

（3）肋间隙有无回缩或膨隆。（0.4分）

（六）职业素质（3分）

五、脊柱、四肢、肛门检查

（一）脊柱检查

1. 脊柱弯曲度

（1）正常人直立时，脊柱从侧面观察有4个生理弯曲，即**颈段稍前凸**，**胸段稍后凸**，**腰椎明显前凸**，**骶椎明显后凸**。

（2）检查方法：被检者取**站立位或坐位**，充分暴露躯体，从侧位和后位观察**脊柱的4个生理弯曲是否存在**；**是否有脊柱侧弯、前凸或后凸畸形**。

2. 脊柱活动度

（1）检查方法：嘱被检者做**前屈**、**后伸**、**侧弯**和**旋转**等运动，观察脊柱活动是否受限，是否存在椎骨疼痛。

（2）活动受限：多见于肌肉损伤、韧带损伤、增生性关节炎、结核等。

3. 脊柱压痛

（1）检查方法：嘱被检者**取坐位**，躯体略向前倾，**以右手拇指自上而下逐个按压脊椎棘突和椎旁肌肉**，正常情况下棘突及椎旁肌肉均无压痛。

（2）临床意义：棘突压痛阳性见于脊柱结核、椎间盘突出等；椎旁肌肉压痛常见腰背肌纤维炎及劳损。

❖易扣分点：检查时只按压脊椎棘突，忘记按压椎旁肌肉。

4. 脊柱叩击痛

（1）检查方法

1）直接叩击法：用**中指或叩诊锤逐个叩击各椎体棘突**，以检查胸椎与腰椎有无叩击痛。

2）间接叩击法：嘱被检者取**坐位**，检查者将左手置于其头部，右手半握拳，以**小鱼际处叩击左手背**。

（2）临床意义：叩击痛阳性见于脊柱结核、脊椎骨折、椎间盘突出等。

踩点演练

例题

【考查项目】

1. 上肢肌力及肌张力检查　须报告检查结果。

2. 腹壁反射检查　须报告检查结果和正常表现。

3. 心脏触诊检查　须口述检查内容，报告检查结果。

4. 腹部包块检查　假定包块位于左下腹，深部触诊法，须报告腹部包块需描述的内容。

【评分标准】 总分20分

（一）上肢肌力及肌张力检查（4分）

1. 考生站位，告知被检者体位、姿势（0.4分）

告知被检者取坐位或仰卧位（0.2分），考生位于被检者前面或右侧（0.2分）。

2. 检查方法（3.2分）

（1）左上肢肌力检查：嘱被检者做上肢伸屈动作（0.2分），考生从相反方向给予阻力（0.2分），测试被检者对阻力的克服能力（0.2分）并注意两侧对比（0.2分）。

（2）左上肢肌张力检查：被检者放松肌肉（0.2分），考生根据感知肌肉的硬度（0.3分）及伸屈其上肢时感知肌肉对被动伸屈的阻力（0.3分）作出判断。

（3）同样方法检测右上肢肌力（0.8分）和肌张力（0.8分）。

3. 报告检查结果（0.4分）

双侧上肢肌力（0.2分）及肌张力（0.2分）是否正常。

（二）腹壁反射检查（4分）

1. 考生站位，告知被检者体位、姿势（0.8分）

告知被检者取仰卧位（0.2分），暴露腹部（0.2分），腹部放松，双上肢自然伸直置于躯干两旁，双下肢屈曲（0.2分），考生位于被检者右侧（0.2分）。

2. 检查方法（2.4分）

（1）考生用钝针或棉签等钝性器具（0.6分）分别沿左、右腹壁肋缘下方由外向内轻划皮肤（上腹壁反射）（0.6分）。

（2）沿左、右脐水平由外向内轻划皮肤（中腹壁反射）。（0.6分）

（3）沿左、右腹股沟上方由外向内轻划皮肤（下腹壁反射）。（0.6分）

3. 报告检查结果和正常表现（0.8分）

（1）两侧上、中、下腹壁反射是否存在、减弱

或消失。(0.4分)

(2) 正常表现为腹壁反射两侧对称，局部腹肌收缩。(0.4分)

(三) 心脏触诊检查 (6分)

1. 考生站位，告知被检者体位 (0.5分)

告知被检者取坐位或仰卧位 (0.2分)，充分暴露前胸部 (0.2分)，考生位于被检者前面或右侧 (0.1分)。

2. 检查内容和方法 (4分)

(1) 心尖搏动及心前区搏动检查 (1分)

1) 考生用右手全手掌置于心前区。(0.4分)

2) 用右手示指、中指指腹并拢触诊心尖搏动。(0.6分)

(2) 震颤检查 (1.8分)

用手掌尺侧 (小鱼际) (0.3分)，在各瓣膜听诊区触诊二尖瓣区 (心尖区) 开始→肺动脉瓣区→主动脉瓣区→主动脉瓣第二听诊区→三尖瓣区 (每个瓣膜区0.3分，共1.5分)。

(3) 心包摩擦感检查 (1.2分)

1) 在心前区或胸骨左缘第3、4肋间用小鱼际或并拢四指的掌面触诊 (0.3分)，嘱被检者屏住呼吸 (0.3分)，判断有无心包摩擦感。

2) 若被检者取卧位，检查时应请被检者改为坐位前倾，检查摩擦感是否增强。(0.6分)

3. 报告检查结果 (1.5分)

(1) 心尖搏动的具体位置 (正常成人心尖搏动位于第5肋间，左锁骨中线内侧0.5～1.0cm) (0.3分)，有无增强或减弱 (0.3分)。

(2) 心前区有无异常搏动，有无震颤和心包摩擦感 (每项0.3分)。(0.9分)

(四) 腹部包块检查 (3分)

1. 考生站位，告知被检者体位、姿势 (0.6分)

告知被检者取仰卧位 (0.1分)，暴露腹部 (0.1分)，腹部放松，双腿屈曲 (0.2分)，考生位于被检者右侧 (0.2分)。

2. 检查方法 (2.4分)

(1) 考生右手四指并拢触诊。(0.4分)

(2) 将被检者腹壁下压至少2cm (0.3分)，以了解包块情况，然后将指端逐渐触向包块 (0.3分)。

(3) 进行滑动触诊 (0.4分)，滑动方向应与包块长轴垂直 (0.4分)。

(4) 若触及腹部包块，应描述：大小、形态、质地、移动度和有无压痛、搏动感 (每项0.1分)。(0.6分)

(五) 职业素质 (3分)

(二) 四肢、关节检查

1. 肢体与关节形态异常

(1) 杵状指：手指或足趾末端增生、肥厚，呈杵状膨大。可见于

1) 呼吸系统疾病：如支气管肺癌、支气管扩张症等。

2) 心血管疾病：如发绀型先天性心脏病、亚急性感染性心内膜炎等。

3) 营养障碍性疾病：吸收不良综合征、克罗恩病等。

(2) 反甲：又称匙状甲，常见于缺铁性贫血、高原疾病。

(3) 水肿：单侧肢体水肿见于静脉回流受阻 (深静脉血栓形成等)、淋巴液回流受阻 (丝虫病等)。

(4) 下肢静脉曲张

1) 多见于小腿，由下肢浅静脉回流受阻所致。

2) 静脉如蚯蚓状怒张、弯曲，久站更明显。

3) 常见于从事站立性工作者、重体力劳动者等。

(5) 关节形态异常

1) 指关节：梭形关节见于类风湿关节炎，爪形手见于尺神经损伤等。

2) 膝关节：两侧不对称性红、肿、热、痛或运动受限见于关节炎；关节腔积液时可有浮髌征。

痛风最常累及踇趾及跖趾关节，表现为关节红、肿、热、痛。

2. 运动功能检查

(1) 肌力

1) 指肌肉运动时的最大收缩力。

2) 检查方法：嘱被检者做相应肢体的**伸屈动作**，并从**相反方向施加阻力**，测试被检者对抗阻力的力量。肌力的记录采用**0～5级的六级分级法**。肌力减退可造成不完全瘫痪 (轻瘫) 和完全性瘫痪。

(2) 肌张力

1) 指静息状态下的肌肉紧张度和被动运动时遇到的阻力。

2) 检查方法：嘱被检者**肌肉放松**，检查者根据观察和触摸肌肉的硬度，或做被动运动以体会其阻力大小及性质。

> ❖易扣分点：混淆肌张力与肌力的检查。应注意，肌力是肌肉运动状态的检查，肌张力是静息状态的检查。

3）临床意义：肌张力增高见于锥体束损害和锥体外系损害（如帕金森病）。肌张力降低常见于下运动神经元病变（如周围神经炎）。

（3）不自主运动

1）定义：在意识清楚的情况下随意肌不自主收缩所产生的无目的的异常动作，多为锥体外系损害，如震颤。

2）震颤：两组拮抗肌交替收缩引起的一种肢体摆动运动。分为静止性震颤（见于帕金森病）和意向性震颤（多见于老年动脉硬化患者）。

3）手足搐搦：①发作时手足肌肉呈紧张性痉挛，**上肢**表现为腕部屈曲、手指伸展、掌指关节屈曲、拇指内收靠近掌心并与小指相对，**形成“助产士手”**，**下肢**表现为**踝关节与趾关节皆呈屈曲状**。②发生机制，血中游离钙水平降低，见于低钙血症和碱中毒。

踩点演练

例题

【考查项目】

1. 测脉率（腕部）、呼吸频率　须口述检查时间，报告检查结果。

2. 眼睑、巩膜、结膜检查　须口述检查内容。

3. 甲状腺检查（坐位）　须口述视诊内容，报告检查结果，触诊检查时，前面触诊和后面触诊可任选其一。

4. 手部及其关节视诊检查　须口述视诊内容。

【评分标准】 总分20分

（一）测脉率（腕部）、呼吸频率（3分）

1. 检查方法、部位（1.8分）

（1）考生一手示、中、环三指并拢（0.3分），指腹置于被检者腕部桡动脉处，以适当压力触诊桡动脉搏动（0.3分）。

（2）对侧原则，即考生左手检测被检者右侧桡动脉（0.3分），考生右手检测被检者左侧桡动脉（0.3分）。

（3）双侧桡动脉进行对比。（0.3分）

（4）观察胸部或腹部起伏，计数呼吸次数。（0.3分）

2. 口述检查时间，报告检查结果（1.2分）

（1）数脉率时间至少30秒（0.2分），报告被检者脉率，以每分钟多少次表示（0.2分）；报告脉律是否整齐（0.2分）。

（2）数呼吸频率时间至少30秒（0.3分），报告被检者呼吸频率，以每分钟多少次表示（0.3分）。

（二）眼睑、巩膜、结膜检查（4分）

1. 检查内容（1.4分）

（1）眼睑有无水肿。（0.2分）

（2）上睑有无下垂。（0.2分）

（3）眼睑有无闭合障碍。（0.2分）

（4）有无倒睫。（0.2分）

（5）巩膜有无黄染。（0.2分）

（6）睑结膜有无苍白或充血。（0.2分）

（7）球结膜有无充血或水肿。（0.2分）

2. 检查方法（2.6分）

（1）考生洗手或消毒手指。（0.4分）

（2）告知被检者闭眼（0.2分）、睁眼（0.2分）。

（3）以示指和拇指捏起上睑中外1/3交界处的边缘（0.2分），告知被检者向下看（0.2分），趁机将眼睑轻轻向前下方牵拉，示指向下压睑板上缘，与拇指配合将睑缘向上捻转，翻开眼睑（0.2分）。

（4）观察后，轻轻向前下牵拉上睑（0.2分），同时嘱被检者往上看，使眼睑恢复正常位置（0.2分）。

（5）嘱被检者向上看（0.2分），以拇指轻压下眼睑下缘，充分暴露巩膜与结膜（0.2分）。

（6）同样方法检查另一侧。（0.4分）

（三）甲状腺检查（坐位）（8分）

1. 视诊（口述内容）　观察甲状腺大小，是否对称（0.8分）。

2. 触诊方法（4.8分）

（1）甲状腺侧叶触诊（前面触诊和后面触诊可任选一）

1）后面触诊（3.2分）：①告知被检者取坐位，考生站在其后，一手示、中指施压于甲状软骨一侧，将气管推向对侧（0.6分）。②另一手拇指在对侧胸锁乳突肌后缘向前推挤甲状腺，示、中指在其前缘触诊甲状腺（0.8分）。③检查过程中，嘱被检者做吞咽动作，检查者用指腹感受随吞咽上下滑动的甲状腺腺体（0.8分）。④用同样方法检查甲状腺另一侧（1.0分）。

2）前面触诊（3.2分）：①告知被检者取坐位，考生面对被检者，考生一手拇指施压于甲状软骨一侧，将气管推向对侧（0.6分）。②另一手示、中指在对侧胸锁乳突肌后缘向前推挤甲状腺，拇指在胸锁乳突肌前缘触诊（0.8分）。③嘱被检者做吞咽动作，检查者用指腹感受随吞咽上下滑动的甲状腺腺体并随吞咽动作重复检查（0.8分）。④用同样方法检查甲状腺另一侧。（1.0分）

（2）甲状腺峡部触诊（1.6分）

1）考生面对被检者用单手拇指或站在被检者后面用示指（0.4），自胸骨上切迹向上触诊气管前甲状腺组织至环状软骨水平，判断有无增厚（0.4分）。

2）嘱被检者做吞咽动作，检查者用指腹感受随吞咽上下滑动的甲状腺腺体。（0.8分）

3. 听诊方法（0.8分）

考生将听诊器体件放在甲状腺部位听诊（0.4分），需检查两侧（0.4分）。

4. 报告检查结果（1.6分）

甲状腺是否肿大，有无结节、震颤，听诊有无血管杂音（每项0.4分）。

（四）手部及其关节视诊检查（2分）

1. 考生站位，告知被检者体位、姿势（0.6分）

告知被检者取立位、坐位或仰卧位（0.2分），双手自然放松并充分暴露（0.2分），考生位于被检者前面或右侧（0.2分）。

2. 视诊内容（1.4分）

（1）被检者双手有无红肿、皮肤破损、皮下出血，有无肌萎缩等（每项0.1分）。（0.4分）

（2）手指末端有无发绀、苍白，有无杵状指、反甲（匙状甲）（每项0.1分）。（0.4分）

（3）双手指关节有无畸形、肿胀、活动受限等（每项0.2分）。（0.6分）

（五）职业素质（3分）

（三）直肠指检

1. 检查方法　被检者采取**肘膝位或侧卧位**，检查者**戴手套**，涂以**润滑剂**。**轻柔**地插入肛门、直肠内。先后检查**括约肌的紧张度、肛管及直肠内壁**。了解**黏膜是否光滑，有无肿块及搏动感**。

> ❖易扣分点：①被检者体位不正确。②戴手套后忘记涂润滑剂。③操作粗暴。

2. 临床意义　直肠触痛多见于感染，坚硬而凹凸不平的包块多为直肠癌，柔软而光滑的包块多为息肉。指套带有黏液、脓液或血液时应进行内镜检查。

踩点演练

例题

【考查项目】

1. 眼球运动检查　须报告检查结果。

2. 测腹围　须报告测量结果。

3. 腹部血管杂音听诊　须报告检查结果。

4. 肛门指诊检查　使用肛诊模具检查，须口述检查体位，报告检查结果。

5. 跟腱反射检查　报告检查结果和正常表现。

【评分标准】总分20分

（一）眼球运动检查（2分）

1. 检查方法（0.8分）

（1）考生手执目标物（如棉签或示指尖），置于被检者眼前30～40cm处。（0.4分）

（2）告知被检者头部不要转动（0.2分），眼球随目标物移动（0.2分）。

2. 检查顺序（0.8分）

目标物按左、左上、左下，右、右上、右下6个方向的顺序进行移动，观察被检者眼球运动情况（每个方向0.1分，顺序0.2分）。（0.8分）

3. 报告检查结果（0.4分）

双眼眼球运动是否正常或某一方向运动受限。（0.4分）

（二）测腹围（2分）

1. 考生站位，告知被检者体位（0.6分）

（1）告知被检者排尿后取仰卧位。（0.4分）

（2）考生位于被检者右侧。（0.2分）

2. 测量方法（0.8分）

考生用软尺经脐绕腹一周，测得的周长即为腹围（脐周腹围）。（0.8分）

3. 报告测量结果（0.6分）

报告测得腹围值，以厘米表示。（0.6分）

（三）腹部血管杂音听诊（4分）

1. 考生站位，告知被检者体位（0.8分）

告知被检者取仰卧位（0.2分），暴露腹部（0.2分），腹部放松（0.2分），考生位于被检者右侧（0.2分）。

2. 检查方法（2分）

考生将听诊器体件分别置于左、右上腹部、腹中部（含脐周）及下腹两侧进行听诊（每个血管杂音听诊区各0.4分）。（2分）

3. 报告检查结果（1.2分）

有无腹主动脉、肾动脉、髂动脉（0.8分）及静脉血管杂音（0.4分）。

（四）肛门指诊检查（6分）

1. 考生站位，告知被检者体位（1.2分）

摆放模具呈左侧卧位或肘（胸）膝位（0.6分），考生位于模具右侧或后面（0.6分）。

2. 检查方法（3分）

（1）考生戴手套（或指套）。（0.6分）

（2）涂以润滑剂。（0.6分）

（3）以示指轻轻按摩肛门边缘（0.6分），使肛门括约肌松弛；然后轻柔地插入（0.6分）肛门、直肠内触诊（0.6分）。

3. 报告检查结果（1.8分）

肛门括约肌紧张度是否正常（0.6分），肛周和直肠内壁有无触痛、肿块和狭窄（0.6分），手套或指套上有无分泌物及血迹等（0.6分）。

（五）跟腱反射检查（3分）

1. 考生站位，告知被检者体位、姿势（0.6分）

告知被检者取卧位（0.1分），外展、外旋下肢（0.2分）并屈曲髋、膝关节（0.2分），考生位于被检者右侧（0.1分）。

2. 检查方法（1.2分）

（1）考生左手握住被检者左足部（0.2分），使其踝关节背屈成直角（0.2分），右手持叩诊锤叩击跟腱（0.2分）。

（2）同样方法检查右侧跟腱反射。（0.6分）

3. 报告检查结果和正常表现（1.2分）

（1）报告检查结果：双侧跟腱反射是否存在、对称（0.3分），有无亢进、减弱或消失（0.3分）。

（2）正常表现为叩击跟腱时，引发腓肠肌收缩（0.3分），足向跖面屈曲（0.3分）。

（六）职业素质（3分）

六、神经系统检查

（一）神经反射

1. 浅反射　包括**角膜反射、腹壁反射和提睾反射**等。

腹壁反射：被检者**仰卧位**，下肢**稍屈曲**，使**腹壁完全松弛**，用较钝器械**由外向内**分别轻划**左右腹壁肋缘下（T_7 ~ T_8）、脐水平（T_9 ~ T_{10}）和腹股沟上（T_{11} ~ T_{12}）**的皮肤。观察相应部位腹肌收缩和脐的移位。

> ※易扣分点：①未嘱被检者下肢屈曲。②检查方法错误，正确顺序是由外而内轻划左右腹壁。

2. 深反射　包括**肱二头肌反射、肱三头肌反射、桡骨骨膜反射、膝反射、跟腱反射**等。

（1）跟腱反射（S_1 ~ S_2）：被检者**仰卧**，下肢屈曲，大腿稍**外展外旋**。检查者用左手握住足趾，使踝部稍背屈，用叩诊锤叩击跟腱。观察腓肠肌收缩引起的足背屈。

（2）肱二头肌反射（C_5 ~ C_6）：被检者**屈肘**，前臂**稍内旋**。检查者左手托起被检者肘部，以左手拇指置于肱二头肌腱上，用叩诊锤叩击检查者拇指。观察肱二头肌收缩引起前臂屈曲动作。

（3）膝反射（L_2 ~ L_4）：膝关节自然弯曲，用叩诊锤叩击髌骨和胫骨粗隆之间的股四头肌腱附着点。观察股四头肌收缩引起膝关节背伸。

> ※易扣分点：①未进行双侧对比检查。②叩诊部位错误。

踩点演练

例题1

【考查项目】

1. 测体重　须报告测量结果。

2. 脾脏触诊检查　双手触诊，须报告检查结果和脾可触及时需描述的内容。

3. 麦氏点检查　须报告检查结果。

4. 跟腱反射检查　报告检查结果和正常表现。

【评分标准】总分20分

（一）测体重（2分）

1. 测量方法（1.6分）

（1）告知被检者脱鞋，单衣站立于体重身高测量仪底座上。（0.4分）

（2）站立位置正确。（0.4分）

（3）身体直立。（0.4分）

（4）观察测量仪上指针读数。（0.4分）

2. 报告测量结果（0.4分）

报告测得体重，以千克表示。

（二）脾脏触诊检查（8分）

1. 仰卧位触诊（3.6分）

（1）考生站位，告知被检者体位、姿势（1.2分）

告知被检者取仰卧位，暴露腹部（0.4分），腹部放松，双腿屈曲，做腹式呼吸（0.4分），考生位于被检者右侧（0.4分）。

（2）检查方法（2.4分）

1）考生左手掌置于被检者左胸下部第9 ~ 11肋

处，将脾脏从后向前托起。(0.4分)

2）右平掌平放于脐部。(0.4分)

3）右手四指并拢，与左侧肋缘大致呈垂直方向。(0.8分)

4）从脐水平开始（0.1分），配合被检者腹式呼吸（0.2分），掌指关节伸直（0.1分），用示指前外侧指腹末端，或手指前端的桡侧迎触脾尖（0.2分），直至触及脾下缘或左肋缘为止（0.2分）。

2. 侧卧位触诊（3.6分）

（1）考生站位，告知被检者体位、姿势（1.2分）

告知被检者取右侧卧位（0.4分），左下肢屈曲（0.4分），考生位于被检者右侧（0.4分）。

（2）检查方法（2.4分）

1）考生左手掌置于被检者左胸下部第9～11肋处，将脾脏从后向前托起。(0.4分)

2）右手掌平放于脐部。(0.4分)

3）右手四指并拢，与左侧肋缘大致呈垂直方向。(0.8分)

4）配合被检者腹式呼吸（0.2分），掌指关节伸直（0.2分），用示指前外侧指腹末端，或手指前端的桡侧迎触脾尖（0.2分），直至触及脾下缘或左肋缘为止（0.2分）。

3. 报告检查结果和脾可触及时需描述的内容（0.8分）

（1）脾脏肋下是否触及。(0.4分)

（2）若触及脾脏，应描述：大小、质地、边缘和表面，有无压痛及摩擦感（每报告1项得0.1分）。(0.4分)

（三）麦氏点检查（4分）

1. 考生站位，告知被检者体位、姿势（0.8分）

告知被检者取仰卧位（0.2分），暴露腹部（0.2分），腹部放松，双腿屈曲（0.2分），考生位于被检者右侧（0.2分）。

2. 检查方法（2.8分）

（1）用右手平压（0.4分）在脐与右髂前上棘连线中外1/3交界处（0.4分），观察被检者的表情，并了解有无疼痛（0.4分）。

（2）用并拢的2～3个手指（示、中、环指）（0.4分）压于原处稍停片刻（0.4分），然后迅速抬起（0.4分），了解有无疼痛或疼痛是否骤然加重（0.4分）。

3. 报告检查结果（0.4分）

麦氏点有无压痛（0.2分）及反跳痛（0.2分）。

（四）跟腱反射检查（3分）

1. 考生站位，告知被检者体位、姿势（0.6分）

告知被检者取卧位（0.1分），外展、外旋下肢（0.2分）并屈曲髋、膝关节（0.2分），考生位于被检者右侧（0.1分）。

2. 检查方法（1.2分）

（1）考生左手握住被检者左足部（0.2分），使其踝关节背屈成直角（0.2分），右手持诊锤叩击跟腱（0.2分）。

（2）同样方法检查右侧跟腱反射。(0.6分)

3. 报告检查结果和正常表现（1.2分）

（1）报告检查结果：双侧跟腱反射是否存在、对称（0.3分），有无亢进、减弱或消失（0.3分）。

（2）正常表现为叩击跟腱时，引发腓肠肌收缩（0.3分），足向跖面屈曲（0.3分）。

（五）职业素质（3分）

例题2

【考查项目】

1. 气管位置检查　须报告检查结果。

2. 肠鸣音听诊　须报告检查结果。

3. 肛门指诊检查　使用肛诊模具检查，须口述检查体位，报告检查结果。

4. 腹壁反射检查　须报告检查结果和正常表现。

5. 跟腱反射检查　报告检查结果和正常表现。

【评分标准】总分20分

（一）气管位置检查（2分）

1. 考生站位，告知被检者体位、姿势（0.4分）

（1）考生位于被检者前面或右侧。(0.2分)

（2）告知被检者取坐位或仰卧位，颈部处于自然状态。(0.2分)

2. 检查方法（任选其一）

（1）方法一（1.2分）：①考生一手示指与环指分别置于被检者两侧胸锁关节上（0.4分）。②将中指置于气管之上（0.4分）。③观察中指是否在示指与环指中间（0.4分）。

（2）方法二（1.2分）：①考生一手示指与环指分别置于被检者两侧胸锁关节上（0.4分）。②以中指置于气管与两侧胸锁乳突肌之间的间隙（0.4分）。③根据两侧间隙是否等宽来判断气管有无偏移（0.4分）。

3. 报告检查结果（0.4分）

气管位置有无偏移，有偏移时需报告偏移方向（正常人气管位置居中）。(0.4分)

（二）肠鸣音听诊（2分）

1. 考生站位，告知被检者体位（0.4分）

告知被检者取仰卧位（0.1分），暴露腹部（0.1分），腹部放松（0.1分），考生位于被检者右侧（0.1分）。

2. 检查方法（1分）

(1) 将听诊器体件置于被检者右下腹或脐周。(0.4分)

(2) 听诊时间不少于1分钟。(0.6分)

3. 报告检查结果（0.6分）

被检者肠鸣音是否存在（0.2分）和每分钟实测到的肠鸣音次数，以每分钟多少次表示（正常为4～5次/分）（0.2分），判断肠鸣音是否活跃、亢进、减弱或消失（0.2分）。

（三）肛门指诊检查（6分）

1. 考生站位，告知被检者体位（1.2分）

摆放模具呈左侧卧位或肘（胸）膝位（0.6分），考生位于模具右侧或后面（0.6分）。

2. 检查方法（3分）

(1) 考生戴手套（或指套）。(0.6分)

(2) 涂以润滑剂。(0.6分)

(3) 以示指轻轻按摩肛门边缘（0.6分），使肛门括约肌松弛；然后轻柔地插入（0.6分）肛门、直肠内触诊（0.6分）。

3. 报告检查结果（1.8分）

肛门括约肌紧张度是否正常（0.6分），肛周和直肠内壁有无触痛、肿块和狭窄（0.6分），手套或指套上有无分泌物及血迹等（0.6分）。

（四）腹壁反射检查（4分）

1. 考生站位，告知被检者体位、姿势（0.8分）

告知被检者取仰卧位（0.2分），暴露腹部（0.2分），腹部放松，双上肢自然伸直置于躯干两旁，双下肢屈曲（0.2分），考生位于被检者右侧（0.2分）。

2. 检查方法（2.4分）

(1) 考生用钝针或棉签等钝性器具（0.6分）分别沿左、右腹壁肋缘下方由外向内轻划皮肤（上腹壁反射）(0.6分)。

(2) 沿左、右脐水平由外向内轻划皮肤（中腹壁反射）。(0.6分)

(3) 沿左、右腹股沟上方由外向内轻划皮肤（下腹壁反射）。(0.6分)

3. 报告检查结果和正常表现（0.8分）

(1) 两侧上、中、下腹壁反射是否存在、减弱或消失。(0.4分)

(2) 正常表现为腹壁反射两侧对称，局部腹肌收缩。(0.4分)

（五）跟腱反射检查（3分）

1. 考生站位，告知被检者体位、姿势（0.6分）

告知被检者取卧位（0.1分），外展、外旋下肢（0.2分）并屈曲髋、膝关节（0.2分），考生位于被检者右侧（0.1分）。

2. 检查方法（1.2分）

(1) 考生左手握住被检者左足部（0.2分），使其踝关节背屈成直角（0.2分），右手持叩诊锤叩击跟腱（0.2分）。

(2) 同样方法检查右侧跟腱反射。(0.6分)

3. 报告检查结果和正常表现（1.2分）

(1) 报告检查结果：双侧跟腱反射是否存在、对称（0.3分），有无亢进、减弱或消失（0.3分）。

(2) 正常表现为叩击跟腱时，引发腓肠肌收缩（0.3分），足向跖面屈曲（0.3分）。

（六）职业素质（3分）

（二）脑膜刺激征

包括以下三项检查。

1. 颈强直　被检者**取仰卧位**，检查者**左手托**被检者**枕部**，**右手置**于**胸前**作**屈颈**动作，感觉颈部有无抵抗感。阳性表现为被动屈颈时抵抗力增强。

2. 凯尔尼格征　被检者**仰卧**，双下肢伸直。检查者先将其**一侧髋关节屈曲成直角**，然后将**小腿抬高伸膝**。正常人**膝关节可伸达135°**以上。如伸膝受阻且伴疼痛与屈肌痉挛为阳性。

3. 布鲁津斯基征　基本检查动作同颈强直检查，被检者**仰卧**，下肢自然伸直，然后做屈颈动作，阳性表现为两侧膝关节和髋关节屈曲。

> ❖易扣分点：①未检查双侧。②只做不说，应边操作边描述。③检查完毕忘记报告检查结果。

踩点演练

例题

【考查项目】

1. 脑膜刺激征检查　须报告检查结果和阳性表现。

2. 滑车上淋巴结检查　须报告检查结果和淋巴结肿大需描述的内容。

3. 乳房视诊检查　使用女性胸部模具，须口述检查内容。

4. 皮肤弹性和下肢水肿检查　须报告检查结果。

【评分标准】总分20分

（一）脑膜刺激征检查（8分）

1. 考生站位，告知被检者体位、姿势（1.2分）

告知被检者取仰卧位（0.3分），双上肢自然伸直置于躯干两旁（0.3分），双下肢自然伸直、放松（0.3分），考生位于被检者右侧（0.3分）。

2. 检查内容及方法（4.8分）

（1）颈强直（1.6分）

考生用左手托被检者枕部（0.4分），右手置于胸前做屈颈动作（0.4分），观察或感觉被动运动时颈部有无抵抗（0.4分），在除外颈部肌肉或局部椎体病变后可认为有脑膜刺激征（0.4分）。

（2）凯尔尼格征（1.6分）

1）考生左手固定被检者膝关节，右手托持于被检者足跟部（0.2分），屈曲髋、膝关节使之均成90°（0.2分）。

2）右手抬高被检者小腿并使之伸膝达135°以上（0.2分），询问被检者有无疼痛感（0.2分）。

3）用上述方法检查另一侧。（0.8分）

（3）布鲁津斯基征（1.6分）

1）考生用左手托被检者枕部（0.4分），右手置于被检者胸前作屈颈动作（0.4分）。

2）观察被检者髋、膝关节有无屈曲动作。（0.8分）

3. 报告检查结果和阳性表现（2分）

（1）报告检查结果：脑膜刺激征为阳性或阴性（正常人脑膜刺激征为阴性）。（0.8分）

（2）颈强直阳性表现为被动屈颈时抵抗力增强。（0.4分）

（3）凯尔尼格征阳性表现为伸膝受阻伴有疼痛或下肢屈肌牵拉痉挛。（0.4分）

（4）布鲁津斯基征阳性表现为被动屈颈时双侧膝关节和髋关节屈曲。（0.4分）

（二）滑车上淋巴结检查（3分）

1. 考生站位，告知被检者体位、姿势（0.4分）

告知被检者取坐位或仰卧位（0.2分），考生位于被检者前面或右侧（0.2分）。

2. 检查方法（1.4分）

（1）确定检查部位：上臂内侧，肱二头肌与肱三头肌之间的间沟内。（0.2分）

（2）检查被检者左侧时用左手（0.2分）扶托被检者左前臂（0.2分）；右手示、中、环指并拢，于检查部位由浅及深进行滑动触诊（0.2分）。

（3）检查被检者右侧时用右手（0.2分）扶托被检者右前臂（0.2分）；左手示、中、环指并拢，于检查部位由浅及深进行滑动触诊（0.2分）。

3. 报告检查结果和淋巴结肿大需描述的内容（1.2分）

（1）是否触及滑车上淋巴结。（0.4分）

（2）淋巴结肿大需描述：部位、数目、大小、质地、活动度、压痛、局部皮肤有无红肿和瘘管形成（每报告1项得0.1分）。（0.8分）

（三）乳房视诊检查（4分）

1. 考生站位，告知被检者体位（0.4分）

摆放模具呈坐位或仰卧位，充分暴露前胸部（0.2分），考生位于其前面或右侧（0.2分）。

2. 检查方法（3.6分）

（1）两侧乳房是否对称。（0.4分）

（2）皮肤有无发红（0.4分）、溃疡（0.4分）。

（3）有无橘皮样改变（0.2分），乳房皮肤有无回缩（0.2分）。

（4）乳头的位置、大小、对称性。（1.2分）

（5）乳头有无内陷。（0.4分）

（6）乳头有无分泌物。（0.4分）

（四）皮肤弹性和下肢水肿检查（2分）

1. 检查部位（0.8分）

（1）皮肤弹性：选择手背或上臂内侧部位（任选其一）。（0.4分）

（2）下肢水肿：选择下肢足背、踝部或胫前（任选其一）。（0.4分）

2. 检查方法（1.2分）

（1）皮肤弹性（0.6分）

1）以拇指和示指将检查部位皮肤提起，然后松开，观察皮肤恢复情况。（0.4分）

2）两侧对比。（0.2分）

（2）下肢水肿（0.6分）

1）用手指按压检查部位，待手指松开后观察按压部位皮肤有无凹陷和凹陷程度。（0.4分）

2）两侧对比。（0.2分）

（五）职业素质（3分）

（三）病理反射（巴宾斯基征）

1. 病理反射也称**锥体束征**，见于**上运动神经元损伤**。包括**巴宾斯基征、奥本海姆征、戈登征等**。最常用的检查是**巴宾斯基征**。

2. 巴宾斯基征　检查时用较钝物（如竹签）沿**足底外侧缘由后向前划至小趾根部并转向内侧趾**。阳性反应为**踇趾背伸，其余四趾向背部扇形张开**。

> ※易扣分点：①检查者体位错误，应位于被检者右侧。②检查方向错误，应沿足底外侧缘由后向前划至小趾根部并转向内侧趾。③未进行双侧检查。

踩点演练

例题

【考查项目】

1. 肺部听诊检查　须报告检查结果。

2. 手部及其关节视诊检查　须口述视诊内容。

3. 病理反射（巴宾斯基征）　须报告检查结果和阳性表现。

4. 心脏触诊检查　须口述检查内容，报告检查结果。

【评分标准】总分20分

（一）肺部听诊检查（6分）

1. 考生站位，告知被检者体位（0.8分）

（1）告知被检者取坐位或仰卧位（0.2分），充分暴露前胸部和背部（0.2分）。

（2）考生位于被检者右侧。（0.4分）

2. 检查内容和方法（4分）

（1）呼吸音及啰音检查（2.2分）

1）考生用听诊器体件置于胸壁，要求被检者均匀而平静地呼吸（0.3分），必要时嘱被检者深呼吸、屏气或咳嗽（0.3分）（隔衣听诊此项不得分）。

2）听诊顺序：由肺尖开始，自上而下，由前胸、侧胸到背部。（0.6分）

3）左右两侧对称部位进行比较。（0.6分）

4）每处至少听1~2个呼吸周期。（0.4分）

（2）语音共振检查（0.8分）

1）嘱被检者用一般声音强度重复发“yi”长音（或耳语“1、2、3”）。（0.4分）

2）考生用听诊器体件置于被检者前、后胸壁，由上而下、左右两侧对称部位对比听诊。（0.4分）

（3）胸膜摩擦音检查（1分）

1）将听诊器体件分别置于被检者两侧前下胸部进行听诊。（0.4分）

2）嘱被检者深呼吸，注意吸气相和呼气相有无胸膜摩擦的声音（0.3分），嘱被检者屏气，听诊摩擦音是否消失（0.3分）。

3. 报告检查结果（1.2分）

双肺呼吸音是否清晰，有无增强或减弱，有无异常呼吸音，有无啰音，有无胸膜摩擦音，语音共振有无增强或减弱（每项0.2分）。

（二）手部及其关节视诊检查（2分）

1. 考生站位，告知被检者体位、姿势（0.6分）

告知被检者取立位、坐位或仰卧位（0.2分），双手自然放松并充分暴露（0.2分），考生位于被检者前面或右侧（0.2分）。

2. 视诊内容（1.4分）

（1）被检者双手有无红肿、皮肤破损、皮下出血，有无肌萎缩等（每项0.1分）。（0.4分）

（2）手指末端有无发绀、苍白，有无杵状指、反甲（匙状甲）（每项0.1分）。（0.4分）

（3）双手指关节有无畸形、肿胀、活动受限等（每项0.2分）。（0.6分）

（三）病理反射（巴宾斯基征）检查（3分）

1. 考生站位，告知被检者体位、姿势（0.6分）

告知被检者取仰卧位（0.1分），双上肢自然伸直置于躯干两旁（0.2分），双下肢自然伸直放松（0.2分），考生位于被检者右侧（0.1分）。

2. 检查方法（1.2分）

（1）考生左手扶持被检者踝关节。（0.2分）

（2）右手用钝针或棉签等钝性器具（0.2分）沿足底外侧缘（0.1分）由后向前划至小趾近根部时转向内侧（0.1分）。

（3）用上述方法检查另一侧。（0.6分）

3. 报告检查结果和阳性表现（1.2分）

（1）报告检查结果：巴宾斯基征阳性或阴性（正常成人巴宾斯基征阴性）。（0.6分）

（2）巴宾斯基征阳性表现为踇趾背伸（0.3分），其余四趾呈扇形张开（0.3分）。

（四）心脏触诊检查（6分）

1. 考生站位，告知被检者体位（0.5分）

告知被检者取坐位或仰卧位（0.2分），充分暴露前胸部（0.2分），考生位于被检者前面或右侧（0.1分）。

2. 检查内容和方法（4分）

（1）心尖搏动及心前区搏动检查（1分）

1）考生用右手全手掌置于心前区。（0.4分）

2）用右手示指、中指指腹并拢触诊心尖搏动。（0.6分）

（2）震颤检查（1.8分）

用手掌尺侧（小鱼际）（0.3分），在各瓣膜听诊区触诊二尖瓣区（心尖区）开始→肺动脉瓣区→主动脉瓣区→主动脉瓣第二听诊区→三尖瓣区（每个瓣膜区0.3分，共1.5分）。

（3）心包摩擦感检查（1.2分）

1）在心前区或胸骨左缘第3、4肋间用小鱼际或并拢四指的掌面触诊（0.3分），嘱被检者屏住呼吸（0.3分），判断有无心包摩擦感。

2）若被检查者取卧位，检查时应请被检查者改为坐位前倾，检查摩擦感是否增强。(0.6分)

3. 报告检查结果（1.5分）

（1）心尖搏动的具体位置（正常成人心尖搏动位于第5肋间，左锁骨中线内侧0.5～1.0cm）(0.3分)，有无增强或减弱（0.3分）。

（2）心前区有无异常搏动，有无震颤和心包摩擦感（每项0.3分）。(0.9分)

（五）职业素质（3分）

第三考站

基本操作

一、手术区消毒、铺巾

（一）手术区消毒注意要点

1. 范围

（1）腹部手术：上自乳头连线，下至大腿上、中1/3交界处，两侧至腋中线。如果手术切口在腹部某侧边缘，该侧则往往需要消毒至腋后线。

（2）体表小手术：手术切口周围至少15cm的区域。

2. 方式

（1）小手术野：采用环形或螺旋形消毒。

（2）大手术野：采用平行形或叠瓦形消毒。

3. 原则

（1）离心形消毒：清洁皮肤消毒应以切口为中心开始向周围涂擦。

（2）向心形消毒，感染伤口或肛门、会阴部的消毒，应从手术区外周清洁部向感染伤口或肛门、会阴部涂擦。

4. 消毒过程（以腹部手术为例）　见表3-0-1。

表3-0-1　手术区消毒过程

方法	消毒过程
碘酒消毒法	①第1遍用2%碘酊涂擦，第2遍和第3遍用70%乙醇溶液涂擦。②先将碘酊滴入肚脐，以**切口为中心**开始涂擦，**绕过肚脐**；涂擦时不留空隙，涂擦完毕，翻过卵圆钳用棉球的另一侧将肚脐内的消毒液蘸干。然后用70%乙醇涂擦2遍脱碘，避免碘酊对皮肤的损伤
碘伏消毒法	①用碘伏涂擦3遍。②第1遍先将碘伏滴入肚脐，以切口为中心开始涂擦，绕过肚脐；涂擦时不留空隙，涂擦完毕，翻过卵圆钳用棉球的另一侧将肚脐内的消毒液蘸干。第2遍和第3遍可不再专门蘸肚脐，也可以每遍都和第1遍相同，都在开始时滴入肚脐，结束时蘸干肚脐。后一遍的消毒范围**不超出**前一遍的消毒范围

注：会阴部消毒采用碘伏或0.1%苯扎溴铵（新洁尔灭）消毒方法。

（二）铺巾操作注意要点

1. 常先铺对侧，再铺相对不洁区（如会阴部、下腹部），再铺头侧，最后铺靠近考生的一侧（若已穿好手术衣，则先铺自己的一侧，再铺相对不洁的一侧，然后铺其他两侧），并用巾钳夹住手术巾交角处，以防移动。

2. 在助手帮助下，铺中单、大单。大单的头端应盖过麻醉架，两侧和足端部应垂下超过手术台边30cm。

> ❖易扣分点：①已经接触污染部位的药液纱布再返回涂擦清洁处。②无菌巾铺下后发现位置不准确，向手术区内移动。③消毒过程中未保持卵圆钳钳段低于握持端。

踩点演练

例题

【临床情景】女性，32岁。转移性右下腹痛10小时。诊断为急性阑尾炎，完善术前检查，准备经麦氏切口行阑尾切除术，已签好手术知情同意书。患者现已处于麻醉状态，平卧于手术台上。

【要求】请用碘酊为患者（医学模拟人）进行手术区域皮肤消毒，并铺手术巾、手术单。

【评分标准】总分20分。

（一）操作前准备（3分）

1. 戴帽子、口罩（头发、鼻孔不外露）（0.5分），预先修剪指甲，更换刷手衣（可口述）（0.5分）。

2. 手术野皮肤暴露范围正确。上自乳头连线水平以上，下至大腿中、上1/3交界线以下，两侧至腋后线（1分）。

3. 完成术前刷手（可口述）（1分）。

（二）消毒操作过程（8分）

1. 考生一手端消毒碗（盛有碘伏纱布块/棉球），另一手持卵圆钳（0.5分），站立于患者右侧

（0.5分）。

2. 碘伏涂擦手术区域。（第1遍消毒）首先将碘伏滴入脐孔内（0.5分），消毒皮肤时绕过脐孔（0.5分）；皮肤消毒完毕，翻转卵圆钳，用纱布块棉球的另一侧将脐孔内的消毒液蘸干（0.5分）（第2、3遍消毒可不做脐孔的专门处理）。

3. 消毒过程中，一直保持卵圆钳前端低于握持端（0.5分）。

4. 以麦氏切口为中心（0.5分），自上而下、由内及外叠瓦式消毒皮肤或螺旋式由切口向外消毒皮肤（0.5分）。

5. 消毒范围为上自乳头连线水平（0.5分），下至大腿中、上1/3交界线（0.5分），右侧至腋后线（0.5分），左侧至腋中线（0.5分）。

6. 消毒3遍（1分）。

7. 每一遍消毒区域均略小于前一遍范围（0.5分）；每一遍消毒过程不留空白区域（如果有空白区需更换消毒纱布块棉球补充消毒）（0.5分）。

（三）铺巾操作过程（6分）

1. 用4块无菌巾，部分反折，铺盖在拟定切口四周，反折部靠近切口（0.5分）。铺巾后手术野皮肤暴露范围适度（0.5分）。

2. 先铺会阴侧或对侧手术巾（0.5分），最后铺己侧的手术巾（1分），铺巾顺序是会阴—头侧—对侧—己侧，或会阴—对侧—头侧—己侧，或对侧—会阴—头侧—己侧（先铺头侧最后铺己侧得0.5分，先铺己侧本项不得分）。

3. 用4把巾钳固定手术巾，巾钳夹住手术巾交角（0.5分）。

4. 铺中单，请考官协助（0.5分）。在拟定切口下、上方各铺一块中单（0.5分）。

5. 铺大单，请考官协助（0.5分）。先将大单洞口对准拟定切口，然后将大单头端盖过麻醉架，两侧和足端下垂超过手术台边30cm（0.5分）。

6. 铺巾过程中不得随意移动已铺好的巾单（仅手术巾可向切口外侧适当移动）（1分）。

（四）职业素质（3分）

1. 在操作过程中，无菌观念强，动作轻柔规范，体现爱护患者的意识，注意保护隐私（1.5分）。

2. 着装整洁，仪表端庄，举止大方，主动自我介绍，语言文明，认真细致，表现出良好的职业素质（1.5分）。（注：下述题目要求均同此题，不再赘述。）

二、外科手消毒

（一）肥皂水刷手法注意要点

1. 刷手　先用清水冲洗双手、前臂和上臂至肘上10cm处，再用无菌毛刷蘸肥皂水刷洗手和臂。注意刷洗手指甲缘、掌纹处（或指蹼处）。三段法：先刷双手，再刷双前臂，最后刷双上臂，**刷三遍**共约10分钟。

（1）第一遍刷到肘上10cm处，刷完后，手指朝上、肘部朝下，用清水冲去手臂上的肥皂水，一遍3分钟。

（2）更换无菌毛刷，蘸肥皂水同法刷洗第二遍至肘上8cm处，清水冲去肥皂水。

（3）不更换毛刷，蘸肥皂水刷洗第三遍至肘上6cm处，清水冲去肥皂水。

2. 擦手　用无菌小毛巾顺序擦干手、前臂和上臂；再换另一块无菌小毛巾顺序擦干另一侧。擦过肘部的小毛巾不能再接触手和前臂。

3. 浸泡　将手、前臂和上臂至肘上6cm处浸泡在70%乙醇溶液内，**浸泡5分钟**。乙醇过敏者可用0.1%苯扎溴铵（新洁尔灭）代替。

4. 姿势　手臂浸泡结束后，保持**拱手姿势**，待其自然晾干。

（二）免冲洗手消毒剂刷手法注意要点

1. 皂液刷洗

（1）方法一：先用清水冲洗双手、前臂和上臂至肘上10cm处；用无菌毛刷接取适量皂液，采用三段法刷洗手和臂；刷完后，手指朝上、肘部朝下，用清水冲去手臂上的皂液；共3分钟。

（2）方法二：先用清水冲洗双手、前臂和上臂至肘上10cm处；用手接取适量皂液，按六步洗手法揉搓双手至腕部，再取皂液分别从两侧腕部开始螺旋向上揉搓前臂和上臂至肘上10cm处；手指朝上、肘部朝下，用清水冲去手臂上的皂液；共3分钟。

2. 擦手　同肥皂水刷手法的擦手注意要点。

3. 免冲洗手消毒剂消毒　一只手取适量免冲洗手消毒剂于掌心，另一只手的五指指尖将掌心中的消毒剂摊开，用手将消毒剂均匀涂擦于另一侧前臂和上臂至肘上6cm处；同法涂擦另一侧。最后，两手再取适量免冲洗手消毒剂，按六步洗手法将消毒剂均匀揉搓涂擦于双手至手腕。保持拱手姿势，等待自然晾干。

（三）碘伏刷手法注意要点

1. 肥皂水刷洗双手、前臂和上臂至肘上10cm，刷洗2遍（第2遍至肘上8cm）。

2. 同肥皂水刷手法的擦手注意要点。

3. 用浸透碘伏的纱布涂擦手、前臂和上臂至肘上6cm处2遍（第2遍略低于第1遍），保持拱手姿势，待其自然晾干。

※易扣分点：①忽视手指甲缘、掌纹处（或指蹼处）的刷洗。②无菌毛刷、无菌小毛巾接触到上臂后，再接触手部和前臂。③洗手及消毒范围未达到要求。

踩点演练

例题

【临床情景】 作为外科住院医师，准备参加手术。现已完成更衣，戴好帽子、口罩，需要做进一步的术前准备。

【要求】 请用肥皂水刷手法进行手术前手臂消毒。

【评分标准】 总分20分。

（一）操作前准备（2分）

将刷手衣衣袖挽至肘上10cm以上。

（二）刷手及擦干操作过程（11分）

1. 先用清水冲洗双手、前臂和上臂至肘上10cm处（1分），再用无菌毛刷蘸肥皂水刷洗手和臂（1分）。

2. 刷手顺序采用三段法。先刷双手、再刷双前臂，最后刷双上臂，顺序不可逆转（2分），注意甲缘、甲沟和指间等处的刷洗（1分）。

3. 刷洗一遍后，手指朝上、肘部朝下（1分），用清水将肥皂水冲去（1分）。

4. 刷洗3遍，共约10分钟（可口述）（1分）。每一遍刷洗不超过前一遍的高度（可口述）（1分）。

5. 用无菌小毛巾按顺序擦干手、前臂和上臂，再换另一块无菌小毛巾按顺序擦干另一侧（1分）；擦过肘部的毛巾不能再接触手和前臂（1分）。

（三）浸泡及晾干过程（4分）

1. 将手、前臂到肘上6cm处浸泡在70%乙醇溶液内（2分）。

2. 浸泡时间5分钟（可口述）（1分）。

3. 手臂浸泡后保持拱手姿势，待其自然晾干（1分）。

（四）职业素质（3分）

三、穿、脱手术衣及戴无菌手套

（一）穿手术衣注意要点

1. 取一件折叠的手术衣，手不得触及下面的手术衣，远离胸前、手术台和其他人员，用双手提起衣领两端轻**抖开**手术衣，有腰带的一面向外。

2. 将手术衣略向上**抛起**，双手顺势同时插入袖筒，手伸向前，**不可高举过肩**，待巡回护士在后面协助穿衣，使双手伸出袖口，不得用未戴手套的手拉衣袖或接触其他处。

3. 系腰带

（1）前交叉手术衣：穿上手术衣后，稍弯腰，使腰带悬空，**两手交叉**提起腰带中段（腰带不要交叉），巡回护士在侧后接住手术衣带端头，并在**背后系紧衣带**，避免接触手术衣的其他部分。戴好手套。

（2）包背式手术衣：穿上手术衣、戴无菌手套后自行解开并提起前襟的腰带，将右手的腰带递给已戴好手套的手术人员，或由巡回护士用无菌持物钳夹持，自身向左后旋转一周，使腰带及连带的手术衣背后部分包绕考生，穿衣者接住腰带，**自行**将两根腰带在左侧腰间系结。

4. 在等待手术期间，双手拱手置于胸前。双手不可高举过肩、垂于腰下或双手交叉放于腋下。

（二）脱手术衣注意要点

1. 解开腰带

（1）前交叉式手术衣：由助手在背后解开衣结及腰带。

（2）包背式手术衣：由助手在背后解开衣结，自行解开腰带。

2. 助手将手术衣从肩部向肘部翻转，再向手的方向拉脱下，或者自己双手分别抓住对侧手术衣肩部，自上向下拉，使衣袖翻向外，手套的腕部内侧面随手术衣袖翻转于手上。

3. 脱下全部手术衣，使衣里外翻，保护手臂及刷手衣裤不被手术衣外面所污染，最后脱下手术衣置于指定位置。

（三）戴无菌手套注意要点

1. 取出内层套袋，用左手自手套袋内捏住两只手套套口的**翻折部**而一并取出。

2. **先将右手伸入右手手套内**，再用已戴手套的右手除拇指外的其余四指插入左手手套的翻折部，协助左手伸入手套内。

3. 整理衣袖口，避免触及腕部皮肤，将手套翻折部翻回盖住手术衣袖口上。

※易扣分点：①抖开手术衣时，手术衣接触地面等。②穿上手术衣后，双手下垂。③脱手术衣时，先脱手套、后脱手术衣。④没有戴无菌手套的手，碰到手套外面。

踩点演练

例题

【临床情景】你今天需要连续参加两台手术。第1台是乳腺纤维腺瘤切除术，第2台是阑尾切除术、现已经完成刷手，进入手术室。

【要求】请穿无菌手术衣（包背式），戴无菌手套。然后，为了免刷手接台参加第2台手术，请脱去手术衣、手套，准备接台手术。

【评分标准】总分20分。

（一）穿无菌手术衣、戴无菌手套操作过程（12分）

1. 拿起叠放着的手术衣，双手不能碰触下面的手术衣（1分）。

2. 双手分别提起手术衣的衣领两端，有腰带的一面向外，抖开手术衣（1分）。

3. 将手术衣向上抛起，双手顺势向前上方插入袖筒，请助手（考官）在身后协助穿手术衣，考生双手伸出袖口（2分）。

4. 戴无菌手套（5分）

（1）考生自手套袋内捏住手套翻折部，取出手套（0.5分）；确认手套方向后，右手插入右手手套内（0.5分）（考生也可先佩戴左手手套，操作要求相同）。

（2）已戴手套的右手四指（除拇指外）插入左手手套翻折部，左手插入手套内（1分）；将左手手套翻折部翻转包绕至手术衣袖口上（1分）。

（3）用戴好手套的左手四指插入右手手套的翻折部，将翻折部翻转包绕至右手手术衣袖口上（1分）。

（4）戴手套全程手套外侧面不能接触皮肤或手套内侧面（1分）。

5. 考生解开打结的腰带，将右手侧的腰带递给助手（考官）（1分）。

6. 请助手（考官）用无菌钳夹住，考生转身一周，接住助手（考官）夹持的腰带，自行在腰间打结（1分）。

7. 穿手术衣过程中，手及前臂不能高过双肩或低于腰部，不能向两侧过度外展（1分）。

（二）手术衣、脱手套操作过程（5分）

1. 考生自行解开腰带，由助手（考官）在背后解开衣结（1分）。

2. 嘱助手（考官）面对考生，拉住考生手术衣衣领，向前翻转拉下手术衣，使手套套口翻转于手腕部（1分）。

3. 考生一手插入另一手手套的翻转部，扯下手套（1分）；已脱掉手套的手捏住另一手套的接触皮肤侧（内面），扯下第二只手套（1分）。

4. 双手不能接触手套的外侧面（1分）。

（三）职业素质（3分）

四、手术基本操作

（一）切开注意要点

1. 切口选择原则

（1）在病变附近，通过最短途径以最佳视野显露病变。

（2）对组织损伤小，不损伤重要的解剖结构如血管神经等，不影响该部位的生理功能。

（3）有利于快速而牢固的愈合；面颈部手术切口尽量与皮纹一致；尽可能选取较隐蔽的切口。

（4）有足够的长度便于手术操作，需要时应易于延长。

2. 安装刀片的方法

（1）安装刀片：先使刀柄尖端两侧浅槽与刀片中孔上端狭窄部分衔接，向后拉刀片，使其根部就位。

（2）更换刀片：左手握持刀柄，右手用持针器（或血管钳）夹住刀片近侧端，轻轻抬起并向前推，使刀片与刀柄脱离。

3. 传递手术刀　递者应握住刀片与刀柄衔接处，背面朝上，将**刀柄的尾部**交给操作者。

4. 执刀方法

（1）执弓式：最常用，用于胸腹部较大切口。

（2）握持式：用于坚韧组织的切开。

（3）执笔式：用于较小的切口。

（4）反挑式：常用于浅表脓肿切开。

5. 切开方法　切开皮肤时，考生的左手拇、示两指分开，绷紧固定切口两侧皮肤（较大切口应由主刀和助手用左手掌边缘或纱布垫相对应地压迫皮肤），右手执刀与皮肤垂直切开。要点是**垂直下刀、水平走刀、垂直出刀、用力均匀**。皮肤、皮下组织一次切开，避免多次切割。

（二）缝合注意要点

1. 缝合方法

（1）单纯对合缝合

1）**单纯间断缝合法：最常用**，常用于皮肤、皮下组织、腹膜等的缝合。

2）单纯连续缝合法：节省用线和时间，常用于皮下组织、腹膜等的缝合。

3）“8”字形缝合法：结扎较牢固且可节省时间，常用于缝合腱膜及缝扎止血。

4）连续扣锁缝合法：又称毯边（锁边）缝合法，闭合及止血效果较好，常用于胃肠道吻合时后壁全层缝合。

（2）内翻缝合法

1）全层间断内翻缝合：多用于胃肠道吻合。

2）浆肌层间断内翻缝合：用于胃肠道吻合的第二层缝合。

3）荷包缝合：用于阑尾切除后其残端的包埋。

（3）外翻缝合法：常用于血管吻合、腹膜缝合、减张缝合等。

1）间断垂直褥式外翻缝合法：常用于缝合松弛的皮肤（如老年或经产妇腹部、阴囊皮肤等）。

2）间断水平褥式外翻缝合法：常用于腹部减张缝合。

3）连续外翻缝合法。

2. 操作原则

（1）缝合切口时应将创缘各层对合好。缝合皮肤皮下时，垂直进针和出针，不宜过深或过浅。

（2）以间断缝合为例，一般每针边距0.5～0.6cm，针距1.0～1.2cm，相邻两针间的四点形成正方形为佳。

（3）结扎时宜将创缘对拢，不宜过紧或过松。

（4）剪线原则是体内组织结扎的丝线线头保留2mm，肠线线头保留3～4mm，血管缝线线头保留5～8mm，皮肤缝合的线头一般为5～8mm，便于以后拆除。

（三）打结注意要点

1. 方法

（1）单手打结法：最常用。

（2）双手打结法：较常采用，主要用于深部或组织张力较大的缝合结扎。

（3）器械打结法：用持针钳或血管钳打结，常用于体表小手术或线头短用手打结有困难时。在张力缝合时，为防止滑脱，可在第一个结时连续缠绕两次形成外科结。

（4）对深部组织如胸、腹、盆腔的组织结扎，应施行深部打结法。

2. 原则

（1）第一个结和第二个结的方向不能相同，否则即呈假结，容易滑脱；即使两结的方向相反，如果两手用力不均匀，只拉紧一根线，即呈滑结。注意避免。

（2）两手用力要相等，两手用力点及结扎点三点呈一线，不能向上提拉，以免撕脱结扎点造成再出血。打第二个结时，第一个线结注意不能松脱。

（3）打结时，每一结均应放平后再拉紧，如果未放平，可将线尾交换位置，忌使之呈锐角。

（4）结扎时用力应缓慢均匀。两手的距离不宜离线结处太远。

（5）重要的血管和组织需行两次以上的结扎。

（四）止血注意要点

1. 压迫止血

（1）指压止血法：用手指把出血部位近端的动脉血管压在骨骼上，使血管闭塞，血流中断而止血。止住血后，应根据具体情况换用其他有效的止血方法。此法常临时用于动脉出血，不宜持久采用。

（2）加压包扎止血法：用于小动脉以及静脉或毛细血管的出血。伤口内有碎骨片时，禁用此法，以免加重损伤。

（3）填塞止血法：用于中等动脉出血。大、中静脉损伤出血，或伤口较深、出血严重时，可直接用于不能采用指压止血法或止血带止血法的出血部位。

（4）止血带止血法：是四肢较大动脉出血时救命的重要手段，用于其他止血方法不能奏效时。

1）充气止血带：如血压计袖带，对受压迫的组织损伤较小，易控制压力，放松也方便。

2）橡皮止血带：可选用橡皮管，弹性好，易使血管闭塞，但管径过细易造成局部组织损伤。操作时，在准备结扎止血带的部位加好衬垫，以左手拇指和示、中指拿好止血带的一端，另一手拉紧止血带围绕肢体缠绕一周，压住止血带的一端，然后再缠绕第二周，并将止血带末端用左手示、中指夹紧，向下拉出固定即可。还可将止血带的末端插入结中，拉紧止血带的另一端，使之更加牢固。

3）绞紧止血法：如无橡皮止血带，可根据情况选用三角巾、绷带、领带、布条等均可，折叠成条带状，当作止血带使用。上止血带的部位加好衬垫后，用止血带缠绕，然后打一活结，再用一短棒、筷子、铅笔等的一端插入活结一侧的止血带下，并旋转绞紧至停止出血，再将短棒、筷子或铅笔的另一端插入活结套内，将活结拉紧即可。

2. 结扎止血

（1）单纯结扎止血：先用止血钳钳夹出血点，然后将丝线绕过止血钳下的血管和周围少许组织，结扎止血。

结扎时，持钳者先抬起钳柄，当结扎者将缝线绕过止血钳后，下落钳柄，将钳头翘起，并转向结扎者的对侧，显露结扎部位。当第一道结收紧后，应缓慢放开并撤离止血钳，结扎者打第二道结。遇到重要血管在打好第一道结后，应在原位稍微放开止血钳，以便第一道结进一步收紧，然后再夹住血管，打第二道结，完成这次打结后，结扎者重新取线再一次结扎。

（2）缝扎止血：适用于较大血管或重要部位血管出血。

先用止血钳钳夹血管及周围少许组织，然后用缝针穿过血管端和组织并结扎，可行单纯缝扎或“8”字形缝扎。缝扎打结更不容易滑脱。

❖易扣分点：①切开时手法不正确。②缝合时，持针器夹针位置不正确。③打结时，两个单结的方向相同。

踩点演练

例题1

【临床情景】男性，55岁。发现肩背部皮下肿块半年，拟手术切除。已完善术前检查，签好手术知情同意书。患者俯卧在手术台上，已经完成手术区域皮肤消毒。

【要求】请上台为患者（医学模拟人或模具）行皮肤切开、缝合的操作（切口长4cm，间断缝合3针，用单手打结法打结，不做肿块切除）。

【评分标准】总分20分。

（一）操作前准备（3分）

1. 戴帽子、口罩（头发、鼻孔不外露），刷手（口述）（0.5分）。

2. 告知患者手术目的并取得配合（0.5分）。

3. 材料准备，包括无菌手术包，注射器，利多卡因注射液，消毒用物，无菌纱布、棉球等（0.5分）。

4. 戴无菌手套（1分）。

5. 手术区铺洞巾（0.5分）。

（二）切开、缝合操作过程（14分）

1. 用利多卡因注射液行局部浸润麻醉，先沿切口注射，长度要超过切口长度，再在肿物四周行浸润麻醉（0.5分）。

2. 使用持针器正确安装刀片（0.5分）。

3. 用一手拇指和示指在切口两侧固定皮肤（0.5分），另一手执笔式执刀做皮肤切开，执刀方法正确（0.5分）。

4. 切开手法正确，垂直下刀、水平走刀、垂直出刀（1.5分）。

5. 切口长度适中（0.5分），切口整齐、深度适中（0.5分）。

6. 选择三角针（0.5分），持针器夹针位置正确（缝针的中后1/4～1/3处），穿好合适的缝线（0.5分）。

7. 用70%乙醇棉球或纱布再次消毒切口皮肤（0.5分），一手持有齿镊夹持皮肤切口（0.5分），另一手持持针器，握持方法正确（0.5分）。

8. 缝合切口

（1）缝合手法正确（垂直进针，沿缝针弧度挽出），不留死腔（1.5分）。

（2）用单手打结法打结，手法正确，两个单结绕线方向相反，松紧适度（1.5分）。

（3）剪线手法正确，线头长0.5～1.0cm（0.5分）。

9. 针距、边距适当（通常针距为1cm，边距为0.5cm）（1分）。

10. 将切口皮肤对合整齐（0.5分）。

11. 缝合完成度高（每少缝1针扣0.5分）（1.5分）。

12. 操作结束后告知患者相关注意事项（0.5分）。

（三）职业素质（3分）

例题2

【临床情景】你作为外科住院医师，配合上级医师进行皮肤割伤清创缝合手术。现清创手术操作结束，清点物品无误，皮下组织已经缝合完毕，准备缝合皮肤切口。

【要求】请上台完成患者（医学模拟人或模具）切口皮肤的缝合（单纯间断缝合5针，用器械打结法打结）。

【评分标准】总分20分。

（一）操作前准备（3分）

1. 戴帽子、口罩（头发、鼻孔不外露），刷手（口述）（0.5分）。

2. 戴无菌手套（0.5分）。

3. 选择三角针（0.5分），穿好合适的缝线

(0.5分)。

4. 用70%乙醇棉球或纱布再次消毒切口皮肤(1分)。

(二) 缝合、打结操作过程(14分)

1. 持有齿镊方法正确，提起缝合处皮缘(1分)。

2. 持针器握持方法正确(0.5分)，持针器夹针位置正确(缝针的中后1/4~1/3处)(0.5分)。

3. 缝合切口，缝合手法正确(垂直进针，沿缝针弧度出针)，不留死腔(2分)。

4. 用器械打结法打结。两个单结绕线方向相反，拉线方向与切口垂直，用力均匀(2分)。

5. 结扣无滑结，牢固可靠，松紧适度(1分)。剪线手法正确，线头长0.5~1.0cm(1分)。

6. 针距、边距恰当(通常针距为1.0cm，边距为0.5cm)(2分)；将皮肤对合整齐(0.5分)，无内翻(0.5分)；缝合完成度高(每少1针扣0.5分)(2.5分)。

7. 操作结束后告知患者注意事项(0.5分)。

(三) 职业素质(3分)

五、清创术

清创术注意要点

1. 伤口区域皮肤用无菌纱布覆盖，剃去伤口周围的毛发，其范围应距离伤口边缘5cm以上。

2. 初步处理

(1) 考生洗手，戴无菌手套。用无菌纱布覆盖伤口，用肥皂水和无菌毛刷刷洗伤口周围的皮肤，继以无菌盐水冲洗，反复刷洗3遍，勿使冲洗肥皂水流入伤口内。

(2) 去除覆盖伤口的无菌纱布，用无菌生理盐水冲洗伤口，用3%过氧化氢溶液冲洗，待创面呈现泡沫后，再用无菌生理盐水冲洗干净。擦干伤口周围皮肤，脱去手套。

3. 刷手，碘伏消毒皮肤，铺洞巾。

4. 再次处理

(1) 清理伤口：再次消毒双手，戴无菌手套。用碘伏棉球再次消毒伤口周围皮肤，行局部浸润麻醉。用手术剪**清除伤口周围不整齐的皮肤边缘**1~2mm，彻底止血，取净伤口内的异物，剪除伤口内失去活力的组织。再用无菌盐水冲洗伤口。

(2) 缝合伤口：**由深层向浅层**按局部的解剖层次进行缝合。避免遗留无效腔，防止形成血肿，缝合时松紧度要适宜。间断缝合法缝合皮肤前，用碘伏消毒皮肤。再次消毒皮肤，覆盖无菌纱布，并妥善包扎固定。

5. 一般不必放置引流物。但伤口深、损伤范围大且重、污染重的伤口和无效腔可能存在，有血肿形成时，应放置引流物。

> ❖易扣分点：①冲洗时，使肥皂水流入伤口内。②操作过程中，忘记口述洗手、刷手，穿、脱无菌手套。③忘记口述清除可能存在的异物或坏死组织。

踩点演练

例题

【临床情景】男性，32岁。左前臂前外侧挫裂伤7小时。生命体征平稳，伤口长度约5cm，局部污染严重、边缘不规则，需要立刻进行清创。已完善术前检查，签好手术知情同意书。

【要求】请为患者(医学模拟人或模具)进行清创(无须缝合)。

【评分标准】总分20分。

(一) 操作前准备(3分)

1. 戴帽子、口罩(头发、鼻孔不外露) (0.5分)；洗手(口述)(0.5分)。

2. 材料准备，包括消毒清创包，2%利多卡因注射液，肥皂水，无菌生理盐水，3%过氧化氢溶液，碘伏，注射器，无菌纱布、棉球等(0.5分)。

3. 戴无菌手套(1分)。

4. 告知患者手术目的，取得其配合(0.5分)。

(二) 清创操作过程(14分)

1. 用无菌纱布覆盖伤口，用肥皂水刷洗伤口周围皮肤，继以无菌生理盐水冲洗干净(1分)，再用肥皂水刷洗第2、3遍，每遍均用生理盐水冲净(1分)。

2. 移去伤口纱布，用生理盐水、3%过氧化氢溶液及生理盐水依次冲洗伤口至干净，初步检查伤口(口述检查情况)(1分)。

3. 脱手套，刷手(口述)(1分)。

4. 伤口周围皮肤消毒3遍(1分)，方法规范(消毒顺序由内向外、不留空白)，范围正确(1分)。铺洞巾(1分)。

5. 穿手术衣(可口述)，戴无菌手套(1分)。

6. 用利多卡因注射液沿伤口行局部浸润麻醉(1分)。

7. 清理伤口　修剪创缘皮肤（1分），去除可能存在的异物及失活组织（可口述）（1分）；用生理盐水再次冲洗伤口（0.5分），视伤口情况置入引流物或用无菌凡士林纱布填塞伤口（1分）。

8. 清创后处理　用无菌纱布覆盖伤口，胶布固定（1分）。操作结束后告知患者注意事项（0.5分）。

（三）职业素质（3分）

六、开放性伤口的止血包扎

（一）止血方法注意要点

1. **加压包扎法**　为**最常用**的急救止血方法。用敷料盖住伤口，再用绷带加压包扎。

2. 填塞止血法　用消毒的纱布、棉垫等敷料填塞在伤口内，再用绷带、三角巾或四头带加压包扎，松紧度以达到止血为宜。常用于颈部、臀部等较深伤口。

3. 指压止血法　用手指压迫出血血管的近心端，使血管闭合阻断血流达到止血的目的。适用于头、面、颈部及四肢的动脉出血急救。

4. 屈曲加垫止血法　当前臂或小腿出血时，可在肘窝或腘窝内放置棉纱垫、毛巾或衣服等物品，屈曲关节，用三角巾或布带做“8”字形固定。**有骨折或关节脱位者不能使用**，同时，此方法不宜首选。

5. 止血带止血法　适用于四肢大血管破裂或经其他急救止血无效者。使用止血带必须包在伤口的**近心端**；上止血带前应**抬高患肢2～3分钟**以增加静脉血向心回流；必须注明每一次上止血带的时间，并每隔1小时放松止血带一次，每次放松1～2分钟，松开止血带之前应用手压迫动脉干近端；绑止血带松紧要适宜，以出血停止、远端摸不到脉搏搏动为好。

（1）橡皮止血带止血法：常用气囊止血带或长1m左右的橡皮管，先在止血带部位垫一层布或单衣，再以左手拇指示指、中指持止血带头端，另一手拉紧止血带绕肢体缠2～3圈，并将橡皮管末端压在紧缠的橡皮管下固定。

（2）绞紧止血法：急救时可用布带、绳索、三角巾或者毛巾替代橡皮管，先垫衬垫，再将带子在垫上绕肢体一圈打结，在结下穿一短棒，旋转此短棒使带子绞紧，至不流血为止，最后将短棒固定在肢体上。

（二）包扎方法注意要点

1. 绷带包扎法　主要用于四肢及手、足部伤口的包扎及敷料、夹板的固定等。

（1）环形包扎法，用于腕部和颈部。

（2）“8”字形包扎法，用于关节附近的包扎。

（3）螺旋形包扎法，主要用于上肢和大腿。

（4）“人”字形包扎法，多用于前臂和小腿等。

2. 三角巾包扎法

（1）头顶部伤口：帽式包扎法。将三角巾底边折叠约3cm宽，底边正中放在眉间上部，顶尖拉向枕部，底边经耳上向后在枕部交叉并压住顶角，再经耳上绕到额部拉紧打结，顶角向上反折至底边内或用别针固定。

（2）头顶、面部或枕部伤口：风帽式包扎法。将三角巾顶角打结放在额前，底边中点打结放在枕部，底边两角拉紧包住下颌，再绕至枕骨结节下方打结。

（3）颜面部较大范围的伤口：面具式包扎法。将三角巾顶角打结，放在下颌处，上提底边罩住头面，拉紧两底角至后枕部交叉，再绕至前额部打结，包扎好后根据伤情在眼、鼻、口处剪洞。

（4）头、眼、耳处外伤：头眼包扎法。三角巾底边打结放在鼻梁上，两底角拉向耳后下，枕后交叉后绕至前额打结，反折顶角向上固定。

（5）一侧眼球受伤：单眼包扎法。将三角巾折叠成4指宽的带形，将带子的上1/3盖住伤眼，下2/3从耳下至枕部，再经健侧耳上至前额，压住另一端，最后绕经伤耳上，枕部至健侧耳上打结。

（6）双眼损伤：双眼包扎法。先将带子中部压住一眼，下端从耳后到枕部，经对侧耳上至前额，压住上端，反折上端斜向下压住另一眼，再绕至耳后、枕部，至对侧耳上打结。

（7）下颌、耳部、前额或颞部伤口：下颌带式包扎法。将带巾经双耳或颞部向上，长端绕顶后在颞部与短端交叉，将两端环绕头部，在对侧颞部打结。

（8）肩部伤口

1）肩部三角巾包扎法。

2）衣袖肩部包扎法。

3）燕尾式包扎法：将三角巾折成燕尾式放在伤侧，向后的角稍大于向前的角，两底角在伤侧腋下打结，两燕尾角于颈部交叉，至健侧腋下打结。

（9）前臂悬吊带

1）前臂大悬吊带：将三角巾平展于胸前，顶角与伤肢肘关节平行，屈曲伤肢，提起三角巾下端，两端在颈后打结，顶尖向胸前外折，用别针固定。适用于前臂外伤或骨折。

2）前臂小悬吊带：将三角巾叠成带状，中央放在伤侧前臂的下1/3，两端在颈后打结，将前臂悬吊于胸前。适用于锁骨、肱骨骨折、肩关节损伤和上臂伤。

(10) 胸背部伤口：包括单胸包扎法、胸背部燕尾式包扎法、胸背部双燕尾式包扎法。

(11) 腹部伤口：包括腹部兜式包扎法、腹部燕尾式包扎法。

(12) 臀部伤口：单臀包扎法。需两条三角巾，将一条三角巾盖住伤臀，顶角朝上，底边折成两指宽在大腿根部绕成一周作结；另一三角巾折成带状压住三角巾顶角，围绕腰部一周作结，最后将三角巾顶角折回，用别针固定。

(13) 四肢肢体包扎法：将三角巾折叠成适当宽度的带状，在伤口部环绕肢体包扎。

(14) 手（足）部三角巾包扎法：将手或足放在三角巾上，与底边垂直，反折三角巾顶角至手或足背，底边缠绕打结。

> ❖易扣分点：①特殊部位的包扎方法错误。②包扎过紧或过松。

踩点演练

例题 1

【临床情景】女性，48 岁。车祸致右上臂中段肿胀、畸形，创面有活动性渗血半小时。你作为急救医师随救护车赶到现场。

【要求】请在现场用加压包扎法止血及三角巾进行外固定（使用医学模拟人或模具）。

【评分标准】总分 20 分。

（一）操作前准备（4 分）

1. 快速检测患者的主要生命体征（口述）(1 分)。
2. 检测患肢，暴露右上臂，了解伤口及畸形情况（1 分）。
3. 准备无菌敷料、绷带或弹性绷带、三角巾等（1 分）。
4. 告知患者操作目的，取得其配合（0.5 分）；据其疼痛情况适当处理（0.5 分）。

（二）止血、固定操作过程（13 分）

1. 充分暴露伤口，除去伤口周围污物（0.5 分）。
2. 检查伤口，判断出血情况（1 分）。
3. 将无菌敷料折叠足够厚度（1 分），充分覆盖伤口（1 分）。
4. 用绷带或弹性绷带加压包扎（1 分），松紧度以达到止血为宜（2 分）。
5. 三角巾折叠成燕尾式（1 分），中央放在右前臂的中下 1/3 处（1 分）。三角巾两端在颈后打结，将前臂悬吊于胸前（1 分），保持屈肘 90°（1 分）。
6. 另用一条三角巾围绕右上臂于左腋下打结，固定右侧肩、肘关节于胸壁（2 分）。
7. 操作结束后告知患者相关注意事项（0.5 分）。

（三）职业素质（3 分）

例题 2

【临床情景】男性，40 岁。右前臂被重物击伤后半小时。右前臂可见一长约 4cm 的伤口，有活动性出血，局部畸形，反常活动。你作为急救医师随救护车赶到现场。

【要求】请用橡皮止血带、夹板等为患者（医学模拟人）行止血、固定处理。

【评分标准】总分 20 分。

（一）操作前准备（4 分）

1. 快速检测患者的主要生命体征（口述）(1 分)。
2. 检查患肢，暴露右臂，了解伤口及畸形情况（1 分）。
3. 准备橡皮止血带、无菌敷料、夹板、绷带、标志牌、三角巾等（1 分）。
4. 告知患者操作的目的并取得患者的配合（0.5 分），关注患者的疼痛程度并给予适当的处理（0.5 分）。

（二）止血、固定操作过程（13 分）

1. 止血带位置选择，右上臂上 1/3 处（1 分）。
2. 绕扎止血带，先在扎止血带处置衬垫物（1 分）。
3. 绕扎松紧程度以控制出血、右侧桡动脉摸不到搏动为宜（1 分）。
4. 在标志牌上记录使用止血带的开始时间（2 分）。
5. 充分暴露右前臂，伤口创面用无菌纱布或敷料覆盖并固定（1 分）。
6. 选 4 块合适长度的夹板（1 分），固定前臂（可请考官协助）(1 分)。
7. 固定前用毛巾等软物铺垫在夹板与肢体间（1 分）。
8. 用绷带捆扎固定夹板，注意不能压迫肘部及腕部血管及神经（1 分）。
9. 先捆扎夹板的中部，然后捆扎下部，再捆扎上部（1.5 分），松紧度以绷带上下可移动 1cm 为宜

（0.5分）。

10. 用绷带或三角巾悬吊于胸前（0.5分）。

11. 操作结束后告知患者相关注意事项（0.5分）。

（三）职业素质（3分）

七、脓肿切开术

脓肿切开术注意要点

1. 麻醉选择

（1）浅表脓肿：可采用利多卡因局部浸润麻醉，注射药物时应从远处向脓腔附近推进，避免针头接触染区域。

（2）深部或较大脓肿：宜采用静脉麻醉。

2. 操作步骤

（1）用5ml注射器先穿刺抽脓，确定脓肿部位，并留做细菌培养。

（2）于脓肿中央用尖刀做适当的刺入，然后用刀**向上反挑**切一小切口，即可排出脓液。

（3）待脓液排出后，以手指伸入脓腔，探查其大小、位置以及形状，据此考虑是否延长切口。脓腔内有多个小房者，应用**手指钝性分离**，使之变为单一大脓腔，以利引流。术中切忌动作粗暴而损伤血管导致大出血，或挤压脓肿。

（4）生理盐水冲洗脓腔，填塞凡士林纱布，**由外向内**消毒切口周围皮肤，纱布覆盖伤口，胶布固定。

❖易扣分点：①穿刺抽脓后未留取做细菌培养。②切口时持刀方法错误。③脓肿切开引流未遵循无菌操作原则。

踩点演练

例题

【临床情景】女性，60岁。右大腿前方局部红肿、疼痛伴发热1周。超声检查：病灶部位可见混杂回声液性暗区，临床诊断为右大腿脓肿。既往有糖尿病病史，已完善术前检查，签好手术知情同意书。患者平卧于手术台上。

【要求】请为患者（医学模拟人或模具）行脓肿切开术。

【评分标准】总分20分。

（一）操作前准备（2分）

1. 戴帽子、口罩（头发、鼻孔不外露），刷手（口述）（0.5分）。

2. 材料准备，包括无菌手术包，注射器、利多卡因注射液，消毒用物，凡士林纱布等（0.5分）。

3. 告知患者手术目的，取得其配合（1分）。

（二）脓肿切开操作过程（15分）

1. 以预定切口为中心进行手术区域的常规消毒3遍，范围正确（1分）。

2. 戴无菌手套（1分），手术区铺洞巾（1分）。

3. 核对后用利多卡因注射液行局部浸润麻醉（1分）。

4. 正确安装尖头刀片（1分）。

5. 用注射器穿刺脓肿中央，确定脓腔（1分），留取少量脓液做细菌学检查（1分）。

6. 在脓肿中央用反挑式执刀法作皮肤切开，直达脓腔（1分），用血管钳撑开脓腔（1分）。

7. 排出脓液，用手指伸入脓腔，探查其形状及大小（1分）。根据探查结果用刀延长切口至脓肿边界，以引流通畅为原则（2分）。

8. 用无菌生理盐水冲洗（1分）。

9. 脓腔内填塞凡士林纱布，松紧度以不出血为宜，每块纱布必须部分露于切口外（1分）。

10. 无菌纱布覆盖伤口，胶布固定（0.5分）。

11. 操作结束后告知患者注意事项（0.5分）。

（三）职业素质（3分）

八、换药与拆线

（一）换药注意要点

1. 闭合伤口（缝合伤口）换药

（1）一般在术后第2或3天第一次更换敷料。

（2）用手移去外层敷料，将**污敷料内面向上**，放在盛污物的治疗碗或弯盘内。

（3）**两把镊子法**：一把镊子直接用于接触伤口，另一把镊子专用于传递换药碗中清洁物品。

（4）观察伤口有无渗出物或皮肤红肿。若有问题，考虑伤口出现并发症，做相应处理。

（5）用70%乙醇棉球由内向外消毒伤口及周围皮肤，**沿切口方向**，范围距切口3～5cm，擦拭2～3遍。

（6）用无菌纱布遮盖伤口，距离切口边缘3cm以上，下层纱布光滑面向下，上层纱布光滑面向上，一般8～12层纱布。贴胶布固定敷料，贴胶布方向应与该处躯干长轴垂直。

（7）告知患者换药结束，予以适当衣物整理。

（8）将敷料按指定医疗废弃物区域丢弃。

2. 开放伤口换药　肉芽组织的擦拭需要用生理盐水棉球，禁止用乙醇棉球擦拭。

（1）新鲜肉芽伤口：用无菌盐水棉球拭去伤口渗液后，盖以凡士林纱布。一般2～3天换药1次。

（2）肉芽过度生长伤口：若肉芽边缘高于创缘，可将其剪除，再将盐水棉球拭干，压迫止血。也可用10%～20%硝酸银液烧灼，再用生理盐水擦拭。

（3）水肿肉芽伤口：可用3%～5%高渗盐水湿敷。

（4）感染肉芽伤口：首先可用过氧化氢冲洗，关键是充分引流及清除异物。处理后宜用抗菌药物溶液湿敷。每天换药2次，同时可根据创面培养的细菌药敏情况，选用敏感的抗生素。对于有较深脓腔或窦道的伤口，可用生理盐水棉球擦洗，适当放置引流物（纱条）。

（5）慢性老化肉芽：找出原因，局部适当清创，清除异物，暴露新鲜组织，适当应用促进肉芽组织生长的药物。

（二）拆线注意要点

1. 拆线时间　见表3-0-2。

表3-0-2　拆线时间

部位	拆线时间
头颈部切口	术后4～5天
腋下、下腹部、会阴部切口	术后6～7天
上腹部、胸部和臀部切口	术后7～9天
四肢近关节处的切口	术后10～12天拆线，跨过关节的一般在术后14天拆线
减张缝线	术后14天

2. 拆线步骤

（1）用碘伏或酒精棉球从内向外消毒伤口、缝线及针眼和周围的皮肤，范围为3～5cm。

（2）检查伤口，当证实伤口已愈合成牢固的黏合（可扪及伤口处有一道“硬脊”），此时方可拆线。

（3）拆线时，左手用镊子轻轻提起线结，使原来在皮下的一小部分缝线露出，然后右手执剪刀，贴着皮肤将新露出的缝线段予以剪断。

（4）线被剪断后，左手持镊就可将缝线抽出，抽线的方向只能是**朝向剪断缝线的一侧**。

（5）拆线后，**重新消毒**伤口一次，然后用纱布覆盖，胶布固定。

※易扣分点：①换药前没有口述洗手。②换药过程中，两把镊子混用。③胶布固定时，粘贴方向与该处躯干长轴平行。

踩点演练

例题1

【临床情景】男性，39岁。背部皮下脂肪瘤切除术后2天，来门诊换药。

【要求】请为患者（医学模拟人或模具）换药。

【评分标准】总分20分。

（一）操作前准备（3分）

1. 戴帽子、口罩（头发、鼻孔不外露）（0.5分）。

2. 患者取俯卧位，充分暴露手术切口部位（0.5分），洗手（口述）（0.5分）。

3. 材料准备，包括两只换药碗（盘）、两把镊子、适量的乙醇棉球、敷料、医用胶布等（0.5分）；干、湿棉球和敷料应分开放置（0.5分）。

4. 告知患者换药目的，取得其配合（0.5分）。

（二）换药过程（14分）

1. 揭开胶布，用手移去外层敷料，将敷料内面向上放置于盛污物的换药碗（盘）内（1分）；用镊子夹起内层敷料，将其放置在盛污物的换药碗（盘）内（1分）。

2. 观察切口的情况（口述）（1分）。

3. 一把镊子接触伤口，另一把镊子传递换药碗中的清洁物品（1分），两把镊子不能互相触碰（1分）；操作过程中，镊子前端应低于手持端以避免污染（1分）。

4. 用70%乙醇棉球自内向外（1分）消毒切口周围皮肤3遍（1分），消毒范围距切口3～5cm（1分）。

5. 无菌纱布覆盖切口，一般8～12层纱布（1分），下层纱布光滑面向下，上层纱布光滑面向上（1分），纱布边缘超过切口3cm（0.5分）。

6. 胶布固定，粘贴胶布的方向应与躯干长轴垂直，长短适宜（1分）。

7. 将换下的污染敷料置入医用垃圾袋内（1分），操作结束后告知患者注意事项（0.5分）。

（三）职业素质（3分）

例题 2

【临床情景】男性，42岁。阑尾切除术后第7天。目前患者已经正常进食，下地活动，切口无红肿，无明显疼痛。

【要求】请为患者（医学模拟人或模具）切口拆线（拆3针）。

【评分标准】总分20分。

（一）操作前准备（3分）

1. 戴帽子、口罩（头发、鼻孔不外露）（0.5分）。

2. 嘱患者取仰卧位，充分暴露手术切口部位；洗手（口述）（1分）。

3. 材料准备，包括两只换药碗（盘）、两把镊子、线剪、适量乙醇棉球、敷料、医用胶布等（0.5分）；干、湿棉球和敷料应分开放置（0.5分）。

4. 告知患者拆线目的并取得其配合（0.5分）。

（二）拆线操作过程（14分）

1. 揭开胶布，用手移去外层敷料，将敷料内面向上置入盛污物的换药碗（盘）内（1分）；用镊子夹起内层敷料，将其放置在盛污物的换药碗（盘）内（1分）。

2. 观察切口的情况（口述）（0.5分）。

3. 一把镊子接触切口，另一把镊子传递换药碗中的清洁物品，两把镊子不能互相触碰（1分）；操作过程中，镊子前端应低于手持端以避免污染（0.5分）。

4. 用70%乙醇棉球自内向外消毒切口周围皮肤3遍，消毒范围距切口3～5cm（1分）。

5. 用镊子轻轻提起线结，使原来在皮下的一小段缝线露出（1分）；另一手持线剪，贴着皮肤将新露出的缝线段剪断（1分）。

6. 持镊将缝线抽出，抽线的方向朝向剪断缝线侧（1分）。

7. 拆除全部3针缝线（1.5分）。

8. 拆线后检查切口愈合情况，用70%乙醇棉球重新消毒切口1次（1分）。

9. 无菌纱布覆盖切口，一般8～12层纱布，下层纱布光滑面向下，上层纱布光滑面向上，纱布边缘超过切口3cm（1分）。

10. 胶布固定，粘贴胶布的方向应与躯干长轴垂直，长短适宜（1分）。

11. 将换下的污染敷料置入医用垃圾袋内（1分）。

12. 操作结束后告知患者注意事项（0.5分）。

（三）职业素质（3分）

九、吸氧术

吸氧术注意要点

1. 考生洗手，携用物至床旁。核对患者，并解释操作目的、取得同意，戴口罩，协助患者取舒适卧位。用手电筒**检查患者鼻腔**，用湿棉签清洁两侧鼻孔。

2. 将适量蒸馏水加入湿化瓶，将湿化瓶和供氧装置连接。如为氧气瓶，先安装氧气表，并检查是否漏气，然后连接湿化瓶。连接吸氧管至湿化瓶，调节氧流量，看到湿化瓶中有气体溢出。将鼻导管（带鼻塞或自带双侧导管）或面罩与湿化瓶相连。

使用氧气枕时不用湿化瓶，直接和其上的橡胶管连接，通过调节夹来调节流量记录给氧时间、氧流量，并向患者及家属交代注意事项。

3. 吸氧方法

（1）鼻导管吸氧：清理鼻腔。将鼻塞塞入一侧鼻孔（或将双侧鼻导管插入鼻孔）。胶布固定鼻塞，或固定鼻导管。

（2）面罩法

1）普通面罩：用于需要较高浓度吸氧的情况。

2）文丘里面罩：可准确调整吸入氧浓度，主要用于控制性吸氧，适用于慢性阻塞性肺疾病等所致的Ⅱ型呼吸衰竭提供持续性低流量吸氧。

3）无重复呼吸面罩：可提供接近于100%的纯氧，主要适用于急性呼吸窘迫综合征等顽固性低氧血症患者的临时救治。

湿化瓶中不添加蒸馏水。置氧气面罩于患者口鼻部，松紧带固定，根据需要调节氧流量。

❈易扣分点：①鼻导管插入前未检查鼻腔。②调节氧流量时，未先将患者鼻导管取下。③停止吸氧时顺序错误，正确做法是应先取下鼻导管，再关闭流量表。

踩点演练

例题

【临床情景】男性，25岁。突发胸闷6小时就诊，诊断为自发性气胸，需要给予吸氧治疗。

【要求】请为患者（医学模拟人）行双侧鼻导管吸氧。

【评分标准】总分 20 分。

（一）操作前准备（3 分）

1. 戴帽子、口罩（头发、鼻孔不外露）（0.5 分）；洗手（口述）（0.5 分）。

2. 材料准备，包括治疗车，中心供氧装置或氧气瓶，流量表，双侧鼻导管，蒸馏水，棉签，弯盘，手电筒，记录单等（0.5 分）。

3. 告知患者吸氧目的，取得其配合（0.5 分）。

4. 用手电筒检查患者鼻腔（0.5 分），用湿棉签清洁两侧鼻孔（0.5 分）。

（二）双侧鼻导管吸氧操作过程（14 分）

1. 查看氧气表，确定氧气瓶内的氧气量（1 分）。

2. 安装流量表、湿化瓶于氧气瓶或中心供氧装置上（1 分）。

3. 将湿化瓶的氧气输出口连接氧气管，氧气管另一端连接鼻导管（1 分）。

4. 打开氧气瓶及流量表开关（如中心供氧装置只需打开流量表开关）（2 分），调节氧流量（1 分）。

5. 检查鼻导管是否通畅（1 分）。

6. 将鼻导管插入双侧鼻前庭内，深约 1cm（2 分）。

7. 将鼻导管绕挂于双侧耳郭（1 分），并在颏下固定（0.5 分）；清洁患者面部（0.5 分）。

8. 观察吸氧情况（0.5 分），视病情调节氧流量（0.5 分）。

9. 记录开始给氧时间及氧流量（1 分），操作结束后向患者及家属交代注意事项（1 分）。

（三）职业素质（3 分）

十、吸痰术

吸痰术注意要点

1. 准备

（1）洗手，携用物至床旁，核对患者并解释操作目的，戴口罩。

（2）协助患者取舒适卧位。**检查患者口鼻腔**，取下活动性义齿，使其头偏向一侧。戴无菌手套，铺巾。

（3）接通电源检查吸引器性能，调节负压［成人 300～400mmHg（40.0～53.3kPa），儿童 <300mmHg（40.0kPa）］。连接吸痰管，试吸少量生理盐水，检查是否通畅并湿润导管。

2. 吸痰

（1）一只手反折吸痰管末端，另一只手持吸痰管前端，插入患者口咽部，然后放松导管末端，吸净口腔及咽喉部分泌物。

（2）再换管，在患者吸气时插入气管深部，左右旋转，向上提拉，吸尽气管内痰液。**每次抽吸时间不宜超过 15 秒**，一次未吸尽，应间隔 3～5 分钟后再吸。

3. 吸痰过程中，随时**观察**患者生命体征，注意吸出物的性状、量、颜色等。

4. 吸痰完毕，抽吸生理盐水冲洗管道，分离吸痰管，放入黄色垃圾袋内。关吸引器开关。摘手套。拭净患者脸部分泌物，取下治疗巾，协助患者取舒适卧位。

5. 洗手，听诊患者肺部评估吸痰效果。询问患者感受，整理床单位。

※易扣分点：①吸痰前未检查患者口鼻腔。②吸痰前没有试吸、检查吸痰管的通畅性。③吸痰时动作粗暴，吸取时间过长。

踩点演练

例题

【临床情景】女性，78 岁。咳嗽、咳痰、发热 7 天，痰黏稠不易咳出，加重伴呼吸困难 2 小时。现需要吸痰治疗。

【要求】请为患者（医学模拟人）吸痰。

【评分标准】总分 20 分。

（一）操作前准备（4 分）

1. 洗手，戴帽子、口罩（头发、鼻孔不外露）（0.5 分）；戴手套（0.5 分）。

2. 告知患者操作目的，取得其配合（0.5 分）。

3. 材料准备，包括盛无菌生理盐水的治疗碗，吸痰管数根，棉签，纱布，治疗巾，弯盘，手电筒，吸引器等（0.5 分）。

4. 将治疗台（盘）放置床旁，患者取半卧位或仰卧位；检查患者口鼻腔，将患者头偏向一侧，铺治疗巾（1 分）。

5. 吸引器接通电源，检查吸引器性能及吸引管是否通畅（0.5 分），调节负压在 40～53.3kPa（0.5 分）。

（二）吸痰操作过程（13 分）

1. 连接吸痰管（0.5 分），试吸少量生理盐水确定其通畅并湿润导管（0.5 分）。

2. 一手反折吸痰管末端（使用控制侧孔装置的，打开侧孔）（1 分），另一手持其前端，向口腔插入吸痰管至咽喉部（1分）。

3. 松开吸痰管末端反折（使用控制侧孔装置的，按压侧孔）（1分），吸尽口腔和咽喉部的分泌物（1分）。

4. 更换吸痰管进行气管深部吸痰（1.5分）。

5. 一手反折吸痰管末端（使用控制侧孔装置的，打开侧孔）（1分），另一手持其前端，在无负压的状态下经一侧鼻孔在患者吸气时插入至气管深部（1分）。

6. 吸痰时以轻巧的动作左右旋转（0.5分）、上下提插（0.5分），以便吸净气管内痰液。每次抽吸时间不宜超过15秒，一次未吸尽，应间隔3～5分钟后再吸（1分）。

7. 吸痰过程中，要随时观察患者生命体征的改变，注意吸出物的性状、量、颜色等（口述）（1分）。

8. 吸痰完毕，抽吸生理盐水冲洗管道，分离吸痰管。关吸引器开关（0.5分）。摘手套。拭净患者脸部分泌物，取下治疗巾，协助患者取舒适卧位（0.5分）。洗手，听诊患者肺部评估吸痰效果。询问患者感受（0.5）。

（三）职业素质（3分）

十一、胃管置入术

胃管置入术注意要点

1. 准备

（1）携用物至患者床旁，核对患者，向患者及其家属解释操作目的及配合方法，戴口罩，戴手套，洗手。

（2）协助患者取半坐卧位，铺治疗巾，置弯盘于口角，检查患者鼻腔，清洁鼻孔。

（3）取出胃管，检查是否通畅。测量胃管插入长度，成人插入长度为45～55cm。测量方法：①是从前额发际至胸骨剑突的距离。②是由鼻尖至耳垂再到胸骨剑突的距离。

2. 插入胃管　用液状石蜡棉球滑润胃管前端。沿选定的鼻孔插入胃管，先稍向上而后平行再向后下缓慢轻轻地插入，插入14～16cm（咽喉部）时，**嘱患者做吞咽动作**，当患者吞咽时顺势将胃管向前推进，直至预定长度。初步固定胃管，**检查胃管是否盘曲在口中**。

3. 确定胃管位置　方法如下。

（1）抽取胃液法：最可靠。

（2）听气过水声法：将听诊器置患者胃区，快速经胃管向胃内注入10ml的空气，听到气过水声。

（3）气泡逸出法：将胃管末端置于盛水的治疗碗内，无气泡逸出。

4. 固定胃管

（1）确认胃管在胃内后，用纱布拭去口角分泌物，撤弯盘，摘手套，用胶布将胃管固定于面颊部。

（2）将胃管末端反折，用纱布包好，撤治疗巾，用别针固定于枕旁或患者衣领处。

5. 协助患者取舒适卧位，询问患者感受。整理用物。

> ❖易扣分点：①插胃管前，没有测量胃管插入长度。②插管过程中，动作粗暴，未嘱咐患者做吞咽动作。③插胃管后，未检查胃管是否盘曲在口中。④确认胃管位置后，未询问患者感受。

踩点演练

例题

【临床情景】女性，80岁。不能正常进食。目前生命体征平稳，拟给予肠内营养支持。

【要求】请为患者（医学模拟人或模具）插胃管。

【评分标准】总分20分。

（一）操作前准备（3分）

1. 戴帽子、口罩（头发、鼻孔不外露），洗手（口述）（0.5分）。

2. 材料准备，包括盛水的治疗碗、胃管、手套、棉签、纱布、治疗巾、20ml注射器、液状石蜡、手电筒、弯盘、别针、听诊器、胶布等（1分）。

3. 告知患者操作的目的并取得患者的配合（0.5分）。

4. 协助患者取半卧位，戴手套，铺治疗巾，置弯盘于患者口角旁（0.5分）。

5. 用手电筒检查患者鼻腔，用湿棉签清洁鼻孔（0.5分）。

（二）插胃管操作过程（14分）

1. 取出胃管，测量需要插入的长度（两种方法任选其一）（2分）

（1）从前额发际至胸骨剑突的距离。

（2）由鼻尖至耳垂再到胸骨剑突的距离。

2. 用液状石蜡涂抹润滑需要插入的胃管前端（1分）。

3. 沿选定的鼻孔插入胃管（1分），插入14～16cm（咽喉部）时，嘱患者做吞咽动作（1分），并在吞咽时顺势将胃管向前推进，直至预定长度（45～55cm）（1分）。

4. 检查胃管是否盘曲在口中（1分）。

5. 确定胃管是否在胃腔内（三种方法任选其一）（2分）

（1）抽取胃液法：经胃管抽取胃液。

（2）听气过水声法：将听诊器置患者上腹部，快速经胃管向胃内注入10ml左右的空气，听到气过水声。

（3）气泡逸出法：胃管末端置于盛水的治疗碗内，如无气泡逸出，可排除误插入气管的情况。

6. 确定胃管在胃内后，擦去口鼻处分泌物（0.5分），脱手套（0.5分）。

7. 用胶布将胃管固定于鼻翼（0.5分）及面颊部（0.5分）。

8. 将胃管末端反折，用纱布包好（1分）。

9. 撤治疗巾，清洁患者面部（0.5分），用别针将胃管固定于枕旁或衣领处（0.5分）。

10. 操作结束后协助患者取舒适体位，询问患者感受（0.5分），告知患者相关注意事项（0.5分）。

（三）职业素质（3分）

十二、三腔二囊管止血法（执业助理医师不考）

三腔二囊管止血法注意要点

1. 准备　考生戴帽子口罩，戴手套，检查双气囊**有无漏气**和充气后有无偏移，通向双气囊和胃腔的管道是否通畅。远端45cm、60cm、65cm处管外有记号，标明管外端至贲门、胃、幽门的距离，以判断气囊所在位置。检查合格后抽尽双囊内气体，将三腔管之前端及气囊表面涂以液状石蜡。

2. 操作

（1）从患者鼻腔插入，到达咽部时**嘱患者吞咽配合**，使三腔管顺利进入65cm标记处。

（2）用注射器先注入胃气囊空气150～200ml，使胃气囊充气，即用止血钳将此管腔钳住。然后将三腔管向外牵引，感觉有中等弹性阻力时，表示胃气囊已压于胃底部，适度拉紧三腔管，系上牵引绳，再以0.5kg重沙袋（或盐水瓶）通过滑车固定于床头架上牵引，以充分压迫。

（3）经观察仍未能压迫止血者，再向食管囊内注入空气100～150ml，然后钳住此管腔，以直接压迫食管下段的扩张静脉。

3. 减压

（1）首次胃囊充气压迫可持续24小时，24小时后每隔12小时减压10～20分钟。减压前先服液状石蜡20ml，10分钟后，将管向内略送入，使气囊与胃底黏膜分离，然后，去除止血钳，让气囊逐渐缓慢自行放气，抽吸胃管观察是否有活动出血，一旦发现活动出血，立即再行充气压迫。如无活动出血，20分钟后仍需再度充气压迫12小时，再喝液状石蜡、放气减压，留管观察24小时，如无出血，即可拔管。拔管前必须先喝液状石蜡20ml，并将气囊内气体抽净，然后才能缓缓拔出。

（2）食管气囊压迫持续时间以8～12小时为妥，放气15～30分钟。

4. 注意事项　压迫止血后，应利用胃管抽吸胃内血液，观察有无活动出血。通过胃管可注入止血药、制酸药等，一般不主张注入其他药物。

※易扣分点：①插管前未检查管道是否通畅。②操作过程中，忘记用液状石蜡涂抹三腔管的前端及气囊表面。③注入空气时，先将空气注入食管囊内。

踩点演练

例题

【临床情景】男性，62岁。突发上腹部不适1小时，随之呕血，呕吐量约800ml，其中混有食物。乙型肝炎肝硬化病史7年。初步诊断为食管-胃底静脉曲张破裂出血。

【要求】请用三腔二囊管为患者（医学模拟人）止血。

【评分标准】总分20分。

（一）操作前准备（4分）

1. 告知患者及家属操作的目的，并取得患者的配合（0.5分）。

2. 戴帽子、口罩（头发、鼻孔不外露），洗手（口述）（1分）。

3. 材料准备，包括三腔二囊管、50ml注射器、血管钳3把、液状石蜡、无菌纱布、沙袋或盐水瓶等（1.5分）。

4. 戴手套，检查患者鼻腔，用湿棉签清洁鼻孔（1分）。

（二）插管操作过程（13分）

1. 检查三腔二囊管有无漏气，充气后气囊是否偏移（1分）。

2. 抽尽双囊中的气体，用血管钳夹闭（1分）。

3. 用液状石蜡涂抹三腔二囊管（1分）。

4. 将前端自患者一侧鼻孔插入，到达咽部时嘱患者吞咽配合，插入至65cm，确定胃囊已在胃内（2分）。

5. 用注射器向胃囊注入空气150～200ml，使胃囊充气，即用血管钳将此管腔夹闭（2分）。

6. 将三腔二囊管向外牵拉，末端系上牵引绳，再以0.5kg重的沙袋（或盐水瓶）通过固定于床架上的滑轮牵引（2分）。

考官提示：经观察仍未能止血。

7. 再向食管囊内注入空气100～150ml（或参照产品说明书），随即夹闭此管腔（2分）。

8. 记录气囊充气压迫的开始时间（1分）。

9. 操作结束后告知患者及家属相关注意事项（1分）。

（三）职业素质（3分）

十三、导尿术

（一）女患者导尿术注意要点

1. 准备

（1）考生洗手，携用物至患者床旁，核对患者，并做好解释，以取得配合。

（2）酌情关闭门窗，围帘或屏风遮挡患者。室温合适，光线充足。

（3）戴帽子、口罩。帮患者脱去对侧裤腿，盖在近侧腿部上方，对侧用盖被遮盖，协助患者取屈膝仰卧位，两腿略外展，暴露外阴。

2. 消毒

（1）外阴区消毒

1）在患者两腿间打开无菌导尿包外层。置垫巾于患者臀下。

2）考生左手戴手套，将弯盘置于患者两大腿间近会阴处。将碘伏棉球置于治疗碗内，右手持血管钳夹取碘伏棉球，**由外向内**、**自上而下**，依次消毒阴阜、大腿内侧上1/3、大阴唇。

3）左手拇指和示指缠纱布分开大阴唇，消毒小阴唇、尿道口至会阴部。小阴唇内消毒每个棉球只用一次，最后一个棉球从尿道外口消毒至肛门部。污棉球置于弯盘内。

4）移去所有物品，保留垫巾，脱手套。

（2）尿道口区域消毒

1）打开无菌导尿包内层。戴无菌手套，铺洞巾，使洞巾和无菌导尿包布内层形成一无菌区。

2）检查导尿管球囊，用无菌液状石蜡润滑导尿管前段，将导尿管放入治疗碗内。将碘伏棉球置于另一治疗碗内。

3）将弯盘置于患者两大腿间近会阴处。左手拇指和示指缠纱布分开小阴唇并固定，右手持血管钳夹取碘伏棉球，自尿道外口开始**由内向外**、**自上而下**依次消毒尿道外口及双侧小阴唇，最后再次消毒尿道口。每个棉球用1次。

3. 插导尿管

（1）普通导尿管：嘱患者张口呼吸。考生分开小阴唇的左手固定不动，右手用另一血管钳夹住普通导尿管前端3～5cm处缓缓插入尿道。导尿管插入尿道约4～6cm时，可见尿液流出至弯盘。缓慢抽出至**无尿液流出**后，再插入1～2cm。根据导尿目的完成导尿。撤下洞巾，擦净外阴，移去所有物品。固定集尿袋于床旁，保持引流通畅。

（2）气囊导尿管：插管方法同普通导尿管，**见尿液流出**后再插入7～10cm，夹闭导尿管。根据导尿管上注明的气囊容积向气囊注入等量的生理盐水，轻拉导尿管有阻力感，即证明导尿管固定于膀胱内。导尿管与集尿袋连接，放开夹闭的导尿管，将尿液引流至集尿袋内。导尿成功后，撤洞巾，擦净外阴，移去所有物品。集尿袋固定于床旁，保持引流通畅。

4. 询问患者感受，协助患者穿好裤子，取舒适卧位，整理用物，并交代注意事项。洗手，做好记录。

（二）男患者导尿术注意要点

1. 准备　同女性导尿术。

2. 消毒

（1）外阴区消毒

1）在患者两腿间打开无菌导尿包外层。置垫巾于患者臀下。

2）左手戴手套，将弯盘置于患者两大腿间近会阴处。将碘伏棉球置于治疗碗内，右手持血管钳夹取碘伏棉球，依次消毒阴阜、阴茎、阴囊。

3）左手用无菌纱布裹住阴茎将包皮向后推，暴露尿道口。自尿道口向外后旋转擦拭尿道口、龟头及冠状沟，最后再次消毒尿道口。每个棉球只用一次，污棉球置于弯盘内。

4）移去所有物品，保留垫巾，脱手套。

（2）尿道口区域消毒

1）打开无菌导尿包内层。考生戴无菌手套，铺洞巾，使洞巾和无菌导尿包布内层形成无菌区。

2）检查导尿管球囊，用无菌液状石蜡润滑导尿管前段超过1/2长度，将导尿管放入治疗碗内。

3）将碘伏棉球置于另一治疗碗内。将弯盘置于患者两大腿间近会阴处。用无菌纱布裹住阴茎并提起，将包皮向后推，暴露尿道口。右手持血管钳夹取碘伏棉球依次消毒尿道口、龟头及冠状沟，最后再次消毒尿道口。每个棉球只用1次。

3. 插导尿管

（1）普通导尿管：嘱患者张口呼吸。考生固定阴茎的左手不松开，提起阴茎并使之与腹壁成60°角，右手用另一血管钳夹住普通导尿管前端3～5cm处缓缓插入尿道，插入尿道20～22cm，相当于导尿管的1/2长度，见尿液流出至弯盘，缓慢抽出至**无尿液流出**后，再插入2cm左右。根据导尿目的完成导尿。撤下洞巾，擦净外阴，移去所有物品。集尿袋固定于床旁，保持引流通畅。

（2）气囊导尿管：插管方法同普通导尿管，**见尿液流出**后再插入5～7cm（基本插到导尿管分叉处），夹闭导尿管。根据导尿管上注明的气囊容积向气囊注入等量的生理盐水，轻拉导尿管有阻力感，即证明导尿管固定于膀胱内。导尿管与集尿袋连接，放开夹闭的导尿管，将尿液引流至集尿袋内。导尿成功后将包皮复位，撤洞巾，擦净外阴，移去所有物品。固定集尿袋于床旁，保持引流通畅。

4. 注意事项　询问患者感受，协助患者穿好裤子，取舒适卧位，整理用物，并交代注意事项。洗手，做好记录。

> ❖易扣分点：①消毒顺序不正确。②消毒不全面，遗漏部位。③混淆普通导尿管和气囊导尿管的用法，尿管插入深度不正确。

踩点演练

例题1

【临床情景】女性，70岁。确诊胃癌，拟行胃大部切除术，术前需留置导尿。

【要求】请用Foley导尿管为患者（医学模拟人或模具）留置导尿。

【评分标准】总分20分。

（一）操作前准备（3分）

1. 戴帽子、口罩（头发、鼻孔不外露）（0.5分）；洗手（口述）（0.5分）。

2. 材料准备，包括无菌导尿包，外阴清洁包，Foley导尿管，无菌手套，碘伏，20ml注射器，生理盐水，中单等（0.5分）。

3. 告知患者留置导尿目的，取得其配合（0.5分）。

4. 嘱患者取屈膝仰卧位，两腿略外展，暴露外阴，臀下垫中单（1分）。

（二）留置导尿操作过程（14分）

1. 清洁外阴。打开外阴清洁包（或导尿包外层），将治疗碗置于患者会阴处（0.5分），左手戴手套，右手持钳或镊夹取消毒棉球，由外向内、自上而下清洁阴阜、大阴唇（1分）；以左手分开大阴唇，同样顺序清洁小阴唇和尿道外口3遍（1分），最后一遍清洁至肛门部（0.5分）。

2. 更换无菌手套，铺洞巾（1分）。

3. 用注射器检查导尿管球囊是否破损（1分）。

4. 用无菌润滑油涂抹导尿管前段，置于消毒弯盘中（1分）。

5. 以左手拇指、示指翻开小阴唇暴露尿道口，由内而外、自上而下消毒尿道口和小阴唇，最后再次消毒尿道口，每个棉球只用1次（2分）。

6. 右手持镊子将导尿管慢慢插入尿道4～6cm，见尿液流出（可口述）（2分）。

7. 将导尿管再插入7～10cm，保证球囊完整进入膀胱（1分）。

8. 经导尿管侧管注入生理盐水15～20ml（根据注明的气囊容积）于球囊内（1分）。

9. 缓慢向外牵引导尿管至遇到阻力时为止，导尿管末端接引流袋（1分）。

10. 操作结束后整理物品，向患者或家属交代注意事项（1分）。

（三）职业素质（3分）

例题2

【临床情景】女性，68岁。确诊胃癌，拟行胃大部切除术，术前需留置导尿。

【要求】请用普通导尿管为患者（医学模拟人或模具）留置导尿。

【评分标准】总分20分。

（一）操作前准备（3分）

1. 戴帽子、口罩（头发、鼻孔不外露）；洗手（口述）（1分）。

2. 材料准备，包括无菌导尿包，外阴清洁包，普通导尿管，无菌手套，碘伏，20ml注射器，生理盐水、胶布，中单等（0.5分）。

3. 告知患者留置导尿目的并取得配合（0.5分）。

4. 患者取屈膝仰卧位，两腿略外展，暴露外阴，臀下垫中单（1分）。

（二）留置导尿操作过程（14分）

1. 清洁外阴。打开外阴清洁包（或导尿包外层），将治疗碗置于患者会阴处（0.5分），左手戴手套，右手持钳或镊夹取消毒棉球，由外向内、自上而下清洁阴阜、大阴唇（1分）；以左手分开大阴唇，同样顺序清洁小阴唇和尿道外口3遍（1分），最后一遍清洁至肛门部（0.5分）。

2. 更换无菌手套，铺洞巾（1分）。

3. 用无菌润滑油涂抹导尿管前段，置于消毒弯盘中（1分）。

4. 以左手拇指、示指翻开小阴唇暴露尿道口，由内而外、自上而下消毒尿道口和小阴唇，最后再次消毒尿道口，每个棉球只用1次（3分）。

5. 右手持镊子将导尿管慢慢插入尿道4～6cm，见尿液流出（可口述）（2分）。

6. 缓慢退出导尿管至无尿液流出（可口述），再插入1～2cm（2分）。

7. 用胶布固定导尿管于外阴周围皮肤上，导尿管末端接引流袋（1分）。

8. 操作结束后整理物品，向患者或家属交代相关注意事项（1分）。

（三）职业素质（3分）

例题3

【临床情景】男性，70岁。确诊胃癌，拟行胃大部切除术，术前需留置导尿。

【要求】请用Foley导尿管为患者（医学模拟人或模具）留置导尿。

【评分标准】总分20分。

（一）操作前准备（3分）

1. 戴帽子、口罩（头发、鼻孔不外露）；洗手（口述）（1分）。

2. 材料准备，包括无菌导尿包，外阴清洁包，Foley导尿管，无菌手套，碘伏，20ml注射器，生理盐水，中单等（0.5分）。

3. 告知患者留置导尿目的并取得配合（0.5分）。

4. 嘱患者取仰卧位，暴露外阴，臀下垫中单（1分）。

（二）留置导尿操作过程（14分）

1. 清洁外阴。打开外阴清洁包（或导尿包外层），将治疗碗置于患者会阴处（0.5分）；左手戴手套，右手持钳或镊夹取消毒棉球，依次清洁阴阜、阴茎、阴囊（1分）；左手用无菌纱布裹住阴茎将包皮向后推，暴露尿道口（0.5分）；自尿道口向外后旋转擦拭尿道口、龟头及冠状沟3遍，每个棉球只用1次（1分）。

2. 更换无菌手套，铺洞巾（1分）。

3. 用注射器检查导尿管球囊是否破损（1分）。

4. 用无菌润滑油涂抹导尿管前段，置于消毒弯盘中（1分）。

5. 无菌纱布裹住阴茎并提起，用消毒棉球再次擦拭尿道口、龟头及冠状沟，最后再次消毒尿道口，每个棉球仅用1次（2分）。

6. 使阴茎与腹壁成60°角，右手持镊子将导尿管慢慢插入尿道20～22cm，见尿液流出（可口述）（2分）。

7. 将导尿管再插入5～7cm，保证球囊完整进入膀胱（1分）。

8. 经导尿管侧管注入生理盐水15～20ml（根据注明的气囊容积）于球囊内（1分）。

9. 缓慢向外牵引导尿管至遇到阻力时为止，导尿管末端接引流袋（1分）。

10. 操作结束后整理物品，向患者或家属交代相关注意事项（1分）。

（三）职业素质（3分）

例题4

【临床情景】男性，68岁。确诊胃癌，拟行胃大部切除术，术前需留置导尿。

【要求】请用普通导尿管为患者（医学模拟人或模具）留置导尿。

【评分标准】总分20分。

（一）操作前准备（3分）

1. 戴帽子、口罩（头发、鼻孔不外露）；洗手（口述）（1分）。

2. 材料准备，包括无菌导尿包，外阴清洁包，普通导尿管，无菌手套，碘伏，20ml注射器，生理盐水，胶布，中单等（0.5分）。

3. 告知患者留置导尿目的并取得配合（0.5分）。

4. 嘱患者取仰卧位，暴露外阴，臀下垫中单（1分）。

（二）留置导尿操作过程（14分）

1. 清洁外阴。打开外阴清洁包（或导尿包外层），将治疗碗置于患者会阴处（0.5分）；左手戴手套，右手持钳或镊夹取消毒棉球，依次清洁阴阜、阴茎、阴囊（1分）；左手用无菌纱布裹住阴茎将包皮向后推，暴露尿道口（0.5分）；自尿道口向外后旋转擦拭尿道口、龟头及冠状沟3遍，每个棉球只用1次（1分）。

2. 更换无菌手套，铺洞巾（1分）。

3. 用无菌润滑油涂抹导尿管前段，置于消毒弯盘中（1分）。

4. 无菌纱布裹住阴茎并提起，用消毒棉球再次擦拭尿道口、龟头及冠状沟，最后再次消毒尿道口，每个棉球仅用1次（3分）。

5. 使阴茎与腹壁成60°角，右手持镊子将导尿管慢慢插入尿道20～22cm，见尿液流出（可口述）（2分）。

6. 缓慢退出导尿管至无尿液流出（可口述），再插入约2cm（2分）。

7. 用胶布固定导尿管于阴茎及周围皮肤上，导尿管末端接引流袋（1分）。

8. 操作结束后整理物品，向患者或家属交代相关注意事项（1分）。

（三）职业素质（3分）

十四、动、静脉穿刺术

（一）动脉穿刺术注意要点（执业助理医师不考）

以桡动脉穿刺取血气分析标本为例。

1. 考生洗手，戴帽子、口罩。

2. 患者取坐位或仰卧位，腕下垫小棉垫，呈背伸位，常规用棉签消毒穿刺部位皮肤2遍。

3. 检查并打开注射器和肝素，抽取肝素湿润注射器后连同空气一起排尽。放于治疗盘内。

4. 考生立于患者穿刺侧，左手戴无菌手套或消毒左手示指和中指，以左手示指和中指在桡侧腕关节上2cm动脉搏动明显处固定动脉。

5. 右手持注射器在两指间垂直或与动脉走向成40°角刺入动脉。若穿刺成功，则见**鲜红色**血液自动流入注射器，采血1ml。

6. 左手拿干棉签按压穿刺点，右手迅速拔出注射器针头，将针尖斜面刺入橡胶塞以隔绝空气。**穿刺点垂直按压不得少于5分钟**。

7. 轻轻转动注射器数次，防止凝血，标记并立即送检。

（二）静脉穿刺术注意要点

以肘静脉穿刺采血标本为例。

1. 考生洗手，戴帽子、口罩。

2. 核对试管是否正确。嘱患者取坐位或仰卧位，选择合适的肘静脉，铺治疗巾，常规用棉签消毒穿刺部位皮肤，直径大于5cm，扎止血带；再次消毒皮肤，范围小于第1遍。

3. 检查并取出采血针，嘱患者握拳，左手绷紧静脉远端皮肤，右手持采血针，针尖斜面与皮肤成20°角刺入静脉。见回血后用胶布固定针头，嘱患者松拳，连接相应试管抽取适量血液送检。

4. 采血完毕，**松开止血带**，左手拿干棉签按压穿刺点，右手迅速拔出穿刺针，按压穿刺部位至不出血。

※易扣分点：①穿刺针刺入时，与皮肤的角度不准确。②静脉穿刺完毕后，忘记松开止血带，直接拔出穿刺针。③动脉穿刺完毕后，压迫止血时间不足5分钟。

踩点演练

例题1

【临床情景】女性，42岁。发热、关节痛1个月。为明确诊断需静脉采血行类风湿因子检查。

【要求】请为患者（医学模拟人或模具）行上肢浅静脉穿刺采血。

【评分标准】总分20分。

（一）操作前准备（3分）

1. 戴帽子、口罩（头发、鼻孔不外露），洗手（口述）（0.5分）。

2. 材料准备，包括治疗盘，止血带，消毒液，棉签，注射器，试管，敷料（1分）。

3. 告知患者及家属操作目的，取得患者配合（0.5分）。

4. 嘱患者取坐位或平卧位，局部肢体放置妥当，暴露采血部位（0.5分），明确其血管条件，确定采血血管（0.5分）。

（二）静脉穿刺操作过程（14分）

1. 在采血部位近心端用止血带绕扎肢体（1分），松紧程度适宜（1分）。

2. 用消毒棉签对静脉穿刺区域由内向外消毒3遍（1分），后一遍消毒范围不超过前一次，不留空白（1分）。

3. 用左手固定好肢体及穿刺部位（1分）。

4. 右手持注射器，在预定穿刺点穿刺（0.5分），穿刺针向静脉近心端与皮肤成20°缓慢刺入（1分），边进针边抽吸（0.5分）。

5. 抽得暗红色血液（1分），抽取需要用量血液，抽血时维持注射器位置稳定（1分）。

6. 左手放松止血带（1分）。

7. 迅速拔出穿刺针，对穿刺点压迫止血（1分）后覆盖合适敷料（1分）。

8. 将注射器内静脉血注入试管送检（1分）。

9. 操作结束后向患者及家属交代注意事项（1分）。

（三）职业素质（3分）

例题2

【临床情景】男性，72岁。确诊慢性阻塞性肺疾病15年，发热、喘息3天。需做动脉血气分析检查。

【要求】请为患者（医学模拟人或模具）行股动脉穿刺采血。

【评分标准】总分20分。

（一）操作前准备（3分）

1. 戴帽子、口罩（头发、鼻孔不外露），洗手（口述）（0.5分）。

2. 材料准备，包括治疗盘，消毒液，棉签，注射器，肝素生理盐水或枸橼酸钠生理盐水，软木塞或橡皮塞（1分）。

3. 告知患者及家属操作目的，取得患者配合（0.5分）。

4. 嘱患者取仰卧位，穿刺侧下肢外展外旋位，暴露穿刺部位（1分）。

（二）动脉穿刺操作过程（14分）

1. 于腹股沟韧带中点下方触诊股动脉搏动，确定穿刺点（0.5分）；用消毒棉签以穿刺点为中心由内向外消毒3遍（0.5分）（注意后一遍消毒范围不超过前一次，不留空白）（1分）。

2. 用肝素生理盐水或枸橼酸钠生理盐水冲洗注射器（1分），戴无菌手套（或消毒左手手指：用消毒棉签消毒左手示指、中指末端指节）（1分）。

3. 穿刺点定位：左手示指、中指（0.5分）在腹股沟区股动脉搏动明显处（腹股沟韧带中点下方）定位（1分）并固定股动脉（0.5分）。

4. 右手持注射器，在左手两指间垂直刺入，针尖触及股脉动壁搏动后继续进针刺入股动脉（1分）。

5. 见鲜红色血液直升入注射器，维持注射器稳定（1分）；抽取需用量的动脉血（1分）。

6. 快速拔出注射器并立即压迫穿刺点，将注射器针头插入软木塞或橡皮塞（2分）。

7. 压迫穿刺点至少5分钟（口述）（1分），穿刺点覆盖敷料并固定（0.5分）。

8. 标本立即送检（1分）。

9. 操作结束后向患者及家属交代注意事项（0.5分）。

（三）职业素质（3分）

十五、胸腔穿刺术

胸腔穿刺术注意要点

1. 体位

（1）患者取坐位面向椅背，两前臂置于椅背上，前额伏于前臂，自然呼吸。

（2）卧床和气胸患者可取半卧位，患侧前臂上举抱于枕部。

2. 穿刺点

（1）抽取胸腔积液时，穿刺点可行超声定位，或选在胸部叩诊**实音最明显部位**进行，一般取肩胛线或腋后线第7～8肋间；也可选腋中线第6～7肋间或腋前线第5肋间为穿刺点。包裹性积液最好结合X线或超声定位，以确保穿刺成功。

（2）气胸患者选择锁骨中线第2肋间或腋中线第4～5肋间，或叩诊鼓音最明显的部位。

3. 操作步骤

（1）常规消毒皮肤。打开胸腔穿刺包，戴无菌手套，铺洞巾。用2%利多卡因自皮肤到胸膜壁层做局部浸润麻醉。

（2）进针

1）穿刺点为肩胛线或腋后线，沿穿刺点**下一肋骨上缘**进针。

2）穿刺点为腋中线或腋前线，取两肋之间进针。

（3）以左手示指与中指固定穿刺部位的皮肤，右手将穿刺针在局麻部位缓缓刺入。

（4）当针头抵抗感突然消失时，表明已穿入胸膜腔。

（5）助手用止血钳协助固定穿刺针。穿刺针可应用三通穿刺针或较粗的长针后接胶皮管，穿刺前应**关闭**三通穿刺针或先将胶皮管用止血钳**夹住**，然后进行穿刺。穿入胸膜腔后再转动三通活栓使其与外界相通，或松开胶皮管止血钳，抽取胸腔积液或积气。

抽液不宜过快、过多。诊断性抽液，50～100ml；减压抽液，首次不超过600ml，以后抽液每次不超过1000ml。脓胸则应尽量抽净。在抽取及排出积液或积气时，应**注意保持胸膜腔的密闭性**，防止胸膜腔通过穿刺针与外界相通。留取标本送检，记录抽液或抽气量。

（6）抽液结束后拔出穿刺针，覆盖无菌纱布，胶布固定。

（7）术后患者卧位或半卧位休息半小时，测血压并观察病情变化。

※易扣分点：①患者体位选择错误。②穿刺点定位错误。③穿刺前没有关闭三通针。

踩点演练

例题

【临床情景】男性，67岁。咳嗽半年、胸闷10天，胸部X线片示左侧中等量胸腔积液。为明确胸腔积液性质需行诊断性胸腔穿刺。

【要求】请为患者（医学模拟人）行诊断性胸腔穿刺。

【评分标准】总分20分。

（一）操作前准备（4分）

1. 戴帽子、口罩（头发、鼻孔不外露）（0.5分），洗手（口述）（0.5分）。

2. 告知患者及家属操作目的和注意事项，取得患者配合（0.5分），签署知情同意书（0.5分）。

3. 材料准备，包括胸腔穿刺包，碘伏，棉签，无菌手套，胶布，2%利多卡因注射液，10ml、50ml注射器，试管等（1分）。

4. 患者取坐位，面向椅背，两前臂置于椅背上，前额伏于前臂上（1分）。

（二）胸腔穿刺操作过程（13分）

1. 行胸部叩诊（0.5分），选择常用的穿刺点之一并在体表定位（左侧肩胛下角线或腋后线第7～8肋间）（0.5分）。

2. 常规消毒皮肤，以穿刺点为中心自内向外消毒3遍（0.5分），消毒方式、范围正确（0.5分）。

3. 戴无菌手套（1分）。

4. 铺洞巾（1分）。

5. 抽取利多卡因注射液自穿刺点皮肤至胸膜壁层进行逐层浸润麻醉（1分）。

6. 用血管钳夹闭与穿刺针针座连接的橡皮管（1分），以左手示指与中指固定穿刺部位的皮肤（1分）。

7. 右手持穿刺针在局麻部位自下一肋上缘缓慢垂直进针，有突破感后在橡皮管尾端接上注射器，松开血管钳并交给助手（考官），嘱助手用血管钳协助固定穿刺针（2分），用注射器抽取缓慢积液（1分）。

8. 留取标本后，嘱助手用血管钳夹闭橡皮管（1分）；考生拔出穿刺针，按压穿刺点（0.5分）。

9. 穿刺点消毒，无菌纱布覆盖，胶布固定，标本送检（1分）。

10. 整理物品，向患者及家属交代注意事项（0.5分）。

（三）职业素质（3分）

十六、腹腔穿刺术

腹腔穿刺术注意要点

1. 体位　根据病情选择平卧位、半卧位或稍左侧卧位，并尽量使患者舒适，以便能耐受较长手术时间。

2. 穿刺点

（1）左下腹部脐与髂前上棘连线的中、外1/3交点处，不易损伤腹壁动脉。

（2）侧卧位穿刺点在脐水平线与腋前线或腋中线交叉处较为安全，常用于诊断性穿刺。

（3）脐与耻骨联合连线的中点上方1.0cm，稍偏左或偏右1.0～1.5cm处，无重要器官且易愈合。

（4）少数积液或包裹性积液，可在超声引导下定位穿刺点。

3. 操作步骤

（1）常规消毒穿刺部位。打开腹腔穿刺包，戴无菌手套，铺洞巾。用2%利多卡因自皮肤到腹膜壁层做局部浸润麻醉。

（2）用左手固定穿刺部皮肤，右手持针经麻醉处**垂直**刺入腹壁，然后**倾斜**45°～60°进1～2cm后再**垂直**刺于腹膜层。

（3）待感针头抵抗感突然消失时，表示针头已穿过腹膜壁层即可抽取腹水，并将抽出液放入试管中送检。

（4）进行诊断性穿刺时，可直接用20ml或50ml注射针及适当针头进行。

（5）大量放液时，可用8号或9号针头，并在针尾接一橡皮管，再夹输液夹子以调节速度，将腹水引入容器中以备测量和化验检查。**放液不宜过多过快**，治疗性放液一般初次不宜超过1000ml，以后一般每次放液不宜超过6000ml，肝硬化患者一般一次不宜超过3000ml。

（6）术后嘱患者平卧休息1～2小时，避免朝穿刺侧卧位。

※易扣分点：①操作前未嘱患者排尿。②大量腹水放液后，未口述腹带加压包扎腹部。③穿刺术后嘱患者朝穿刺侧卧位。

踩点演练

例题

【临床情景】女性，65岁。乙型肝炎肝硬化病史10年，渐进性腹胀1个月入院。体格检查：腹部膨隆，移动性浊音阳性。需放腹水缓解症状。

【要求】请为患者（医学模拟人）行腹腔穿刺放腹水治疗。

【评分标准】总分20分。

（一）操作前准备（4分）

1. 戴帽子、口罩（头发、鼻孔不外露）（0.5分），洗手（口述）（0.5分）。

2. 告知患者及家属操作目的和注意事项并取得配合（0.5分），签署知情同意书（0.5分）。

3. 材料准备，包括腹腔穿刺包，碘伏，棉签，无菌手套，胶布，2%利多卡因注射液，注射器，引流袋或引流瓶，腹带等（1分）。

4. 患者取平卧位或半卧位（0.5分），操作前嘱患者排尿（0.5分）。

（二）腹腔穿刺操作过程（13分）

1. 选择常用的穿刺点之一并在体表标记定位（脐与左髂前上棘连线中、外1/3处，脐与耻骨联合连线中点上方1cm、偏左或偏右1.5cm处）（1分）。

2. 常规消毒皮肤：以穿刺点为中心自内向外消毒3遍（0.5分），消毒方式、范围正确（0.5分）。

3. 戴无菌手套（1分）；铺洞巾（1分）。

4. 抽取利多卡因注射液自皮肤至壁腹膜行局部浸润麻醉（1分）。

5. 用血管钳夹闭与穿刺针针座连接的橡皮管（1分）。

6. 左手固定穿刺部位皮肤，右手持穿刺针，经麻醉处刺入皮肤后，以45°～60°角斜刺入皮下1～2cm（2分）。

7. 再以垂直角度缓慢刺入腹腔，此时针尖抵抗感消失，放开橡皮管末端的血管钳，见腹水流出（1分）。

8. 嘱助手（考官）用血管钳固定针头，将橡皮管末端接引流袋或引流瓶，用输液夹调节放液速度，一般肝硬化患者一次放腹水不超过3000ml（1分）。

9. 放液后拔出穿刺针，按压穿刺点（0.5分）。穿刺点消毒，无菌纱布覆盖，胶布固定（1分）。

10. 用腹带加压包扎腹部（口述）（1分）。整理物品，告知患者及家属相关注意事项（0.5分）。

（三）职业素质（3分）

十七、腰椎穿刺术（执业助理医师不考）

腰椎穿刺术注意要点

1. 体位　患者侧卧位于硬板床上，背部与床面垂直。头向前胸部屈曲，双手抱膝紧贴腹部，使躯干呈弓形。

2. 穿刺点　成人双侧髂嵴最高点连线与后正中线交叉点，此处相当于第4腰椎棘突，穿刺点可选择其上方的第3～4腰椎棘突间隙或其下方的第4～5腰椎棘突间隙。

3. 操作步骤

（1）常规消毒穿刺部位。打开腰椎穿刺包，戴无菌手套，铺洞巾。用2%利多卡因自皮肤到椎间韧带作局部浸润麻醉。

（2）左手固定穿刺点皮肤，右手持穿刺针，以垂直背部的方向或略斜向头侧缓慢刺入。成人进针深度4～6cm，儿童则为2～4cm。

（3）当针头穿过韧带与硬脑膜时，有阻力突然消失的落空感。此时将针芯慢慢抽出，可见脑脊液流出。

（4）放液前先接上测压管测量压力。要求患者伸颈、伸直下肢，彻底放松。正常侧卧位脑脊液压力为70～180mmH_2O。

（5）撤去测压管，根据检测要求收集脑脊液送检。

（6）**插入针芯**后，拔出穿刺针，盖无菌纱布并用胶布固定。

（7）术后患者去枕平卧4～6小时，以免引起低颅压头痛。

❖易扣分点：①患者体位不正确，未嘱咐患者背部呈弓形。②忘记口述测得的脑脊液压力。③穿刺结束后，未嘱咐患者去枕平卧。

踩点演练

例题

【临床情景】男性，22岁。诊断为急性淋巴细胞白血病。为明确有无中枢神经系统白血病，需行脑脊液检查。

【要求】请为患者（医学模拟人）行腰椎穿刺术并测脑脊液压力。

【评分标准】总分20分。

（一）操作前准备（4分）

1. 戴帽子、口罩（头发、鼻孔不外露）（0.5分），洗手（口述）（0.5分）。

2. 评估意识、测量生命体征（口述）（0.5分），告知患者及家属操作目的和注意事项，取得配合，签署知情同意书（0.5分）。

3. 材料准备，包括腰椎穿刺包，碘伏，棉签，无菌手套，胶布，2%利多卡因注射液，注射器，试管等（1分）。

4. 患者取侧卧位，背部与床面垂直，头向前胸屈曲，两手抱膝紧贴腹部（1分）。

（二）腰椎穿刺及测脑脊液压力操作过程（13分）

1. 选择穿刺点并在体表标记定位（成人双侧髂嵴最高点连线与后正中线的交叉点，此处相当于第4腰椎棘突，穿刺点可选择其上方的第3～4腰椎棘突间隙或其下方的第4～5腰椎棘突间隙）（1分）。

2. 常规消毒皮肤：以穿刺点为中心由内及外消毒3遍（0.5分），消毒方式、范围正确（0.5分）。

3. 戴无菌手套（1分）。

4. 铺洞巾（1分）。

5. 抽取利多卡因注射液自皮肤至椎间各韧带行局部浸润麻醉（1分）。

6. 用左手固定穿刺点皮肤，右手持穿刺针以垂直背部或针尖稍斜向头部的方向缓慢刺入（1分）。

7. 当感到穿刺阻力突然消失（即针头穿过韧带与硬脊膜），此时将针芯慢慢抽出，见有脑脊液流出（2分）。

8. 测压。嘱患者放松，缓慢伸直双下肢，接测压管测量脑脊液压力并读数记录（2分）。撤去测压管，用试管收集适量脑脊液送检（0.5分）。

9. 收集脑脊液后将针芯插入，缓慢拔出穿刺针，按压穿刺点（0.5分）。消毒穿刺点，无菌纱布覆盖，胶布固定（0.5分）。

10. 嘱患者去枕平卧4～6小时（1分）。

11. 整理物品，向患者及家属交代注意事项（0.5分）。

（三）职业素质（3分）

十八、骨髓穿刺术（执业助理医师不考）

骨髓穿刺术注意要点

1. 体位

（1）胸骨和髂前上棘为穿刺点：患者取仰卧位。

（2）棘突为穿刺点：患者取坐位或侧卧位。

（3）髂后上棘为穿刺点：患者取侧卧位。

2. 穿刺点

（1）髂前上棘穿刺点：位于髂前上棘后1～2cm的髂嵴上。

（2）髂后上棘穿刺点：位于骶椎两侧，臀部上方突出的部位。

（3）胸骨穿刺点：胸骨柄或胸骨体相当于第1、第2肋间隙水平。

（4）腰椎棘突穿刺点：位于腰椎棘突突出处。

3. 操作步骤

（1）常规消毒穿刺部位。打开骨髓穿刺包，戴无菌手套，铺洞巾。行局部皮肤、皮下及骨膜浸润麻醉。

（2）将骨髓穿刺针固定器固定在适当的长度位置上（胸骨穿刺约1.0cm，髂骨穿刺约1.5cm）。

（3）左手拇指和示指固定穿刺部位，右手持针向骨面**垂直**刺入（胸骨穿刺时，应保持针体与胸骨成30°～40°）。

（4）针尖接触骨质后，左右旋转针体，缓慢钻刺，当感到阻力消失、穿刺针在骨内固定时，表示针尖已进入髓腔。

（5）拔出针芯，放在弯盘内，接上20ml无菌注射器，抽吸适量骨髓液送检（首先应抽吸0.1～0.2ml用于制备骨髓涂片；若需做骨髓其他检查，应在制备骨髓涂片后再抽吸所需量骨髓液送检）。

（6）抽取的骨髓液滴在载玻片上，迅速做有核细胞计数并涂片数张备用。

（7）若未能抽出骨髓液，应再插入针芯，稍加旋转针体，或再钻入少许或退出少许，拔出针芯，再行抽吸。若仍抽不出骨髓液，则考虑更换部位穿刺或做骨髓活组织检查术。

（8）抽吸完毕，**插入针芯**。左手取无菌纱布置于针孔处，右手将穿刺针一起拔出，随即将纱布盖住针孔，并按压1～2分钟，再用胶布将纱布加压固定。

❖易扣分点：①穿刺点定位错误。②胸骨穿刺时垂直进针。③拔出骨穿针时，未将针芯插入后再拔出。④穿刺针进入骨质后摆动过大。

踩点演练

例题

【临床情景】女性，64岁。发热、乏力2个月，血常规检查提示白细胞计数明显增高，重度贫血，为明确诊断需做骨髓检查。

【要求】请为患者（医学模拟人）行骨髓穿刺术并涂片。

【评分标准】总分20分。

（一）操作前准备（4分）

1. 戴帽子、口罩（头发、鼻孔不外露）（0.5），洗手（口述）（0.5分）。

2. 告知患者及家属操作目的和注意事项，取得患者配合（0.5分），签署知情同意书（0.5分）。

3. 材料准备，包括骨髓穿刺包，碘伏，棉签，无菌手套，胶布，2%利多卡因注射液，注射器，载玻片等（1分）。

4. 患者取仰卧位或侧卧位（1分）。

（二）骨髓穿刺及涂片操作过程（13分）

1. 选择常用的穿刺点之一并在体表定位，髂后上棘穿刺点（患者侧卧位，取髂后上棘突出的部位）、髂前上棘穿刺点（患者仰卧位，取髂前上棘骨面较宽、平处）、胸骨穿刺点（患者仰卧位，胸骨柄、胸骨体相当于第1～2肋间隙的位置）（1分）。

2. 常规消毒皮肤：以穿刺点为中心由内向外消毒3遍（0.5分），消毒方式、范围正确（0.5分）。

3. 戴无菌手套（1分）。

4. 铺洞巾（1分）。

5. 抽取利多卡因注射液自皮肤至骨膜行局部浸润麻醉（1分）。

6. 将骨髓穿刺针固定器固定在适当的长度上（髂骨穿刺约1.5cm，胸骨穿刺约1.0cm），用左手拇指和示指固定穿刺部位（1分）。

7. 以右手持针向骨面垂直刺入（胸骨穿刺时，应保持针体与胸骨成30°～40°），当针尖接触骨质时，将穿刺针围绕针体长轴左右旋转，缓慢钻刺骨质，直至感到穿刺针阻力消失，且穿刺针已固定在骨内，提示穿刺针已进入骨髓腔（2分）。

8. 拔出针芯，放于无菌盘内；接上干燥的10ml或20ml注射器，用适当力量抽吸0.1～0.2ml骨髓液（1分）。

9. 将抽取的骨髓液滴于载玻片上，用另一张载玻片蘸取少量骨髓液快速做骨髓液涂片数张（1.5分）。

10. 抽吸完毕，将针芯重新插入（0.5分），将穿刺针连同针芯一起拔出，按压穿刺点1～2分钟（0.5分）；消毒穿刺点，无菌纱布覆盖，胶布固定（1分）。

11. 整理物品，向患者及家属交代注意事项（0.5分）。

（三）职业素质（3分）

十九、脊柱损伤的搬运

脊柱损伤的搬运注意要点

1. 搬运时选用硬质担架、木板或门板。

2. 使伤者两下肢伸直，两手相握放在身前。

3. 担架放在伤员一侧，三人**同时**用手**平抬**伤员头颈、躯干及下肢，使伤员成一整体平直托至担架上。注意不要使躯干扭转，搬运时勿使伤者呈屈曲体位。

4. 对颈椎损伤的伤员，要另有一人专门托扶头部，并沿纵轴向上略加牵引。

❈易扣分点：①通过背、搂抱伤员的形式进行搬运。②搬运时未选用硬质担架或木板。③搬运时伤者呈屈曲体位。④搬运者动作不一致、未同步进行搬运。

踩点演练

例题

【临床情景】男性，40岁。在建筑工地不慎从4m高处坠落，颈部及腰背部疼痛，四肢感觉及运动功能障碍，急需送医院治疗。

【要求】你随救护车到现场，请（组织人员）将患者（医学模拟人）搬运并固定至担架上。

【评分标准】总分20分。

（一）操作前准备（3分）

1. 检测患者生命体征（口述）（1分）。

2. 告知患者搬运、固定目的，取得其配合（0.5分）。

3. 现场选择搬运用具，准备硬质担架（1分）、固定带、颈托（0.5分）。

（二）搬运、固定操作过程（整个过程中考生应主动指挥，考官给予搬运配合）（14分）

1. 考生现场组织并指挥三人站在患者同一侧

(1分)。

2. 另一人站在患者头端(1分),固定患者头颈部并沿躯干纵轴向上方略加牵引(1分)。

3. 用颈托固定头部(1分)。

4. 在考生指挥下(1分),多人同步(1分)施以平托法将患者平稳移到担架上(1分)。

5. 搬运时考生发出的指令清晰、明确(1.5分),保证参与者动作同步、力度适中(0.5分)。

6. 搬运时保持患者脊柱伸直位,不能屈曲或扭转(禁用搂抱或一人抬头、一人抬足的搬运方法,若发现此种情况以上6项均不得分)(2分)。

7. 固定,用带子将患者固定在担架上(一般用4条带子:胸、上臂水平,腰、前臂水平,大腿水平,小腿水平,各用1条带子将患者绑在担架上)(2分)。

8. 固定结束后向患者交代注意事项(1分)。

(三)职业素质(3分)

二十、四肢骨折现场急救外固定术

骨折急救外固定注意要点

1. 原则

(1)有创口者应先止血、消毒、包扎,再固定。

(2)固定前应先用布料、棉花、毛巾等软物,铺垫在夹板上,以免损伤皮肤。

(3)用绷带固定夹板时,应先从骨折的下部缠起,以减少患肢充血水肿。

(4)夹板应放在骨折部位的下方或两侧,应**固定上下各一个关节**。

(5)大腿、小腿及脊柱骨折者,不宜随意搬动,应临时就地固定。

(6)固定应松紧适宜。

2. 操作步骤

(1)上臂骨折固定

1)将夹板放在骨折上臂的外侧,用绷带固定。

2)再固定肩肘关节,用一条三角巾折叠成燕尾式悬吊前臂于胸前,另一条三角巾围绕患肢于健侧腋下打结。

3)若无夹板固定,可用三角巾先将伤肢固定于胸廓,然后用三角巾将伤肢悬吊于胸前。

(2)前臂骨折固定

1)将夹板置于前臂内侧,然后固定腕、肘关节。

2)用三角巾将前臂屈曲悬吊于胸前,用另一条三角巾将伤肢固定于胸廓。

3)若无夹板固定,则先用三角巾将伤肢悬吊于胸前,然后用三角巾将伤肢固定于胸廓。

(3)股骨骨折固定

1)健肢固定法:用绷带或三角巾将双下肢绑在一起,在膝关节、踝关节及两腿之间的空隙处加棉垫。

2)躯干固定法:用长夹板从脚跟至腋下,短夹板从脚跟至大腿根部,分别置于患腿的外、内侧,用绷带或三角巾捆绑固定。

(4)小腿骨折固定

1)用长度由脚跟至大腿中部的两块夹板,分别置于小腿内外侧,再用三角巾或绷带固定。

2)也可用三角巾将患肢固定于健肢。

(5)脊柱骨折固定:伤员仰卧于木板上,用绷带将颈、胸、腹、髂及脚踝部等固定于木板上。

※易扣分点:①范围错误,固定时小夹板未超过骨折部位上下两个关节。②顺序错误,固定时没有先固定骨折远端。③开放性骨折,没有先止血、消毒、包扎,再固定。

踩点演练

例题1

【临床情景】女性,54岁。被车撞伤右小腿半小时。伤后倒地,自行呼救,右小腿剧痛,可见畸形,有反常活动,局部可见一长约4cm伤口,少量出血。你作为急救医师随急救车来到现场。

【要求】请为患者(医学模拟人)行现场处理:伤口包扎,骨折行夹板外固定。

【评分标准】总分20分。

(一)操作前准备(4分)

1. 检查患者的生命体征(口述)(1分)。

2. 检查患肢:暴露右下肢,了解伤口及右足的血运和感觉等情况(1分)。

3. 准备无菌敷料、棉垫、三角巾、绷带、夹板等(1分)。

4. 告知患者操作目的,取得其配合;据其疼痛程度适当处理(1分)。

(二)伤口包扎及夹板外固定操作过程(13分)

1. 充分暴露伤口,除去伤口周围污物及异物(2分)。

2. 用无菌纱布及棉垫包扎伤口(1分),并适度加压(1分)。

3. 用棉垫铺垫在夹板与肢体间（2分）。

4. 用长度由脚跟至大腿中部的2块夹板，分别置于小腿内外侧，再用三角巾或绷带固定（3分）。

5. 绷带捆扎（不少于3条）（1分），捆扎顺序依次为中部、下部和上部（1分），松紧度以绷带上下可移动1cm为宜（1分）。

6. 操作结束后告知患者相关注意事项（1分）。

（三）职业素质（3分）

例题2

【临床情景】女性，66岁。半小时前不慎摔倒，左上臂剧痛，局部肿胀、畸形、反常活动，有少量出血。你作为急救医师随急救车来到现场。

【要求】请为患者（医学模拟人）行现场伤口包扎并用三角巾固定。

【评分标准】总分20分。

（一）操作前准备（4分）

1. 检测患者生命体征（口述）（1分）。

2. 检查患肢，暴露左上臂，了解伤口及左手血运和功能状况（1分）。

3. 准备无菌敷料、绷带及三角巾等（1分）。

4. 告知患者包扎固定的目的和注意事项，并取得患者配合，关注患者的疼痛程度并给予适当处理（1分）。

（二）伤口包扎及三角巾固定操作过程（13分）

1. 充分暴露伤口，除去伤口周围污物及异物（1分）。

2. 伤口处覆盖无菌纱布或棉垫，并适度加压包扎（2分）。

3. 三角巾折叠成燕尾式（2分）。

4. 三角巾中央放在左前臂的中下1/3处（2分）。

5. 三角巾两端在颈后打结，将前臂悬吊于胸前，保持屈肘90°。(3分)。

6. 另用一条三角巾围绕左上臂于右腋下打结，固定左侧肩、肘关节于胸壁（2分）。

7. 操作结束后告知病人相关注意事项（1分）。

（三）职业素质（3分）

二十一、心肺复苏

（一）胸外按压及人工呼吸注意要点

1. 胸外按压

（1）首先评估现场环境安全，检查患者是否意识消失、呼吸停止、脉搏消失，**时间不超过10秒**。

（2）置患者于平卧位，躺在硬板床或地上，去枕，解开衣扣，松解腰带。

（3）考生站立或跪在患者身体一侧，两只手掌根重叠置于患者胸骨下半部，男性在两乳头连线中点。肘关节伸直，借助身体之重力向患者脊柱方向按压。按压应使成人及儿童胸骨下陷5~6cm或胸部前后径的1/3（婴儿约4cm）后，突然放松，使胸廓完全回弹，但**手掌不离开按压部位**。按压频率为100~120次/分。

2. 人工呼吸

（1）开放气道：用仰头举颏法，将一只手置于患者的前额，轻压患者的头部使后仰，将另一只手示指和中指指尖置于患者下颌骨的下方，提起下颏开放气道，使下颌和耳垂连线与地面垂直。

（2）用纱布或手帕清除患者口鼻分泌物及异物，保持呼吸道通畅。

（3）口对口人工呼吸：一只手将患者的下颏向上提起，另一手以拇指和示指捏紧患者的鼻孔。考生平静吸气后，将口唇紧贴患者口唇，把患者嘴完全包住，深而快地向患者口内吹气，时间应**持续1秒以上**，吹气量500~600ml，直至患者胸廓向上抬起。

（4）立刻脱离接触，使患者的口张开，并松开捏鼻的手，观察胸部恢复状况，并有气体从患者口中排出。

3. 注意事项

（1）胸外按压优先进行，然后进行人工呼吸。

（2）单人抢救时，每按压30次，做口对口人工呼吸2次（30：2）。

（二）电除颤注意要点

1. 将电极板涂导电糊或垫以生理盐水浸湿的纱布。

2. 按照电极板标示分别置于胸骨右缘第2~3肋间和胸前心尖区或左背。电极要与皮肤充分接触，**用力按压与皮肤紧贴**，以免电击时发生皮肤烧灼。

3. 选择按非同步放电钮，按充电钮充电到指定功率，明确无人与患者接触。

4. **同时按压**两个电极板的放电钮，此时患者身躯和四肢抽动一下。

5. 电除颤后立刻进行人工胸外心脏按压及人工呼吸5个周期（30：2）或2分钟不要停顿，然后通过心电示波器观察患者的心律是否转为窦性。

易扣分点：①按压力量不合适，过重、过猛或过轻。②按压放松时手掌离开胸壁。③按压时肘关节屈曲。④电除颤时，电极没有紧贴皮肤。

踩点演练

例题

【临床情景】男性，70 岁。晨练时突然倒地，呼之不应，口唇发绀。

【要求】请立即为患者（医学模拟人）行单人徒手心肺复苏（完成 5 个循环）。

【评分标准】总分 20 分。

（一）操作前准备（4 分）

1. 评估现场环境安全（0.5 分），使患者仰卧于平地上（1 分），迅速解开其衣扣，松解腰带（0.5 分）。

2. 拍打患者肩部评估意识情况（0.5 分），呼救、启动应急反应系统（0.5 分），触诊颈动脉搏动（0.5 分），观察胸廓有无起伏评估呼吸情况（0.5 分）。

（二）心肺复苏操作过程（13 分）

1. 考生跪在患者身体一侧。两手掌根部重叠置于胸骨下半部，手指抬起不触及胸壁（1 分）。

2. 考生肘关节伸直（0.5 分），借助身体重力垂直向下按压（0.5 分）；按压力度使胸骨下陷 5～6cm（0.5 分），立刻放松，放松时手掌不离开按压部位，胸廓回弹充分（0.5 分）；按压频率 100～120 次/分（1 分）。

3. 仰头举颏法抬起患者下颌，使其头部后仰开放气道（一手按压患者前额保持其头部后仰位置，使患者下颌和耳垂连线与地面垂直，另一手将患者的下颏向上提起）；清除患者口、鼻腔内的分泌物及异物，保持呼吸道通畅（1 分）。

4. 考生用拇指和示指捏紧患者的鼻孔，吸气后将口唇紧贴并完全包住患者口唇，深而快地向患者口内吹气（1 分）。

5. 吹气持续 1 秒以上（0.5 分），吹气量 500～600ml（0.5 分），至患者胸廓抬起（0.5 分）。

6. 吹气后脱离接触，使患者的口张开，并松开捏鼻的手指，观察胸部恢复状况，再进行下一次人工呼吸（0.5 分）。

7. 每胸外按压 30 次进行 2 次人工呼吸为 1 个循环（1 分），胸外按压中断时间少于 10 秒（1 分）；完成 5 个循环（2 分）。

8. 判断复苏效果（观察大动脉搏动、瞳孔对光反射、意识、自主呼吸、皮肤颜色 5 个指标中的任意 2 个即可）（1 分）。

（三）职业素质（3 分）

二十二、简易呼吸器的应用

简易呼吸器操作注意要点

1. 考生站于患者头顶处，使患者头后仰，托起患者下颌。

2. 将简易呼吸器连接氧气，氧流量 8～10L/min，**扣紧面罩**。

3. 一手以“EC”手法固定面罩，另一手有规律地挤压呼吸囊，使气体通过吸气活瓣进入患者肺部，放松时，肺部气体随呼气活瓣排出；每次送气 400～600ml，挤压频率为每分钟成人 10～12 次（每 5～6 秒 1 次），儿童酌情增加。

4. 若患者有自主呼吸，应与之同步，即患者吸气初顺势挤压呼吸囊，达到一定潮气量便完全松开气囊，让患者自行完成呼气动作。

※易扣分点：①面罩未扣紧鼻部，发生漏气。②“EC”手法错误。③未清除口、鼻腔的分泌物及异物。

踩点演练

例题

【临床情景】男性，72 岁。突发胸闷 2 小时，晕厥 3 分钟，你作为急救医师随急救车来到现场。体格检查：患者无自主呼吸，颈动脉可触及搏动。

【要求】请用简易呼吸器配合氧气瓶为患者（医学模拟人）行辅助呼吸。

【评分标准】总分 20 分。

（一）操作前准备（4 分）

1. 检查呼吸囊及面罩有无破损漏气（0.5 分），拉开呼吸囊（0.5 分），将其正确连接面罩（1 分）。

2. 将呼吸囊通过输氧管连接氧气瓶（1 分），调整氧流量至 8～10L/min（1 分）。

（二）简易呼吸器操作过程（13 分）

1. 患者取仰卧位，迅速解开其衣领和腰带（0.5 分），考生位于患者头顶侧（0.5 分）。

2. 清除口、鼻腔的分泌物及异物，保持呼吸道通畅（1 分）。

3. 仰头举颏法托起患者下颌，使头后仰，开放气道（2 分）。

4. 正确地将面罩紧扣在者口鼻处，面罩方向正确（1 分）。

5. 一手以“EC”手法（拇指和示指按压并固定面罩，保持面罩边缘完全封闭，其余三指抬起下颌）固定面罩（2 分）。

6. 另一手有规律地捏放呼吸囊（2 分），每次送气量适中（0.5分）；捏放呼吸囊频率适中（0.5分），随捏放呼吸囊观察胸廓起伏情况（2分）。

7. 操作结束后向患者家属告知抢救结果及注意事项（1分）。

（三）职业素质（3分）

二十三、穿、脱隔离衣

（一）穿隔离衣注意要点

1. 穿隔离衣前要戴好帽子、口罩，取下手表，卷袖过肘，洗手。

2. 手持衣领取下隔离衣，将清洁面朝向自己。

3. 将衣服向外折，露出肩袖内口。

4. 一手持衣领，另一手伸入袖内并向上抖。**勿触及面部**。一手将衣领向上拉使另一手露出来。依此法穿好另一袖。

5. 两手持衣领顺边缘由前向后扣好领扣，然后扣好袖口或系上袖带。

6. 从腰部向下约5cm处自一侧衣缝将隔离衣后身向前拉，见到衣边捏住，依法将另一边捏住，两手在背后将两侧衣边对齐，向一侧按压折叠，以一手按住，另一手将腰带拉至背后压住折叠处，在背后交叉，回到前面打一活结，系好腰带。

7. 隔离衣长短要适合，如衣袖过长，可将肩部纽扣扣上。

（二）脱隔离衣注意要点

1. 皂液洗手或手消毒剂涂擦双手后，解开腰带，在前面打一活结。

2. 解开袖口，在肘部将部分袖子塞入工作服内，暴露前臂。

3. 用皂液从前臂至指尖顺序揉搓两分钟，清水冲洗，清洁纸巾擦干。

4. 解开衣领。一手伸入另一侧袖口内，拉下衣袖过手（用清洁手拉袖口内的清洁面），用遮盖着的手在外面拉下另一衣袖；两手在袖内使袖子对齐，双臂逐渐退出。

5. 双手持领，将隔离衣两边对齐（如挂在半污染区的隔离衣，清洁面向外；如挂在污染区的隔离衣，污染面向外），挂在钩上。再次用皂液洗手。

❖易扣分点：①穿隔离衣过程中接触清洁物。②穿、脱隔离衣时，污染隔离衣内面及衣领。③在半污染区挂隔离衣时，衣袖露出或衣边污染面盖过清洁面。

踩点演练

例题

【临床情景】你准备从医生办公室进入传染病隔离病房检查患者病情。

【要求】请完成穿、脱隔离衣的操作，并将脱下的隔离衣挂置在半污染区。

【评分标准】总分20分。

（一）穿隔离衣操作过程（9分）

1. 戴帽子、口罩（头发、鼻孔不外露），卷袖过肘，洗手（口述）（1分）。

2. 手持衣领从衣钩上取下隔离衣，清洁面朝向自己将隔离衣展开，露出肩袖内口（1分）。

3. 一手持衣领，另一手伸入同侧衣袖内并向上抖，注意勿触及面部，拉衣领使手露出袖口。同法穿好另一侧衣袖（1分）。

4. 两手沿衣领边缘由前向后，在颈后系好领口，注意下颌不接触到隔离衣污染面（1分），然后扣好袖扣或系上袖带（1分）。

5. 从腰下5cm侧衣缝处将隔离衣后身部分向前拉，触及并捏住后襟边。同法将另一侧后襟边捏住（2分）。

6. 两手在背后将两侧衣边对齐，向一侧按压折叠（1分），以一手按住，另一手将腰带拉至背后压住折叠处，在背后交叉，回到衣前打一活结系好腰带（1分）。

（二）脱隔离衣操作过程（8分）

1. 解开腰带，将身后腰带牵至身前，两根腰带合并打一活结（1分）。

2. 解开袖口，在肘部将部分袖筒上提塞入袖内，暴露前臂（此过程中隔离衣污染面不能接触隔离衣清洁面或双臂皮肤）（2分）。

3. 消毒双手，用毛刷从前臂至指尖刷洗2分钟，清水冲洗，擦干（可口述）（1分）。

4. 解开衣领（1分）。

5. 一手伸入另一侧袖口内清洁面，拉下衣袖超过手（0.5分），再用衣袖遮盖着的手在外面拉下另一衣袖（0.5分）；两手在袖内使袖子对齐，双臂逐渐退出（1分）。

6. 双手持衣领，将隔离衣清洁面向外两边对齐，挂在钩上（1分）。

（三）职业素质（3分）